编委会

主　　　编：冼绍祥　杨忠奇
副　主　编：吴红彦　方红城　唐晨光　陈　洁
编委会成员（以姓氏笔画排名）：
　　　　　　方红城　叶国华　邝秀英　刘健红　杨忠奇　肖志伟
　　　　　　吴　辉　吴红彦　吴智兵　张　伦　陈　洁　陈汉锐
　　　　　　林丽珠　林炜基　冼绍祥　房志科　赵锋利　郜　洁
　　　　　　段　骄　侯政昆　姚美丹　袁天慧　唐晨光　黄尉威
　　　　　　曾征伦　詹少锋
秘　　　书：陈冠丞　何佳宁　高　翔

广东省中医药学会
广东省中医药学会内科专业委员会   组织编纂

岭南内科进展 2023

LINGNAN NEIKE JINZHAN

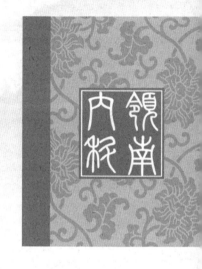

主编 ◎ 冼绍祥　杨忠奇

广东高等教育出版社
Guangdong Higher Education Press

·广州·

图书在版编目（CIP）数据

岭南内科进展. 2023/冼绍祥，杨忠奇主编. —广州：广东高等教育出版社，2023.10
ISBN 978 - 7 - 5361 - 7468 - 9

Ⅰ. ①岭… Ⅱ. ①冼…②杨… Ⅲ. ①内科学—研究进展—广东—2023 Ⅳ. ① R5

中国国家版本馆 CIP 数据核字（2023）第 141630 号

岭 南 内 科 进 展 2023

LINGNAN NEIKE JINZHAN 2023

出版发行	广东高等教育出版社
	地　址｜广州市天河区林和西横路
	邮政编码：510500　电话：(020) 87551597
	http://www.gdgjs.com.cn
印　刷	中华商务联合印刷（广东）有限公司
开　本	787 毫米 × 1 092 毫米　1/16
印　张	24
字　数	569 千
版　次	2023 年 10 月第 1 版
印　次	2023 年 10 月第 1 次印刷
定　价	70.00 元

前　　言

《岭南内科进展》自 2013 年开始出版，每年由广东省中医药学会内科专业委员会组织专家撰写，与每年岭南内科大会同期出版，至今坚持了十一年。

岭南中医药以研究生活在岭南这一特定地域中人群的特定体质、卫生习俗及常见病、多发病为己任，广泛应用岭南地区的医药资源进行医疗和保健，成为中国传统医学中一个重要的学术流派。岭南中医内科具有独特的地方与时代特色。为传承和弘扬岭南医学特色，升华和拓展岭南医学优势，尤其是对当代名家的学术传承，保存中医名家的宝贵经验，促进岭南优秀医学人才成长，编委会对 2023 年度岭南地区涵盖心血管、肾病、呼吸内科、脾胃病、内分泌疾病、肿瘤等多专科的特色病因、病机及治法、预防调摄的研究进展进行了系统梳理，并总结岭南名医名家经验，对岐黄学者冼绍祥教授名医经验进行重点阐述。

感谢编委会全体同仁的努力及广东高等教育出版社的鼎力支持。

由于我们水平有限，书中肯定存在不足和需要完善的地方，望各位读者不吝批评指正。

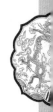

《岭南内科进展 2023》编委会
2023 年 10 月

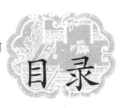

目录

冼绍祥名医工作室

探析冼绍祥教授运用"通补血脉"理论治疗心血管疾病的学术思想 …………（2）
冼绍祥教授治疗心系疾病运用对药及角药经验 ……………………………（11）
冼绍祥运用"同治理论"治疗慢性心力衰竭经验介绍 ……………………（17）
冼绍祥教授中医临床学术思想点滴 …………………………………………（24）

心血管病篇

高血压病中医病机新视角："毒损脉络"学说 ……………………………（36）
慢性心力衰竭不同中医证型患者生存质量评价及其影响因素的前瞻性多中心研究
………………………………………………………………………………（41）
基于痰瘀相关理论探讨冠心病脂质浸润机制及痰瘀同治的研究进展 ……（50）
注射用血栓通（冻干）治疗不稳定型心绞痛临床应用专家共识 …………（61）
从"毒损心络"探讨毛冬青治疗心力衰竭 …………………………………（66）
浅析心力衰竭的中医康复运动疗法优势特色与潜在机制 …………………（72）

呼吸病篇

慢性阻塞性肺疾病急性加重期中医证型与急性胃肠损伤的相关性分析 …（86）
于征淼运用彭氏四味方治疗难治性咳嗽医案1则 …………………………（92）
肺脾相关理论在肺系疾病中的运用 …………………………………………（94）
再论《黄帝内经》"秋伤于湿，冬生咳嗽" ………………………………（102）
慢性阻塞性肺病（COPD）合并阻塞性睡眠呼吸暂停低通气综合征（OSAHS）
　重叠综合征中医证候研究 ………………………………………………（107）

肾病篇

早期血液透析患者合并感染的相关影响因素及中医证型探讨 ……………（118）
汤水福教授调护肾脏病妊娠的用药经验 ……………………………………（127）
泄浊通络方延缓慢性肾脏病3～4期进展的回顾性研究 ……………………（132）

目录

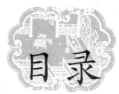

内分泌篇

从阴火论治难治性痛风 …………………………………………………………（140）
从三焦膜系理论探讨慢性痛风性关节炎的治疗 ………………………………（144）
2 型糖尿病并肢体酸重"阴阳六经辨证"思路与治验 …………………………（148）

脑病篇

慢性脑供血不足中医证型与同型半胱氨酸的关联性探讨 ……………………（154）
从外风引动内风探讨大面积脑梗死的辨治 ……………………………………（158）
金石治痫之思考 …………………………………………………………………（165）
升降散治疗蛇串疮病案一则 ……………………………………………………（176）
通窍活血汤加减对后循环缺血性眩晕痰瘀阻窍证患者脑血流动力学及脑干听觉
　　诱发电位的影响 ……………………………………………………………（178）
归脾汤合血府逐瘀汤加减治疗脑梗死后轻度认知障碍的临床疗效 …………（183）

治未病篇

中医"气质—形质—体质"心身一体观的源流和内涵分析 …………………（194）
个性化膏方治疗慢性胃炎的临床研究：498 例回顾性病例系列分析和专家访谈
　　 ………………………………………………………………………………（202）
从肾经论治探讨中医经络运用于体检人群的中医健康管理模式 ……………（219）

肿瘤篇

除痰散结方联合安罗替尼延长腹膜后去分化脂肪肉瘤患者生存期 1 例 ……（228）
基于潜在类别分析的 EGFR-TKI 相关性皮疹的中医证候特征研究……………（233）
基于数据的中医药治疗大肠癌的组方规律分析 ………………………………（248）
PD－1 介导的肿瘤免疫治疗的系统回顾及中医药联合的研究展望 …………（259）
基于外泌体探讨中医药治疗肝癌的研究进展 …………………………………（270）

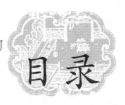

名医传承篇

何炎燊教授用柴胡温胆汤治热病心法 ……………………………………… (278)
何世东运用中医药治疗慢性阻塞性肺疾病稳定期经验介绍 ……………… (282)
刘小虹教授治疗肺病学术思想及经验 ……………………………………… (287)
国医大师杨春波治疗脾胃湿热阴损证经验 ………………………………… (292)
国医大师洪广祥"以补助攻，留人治病"原则辨治晚期肺癌经验 ………… (297)
国医大师张志远治疗便秘的临证经验 ……………………………………… (302)

外治法篇

回阳益心膏贴敷神阙穴辅助治疗慢性心力衰竭的规格标准化研究 ……… (308)
电针治疗气虚血瘀型慢性心力衰竭的临床观察 …………………………… (315)
基于无线体温监测技术探讨慢性心力衰竭不同证型穴位温度变化 ……… (322)

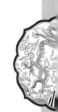

脾胃病篇

老年人消化性溃疡的中医证素与危险因素的相关性分析 ………………… (330)
补气升阳法对腹泻型肠易激综合征伴失眠患者疗效的影响研究 ………… (336)

中医急危重症篇

基于疫毒湿热理论探讨岭南疫病中医药防治 ……………………………… (344)
急性肺栓塞中医证候分布及用药规律探讨 ………………………………… (349)
基于"虚—瘀—毒"理论探讨中医药防治动脉粥样硬化 …………………… (356)
730 例急性心力衰竭患者中医证候规律分析 ……………………………… (362)
"主客交"对岭南脓毒症急性虚证诊治的启发 ……………………………… (369)

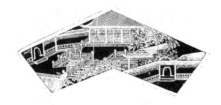

岭南内科进展（2023）

冼绍祥名医工作室

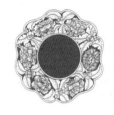

探析冼绍祥教授运用"通补血脉"理论治疗心血管疾病的学术思想

任培华[1]　陈　洁[2]　冼绍祥[2]

冼绍祥，博士生导师，从事中医药防治慢性心血管疾病的基础和临床研究30余年，在中医药治疗高血压病、冠心病、慢性心力衰竭等方面积累了丰富的经验。冼绍祥在精研《黄帝内经》《伤寒论》《金匮要略》及后世医家对心系疾病经典论述的基础上，提出了"血脉不和，皆属于心"的观点，认为"气血失和，脉道不畅，脉泣血凝，心失所主"是心系疾病发生的基本病机，心主血脉，血脉以通为用，通既是补，补为能通，通补血脉，使脉道通畅，血行无滞则诸病自愈，因此提出"通补血脉"是治疗心系疾病的基本治则。现将冼绍祥运用"通补血脉"理论治疗心系疾病的临床经验总结如下，以飨同道。

1　心主血脉，奉养神明

心居于胸腔之中，膈膜之上，位属上焦，为五脏之首，《灵枢·邪客》称心为"五脏六腑之大主"。中医学认为，心主血脉，奉养神明，统摄五脏六腑，四肢百骸，故《素问·灵兰秘典论篇》曰："心者，君主之官也，神明出焉"，"主明则下安，以此养生则寿，殁世不殆，以为天下则大昌。主不明则十二官危，使道闭塞而不通，形乃大伤"，强调心在人体生命活动中的重要作用。张景岳称："心为一身之君主，禀虚灵而含造化，具一理而应万机，脏腑百骸，惟所是命，聪明智慧，莫不由之"。心出神明，又称心主神志，神志主要包括两个方面内涵：一是指精神活动、意识思维。中医学认为，心是人体精神活动的最高中枢，主宰着人体的意识、思维等精神活动，人类的七情六欲皆由心主，《灵枢·本神》曰："所以任物者谓之心，心有所忆谓之意，意之所存谓之志，因志而存变谓之思，因思而远慕谓之虑，因虑而处物谓之智"。而七情感伤皆可影响心主神志的功能，《灵枢·口问》载"故悲哀愁忧则心动，心动则五藏六府皆摇"。二是指脏腑神机。中医学认为，五脏即五藏，指五脏各有所藏，《灵枢·九针论》载"心藏神，肺藏魄，肝藏魂，脾藏意，肾藏精志也"，精神魂魄意即五脏之神，又称藏真，神守则五脏安和，神乱则百病由出，神去则神机化灭，精神乃绝，故《素问·移精变气论篇》中强调"得神者昌，失神者亡"。调摄神气是中医治疗的重要理论基础和治疗手段，在摄生方面，《黄帝内经》强调"恬淡虚无，真气从之，精神内守，病安从来"，保持内心安静，湛然无物，泊然不愿乎其外，漠然无所动于中，则真气想从，

作者单位：1. 广州医科大学附属第一医院；2. 广州中医药大学第一附属医院。

何病足虑，张景岳曰："此治内之道也"。在治疗方面，《灵枢》强调治神，《灵枢·本神》中提出"凡刺之法，先必本于神"，强调针刺治疗的重点在调摄神气，而非皮肉筋骨，《灵枢·九针十二原》曰："所言节者，神气之所游行出入也，非皮肉筋骨也"。最近研究发现，心血管疾病患者多伴有精神抑郁、焦虑等精神方面的症状，因此提出了"双心"的概念，强调在治疗心系疾病的同时需注意心理疾病的干预，这与中医学对心脏的认识是一致的。中医强调守神、养神、调神、刺神，皆本于心，因神由心所藏，心血所养，《灵枢·营卫生会》中说："血者神气也"。心藏神的功能是建立在心主血脉的基础上的。冼绍祥认为：心以血脉为体，以神机为用，血畅脉通则五脏安和，神机灵光，故治心必先治神，治神必先治血。

2　血脉不和，皆属心病

心主一身之血脉，《素问·六节脏象论篇》中说："心者生之本，神之变也，其华在面，其充在血脉"。《素问·痿论篇》中说："心主身之血脉"。心与血脉同为火气所化，故《素问·阴阳应象大论篇》曰："南方生热……在脏为心，在体为脉"。因此心为血脉之本，血脉为心之标，血脉不和，皆属心病。心主血脉包括主血和主脉两个方面。血乃水谷精微所化，出于中焦，《灵枢·决气》曰："中焦受气，取汁变化而赤，是谓血"，其运行于脉中，依赖宗气的推动输布全身，发挥其濡养作用，五脏六腑、四肢百骸均需在血的濡养下才能发挥其正常的生理功能，故《素问·五藏生成篇》中说："肝受血而能视，足受血而能步，掌受血而能握，指受血而能摄"。脉为血府，《灵枢·决气》曰："壅遏营气，令无所避，是谓脉"。脉由地气所生，藏而不泻，为奇恒之府之一。心为君主之官，奉养神明，为五脏六腑之大主是以心主血脉为基础的，血为神气，奉养周身依赖心气推动、脉道通利和血液充盈，而心脏本身的脉道通利是心气充盛的必要条件。《素问·至真要大论篇》曰："诸痛痒疮，皆属于心"。《黄帝内经》中认为，疼痛是由寒邪外袭血脉不通导致的，《素问·举痛论篇》中说："寒气入经而稽迟，泣而不行，客于脉外则血少，客于脉中则气不通，故卒然而痛"。疮疡是由于血脉郁热导致的肉腐为脓，《灵枢·痈疽》中说："血泣则不通，不通则卫气归之，不得复反，故痈肿寒气化为热，热胜则腐肉，肉腐则为脓"。瘙痒是由风邪入于血脉不得宣泄所致，《伤寒论》中说："风气相搏，必成隐疹，身体为痒，痒者，名泄风，久久为痂癞"。《四圣心源》中说："痒者谓之泄风，又曰脉风。泄风者，风之未得尽泄，而遗热于经脉之中也"。冼绍祥指出，心病皆由六淫邪气客于血脉，导致血脉不和所引起，现代医学的高血压病、冠心病、心力衰竭等疾病莫不与营血失和、脉道不利有关，因此提出"血脉不和，皆为心病"，强调"调和血脉"是治疗心系疾病的基本大法。

3　血贵于畅，脉贵于通

血气在脉腑之中流行不止，环周不休，为脏腑百骸提供阴血的滋养，保持脏腑的正常生理功能，血脉和调是血液正常运行输布的重要条件，《黄帝内经》中十分强调血脉

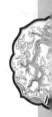

和调的重要性，如《灵枢·本藏》中说"是故血和则经脉流行，荣复阴阳，筋骨劲强，关节清利"，《灵枢·天年》中说"五藏坚固，血脉和调，肌肉解利，皮肤致密，荣卫之行，不失其常"。血脉不和主要原因有：①营血亏虚。血液生成于中焦，与脾胃的运化功能密切相关，《灵枢·营卫生会》中有"中焦亦并胃中，出上焦之后，此所受气者，泌糟粕，蒸津液，化其精微，上注于肺脉，乃化而为血"一说，如果脾胃运化无力，气血生化无源或血液丢失损耗过多会导致血气不足，从而影响心主血的功能，《灵枢·决气》中有"血脱者，色白，夭然不泽，其脉空虚，此其候也"一说。血气不足还会影响心主神志的功能，出现易悲伤、失眠等神志的改变，如《金匮要略》中有"邪哭使魂魄不安者，血气少也。血气少者，属于心"一说。②寒温失调。血为心火所化，内藏于肝，肝藏相火，血禀木性，内含温热之气，故血得温则行，得寒则凝，而血热则妄行，因此《素问·举痛论篇》中有"寒气入经而稽迟，泣而不行，客于脉外则血少，客于脉中则气不通"一说。《素问·离合真邪论篇》中有"邪之入于脉也，寒则血凝泣，暑则气淖泽，虚邪因而入客，亦如经水之得风也"。③脉道痹阻。由于外感风寒，湿邪客于脉道，留而不去，合而为痹，《素问·痹论篇》认为夏日所伤者为脉痹，"脉痹不已，复感于邪，内舍于心"，"心痹者，脉不通，烦则心下鼓，暴上气而喘，嗌干善噫，厥气上则恐"。④血脉胀满。卫之浊气内舍脉中，脉道壅塞，胀满不利为脉胀，《灵枢·胀论》中有"营气气循脉，卫气逆为脉胀"一说。其脉象特点是"脉大坚以涩"，张景岳注之曰："脉大者，邪之盛也。其脉大坚以涩者，胀也。脉坚者，邪之实也。涩因气血之虚不能流利也"。⑤瘀血阻滞。由气虚推动无力或阴寒凝滞或跌扑损伤导致瘀血内生，留滞血脉，亦是导致血脉不和的常见原因，《灵枢·贼风》中说："若有所堕坠，恶血在内而不去。卒然喜怒不节，饮食不适，寒温不时，腠理闭而不通，其开而遇风寒，则血气凝结"一说。冼绍祥指出：结合《黄帝内经》的观点和历代医家的论述，我们提出"血脉以通为用"的观点，认为"气血失和，脉道不利"是心系疾病的基本病机，并以此确立"通补血脉"为治疗心系疾病的基本治则，通既是补，补为能通，通补血脉，使脉道通畅，血行无滞则心病可愈。

4　通即是补，补为能通

《素问·五藏别论篇》中说："六府者，传化物而不藏，故实而不能满也。所以然者，水谷入口，则胃实而肠虚；食下，则肠实而胃虚"。总结出六腑的特点是"以通为用"，清代名医叶天士在《黄帝内经》理论的基础上结合临床提出"通补阳明"的理论观点，指出治疗消化系统疾病的首要目的是恢复六腑以降为和、以通为用的生理特点。叶天士将通补之法广泛应用于脾胃病、妇科病、奇经病之中，完善了中医学的理论体系。冼绍祥指出：心主血脉，血脉以通为用，通即是补，补为能通，通补血脉，使脉道通畅，血行无滞则诸病自愈。因此提出"通补血脉"是治疗心系疾病的基本治则。

4.1 补气行血

人体所赖以维系者气血也，气本无形主动属阳，血为有质主静属阴，《难经·二十二难》中说"气主煦之，血主濡之"，气血相互依存，互根互用，故《张氏医通·诸血门》指出："盖气与血，两相维附，气不得血，则散而无统；血不得气，则凝而不流"。冼绍祥指出：肾中元气为立命之本，《灵枢·本神》所谓"故生之来谓之精"是也，在元气的推动下，脾升胃降，吸取水谷精微，散肝淫脉，其清者为营，浊者为卫，上归于肺，与自然界清气融合，积于胸中，以贯心脉而行呼吸，宗气是也，宗气是推动血液运行的原动力。宗气又名胸气、大气、胸中之气，《灵枢·邪客》曰："五谷入于胃，其糟粕、津液、宗气，分为三隧。故宗气积于胸中，出于喉咙，以贯心脉，而行呼吸焉"，《金匮要略·水气病篇》中说："阴阳相得，其气乃行，大气一转，其气乃散"。因此，凡气血的运行、心搏的力量及节律等皆与宗气有关。张锡纯说："大气者，充满胸中，以司肺呼吸之气也。人之一身，自飞门至魄门，一气主之。"强调了宗气的重要性，并提出了"大气下陷论"，为临床治疗宗气虚陷提供了新的思路。

宗气积于胸中，心肺为之宅，若宗气虚馁而失贯心脉、行呼吸之功，则血行不畅，脉道为之壅塞，血脉不和则心病作矣，临床上心力衰竭、冠心病、高血压病、心律失常等均可表现为宗气不足之证，治疗需补益宗气，健脾升阳，冼绍祥常用补中益气汤加减治疗，基础方由黄芪30 g、白术15 g、陈皮5 g、升麻5 g、柴胡5 g、党参30 g、炙甘草10 g、当归10 g组成，具有益气健脾、升阳举陷之功。若头晕头胀者，加天麻、钩藤；若头痛明显者，加川芎、白芷；若失眠者，加酸枣仁、夜交藤；若兼痰瘀阻滞者，加丹参、瓜蒌皮；若兼水饮内停者，加泽兰、益母草等。冼绍祥说："黄芪甘温，大补心肺之气，是治疗宗气不足的要药，用量宜大，不宜小，用量大则气归胸中，量小轻浮则气走皮毛。"药理研究显示黄芪的主要化学成分为：黄酮类化合物、皂苷类化合物、多糖类化合物和氨基酸等[1]。黄芪对缺血心肌细胞、心肌缺血—再灌注损伤具有保护作用，能够促进受损心肌再生，并有明确的强心、抑制心室重构、调节血压的作用[2]。

4.2 补脾生血

心为血之主，脾为生血之源，气血的生成与脾胃的运化功能密切相关，如《灵枢·营卫生会》篇中说，中焦"泌糟粕，蒸津液，化其精微，上注于肺脉，乃化而为血"。如饮食不节、药石攻伐或思虑不遂损伤脾胃，运化无力，气血生化乏源，则心失所主，而成心脾两虚之证。《素问·阴阳别论篇》指出："二阳之病发心脾，有不得隐曲，女子不月；其传为风消，其传为息贲者，死不治"。故营血不荣清窍则可见头晕、头部昏沉；血不荣心则见胸痹、心痛、心悸；血不养神则见注意力不能集中，失眠健忘，心烦；阴血亏虚，孤阳独亢充斥脉道则可见血压升高。

冼绍祥认为：心主血脉，赖心气推动，临床上心脾两虚之证甚多，治疗应益气健脾以安意志，脾藏意，心主神志，脾胃健则气血生化有源，心气血充，心搏有力，心神得养；脾胃健则水湿痰饮得以运化，脉道通利，心神得安。[3] 心系疾病多本虚标实之证，临床需于标实处细察其虚象，勿犯虚虚实实之禁，不可一见高血压病、冠心病就畏参芪

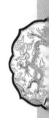

如虎，需记《黄帝内经》"不通则痛，不荣亦痛"之旨。治疗心脾两虚之证，冼绍祥常用归脾汤加减，基础方由党参15 g、黄芪15 g、白术15 g、当归10 g、炙甘草10 g、茯苓15 g、远志10 g、酸枣仁15 g、木香5 g、大枣10 g组成。本方具有益气补血、健脾养心之功效，主治心脾气血两虚证，见心悸怔忡，健忘失眠，盗汗，体倦食少，面色萎黄，舌淡，苔薄白，脉细弱者。王子接注曰："归脾者，调四脏之神志魂魄，皆归向于脾也，盖五味入胃，必藉脾与胃行其津液，以转输于四脏，而四脏亦必先承顺乎脾，而为气化流行之根本。"冼绍祥用归脾汤在临床上治疗高血压病多加天麻、钩藤熄风止眩，牛膝引血下行；治疗冠心病多加瓜蒌皮理气化痰宽胸，加丹参活血化瘀定痛；治疗心悸，加龙骨、牡蛎重镇安神；治疗失眠，加柏子仁，合方中酸枣仁养心安神，益肝敛魂。[4]

4.3 补肝温血

肝为将军之官，五行属木，通于春气，为阴中之少阳，《素问·六节藏象论篇》曰："肝者，罢极之本，魂之居也，其华在爪，其充在筋，以生血气，其味酸，其色苍，此为阳中之少阳，通于春气"。肝藏具有调畅全身气机、促进脾胃运化以生气血的功能，脾胃的升降运化功能依赖于肝气的疏泄，如肝气郁结会横犯中土，导致肝脾不和或肝气犯胃之证，影响水谷精微的吸收和气血的生成，故气血运行于血脉之中，心为之主，而肝为之藏也。所谓的肝藏血功能是指肝脏具有贮藏血液、调节血量的作用，《素问·五脏生成篇》中说："故人卧则血归于肝"，因此肝被称为"血海"。血为有形属阴，血液运行有赖于肝木之阳，《难经·二十二难》谓"气主煦之"者，少阳之生生之气也，黄元御在《四圣心源》中说："肝木即肾水之温升者也，故肝血温暖而性生发，肾水温升而化乙木"，"肝血温升，升而不已，温化为热，则生心火"。因此肝脏在血液生成、血量调理、血液运行方面都起着重要作用，肝气条畅、木气温和是气血运行的重要条件，故唐容川在《血证论》中说："以肝属木，木气冲和调达，不致遏郁，则血脉通畅"。

冼绍祥指出：肝脏内藏少阳相火，主人一身生生之气，肝气调达，木气温和，则脾土运以生血不乏，血得温而流行不滞，然后才能心有所主，神气焕发。如果其人情志不遂，郁勃恼怒，肝气郁结，疏泄失常，横犯脾土，上扰心神，则血失其藏，脉失其畅，血脉不和，必生心病。现代医学研究也发现心血管疾病和精神疾病密切相关，提出了"双心学说"的观点，将"精神心理卫生"作为"心脏病整体防治体系"的组成部分，立足于心血管疾病的学科体系，对心血管疾病受到来自精神心理因素的干扰或表现为类似心脏症状的单纯精神心理问题进行必要、恰当的识别和干预[5]，这与传统医学中强调肝藏在调控心主血脉中的作用是一致的[6]。在治疗心血管疾病时须详察将军之职，调肝藏之能，逍遥散为临床常用之方，基础方由柴胡10 g、白术15 g、白芍15 g、当归10 g、炙甘草10 g、茯苓15 g、薄荷3 g组成。若头痛头胀者，加桑叶、菊花；肝郁化火者，加丹皮、栀子；胸胁胀痛者，加香附、延胡索；心悸失眠者，加龙骨、合欢皮；瘀血阻络者，加桃仁、红花。

4.4 补肾养血

肾为水脏,主封藏,乃先天之本,藏真阴而寓元阳,为五脏六腑之根,气血生化之主,《灵枢·经脉》曰:"人始生,先成精,精成而脑髓生,骨为干,脉为营,筋为刚,肉为墙,皮肤坚而毛发长,谷入于胃,脉道以通,血气乃行"。由此可见,精能化血,血气之成始于肾精,肾所藏之精是生血的物质基础之一。营血虽由中焦之水谷精微所化,但与肾脏关系密切,肾阳的温煦蒸化是脾胃运化水谷精微的前提条件,肾阳充足,火可暖土,则中宫阳光普照,寒湿不生,脾升胃降,健运不紊,则气血生成充足。若坎中阳虚,火不生土,脾阳不运,水谷不化精微,谷气逆生痰浊,气血生化乏源而称营血不足之证矣。《血证论》指出:"不得命门之火以生土,则土寒而不化,食少虚羸;土虚而不运,不能升达津液,以奉心化血"。郑再根等[7]提出了以肾为生血之始、肾为行血之初、肾为清血之根的观点。

冼绍祥指出:心为血脉之主,肾为血脉之根,离中之火乃肾中之真阳发动,离中之水即坎水之升腾,肾中精气虚于下,则心主之神气散于上也。《伤寒论》曰:"少阴之为病,脉微细,但欲寐也"。指出了少阴病的基本病理特征是少阴肾元不足,少阴心神不守也。先贤曰临证必察双目,《灵枢》称其为"命门",乃肾水注、神气发生之所,察双目者,实察肾气之盛衰也。因此临证之时,需详察肾气之盛衰,《素问·阴阳应象大论篇》曰:"形不足者,温之以气;精不足者,补之以味"。肾气不足者冼绍祥常用六味地黄汤加减[8],基础方由熟地黄 20 g、山药 20 g、山萸肉 15 g、茯苓 15 g、泽泻 10 g、丹皮 10 g 组成。方中以熟地黄为君,补肾填精,养血安神,《本草新编》中说:"熟地,味甘,性温,沉也,阴中之阳,无毒,入肝肾二经,生血益精,长骨中脑中之髓,真阴之气非此不生,虚火之焰非此不降,洵夺命之神品,延龄之妙味也。"若肾阳不足者加附子、桂枝以复催生八味丸之意;若肾精不足者加枸杞、鹿角胶、龟板胶、杜仲等物以合景岳左归、右归之意;若耳鸣者加磁石;若腰痛明显者加杜仲、狗脊;若夜尿频者加益智仁、桑寄生,临证进退总以填精补邃,温肾养血为法。

4.5 潜阳舒脉

营行脉中,卫行脉外,如营卫失和,卫气乖张,逆于脉中,脉道胀满,可见脉胀之症,《灵枢·胀论》中所谓"营气循脉,卫气逆为脉胀"是也,"脉大坚以涩"是脉胀临床特征之一,有医家认为[9]其临床特点和病机与高血压病较为一致,认为高血压病隶属于传统中医的脉胀范畴。脉胀为卫阳乖张之证,细究其因则与肝藏的关系最为密切,《素问·至真要大论篇》曰:"诸风掉眩,皆属于肝"。肝为将军之官,内藏阴血而为疏泄之用,故曰"体阴而用阳"。肝体阴血充足,则肝化和风而行木之疏泄之性,上宣肺气之宣降,中畅脾胃之运化,下达肾精之气化。如其人下元素亏,水不涵木,肝体不足,则肝木失畅而化贼风,叶天士所谓"水不涵木"则"内风时起"。王旭高在《西溪书屋夜话录》中指出,"肝气、肝风、肝火,三者同出而异名,其中侮脾乘胃、冲心犯肺、挟寒挟痰、本虚标实种种不同,故肝病最杂,而治法最广"。

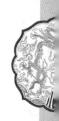

冼绍祥指出：《黄帝内经》云"百病生于气也"，气者阳也，所骸者广，凡厥阴风动、肝阳暴张、心肝火炽之证皆可扰动卫阳，逆于脉道，致使脉道壅遏，血脉不和，变证由出，治疗当以滋补肝肾、潜阳舒脉为法，方可选用天麻钩藤饮加减治疗，基础方由天麻10 g、钩藤10 g、石决明30 g、栀子10 g、黄芩10 g、益母草30 g、茯苓15 g、杜仲15 g、桑寄生30 g、牛膝30 g、夜交藤30 g组成。研究显示[10]，天麻钩藤饮治疗原发性高血压临床疗效显著，可明显降低血压，联合应用硝苯地平优于单纯应用西药组。若肝火偏亢者加龙胆草、夏枯草；若头痛者加白芷、藁本；若头胀明显者加杭菊、桑叶；若大便不通者加瓜蒌仁、虎杖；若小便短赤者可加竹叶、木通。

4.6 化痰畅脉

痰是人体水液代谢的病理产物，水液进入人体后需要胃的吸收，脾气散精，肝胆温煦，肺调水道，三焦通畅，膀胱气化才能完成其生理作用排出体外，而水液代谢的过程是在肾阳的温煦、推动下完成的，《素问·经脉别论篇》中说："饮入于胃，游溢精气，上输于脾。脾气散精，上归于肺，通调水道，下输膀胱"。高度概括了人体的水液代谢过程，上述代谢环节的脏腑功能失常，影响水液代谢，气化失常，则无形之水气可变为有形之痰浊，影响人体气机升降，导致新的病症发生。王节斋曰："津液者血之余，行乎脉外，流通一身，如天之清露，若血浊气浊，则凝聚而为痰。痰乃津液之变，如天之露也，故云痰遍身上下，无处不到，盖即津液之在周身者，津液生于脾胃，水谷所成，浊则为痰，故痰生于脾土也。"

冼绍祥指出：现代人们生活水平提高，过食肥甘厚腻，久坐不行，损伤脾胃，运化失常，痰浊内生，阻塞中脘，弥漫三焦，上扰清窍可见头痛眩晕，扰动心神可见失眠、心悸，阻塞脉道可见脉道不通，高脂血症、冠心病、代谢综合征等莫不与痰浊有关，因此治疗心血管疾病需要详察痰浊之有无，治疗痰浊以健脾化痰为首要，方用温胆汤加减，基础方由竹茹15 g、法半夏10 g、枳实10 g、陈皮5 g、炙甘草10 g、茯苓15 g、生姜10 g、大枣10 g组成。本方出自宋代陈无择的《三因极一病证方论》，陈无择指出，其主要病机为"心虚胆怯、气郁生涎，涎与气搏"[11]。本方为清化痰热之方，却取名叫温胆汤。冼绍祥认为：温胆汤之"温"可以做"柔"解，《尔雅·释训》中说，"温温，柔也"取其宽缓和柔之义。冼绍祥常用本方加减治疗高血压病、冠心病[12]、心悸、失眠[13]、焦虑症等多种心血管疾病，临床疗效显著。若痰火盛者，加黄连合为黄连温胆汤或加黄连、瓜蒌皮合为温胆汤合小陷胸汤；若肝阳偏亢者，加桑叶、钩藤；若兼瘀血阻络者，加丹参、田七；若心悸、失眠者，加龙骨、牡蛎。

4.7 活血通脉

脉为血府，血行脉中，如气虚不运或脉道不畅可导致血行受阻，留滞为瘀，形成瘀血，阻塞脉道，而见瘀血之证。瘀血最早见于张仲景的《金匮要略》，其中对瘀血的临床特点、治疗法则进行了详细论述，并创立了下瘀血汤、抵挡汤等系列治疗瘀血证的方剂，现在仍广泛应用于临床。后世医家在《黄帝内经》《金匮要略》的基础上对瘀血理论进行深入研究，清代名医叶天士提出了"新病在经，久病如络"的观点，《临证指南医案》中说："初病胀痛无形，久则形坚似梗，是初为气结在经，久则血伤入络"。并主张用虫类药物治疗瘀血阻络之证，乃自张仲景后千余年又别开治瘀之法门。后王清任创立了血府逐瘀汤等方剂，使瘀血学说日趋完善。

冼绍祥[14]指出：心主血脉，脉为血府，故瘀血一证与心血管疾病关系密切。现代研究发现，动脉粥样硬化是冠心病、高血压病、脑血管疾病等多种疾病的发病基础，严重者阻塞心脉，可致真心疼或猝死的发生，因此行气活血、化瘀通络是治疗心血管病的重要手段，常用血府逐瘀汤加减，基础方由当归10 g、生地黄10 g、桃仁5 g、红花5 g、炙甘草10 g、枳壳10 g、赤芍10 g、柴胡10 g、川芎10 g、桔梗10 g、牛膝15 g组成。现代药理研究显示[15]：血府逐瘀汤具有改善心肌缺血缺氧、减轻氧自由基损伤、减少心肌细胞凋亡和保护血管内皮细胞等多种作用。冼绍祥还指出：血府逐瘀汤将养血、温血、活血、通络、行气融于一方之中，气血同调，血脉两通，是治疗血瘀脉阻证之良方。若兼痰浊者，加法半夏、瓜蒌皮；若兼脾气虚者，加党参、茯苓；若兼疼痛明显者，加香附、延胡索；若久瘀入络者，加地龙、水蛭。

4.8 清火息脉

心属五行之火，主血脉，血禀木气而生，内含温性，火热之证多属于心，《素问·至真要大论篇》的"病机十九条"中属火者五，属热者四，刘完素从中悟得"五志过极皆为热甚""六气皆从火化"之理而开立寒凉一派。冼绍祥强调：火热是影响心血管疾病的重要病因病机，心火旺盛，上扰心神可见心悸、失眠；血热妄行可见出血、动血、癫狂；热壅脉腑，血脉暴张，可见血压升高；痰浊瘀血日久，郁热内生，可蕴结成毒，腐蚀血脉可致急性冠脉综合征。因此清心泻火、凉血解毒是治疗心血管疾病的常用治法，冼绍祥常用大黄黄连泻心汤加减，清泄三焦、血府之热，基础方由黄芩15 g、黄连6 g、大黄10 g、生甘草10 g组成。王子接注本方曰："痞有不因下而成者，君火亢盛，不得下交于阴而为痞，按之虚者，非有形之痞，独用苦寒，便可泄却。如大黄泻营分之热，黄连泄气分之热，且大黄有攻坚破结之能，其泄痞之功即寓于泻热之内，故以大黄名其汤。"冼绍祥临床常用虎杖代替大黄，虎杖味苦性寒，《日华子本草》曰："治产后恶血不下，心腹胀满，排脓，主疮疖痈毒，妇人血运，扑损瘀血，破风毒结气。"本品泄下之力较大黄弱，而清血热之功较大黄为胜。

冼绍祥[16]在精研《黄帝内经》《伤寒论》《金匮要略》及后世医家对心系疾病经典论述的基础上，依据心藏的生理病理特征提出了"血脉不和，皆属于心"的观点，认为"气血失和，脉道不畅，脉泣血凝，心失所主"是心系疾病发生的基本病机，心主血脉，血脉以通为用，通即是补，补为能通，通补血脉，使脉道通畅，血行无滞则诸病自愈，因此提出"通补血脉"是治疗心系疾病的基本治则。补者，补气血阴阳之虚也；通者，通痰饮瘀火之滞也。善补其虚则心有所主、脉有所充、气煦血濡而阴阳两和；善攻其实则阳潜火熄、痰消瘀散、血道舒利而经脉皆通。及其补也，或补肾养血以填下元精气，或补肝温血以疏厥阴之滞，或补脾生血以养后天之本，或补气行血以冲宗元之

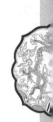

用；及其通也，或潜阳泄风以舒脉府之胀，或化痰涤饮以消血府之浊，或化瘀活血以通脉络之阻，或泻火解毒以平君相之妄。《易经·系辞上》曰："易有太极，是生两仪，两仪生四象，四象生八卦，八卦定吉凶，吉凶生大业"。天道化成，由无生有也；师之八法妙合八卦之数，通补恰如两仪之理，一心恍惚太极之象，临证辨机，由博返约也！临床应用之时，或于补益中加化痰化瘀清火潜阳之品，或于通泄中合补气补血温阳滋阴之方，补泻兼施，阴阳开合，进退有度，临机变化，故多有桴鼓之效。

参考文献

[1] 温燕梅. 黄芪的化学成分研究进展 [J]. 中成药, 2006, 28 (6): 879-883.
[2] 姚红旗, 侯雅竹, 王贤良, 等. 黄芪心血管药理作用研究进展 [J]. 河南中医, 2019, 39 (2): 302-306.
[3] 周小雄, 刘敏超, 叶桃春, 等. 冼绍祥教授论治心悸经验介绍 [J]. 辽宁中医药大学学报, 2017, 19 (8): 83-86.
[4] 林炜基, 关卓骥, 鲁可, 等. 基于中医传承辅助系统探讨冼绍祥治疗不寐用药规律 [J]. 广州中医药大学学报, 2018, 35 (2): 337-341.
[5] 丁荣晶. 双心医学研究进展 [J]. 四川精神卫生, 2014, 27 (3): 193-197.
[6] 董国菊, 李立志. 浅谈中西医结合思想指导下的新"双心医学"模式 [J]. 中西医结合心脑血管病杂志, 2019, 17 (11): 1739-1743.
[7] 郑在根, 郑洪新. 肾主血的理论探讨 [J]. 中华中医药杂志, 2014, 29 (11): 3553-3554.
[8] 任培华. 冼绍祥教授治疗高血压病3法 [J]. 吉林中医药, 2011, 31 (12): 1160-1161.
[9] 董丽, 徐厚平, 罗钢, 等. 从"脉胀"认识高血压病 [J]. 中医杂志, 2018, 59 (15): 1288-1290.
[10] 吕冰清, 葛玉红, 吴晓芳, 等. 天麻钩藤饮联合硝苯地平治疗原发性高血压的系统评价和meta分析 [J]. 内蒙古中医药, 2016, 35 (12): 52-54.
[11] 黄丽红. 温胆汤临床应用研究进展 [J]. 内蒙古中医药, 2016, 35 (3): 124-125.
[12] 任培华, 冼绍祥. 冼绍祥教授运用温胆汤治疗心血管疾病的经验总结 [J]. 中国中医药现代远程教育, 2019, 17 (19): 45-47.
[13] 凌燕, 冼绍祥. 冼绍祥运用虚实二法治疗失眠经验介绍 [J]. 新中医, 2018, 50 (8): 228-229.
[14] 叶桃春, 刘敏超, 王陵军, 等. 冼绍祥"心脉同治"理论探究及经验总结 [J]. 中华中医药杂志, 2017, 32 (12): 5374-5377.
[15] 何莉, 聂娟, 张秋雁. 血府逐瘀汤抗心肌缺血的研究进展 [J]. 湖南中医杂志, 2019, 35 (3): 144-147.
[16] 任培华, 冼绍祥. 冼绍祥运用通补血脉理论治疗心血管疾病经验 [J]. 中华中医药杂志, 2020, 35 (11): 5592-5594.

冼绍祥教授治疗心系疾病运用对药及角药经验

冯文岳[1,2]　王羽晴[1,2]　叶桃春[2,3]　冼绍祥[2,3]

冼绍祥是广东省名中医、第六批全国老中医药专家学术经验继承工作指导老师、教育部重点学科——中医内科学学科带头人，从事医教研工作30余年，善治心衰、眩晕、胸痹心痛、心悸、不寐、脂浊等心系疾病及其他内科诸疾，处方精准灵活，用药味简效专，巧用对药、角药独具岭南特色。对药也称"药对"，是相对固定的两味中药的协同应用，是中药配伍应用中的基本形式；角药则是三味中药的系统配伍，《素问》曰："君一臣二，奇之制也"。对药、角药是中医辨证论治的核心体现，取其相须、相制之义，实现相辅相成、增效减毒之功，以更少的药味达到更显著的疗效，体现了中药"合群妙用"的特点。本文现将冼绍祥治疗心系疾病中常用的对药、角药配伍经验总结如下，以飨同道。

1　常用对药

1.1　党参—五指毛桃

党参味甘，性平，归脾、肺经，能健脾益肺、养血生津，其作用缓和、药力平薄，适用于轻症及慢性病的调治，《本草正义》谓"其尤可贵者，则健脾运而不燥，滋胃阴而不湿，润肺而不犯寒凉，养血而不偏滋腻，振动中气而无刚燥之弊……尤为得中和之正"。五指毛桃为岭南道地药材，又名五爪龙，味甘，性平、微温，能益气补虚、行气舒筋、健脾化湿、止咳化痰，国医大师邓铁涛认为五指毛桃益气补虚功同黄芪，然此物药性温和，补而不峻，行而不燥，正合"少生火气"之意，切合岭南人"脾虚痰湿、虚不受补"的致病和体质特点，故有"南芪"之称。

冼绍祥认为，岭南气候炎热潮湿，炎则耗气，湿则困脾，加之岭南人喜饮凉茶而有损脾气，故岭南人多有气虚痰浊的体质特点。而心脾为相生之脏、母子相系，脾虚终致心病诱发或加重，因此治疗上喜用健脾调心、益气化痰之法[1]。李时珍曰："相须者，同类不可离也。"党参、五指毛桃均善健脾益气，相伍使用其效益彰，且二者药性平和，补气而不壅滞，扶正而不碍邪，尤宜于岭南地区虚不受补之人，且无黄芪、人参类补气升提药助火上浮之虞，冼绍祥常用该对药治疗多种脏腑虚证，如心气虚之心悸气短、失眠健忘，脾气虚之头晕目眩、四肢乏力、食少便溏，肺气虚之少气懒言、咳喘无力、易于感冒。

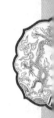

作者单位：1. 广州中医药大学第一临床医学院；2. 广东省普通高校慢性心力衰竭中医药防治重点实验室；3. 广州中医药大学第一附属医院。

研究表明，党参具有改善心肌能量代谢、保护心肌细胞、抑制血小板聚集等作用[2]，五指毛桃具有提高免疫力、改善血管微循环、抗氧化等作用[3]，该对药健脾益气功效可能与调节免疫、促进机体能量代谢等药理作用相关。

1.2 牛大力—千斤拔

牛大力味甘，性平，归肺、肾经，能补虚润肺、强筋活络，《生草药性备要》谓其"壮筋骨"，主治腰肌劳损、风湿痹痛、肺痨咳嗽等症。千斤拔味甘、涩，性平，归肺、肾、膀胱经，能祛风利湿、强筋壮骨、活血解毒，《植物名实图考》称其"补气血"，主治风湿痹痛、腰肌劳损、四肢萎软等症。

年老者及高血压病、中风病等病程日久者常有精血暗耗、肝肾不足之象，正如《黄帝内经》所言：肾主骨，"腰为肾之府"，肝主筋，"膝为筋之府"，其人肾藏精、肝藏血功能日益衰退，精血亏虚，筋骨失养，临床上多见此类病患苦于周身乏力、四肢萎软、腰膝软弱。针对肝肾不足累及筋骨肌肉者，冼绍祥常以牛大力、千斤拔入药以补虚损、壮腰膝、舒筋络。二者均为南药，功擅补益肝肾、强壮腰膝，协同增效的同时亦能除湿通络，十分适合岭南人多虚多湿的体质。

研究表明，牛大力具有提高免疫功能、抗疲劳、抗炎、祛痰止咳平喘等作用[4]，千斤拔具有抗疲劳、增强免疫力、抗血栓、抗炎镇痛等作用[5]，该对药补虚健力功效可能与改善免疫功能、抗疲劳、抗炎等药理作用相关。

1.3 布渣叶—红曲

布渣叶味微酸，性凉，归脾、胃经，能消食化滞、清热利湿退黄，主治饮食积滞、感冒发热、湿热黄疸等，《生草药性备要》言其："解一切蛊胀，清黄气，消热毒，作茶饮，去食积"。红曲味甘，性温，归肝、脾、胃、大肠经，能活血化瘀、健脾消食，主治饮食积滞、脘腹胀满等，《本草备要》载其："入营而破血，燥胃消食，活血和血。"

现代医学表明，心脑血管疾病的核心病理是动脉粥样斑块形成，血脂异常则是斑块形成的始动条件，因此冼绍祥极为重视血脂水平的调控和管理，其注重"痰瘀互结"理论在脂浊证中的应用，认为血脂异常多由饮食不节、脾失健运、痰浊不化、瘀血阻滞引起。此对药均入脾、胃经而健脾消食，布渣叶偏于祛痰湿，红曲重于化瘀滞，二药同用共显祛痰瘀、消脂浊之效，常被用于治疗脂浊、食积等证。

研究表明，布渣叶具有调血脂、降血糖、促消化等作用[6]，红曲具有降血脂、降血糖、稳定动脉粥样硬化斑块、抗炎、抗氧化等作用[7]，该对药祛痰消浊功效可能与调血脂、降血糖等药理作用相关。对于初发血脂异常或血脂稍增高，利用中医药联合饮食控制及运动锻炼，可有效改善血脂情况，避免因长期服用降脂药物而引起的肝损害、肌肉损害等不良反应。

1.4 鸡血藤—地龙

鸡血藤味苦、甘，性温，归肝、肾经，能活血补血、调经止痛、舒筋活络，用于风湿痹痛、麻木瘫痪、月经不调等，本物为"血分之圣药"，既能活血通络，又能养血荣筋，《饮片新参》谓其"去瘀血，生新血，流利经脉"。地龙味咸，性寒，归肝、脾、膀胱经，能清热定惊、通络、平喘、利尿，用于治疗关节痹痛、肢体麻木、半身不遂等，《本草问答》曰："动物之攻利，尤甚于植物。"虫类药性善走窜，通经剔络，能直达病所，解植物难化之瘀滞。

心主血脉，周流全身，血脉疾病症状多样，病在心脉则见胸痹心痛，病在脑脉则见半身不遂、惊痫抽搐，病在四肢经脉则见肢体麻木、关节痹痛，病在腠理络脉则见皮下瘀斑、肌肤不仁。冼绍祥重视"心脉同治"[8]，提出"血脉不和，皆属于心"的观点，总结出"通补"八法治疗血脉疾病[9]，喜用藤类及虫类药物，取其伸延、钻窜之象以通行血脉。《现代实用中药》称鸡血藤为"强壮型之补血药"，能养血舒筋；地龙为血肉有情之品，味咸入肾，能补肾填精化血。二者相伍，能化瘀通络之余尚可补血养血，通补并行，尤宜于血虚血瘀之经脉不畅、络脉不和病证。

研究表明，鸡血藤具有抗血小板聚集、调节血脂、抗动脉硬化等作用[10]，地龙具有抗血小板聚集、修复血管内皮损伤、改善脑循环等作用[11]，二者均被广泛用于治疗冠心病、脑梗死、外周动脉粥样硬化等血栓性疾病，该对药化瘀通络功效可能与抗血小板聚集、改善循环等药理作用相关。

1.5 延胡索—救必应

延胡索味辛、苦，性温，归肝、脾经，能活血行气止痛，用于胸胁脘腹疼痛、胸痹心痛、跌扑肿痛等，《本草求真》述："延胡索，不论是血是气，积而不散者，服此力能通达，以其性温，则于气血能行能畅，味辛则于气血能润能散，所以理一身上下诸痛，往往独行功多。"救必应味苦，性寒，归肺、胃、大肠、肝经，能清热解毒、利湿止痛，用于脘腹胀痛、咽喉肿痛、风湿痹痛、跌打损伤等。

《素问》曰："诸血者，皆属于心。"心气亏虚无力行血，心气郁结血行不畅，或心火亢盛煎熬血液，均会导致瘀血的产生，瘀阻经络，不通则痛，冼绍祥常用该对药治疗血瘀痛证，如心腹刺痛、头痛、肢体关节痹痛等，兼见痛处固定、唇舌瘀暗、舌上瘀斑、脉涩等特征。延胡索为化瘀止痛之要药，然其偏辛温苦燥，有助火伤阴耗血之虞，故而配伍性寒之南药救必应，二者药性相互制约，既增强化瘀止痛之力，又无药性寒温之偏倚，不论血热、寒凝、气滞、外伤所致瘀血痛证均可应用。

研究表明，延胡索具有镇痛、镇静、抗炎、改善心肌供氧等作用[12]，救必应具有镇痛、抗炎抑菌、改善心肌缺血等作用[13]，该对药活血止痛功效可能与抗炎镇痛、心血管保护等药理作用相关。

1.6 龙骨—牡蛎

龙骨味甘、涩，性平，归心、肝、肾经，能镇惊安神、平肝潜阳、收敛固涩，主心神不宁、心悸失眠、头晕目眩等，《本草述》曰："龙骨可以疗阴阳乖离之病。如阴之不能守其阳，或为惊悸，为狂痫，为谵妄，为自汗盗汗。"牡蛎味咸，性微寒，归肝、胆、肾经，能重镇安神、潜阳补阴、软坚散结，主治惊悸失眠、眩晕耳鸣等，《注解伤寒论》言其"收敛神气而镇惊"。

冼绍祥认为"阳浮阴闭"是岭南人另一大致病特点，阴液虚于下，虚火浮于上，常见阳亢之证，治疗宜滋阴潜阳[14]。张锡纯曰："龙骨入肝以安魂，牡蛎入肺以安魄，魂魄者心神之左右弼也。"两药质重，功效相近，常相须为用，有镇惊安神、育阴潜阳之益。凡见肝阳上亢之头痛耳鸣、头重脚轻，肝火上炎之烦躁失眠、心悸不宁，肝风内动之眩晕欲扑、肢体震颤等，冼绍祥均取该对药直折肝阳、镇惊安神，或加石决明、钩藤、夏枯草、红丝线等凉肝熄风之品增强疗效。

研究表明，龙骨、牡蛎等矿物类药具有抗惊厥、抗癫痫、镇静催眠等药理作用[15]，该对药平肝潜阳功效可能与之相关。

1.7 甘松—琥珀

甘松味辛、甘，性温，归脾、胃经，能理气止痛、开郁醒脾，主脘腹胀满、食欲不振等，现代研究对甘松功效主治有了新的认识，《新编中药志》载录甘松具有"抗心律失常、降压、抗心肌缺血"等药效，可用于心悸怔忡、胸痹心痛等心系疾病。琥珀味甘，性平，归心、肝、膀胱经，能镇惊安神、活血散瘀、利尿通淋，主心神不宁、心悸失眠、惊风癫痫、心腹刺痛等，《本草经疏》曰："从金石镇坠药则镇心安神"。

冼绍祥亦常用此对药治疗早搏、房颤等快速型心律失常疾病，取其二者理气定悸、重镇安神之力，患者自觉心慌、惊悸、怔忡，触脉结代，或情志抑郁、失眠心烦均可随症应用，并可据辨证加煅磁石、珍珠母、龙骨等重镇安神之类，或酸枣仁、远志、炙甘草等养血宁心之属。

研究表明，甘松具有抗心律失常、保护心肌细胞、抗癫痫、抗抑郁等作用[16]，琥珀具有抗心律失常、中枢抑制、镇静催眠等作用[15]，该对药定惊止悸功效可能与抗心律失常、镇静等作用相关。

2 常用角药

2.1 覆盆子—金樱子—杜仲

覆盆子味甘、酸，性温，归肝、肾、膀胱经，能益肾固精缩尿、养肝明目，主治遗尿尿频、遗精滑精等，《本草衍义》言其"益肾脏，缩小便，服之当覆其溺器，如此取名也"。金樱子味酸、甘、涩，性平，归肾、膀胱、大肠经，能固精缩尿、固崩止带、涩肠止泻，主治遗尿尿频、崩漏带下等，《梦溪笔谈》曰："金樱子，止遗泄，取其温且涩也。"杜仲味甘，性温，归肝、肾经，能补肝肾、强筋骨、安胎，主治肝肾不足、腰膝酸软、胎动不安等，《本草正》称其"止小水梦遗"。

三药均入肾经，力能益肾缩尿，是冼绍祥用于治夜尿症、小便频多的常用配伍。《诸病源候论》述："肾气下通于阴，腑既虚寒，不能温其脏，故小便白而多。其至夜尿偏甚者，则内阴气生也。"可见肾与膀胱阳气虚衰、气化失司、水液失制是夜尿增多的主要病机。此三药配伍，味偏酸甘，药性偏温，均入肾经，味酸收敛可固精缩尿，甘温入肾可补气温阳，共奏温肾助阳、缩尿止遗之功。心衰病、高血压病及老年患者多合并夜尿频多，其不仅严重影响患者睡眠情况和生活质量，还会增加起夜摔伤、情绪障碍、心脑血管事件发生的风险，故值得重视治疗。

研究表明，覆盆子具有抗炎、抗氧化、抗肿瘤、降血糖血脂等作用[17]，金樱子具有保护肝肾、抑菌消炎、抗氧化、调节免疫等作用[18]，杜仲具有抗疲劳、抗炎、抗氧化、提高免疫力等作用[19]，该角药益肾缩尿功效可能与抗炎护肾、抗氧化、免疫调节等药理作用相关。

2.2 夜交藤—合欢皮—远志

夜交藤味甘，性平，归心、肝经，能养血安神、祛风通络，主失眠多梦、血虚身痛等，《本草正义》述其"今以治夜少安寐，盖取其能引阳入阴耳。"合欢皮味甘，性平，归心、肝、肺经，能解郁安神、活血消肿，主心神不安、忧郁失眠等，《本经》谓其"主安五脏，和心志，令人欢乐无忧"。远志味苦、辛，性温，归心、肾、肺经，能安神益智、交通心肾、祛痰消肿，主心肾不交之失眠多梦、健忘惊悸、神志恍惚等，《本草正》载其"功专心肾，故可镇心止惊，辟邪安梦，壮阳益精，强志助力"。

三药均入心经，功在养心安神，是冼绍祥用于治不寐病的常用配伍。三药分工明确，各司其职：夜交藤偏于养血宁心，引阳入阴；合欢皮倾于疏肝解郁，开达气机；远志趋于通肾定志，祛痰开窍。此角药分治心、肝、肾，共起养心安神、解郁助眠之效。冼绍祥认为，不寐病病机不外乎虚、实两端[20]，虚者多见心脾不足、心肝血虚、心肾阴虚，常配伍茯神、酸枣仁、柏子仁等；实者多见肝火、痰热扰心，多配伍淡竹叶、牡丹皮、郁金等。冼绍祥还重视情志致病理论及"双心"治疗，对于不寐病合并焦虑抑郁、思虑过多者，常加用柴胡、香附、素馨花、佛手之品疏肝解郁、调畅气机，且注重医患沟通和心理疏导。

研究表明，合欢皮具有抗抑郁、抗焦虑、增强免疫、抗氧化等作用[21]，夜交藤具有改善睡眠、免疫调节、抗氧化等作用[22]，远志具有镇静催眠、抗惊厥、抗抑郁、脑保护、改善记忆等作用[23]，该角药养心安神功效可能与镇静催眠、抗焦虑、抗抑郁等中枢药理效应相关。

3 小 结

冼绍祥传承和发扬岭南医学流派学术思想，谨守"五脏相关"学说，根据岭南地区环境气候条件及人群体质特点认为，心系疾病多以心脾气虚、痰瘀互结为基本病机。心气虚无力推动血行，脾气虚失于运化水湿，则瘀血内生，痰湿内蕴，痰瘀交阻，蒙蔽心窍，痹阻血脉，而发为心衰、眩晕、胸痹心痛、心悸、不寐、脂浊等常见心系病证。治法多宜养心健脾，益气化痰祛瘀，并兼理气化湿通络。冼绍祥用药灵活变通，处方精练效著，在长期临床实践中形成了对药、角药配伍经验，且喜用南药，更加切合岭南人患病特点，药简功专，直对病机，值得学习和参考。

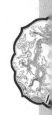

参考文献

[1] 林炜基,江佳林,赵丽娴,等. 冼绍祥临床运用岭南草药的经验初探 [J]. 中华中医药杂志,2019,34(4):1513-1516.

[2] 李浅予,汤岐梅,侯雅竹,等. 中药党参的心血管药理研究进展 [J]. 中西医结合心脑血管病杂志,2019,17(17):2604-2606.

[3] 黄溥玮,卢健棋,林浩,等. 中药五指毛桃的化学成分、药理作用及临床应用研究进展 [J]. 辽宁中医药大学学报,2020,22(12):93-96.

[4] 曹海丽,曾聪彦,戴卫波,等. 牛大力化学成分及药理作用研究进展 [J]. 中医药导报,2019,25(11):135-137.

[5] 严东,夏伯候,李春,等. 千斤拔属药用植物的研究进展 [J]. 中草药,2016,47(24):4456-4471.

[6] JIANG Y Q, LIU E H. Microcos paniculata: a review on its botany, traditional uses, phytochemistry and pharmacology [J]. 中国天然药物,2019,17(8):561-574.

[7] 蒋沅岐,董玉洁,周福军,等. 红曲的化学成分、药理作用及临床应用研究进展 [J]. 中草药,2021,52(23):7379-7388.

[8] 叶桃春,刘敏超,王陵军,等. 冼绍祥"心脉同治"理论探究及经验总结 [J]. 中华中医药杂志,2017,32(12):5374-5377.

[9] 任培华,冼绍祥. 冼绍祥运用通补血脉理论治疗心血管疾病经验 [J]. 中华中医药杂志,2020,35(11):5592-5594.

[10] 官杰,冯兴中,刘剑刚. 鸡血藤防治动脉硬化相关药理作用的研究进展 [J]. 中药新药与临床药理,2019,30(3):385-389.

[11] 黄敬文,高宏伟,段剑飞. 地龙的化学成分和药理作用研究进展 [J]. 中医药导报,2018,24(12):104-107.

[12] 张天龙,赵继荣,陈祁青,等. 延胡索化学成分及镇痛作用机制研究进展 [J]. 中国中医药信息杂志,2021,28(5):141-144.

[13] 扈芷怡,唐梅,张谦华,等. 救必应化学成分和药理作用研究进展 [J]. 长春师范大学学报,2018,37(4):69-74.

[14] 叶桃春,段骄,刘敏超,等. 平肝潜阳、益气化痰法治疗高血压病眩晕 [J]. 中医杂志,2018,59(2):163-165.

[15] 钟赣生. 中药学 [M]. 3版. 北京:中国中医药出版社,2012:334-345.

[16] 于素玲,叶霄,贾国夫,等. 青藏高原药用植物甘松研究进展 [J]. 中国实验方剂学杂志,2021,27(19):243-250.

[17] 程丹,李洁,周斌,等. 覆盆子化学成分与药理作用研究进展 [J]. 中药材,2012,35(11):1873-1876.

[18] 樊小瑞,李娆娆,林丽美,等. 金樱子药材研究进展 [J]. 中国药学杂志,2018,53(16):1333-1341.

[19] 张萍,李明华,周娟,等. 杜仲炮制工艺对其质量的影响及化学成分与药理研究进展 [J]. 中国药学杂志,2020,55(6):421-427.

[20] 凌燕,冼绍祥. 冼绍祥运用虚实二法治疗失眠经验介绍 [J]. 新中医,2018,50(8):228-229.

[21] 杨磊,李棣华. 合欢皮化学成分与药理活性及毒理学研究进展 [J]. 中国中西医结合外科杂志,2019,25(6):1061-1064.

[22] 陶丽宇,高月求,韦靖,等. 首乌藤相关药理作用及临床运用的研究进展 [J]. 时珍国医国药,2018,29(10):2486-2488.

[23] 刘露,冯伟红,刘晓谦,等. 中药远志的研究进展 [J]. 中国中药杂志,2021,46(22):5744-5759.

冼绍祥运用"同治理论"治疗慢性心力衰竭经验介绍

张国华[1]　指导：冼绍祥[2]

冼绍祥是全国名老中医学术经验继承工作指导老师，珠江学者特聘教授，国家卫生计生委有突出贡献中青年专家。从事心血管疾病防治工作30余年，形成了自己独特的学术见解和经验。笔者有幸跟师学习，现将冼绍祥教授运用"同治理论"治疗慢性心力衰竭的学术经验介绍如下。

1　病名与病因病机

慢性心力衰竭是一种进展性的临床综合征，以心悸、怔忡、胸闷、喘促咳嗽、不能平卧、尿少、水肿等为临床特征，是大多数心血管疾病患者的主要死亡原因。中医经典文献中有不少相关症状与病机的论述，如《素问·水热穴论篇》："水病下为跗肿大腹，上为喘呼，不得卧者，标本俱病。"指出了心力衰竭的主要症状有喘促不得卧和下肢水肿。《金匮要略》："水在心，心下坚筑，短气，恶水不欲饮"，"膈间支饮，其人喘满，心下痞坚，面色黧黑，其脉沉紧"。则描述了类似右心衰竭时的临床表现。

中医历代典籍中虽有"心衰"的记载，如《脉经·卷三》："心衰则伏，肝微则沉，故令脉伏而沉。"再如《圣济总录·心脏门》："心衰则健忘，不足则胸腹胁下与腰背引痛，惊悸，恍惚，少颜色，舌本强。"但这里所说的"心衰"并非指现代意义上的心力衰竭。与心力衰竭相关性较大的中医病名有心悸、痰饮、喘证、水肿、心痹、心水、心咳等。有关心力衰竭，中医学一直缺乏规范化的病名。为了使心力衰竭的中医病名规范化，冼绍祥主张把"心力衰竭病"作为心力衰竭的中医病名[1]。既符合中医命名特点，能体现中医的病位、病机，又与现代医学病名相对应，既有利于教学、科研与临床，也有利于中西医学的交流与相互学习。

冼绍祥认为，心力衰竭病的病机特点为本虚标实，气血阴阳亏虚是本，瘀血、痰饮、水饮和气滞为标。心之阳气虚衰，推动无力，血行瘀阻，水饮内停，脏腑失于濡养，功能活动失调，是心力衰竭病的基本病理变化。临床常见证型有气虚血瘀、气阴两虚、阳虚水泛、痰饮阻肺、痰热壅肺、心脉瘀阻、心肾阳虚、阳气虚脱等。冼绍祥治疗本病多从气虚兼瘀血、水湿立论，以益气活血利水为基本治疗大法，根据阴阳虚损的不同，心力衰竭病治法又具体为益气温阳、活血利水和益气养阴、活血利水两种[2]。冼绍祥认为，从病位而言，本病主要责之于心，与五脏密切相关。心力衰竭虽是局部之

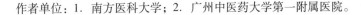

作者单位：1. 南方医科大学；2. 广州中医药大学第一附属医院。

病，却也是全身之疾，多五脏俱累。心力衰竭的发病机理不仅与肺的宣发肃降、脾的传输及肝的疏泄有关，更重要的是与肾阳的温煦作用密不可分。因此，对于心力衰竭病的辨证论治，冼绍祥特别注重"五脏同治""湿瘀同治""身心同治"理念。

2 心肺同治

2.1 理论依据

冼绍祥认为，心肺同居上焦，心脉起于心，其直者却上肺。功能上心主血，肺主气而朝百脉。血液的循环，气血之交换，全赖心肺之功。心肺之气密切相关，心气虚则肺气弱，肺气虚则心气微。若心病日久必将损肺，久患肺病亦损及心；肺失治节，不能朝百脉、通调水道，则水液内停，心脉不畅为瘀；水气内结上犯于肺则咳嗽气喘；水瘀互结则呼吸不畅，心失所养，病邪内陷则心气内闭而成心力衰竭。故久咳、久喘等使肺气受损，日久心气受损，最终必发展为心力衰竭。反之若心阳不足，则肺失宣降，可见心悸、咳喘等。临床上肺源性疾病导致心力衰竭者与心力衰竭导致肺功能异常者均十分常见。

2.2 诊治经验

冼绍祥认为，慢性心力衰竭往往心肺俱累，多反复发作，迁延难愈。而呼吸道及肺部感染是诱发心力衰竭发作的重要原因。心肺同治是预防和治疗慢性心力衰竭的重要原则之一。分清主次的同时，将治肺贯穿于心力衰竭治疗的始终，特别是治肺祛痰在防治心力衰竭时显得尤为重要。

例1：患者，女，65岁，因反复胸闷、心悸、咳嗽、气促，伴双下肢水肿10年余，加重2周就诊。患者有慢性肺源性心脏病史近10年，平素胸闷气短，咳嗽，咯痰，痰色白清稀，偶有下肢浮肿，活动则胸闷气短加重。近年来出现顽固性心力衰竭，以致经常住院。近日因家庭变故，过度劳累，病情加重来诊。诊见面色晦暗，倦怠乏力，胸闷心悸，咳嗽气促，咯吐白色泡沫痰，夜间尤其明显，不能平卧，端坐呼吸，夜不能寐，上腹胀满，恶心，纳差，肢冷汗出，口干不欲饮，大便次数增多，每天2～3次，尿少，双下肢肿甚，舌胖大紫暗、苔白腻，脉沉细结代。查体：血压115/80 mmHg（1 mmHg≈0.133 kPa），神清，呼吸每分钟20～25次，心率每分钟118次，频发早搏，睑结膜水肿，面色唇甲发暗，颈静脉怒张，肝颈静脉回流征阳性，桶状胸，双肺呼吸音低，可闻及哮鸣音和湿啰音，腹软无压痛，肝肋下未及，双下肢凹陷性水肿，按之不起。西医诊断：慢性肺源性心脏病；慢性心功能不全（心功能Ⅱ～Ⅲ级），心力衰竭四级。中医诊断：喘证，心水，辨证属心肺阳气虚衰，痰瘀水湿互结。治宜益气温阳，活血化痰利水。方用心阳方合千金苇茎汤加减，处方：黄芪、芦根、瓜蒌、薏苡仁各30 g，白术、茯苓、泽泻、红参、丹参各20 g，大腹皮、五味子、葶苈子各15 g，附子（先煎）、桃仁各10 g。方中黄芪、红参、白术、茯苓、附子益气温阳，芦根、瓜蒌、薏苡仁、桃仁、丹参化痰逐瘀，大腹皮、泽泻行气利水消肿，葶苈子泻肺中之水气，五味子收敛心气,全方共奏益气温阳、活血化瘀利水之功。每天 1 剂,水煎早晚分服,每次 200 mL,连服 2 周。二诊:患者胸闷、心悸、咳嗽,喘促明显好转,咯痰量减少,尿量增加,夜间已能平卧。患者仍精神倦怠,动则喘促,下肢水肿,纳差便溏,舌胖大紫暗、苔白腻,脉沉细结代。考虑患者仍以阳气不足为主,故去寒凉之芦根、瓜蒌,加温补阳气之干姜 10 g,山萸肉 30 g,黄芪加量至 60 g,继服 2 周。三诊:患者精神明显改善,静息状态下已无明显心悸、胸闷、气短,仍咯少量黏痰,葶苈子减量至 10 g。再服 1 个月中药后患者诸症皆除,随访 3 个月病情稳定,可做少量日常家务。心肺同病时,冼绍祥除用千金苇茎汤外,还经常将葶苈子与五味子伍用,一补一泻,一散一收,往往能取得较好的疗效。

3 心肝同治

3.1 理论依据

《素问·五脏生成篇》曰:"肝藏血,心行之,人动则血运于诸经,人静则血归于肝脏。"心主血脉,肝主疏泄,共同维持血液的正常运行,满足人体生理活动的需要。心藏神,肝藏魂,心血充盈,心神旺盛,有利于肝主疏泄;疏泄有度,情志畅快,有利于心主神明。心力衰竭之时,血不运于诸经,而郁于肝脏,致肝气郁结,气滞血瘀,出现脉络怒张、胁腹胀痛、胁下积块、爪甲青紫等症。正如《素问·藏气法时论篇》曰:"心病者,胸中痛,胁支满,胁下痛,膺背肩胛间痛,两臂内痛。"反之情志失常,肝失疏泄,气机郁滞,又可诱发与加重心力衰竭。因此,对于心力衰竭病采取心病治肝或心肝同治的方法,是有理论依据的。

3.2 诊治经验

冼绍祥认为,心力衰竭病的治疗除了遵循辨证论治的基本原则外,临床上从肝论治或心肝同治运用得当往往会取得满意的临床疗效。心力衰竭患者常伴有心肝血瘀之象,除了与原发病有关之外,不少患者因长期患病,精神焦虑、抑郁,乃因慢性心力衰竭而肝气郁结、气滞血瘀所致。因此,对于这类患者在辨证论治选方的基础上,佐以疏肝行气解郁的药物,对改善心力衰竭症状、提高生活质量、延缓病情进展有良好效果[3]。

例 2:患者,女,61 岁,2018 年 4 月 27 日初诊,因反复胸闷、心悸、气促 1 年,加重 1 周就诊。患者自述 1 年前无明显诱因出现胸闷痛、心悸、气促等症状,休息后症状可缓解。患者平素情绪急躁易怒,1 年来胸闷、心悸、气促反复发作,常因心情不畅而加重,夜间常因胸闷气短而惊醒,到当地医院就诊后服用丹参滴丸,症状有所缓解。1 周前患者因与他人发生争执再次出现上述症状且自觉程度加重,服丹参滴丸后无明显缓解,故来广州中医药大学第一附属医院就诊。症见:心悸喘促、气短乏力,胸闷痛及胁肋部胀满不适,形寒肢冷,双下肢凹陷性水肿,口干口苦,咯吐白痰,纳可,二便正常,失眠多梦,舌质紫暗、苔白,脉弦细。血压 136/84 mmHg。心电图检查示:窦性心律,心率每分钟 105 次,ST 段改变。心脏彩超示:射血分数 45%。西医诊断:冠心病

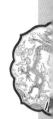

不稳定型心绞痛；心力衰竭（心功能Ⅲ级）。中医诊断：胸痹心痛，喘证。辨证属心阳不振，肝气郁滞，水瘀内结。治以疏肝行气，温阳益气，活血利水。处方：生龙骨、黄芪各30 g，赤芍20 g，法半夏、瓜蒌、薤白、柴胡、郁金、香附、茯苓、车前子、丹参各15 g，川芎、桔梗、防己、人参、炙甘草各10 g。每天1剂，水煎早晚分服，每次200 mL，连用2周。二诊：患者心悸气促好转，咯痰明显减少，仍有胸闷、下肢水肿，血瘀水停之象较显，遂原方减去法半夏、瓜蒌，加入益母草20 g，泽兰10 g，以加强活血利水之功，再服2周。益母草与泽兰之类，为冼绍祥喜用之品，其特点是一种药物兼有两种功效，既可活血化瘀，又可利水消肿，可切中心力衰竭的两个病机，可起到事半功倍的效果。三诊：患者自述心悸、胸闷胸痛、气短已不明显，双下肢水肿消退，遵二诊方巩固治疗1个月后病情稳定。

4　心脾同治

4.1　理论依据

冼绍祥认为，心脾两脏阴阳相通，气血互济，生理上"心脾相关"，在血液的生成及运行方面相互协同。心主血脉、藏神等功能有赖脾的运化滋养，脾之运化有赖心阳之温煦。在病理上二者又相互影响：一方面心阳不能温养脾阳，易导致脾虚不运，出现身重腹胀、纳呆便溏等症。另一方面脾失健运，气血生化乏源，则心无所主；脾虚水湿内生，成痰成饮，上凌心肺，遏伤心阳，痹阻心脉，可致心力衰竭；脾胃升降失常，气机阻滞，则心气鼓动无力，亦常诱发心力衰竭。可见，脾失健运是心力衰竭病重要的病理基础之一。

4.2　诊治经验

冼绍祥认为，心力衰竭病的中医证候及病位演变规律与"心脾相关"的特点相符。脾失健运临床最常波及肺肾二脏，脾病及肺，水道不利，痰水内结，遏伤心阳，阻塞心气，多见于心力衰竭病早期。脾失健运，运化无权，土不制水，久之多波及肾，不但加重了原来的病情，还可产生新的病变，多见于心力衰竭病的后期。心力衰竭病机之标痰饮、瘀血的形成，心脾功能失调亦是重要的原因。因此在心力衰竭病治疗过程中，强调调脾护心、心脾同治有重要意义。心脾同治理论，一方面可指导治疗，重点调脾胃，顺气机，以安五脏、益心气、化痰瘀，改善心力衰竭症状，提高心功能；另一方面可以指导预防，健脾气，扶正气，预防心力衰竭复发，减少再住院率。故冼绍祥临证时，针对心脾同病时脾虚痰饮的病机特点，常以温阳健脾、化痰利水为法，用温胆汤加益气健脾之品治之，如黄芪、五爪龙、党参、人参叶、山药等，每获良效。

例3：患者，男，64岁，反复心悸、胸闷1年余，症状加重伴气短恶心3天。患者1年前出现心悸、胸闷，劳累后加重，伴恶心、纳差。曾诊断为扩张型心肌病（心功能Ⅱ级），行西药抗心力衰竭治疗后心悸、胸闷缓解，但恶心、纳差等症状未见明显好转。3天前因劳累过度导致症状加重，伴短气、恶心、头晕。查体：血压100/70 mmHg，心率每分钟132次，颈静脉未见充盈，双肺底闻及少量湿啰音，心界向左下扩大；腹软，叩诊移动性浊音（-），双下肢无水肿；心电图检查示：心房颤动，频发室性期前收缩。患者心悸气短，倦怠乏力，纳食即吐，口渴欲饮，小便量多，大便干结，舌暗淡、苔白，脉弱。西医诊断：扩张型心肌病（心功能Ⅲ级）。中医诊断：心悸。证属脾失健运，痰瘀阻络。治宜健脾祛浊，行气化瘀。处方：党参、益母草各30 g，茯苓15 g，法半夏、黄芪各12 g，竹茹、麦冬、生姜各10 g，橘红、枳壳、五味子各6 g，三七、白术、炙甘草各5 g。每天1剂，水煎早晚分服，每次200 mL，共7剂。二诊：患者心悸、气短及恶心、头晕症状大减，小便量稍减，大便较通畅，口干欲饮，血压130/86 mmHg。胃气来复，中焦脾胃功能渐复，谨守原方，加麦冬15 g，生晒参10 g，以防津液受损，继用2周。三诊：患者已无明显心悸、气短及恶心呕吐症状，纳食正常，口稍干，二便正常，活动后稍觉疲劳，继以归脾汤加减善后。

5　心肾同治

5.1　理论依据

心与肾，经络相通，水火既济，精神互用。冼绍祥非常重视心肾在慢性心力衰竭病发病过程中的互相影响。《景岳全书》云："五脏之伤，穷必及肾。"这也是慢性心力衰竭病程较长、病情反复发作、缠绵难愈的重要原因。心之阴阳虚损，日久必累及于肾，导致肾的阴阳亏虚。反之若肾阳不足，则心阳失去肾阳之温煦，会导致心阳不足，终至心肾阳虚。心力衰竭之时，心阳不能下交于肾，导致肾阳不足，气化失司，水液停聚，或泛溢肌肤，或留于体腔，则见尿少、肢肿。若肾阳亏虚，气不化水，水饮内停，上凌心肺，则见心悸、喘憋；肾不纳气，则见动则喘促气短；肾阴阳衰惫，气不固表，津液外泄，气不充血脉，则见大汗淋漓，四肢湿冷，脉微欲绝，此乃心力衰竭的亡阳危候。心损与肾虚二者互为因果，终致心肾俱败之恶候。

5.2　诊治经验

冼绍祥认为，心肾同病可见于心力衰竭病的各个阶段，尤其是中后期。其基本病机是心肾阳气不足为本，瘀血、痰饮内阻为标。在治疗上以"心肾同治"为理念，以扶正祛邪为原则，益气温阳、活血利水为治法，温补心肾之阳气为关键。"心肾同治"的原则，在救治心力衰竭垂危重症时有重要意义。冼绍祥常用方剂有真武汤、四逆汤等，常用药物有制附子、人参、干姜、肉桂、茯苓、炙甘草、山萸肉、龙骨、牡蛎、枸杞子、菟丝子、淫羊藿、补骨脂等。辅以活血化瘀、利水消肿，常用当归、丹参、赤芍、红花、茯苓、车前子、毛冬青、益母草、泽泻、泽兰等。

例4：患者，女，59岁，反复心悸、气短5年，近日症状加重伴心悸、气喘及双下肢浮肿20余天，动则气喘不得平卧，尿量少，服利尿药无明显疗效。查体：自主体位，嘴唇轻度发绀，颈静脉怒张，两肺底部可闻及湿啰音，心界向左右扩大，心尖区可闻及4级吹风样收缩期杂音，律齐，心率每分钟110次，肝脾肋下未及，腹水征（-），双

下肢凹陷性浮肿。面色黧黑少华，舌质暗淡、苔滑，脉结代。西医诊断：风湿性心脏病二尖瓣关闭不全，充血性心力衰竭（心功能Ⅲ级）。中医诊断：喘证，水肿。证属心肾阳衰，水不化气，瘀血内停。治宜温补心肾阳气、活血化瘀、利水消肿。给予真武汤合桂枝茯苓丸加减。处方：炒白芍 30 g，茯苓 20 g，淡附子、炒白术、生姜、桂枝、桃仁、苦杏仁各 10 g，牡丹皮、炙甘草、肉桂各 6 g，泽泻 10 g，麻黄 3 g。冼绍祥对于风湿性心脏病导致的心力衰竭，常在辨证的基础上合用麻黄附子细辛汤，以增强温阳逐寒、通阳化饮之功。每天 1 剂，水煎早晚分服，每次 200 mL，共 5 剂。二诊：患者述尿量增加，下肢水肿消退，心悸、气喘等症状明显减轻，心力衰竭得到控制，继服 20 剂巩固疗效。

6　湿瘀同治

6.1　理论依据

冼绍祥认为，心力衰竭病的病机中，五脏功能失调虽占有重要地位，但痰饮、水湿和瘀血之标实亦不可小觑。痰饮、水湿和瘀血既是心力衰竭在五脏功能失调基础上形成的病理产物，又是导致和诱发心力衰竭的重要原因。痰饮、水湿、瘀血一旦形成，阻遏阳气，阳气被耗，阳虚益重。阳虚又可致痰饮、水湿、瘀血，最终形成恶性循环。如《灵枢·百病始生》："温气不行，凝血蕴里而不散，津液涩渗，著而不去，而积皆成矣"。《灵枢·刺节真邪》："血道不通，日大不休，俯仰不便，趋翔不能，此病荥然有水。"张仲景"血不利则为水"的论断等均描述了血瘀导致水湿内停的病理过程。清代唐容川《血证论》："病血者，未尝不病水。病水者，亦未尝不病血也。"也说明了湿瘀并存、互为因果的密切关系。

6.2　诊治经验

针对心力衰竭病湿瘀并存、互为因果的病机特点，冼绍祥主张在治疗心力衰竭病时，要注重湿瘀同治，即活血与利水并用，活血可以利水，利水又能促进化瘀。冼绍祥强调湿瘀同治心力衰竭，临床需注意以下几点：①湿瘀同治，需分清湿与瘀的主次，辨识孰轻孰重。湿重兼瘀血者，利水为主，化瘀为辅。瘀血兼湿者，化瘀为主，利水为辅。②湿瘀同治，宜分清标本寒热虚实。活血利水消肿属于治标之法，一般不单独应用，多与其他治法合用。活血利水治其标的同时，要兼顾益气、养阴、温阳以治其本，或益气温阳活血利水，或益气养阴活血利水。③湿瘀同治，宜适当佐用行气理气之品，疏通气机，调畅气血，气行则血行，气行则水行。④湿瘀同治，虽常可用于心力衰竭救急，但慢性心力衰竭多宜缓图。心力衰竭病湿瘀同病，久病入络，湿性黏滞，常缠绵难愈，反复发作，故治当缓图。冼绍祥在用药方面，活血时常用当归、丹参、川芎、红花、葛根、赤芍、毛冬青、银杏叶、两面针等，利水常用泽泻、茯苓、白术、猪苓、车前子、大腹皮、葶苈子、桑白皮、白茅根、泽兰、益母草等。

例5：患者，男，58岁，胸闷伴气短乏力 5 年，就诊时见怯寒神疲，反复咯吐白痰，痰多黏稠，心下痞满，纳欠佳，气短，双下肢水肿，按之凹陷不起，肢体欠温，尿量减少，嘴唇发绀，颈静脉怒张。心率每分钟108次，律齐，心尖部可闻及收缩期吹风样杂音，心界向左稍扩大，双肺呼吸音稍粗，双肺中下部可闻及湿啰音，肝脾肋下未及，腹水征（-）。患者面色暗淡，舌嫩色暗、苔水滑，脉弱。西医诊断：风湿性心脏病二尖瓣关闭不全，充血性心力衰竭（心功能Ⅲ级）。中医诊断：喘证。证属湿瘀阻滞，心阳不振。治宜祛湿化瘀，温阳利水。处方：白茅根30 g，泽泻、猪苓、茯苓、车前子各15 g，赤芍、白术、桂枝、生姜、苦杏仁、桃仁、红花、川芎各10 g，制附子6 g，麻黄5 g，大枣5枚。每天1剂，水煎早晚分服，每次200 mL，共14剂。二诊：患者述服药后尿量增加，水肿渐消，咯痰亦减，四肢回温，心率每分钟85次，提示病情趋于稳定，遂在原方基础上减少利水药的用量，继用2周以巩固治疗。三诊：患者胸闷、喘促、下肢水肿已基本消失，治疗转为温阳益气扶正为主，以图其缓。

7 身心同治

身心同治，即身心双重干预的双心医学模式。冼绍祥认为，临床上慢性心力衰竭患者同时伴有心理障碍性疾病的不在少数。随着经济的发展、社会压力和不良生活习惯的增加，器质性心血管疾病和精神心理障碍性疾病同时存在的"双心患者"数量呈不断上升的趋势。特别是慢性心力衰竭，因其病程长，病情反复发作，患者的躯体功能和社会功能减退，长期服药不仅增加了经济负担，而且容易使患者对疾病的恢复失去信心，这是心力衰竭患者产生心理障碍的主要原因。另外，一些药物也会引起或加重心力衰竭患者的不良情绪。基于"双心患者"在临床上具有的普遍性，心力衰竭与患者的心理状态的相互影响，冼绍祥特别重视对心力衰竭患者的心理干预。在常规纠正心力衰竭的基础上，给予心理干预、行为干预与运动放松干预，会显著提高心力衰竭患者的治疗效果。在药物治疗方面，常伍以安神定悸的药物，如龙骨、牡蛎、紫石英、龙齿、珍珠母、酸枣仁、远志等，心神宁，则心悸除，有利于心力衰竭的康复。对于肝气郁结、情志不畅的心力衰竭患者，冼绍祥常佐用舒肝行气解郁之品，如柴胡、郁金、合欢皮、香附等，气机调畅，气血和顺，有利于改善患者的心脏功能[4]。

8 结 语

心力衰竭病病情复杂，病势危重，久则必五脏衰微，湿瘀胶结，耗血伤阴，阴阳并损。冼绍祥提倡治疗时不应仅局限于从心论治，应从整体、宏观、复杂、动态的角度出发。在辨证论治的过程中，病位方面应五脏兼顾，病因方面宜湿瘀并重，心理方面身心共调。此外，冼绍祥对于心力衰竭病的论治，尚强调辨证与辨病的结合、宏观辨证与微观辨证的结合、西医病理与中医病理的结合、中药传统功效与现代中药药理的结合、治病与治人的结合，可取得满意疗效。

参考文献

[1] 冼绍祥. 心力衰竭中西医结合研究基础与临床 [M]. 上海：上海科学技术出版社，2011：4.
[2] 顾颖敏，冼绍祥. 冼绍祥教授学术经验点滴 [J]. 中国中医药现代远程教育，2014，12（21）：24-25.
[3] 梁东辉. 心病从肝论治的理论及临床应用 [J]. 环球中医药，2015，8（11）：1401-1403.
[4] 周小雄，刘敏超，叶桃春，等. 冼绍祥运用心脑同治理论治疗心血管疾病学术思想及经验介绍 [J]. 新中医，2017，49（1）：206-208.

冼绍祥教授中医临床学术思想点滴

陈美丽　熊　熙

冼绍祥教授为广州中医药大学第一附属医院主任医师、原院长；广州中医药大学二级教授，中医内科学专业博士生导师、博士后合作导师；岐黄学者，广东省名中医，广东省医学领军人才，冼绍祥省名中医传承工作室指导老师，第六批全国老中医药专家学术经验继承工作指导老师，珠江学者特聘教授。广东省丁颖科技奖获得者，享受国务院政府特殊津贴，国家卫生计生委有突出贡献中青年专家，全国五一劳动奖章获得者，第二届邓铁涛中医医学奖获得者。冼绍祥教授是国家重点学科——中医内科学学科带头人，国家中医药管理局重点专科心血管内科学术带头人。

冼绍祥教授在中医和中西医结合防治心血管疾病的领域取得卓越的成绩，得益于国医大师邓铁涛，岭南名医欧明、刘亦选和赵立诚的教诲和帮助。冼绍祥教授担任广州中医药大学邓铁涛研究所执行所长，曾主持开展总结国医大师邓铁涛的学术成就，继承其学术思想的多方面工作。担任广州中医药大学第一附属医院岭南医学流派研究所副所长，曾主持开展总结传承岭南中医学术经验的全面工作。在系统总结岭南医学流派对胸痹心痛、心悸的证治思想研究方面，对岭南心血管中医学术流派研究做了有益的探索。冼绍祥长期侍诊于欧老、刘老和赵老，得到名师的言传身教，悉心培育，竭诚帮助，经过自身的发奋图强，刻苦钻研，旁通博采，终得领悟，自成一家。

冼绍祥教授坚持临床30余年，逐渐形成一系列临床特色突出的学术思想，具体总结如下。

1 注重整体观念

1.1 五脏相关

所谓五脏相关学说，就是指在人体大系统中，心、肝、脾、肺、肾及其相应的六腑、四肢、皮毛、筋、脉、肉、五官七窍等组织器官分别组成五个脏腑系统，在生理情

作者单位：长沙市中医院。

况下,本脏腑系统内部,脏腑系统与脏腑系统之间,脏腑系统与人体大系统之间,脏腑系统与自然界、社会之间存在着横向、纵向和交叉的多维联系,相互促进与制约,以发挥不同的功能,协调机体的正常活动;在病理情况下,五脏系统相互影响,简而言之就是五脏相关。五脏相关学说强调在临床实践中要用全面的观点、系统的观点、联系的观点、变化的观点去认识疾病、分析病情,从而正确辨证施治。

1.2 脾肾与心密切相关

重视先天之本。肾为先天之本,主藏精生髓,脑为髓之海。高血压者,老年人居多,年高肾精亏虚,髓海不足,无以充盈于脑。如《灵枢·海论》言:"脑为髓之海,其输上在于其盖,下在风府……髓海有余,则轻劲多力,自过其度;髓海不足,则脑转耳鸣,胫酸眩冒,目无所见,懈怠安卧。"《景岳全书·眩晕》亦有论述:"头眩虽属上虚,然不能无涉于下。盖上虚者,阳中之阳虚也;下虚者,阴中之阳虚也。"这里阴中之阳虚也,即指肝肾亏虚,水不涵木,阴不维阳,阳亢于上,或气火暴升,上扰头目,血压升高或骤升,而致眩晕。然临床上,高血压病病机常表现为虚实夹杂,诚《景岳全书·眩晕》所载:"眩运一证,虚者居其八九,而兼火兼痰者,不过十中一二耳。"虚则为髓海不足,或气血亏虚,清窍失养;实则为风、火、痰、瘀扰乱清空。加上老年者常伴高血脂、高血糖等,故肾虚血瘀证在老年性高血压中亦多见,故施予补肾填精益髓、活血化瘀降压。

重视后天之本。临证立法注重顾护后天脾胃之本,重视保护胃气。《素问·经脉别论篇》说:"食气入胃,散精于肝,淫气于筋。食气入胃,浊气归心,淫精于脉。脉气流经,经气归于肺,肺朝百脉,输精于皮毛。毛脉合精,行气于府,府精神明,留于四脏。"《灵枢·营卫生会》:"人受气于谷,谷入于胃,以传于肺,五脏六腑,皆以受气,其清者为营,浊者为卫,营在脉中,卫在脉外。"是以五脏六腑无不有赖于"食气入胃"以维持其正常的功能,心气亦是如此。

2 关于心血管病的一些主要学术思想

2.1 心脉同治

脉,即血脉、经脉,是五体之一,亦是奇恒之腑,亦称为"血府",如《素问·脉要精微论篇》所曰:"夫脉者,血之府也"。换言之,脉为全身血液和营气运行不息、环周不休的通路。脉主要由脉管、血液以及气的鼓动而形成。《素问·五脏生成篇》云:"诸血者,皆属于心"。血液是构成人体和维持生命活动的基本物质之一,主要是由营气和津液组成,《灵枢·邪客》也说:"营气者,泌其津液,注之于脉,化以为血"。故心气为脉动的原动力,心血为脉之载体。心功能强健,脉运通利,洒陈于六腑,灌注于四肢百骸。呈现于寸口、人迎、内踝后、足背上、外踝上几处部位的血脉在触摸时搏动不已,诚如《灵枢·动腧》曰:"经脉十二,而手太阴足太阴阳明,独动不休何也。"而临床以寸口诊脉多见。寸口脉,特别是左寸脉在一定程度上反映了心脏的

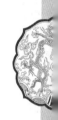

节奏性舒缩使动脉管内的压力及容积呈现规律性消长变化，即为脉搏。心结构异常或功能障碍，可致脉象的变化，因而可"从脉测病"。从功能上理解血液的正常运行，必须依赖于心的阳气充沛、血液充盈及脉道通利。心阳气的推动、温煦和固摄作用，协调着心脏的正常搏动，从而使血行脉中，环周不休。《医学入门》说："人心动，则血行诸经。"《灵枢·决气》亦曰："壅遏营气，令无所避，是谓脉。"脉连于心，在心脏的正常搏动下，脉管中的血液才能运行不息，如环无端，通达全身，即"心为五脏六腑之大主也"；而脉主藏血，在生命活动中具有调节血容量和血液浓度等作用，从而使血不妄行，归于脉中，濡养脏腑。故心气阳足，血液充盈，血行无瘀滞或郁滞，脉流通利，脉得以平静而不躁急，脉得以平和而无艰涩；若心气不足，气虚则血瘀，血流不畅，则脉结代、缓数不调，病心悸，心气郁滞，气滞则血瘀，则脉沉细、涩弦不齐，病心痛。心脉合利，则诸脏得养，精神乃治。正如《素问·五脏生成篇》说："肝受血而能视，足受血而能步，掌受血而能握，指受血而能摄。"总之，人之本在心，心主血脉。血液充溢，心气鼓动，推动着血液在脉管中运行不息，脉道通利，周流全身，不断地滋养着全身各脏腑，以维持人体正常的生理活动。心阴阳气血的盛衰盈亏，可反映于脉象的变化；反过来，脉的艰涩滑数亦可以评估心功能之好坏。心脉同治，正是冼绍祥教授基于此而提出的心病治疗新观点——"治疗心病，取之于脉，心脉同治"。

"心脉同治"的意义大致有以下几点：①心气血阴阳的盛衰盈亏，可直观反映脉象的变化；反过来，脉的艰涩滑数，亦可以评估心功能之好坏。由此，通过中医的脉法（特别是左寸脉），在没有临床心脏检查结果支持的情况下，可以快捷地判断心脏功能及中药治疗效果。②"心主血脉"，血液充盈，血行无瘀滞，脉流通利，脉平和而无躁急不安；若血液不足，血行不畅，脉参差而艰涩难行。临证时具体体现在治疗心系疾病（如冠心病、高血压、心力衰竭、心律不齐等）时，活血化瘀之法贯穿于心系疾病证治始末。

《素问·调经论篇》有"病在脉，调之血；病在血，调之络"之说。冼绍祥教授在临床运用中药常佐以丹参、赤芍、丹皮、当归、川芎、葛根、生山楂、桃仁、红花、益母草、郁金、血竭、毛冬青、鸡内金、水蛭、地鳖虫等活血之品，方剂常选通窍活血汤、血府逐瘀汤、补阳还五汤等活血化瘀之剂。

2.2 心脑同治

心脑相通《素问·宣明五气论篇》曰"心藏神"，《素问·灵兰秘典论篇》曰："心者，君主之官，神明出焉。"由此可见，自《黄帝内经》以来，人类就认识到心与神的密切关系。同时，《黄帝内经》谓"诸髓者，皆属于脑"，"脑为髓之海"，清代汪昂在《本草备要》和王清任在《医林改错》中均指出"人之记性不在心而在脑"，张锡纯在《医学衷中参西录》中对心、脑亦有精彩论述，他认为："人之神明，原在心与脑两处，神明之功用，原心与脑相辅相成。"由此可见，心主神明，脑为元神之府，神出于心、脑；心主血，上养于脑，血足则脑髓充足，故心脑相通。

临床上，对于高血压病阳亢肝火型患者，冼绍祥教授认为是肝火易扰心神，心火与肝火即君相二火交织，神躁不安，神志亢奋，交感兴奋，血压升高，常于辨证时加平肝泻火安神之品，如黄连、栀子、灯芯草、朱砂、茯神、夜交藤等；对于阴虚阳亢型，冼绍祥教授认为是肝肾阴虚，肾水不足，上不济心，心火偏旺，心火下不温肾，心肾不交，心神不宁，血压升高，故在滋阴潜阳基础上，常加镇静安神之品，如珍珠母、磁石、龙骨、牡蛎、琥珀等；对于痰湿中阻型，冼绍祥教授认为是痰浊扰心，心神被蒙，心阳不振，清阳不升，脑窍失养，血压升高，在化痰祛湿时宜参合祛痰宁心之药，如远志、石菖蒲、郁金、茯苓等；对于阴阳两虚型，冼绍祥教授认为是肝肾阴虚，心阴亏损，肾阳虚衰，心阳不振，心之气血阴阳不足，血不养神，神识飞扬而不安稳，心脑失养，血压升高，在补阴和补阳的基础上，善加滋阴安神之药，如酸枣仁、柏子仁、百合、麦冬、生地黄等。如此在辨证的前提下，合理使用调神、安神之品，使心宁神安，脑神轻灵，血压自降。

冼绍祥教授认为"心脑同治"是治疗心脏神经官能症的重要原则，对待此类患者并不是用什么药最管用，最关键的是调心与脑。五志七情，无不由心而发，五神所伤无不因心而感，脑为清阳之府，凡五脏之精血，六腑之清阳，皆上注于脑，滋养脑窍，则神明得安，神志得主。故调心与脑，落到实处是调畅情志。方剂配伍，常选用逍遥散、越鞠丸疏肝解郁，甘麦大枣汤、酸枣仁汤滋阴安神，栀子豉汤、交泰丸交通心肾，桂枝加龙骨牡蛎汤、磁朱丸镇静安神，温胆汤、半夏白术天麻汤健脾化痰等；药对配伍，常用百合配麦冬、太子参配五味子、生地黄配灯芯草、香附配川芎、栀子配淡豆豉、酸枣仁配柏子仁、远志配石菖蒲、黄连配肉桂、夜交藤配合欢皮、龙骨配牡蛎、半夏配夏枯草、浮小麦配大枣等。

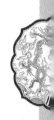

3 注重创新

3.1 提出心衰病

心衰病，即心力衰竭，是一种临床综合征，在中医经典文献中无此相应的病名，一般把它归纳于"心悸""痰饮""水肿""喘证""胸痹"等疾病范畴，为了方便临床、教学和科研，统一中医诊断病名的举措是至关重要的。中医病名"心衰病"能体现病位病机，符合中医既往的命名习惯，且与现代医学病名相对应，有利于中西医学互相学习、共同交流。

3.2 治法创新

冼绍祥教授的研究团队根据心衰病病机和证型研究成果，提炼出基本治法为"益气活血利水"，具体治法为"益气养阴活血利水"和"益气温阳活血利水"，形成了中医治疗心衰病的一套简便可行的综合方案。研发新药，实现科研成果直接转化为生产力，促进经济发展根据理论研究成果，结合长期临床经验，经过反复论证形成协定处方"养心康"和"保心康"。"养心康"由人参、益母草、毛冬青等药物组成，体现了益气养阴，活血利水之治法；"保心康"由人参、北黄芪、益母草、毛冬青、葶苈子等药物组成，体现了益气温阳，活血利水的治法。研究证明，"养心康"和"保心康"能显著改善心功能和相关指标，经广东省食品药品监督管理局批准作为医院制剂，在临床广泛使用，疗效和安全性良好。"养心康片"取得国家食品药品监督管理总局新药临床批文，已完成中药新药Ⅱ、Ⅲ期临床试验并申报新药证书。2011年"益气活血利水法治疗慢性心力衰竭的应用研究"通过广东省科技厅成果鉴定，获得教育部科技成果一等奖。

4 注重药物

4.1 药物成对使用

4.1.1 党参—五指毛桃　党参味甘，性平，归脾、肺经，能健脾益肺、养血生津，其作用缓和、药力平薄，适用于心系病证的轻症及慢性病的调治。清末至民国时期的医学家张山雷在其《本草正义》中评价党参："其尤可贵者，则健脾运而不燥，滋胃阴而不湿，润肺而不犯寒凉，养血而不偏滋腻，振动中气而无刚燥之弊……尤为得中和之正。"五指毛桃为岭南道地药材，又名五爪龙，味甘，性平、微温，能益气补虚、行气舒筋、健脾化湿、止咳化痰。岭南气候炎热潮湿，炎则耗气，湿则困脾，加之岭南人喜饮"凉茶"而有损脾气，故岭南居民多见气虚痰浊的体质特点。心脾为相生之脏、母子相系，脾虚终致心病诱发或加重，因此临证时冼绍祥教授多用健脾调心、益气化痰之法。党参、五指毛桃均善健脾益气，相伍使用其效益彰。二者药性平和，补气而不壅滞，扶正而不碍邪，且无黄芪、人参类补气升提药的助火上浮之虞，故尤宜于岭南地区虚不受补者。冼绍祥教授常用该对药治疗多种脏腑虚证，如心气虚之心悸气短、失眠健忘、脾气虚之头晕目眩、四肢乏力、食少便溏、肺气虚之少气懒言、咳喘无力、易于感冒等。

现代药理研究结果表明，党参具有改善心肌能量代谢、保护心肌细胞、抑制血小板聚集等作用；五指毛桃具有提高免疫力、改善微循环、抗氧化等作用。故党参—五指毛桃此对药的健脾益气功效可能与调节免疫、促进机体能量代谢等药理作用有关。冼绍祥教授多用健脾调心、益气化痰之法。

4.1.2 牛大力—千斤拔　牛大力，味甘，性平，归肺、肾经，能补虚润肺、强筋活络。清代岭南医家何谏在其《生草药性备要》中提出，牛大力可"壮筋骨"，主治腰肌劳损、风湿痹痛、肺痨咳嗽等症。千斤拔味甘、涩，性平，归肺、肾、膀胱经，能祛风利湿、强筋壮骨、活血解毒。清代植物学家吴其濬在其《植物名实图考》中称千斤拔可"补气血"，主治风湿痹痛、腰肌劳损、四肢痿软等症。

年老者及高血压、中风等病程日久的患者常可出现精血暗耗、肝肾不足之象。肾主骨，"腰为肾之府"；肝主筋，"膝为筋之府"。此类患者的肾藏精、肝藏血功能日益衰退，精血亏虚，筋骨失养，则临床常见周身乏力、四肢痿软、腰膝软弱。针对肝肾不足累及筋骨肌肉者，冼绍祥教授常酌加牛大力、千斤拔以补虚损、壮腰膝、舒筋络。二者均为南药，功擅补益肝肾、强壮腰膝，冼绍祥教授治疗心系病证运用对药及角药经验协同增效的同时亦能除湿通络，适合岭南人多虚多湿的体质。

现代药理研究表明，牛大力具有提高免疫功能、抗疲劳、抗炎、祛痰止咳平喘等作用，千斤拔具有抗疲劳、增强免疫力、抗血栓、抗炎镇痛等作用。故牛大力—千斤拔此对药的补虚健力功效可能与改善免疫功能、抗疲劳、抗炎等药理作用有关。

4.1.3 布渣叶—红曲 布渣叶,味微酸、性凉,归脾、胃经,能消食化滞、清热利湿退黄,主治饮食积滞、感冒发热、湿热黄疸等。《生草药性备要》言其可"解一切蛊胀,清黄气,消热毒,作茶饮去食积"。红曲,味甘、性温,归肝、脾、胃、大肠经,能活血化瘀、健脾消食,主治饮食积滞、脘腹胀满等。清代汪昂的《本草备要》载其可"入营而破血,燥胃消食,活血和血"。

心脑血管疾病的核心病理是动脉粥样硬化斑块形成,血脂异常(可归属中医"脂浊证")则是斑块形成的始动条件,因此冼绍祥教授重视血脂水平的调控和管理。冼绍祥教授注重"痰瘀互结"理论在脂浊证中的应用,认为血脂异常多由饮食不节、脾失健运、痰浊不化、瘀血阻滞所致。布渣叶—红曲此对药均入脾胃经而健脾消食。布渣叶偏于祛痰湿,红曲重在化瘀滞,二药合用共奏祛痰瘀、消脂浊之效,常被用于治疗脂浊、食积等证。

现代药理研究表明,布渣叶具有调血脂、降血糖、促消化等作用,红曲具有降血脂、降血糖、稳定动脉粥样硬化斑块、抗炎、抗氧化等作用,故该对药的祛痰消浊功效可能与调血脂、降血糖等药理作用有关。对于初发血脂异常或血脂稍增高的患者,于辨证处方用药中加入布渣叶—红曲对药并联合饮食控制及运动锻炼,可有效改善血脂情况,避免因长期服用降脂药物而引起的肝损害、肌肉损害等不良反应。

4.1.4 鸡血藤—地龙 鸡血藤,味苦、甘,性温,归肝、肾经,能活血补血、调经止痛、舒筋活络,用于治疗风湿痹痛、麻木瘫痪、月经不调等。鸡血藤为"血分之圣药",既能活血通络,又能养血舒筋。地龙,味咸,性寒,归肝、脾、膀胱经,能清热定惊、通络、平喘、利尿,用于治疗关节痹痛、肢体麻木、半身不遂等。地龙为虫类药,性善走窜,通经剔络,能直达病所,解除植物药难化之瘀滞。

心主血脉,血脉分布于全身。血脉疾病的症状多样,病在心脉则见胸痹心痛,病在脑脉则见半身不遂、惊痫抽搐,病在四肢经脉则见肢体麻木、关节痹痛,病在腠理络脉则见皮下瘀斑、肌肤不仁。冼绍祥教授重视"心脉同治",提出"血脉不和,皆属于心"的观点,总结"通补"八法治疗血脉疾病,用药多选用藤类及虫类药物,取其伸延、钻窜之象以通行血脉。鸡血藤能养血舒筋;地龙为血肉有情之品,味咸入肾,能补肾填精化血。二者相伍,化瘀通络之余尚可补血养血,通补并行,尤宜于血虚血瘀之经脉不畅、络脉不和病证。

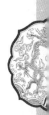

现代药理研究表明,鸡血藤具有抗血小板聚集、调节血脂、抗动脉硬化等作用,地龙具有抗血小板聚集、修复血管内皮损伤、改善脑循环等作用,二者均被广泛用于治疗冠心病、脑梗死、外周动脉粥样硬化等血栓性疾病。该对药的化瘀通络功效可能与抗血小板聚集、改善血液循环等药理作用有关。

4.1.5 延胡索—救必应 延胡索,味辛、苦,性温,归肝、脾经,能活血行气止痛,用于治疗胸胁脘腹疼痛、胸痹心痛、跌扑肿痛等。清代黄宫绣的《本草求真》曰:"延胡索,不论是血是气,积而不散者,服此力能通达,以其性温,则于气血能行能畅,味辛则于气血能润能散,所以理一身上下诸痛,往往独行功多。"救必应,味苦,性寒,归肺、胃、大肠、肝经,能清热解毒、利湿止痛,用于治疗脘腹胀痛、咽喉肿痛、风湿痹痛、跌打损伤等。

《素问·五藏生成篇》曰："诸血者，皆属于心。"心气亏虚，无力行血，心气郁结而血行不畅，或心火亢盛煎熬血液，均会导致瘀血的产生，瘀阻经络，不通则痛。冼绍祥教授常用延胡索—救必应对药治疗心系病证属血瘀痛证者，临床表现为心腹刺痛、头痛、肢体关节痹痛等，兼见痛处固定、唇舌瘀暗、舌上瘀斑、脉涩等特征。延胡索为化瘀止痛之要药，然其偏辛温苦燥，有伤阴耗血助火之虞，故而配伍性寒之南药救必应，二者药性相互制约，既增强化瘀止痛之力，又无药性寒温之偏倚，不论血热、寒凝、气滞、外伤所致瘀血痛证均可应用。

现代药理研究表明，延胡索具有镇痛、镇静、抗炎、改善心肌供氧等作用，救必应具有镇痛、抗炎抑菌、改善心肌缺血等作用，故该对药的活血止痛功效可能与抗炎镇痛、心血管保护等药理作用有关。

4.1.6 龙骨—牡蛎　龙骨，味甘、涩，性平，归心、肝、肾经，能镇惊安神、平肝潜阳、收敛固涩，主治心神不宁、心悸失眠、头晕目眩等。清代刘若金的《本草述》记载："龙骨可以疗阴阳乖离之病。如阴之不能守其阳，或为惊悸，为狂痫，为谵妄，为自汗盗汗。"牡蛎，味咸，性微寒，归肝、胆、肾经，能重镇安神、潜阳补阴、软坚散结，主治惊悸失眠、眩晕耳鸣等。成无己的《注解伤寒论》言：牡蛎可"收敛神气而镇惊"。

冼绍祥教授认为，"阳浮阴闭"是岭南人病患的特点。阴液虚于下，虚火浮于上，故常见阳亢之证，治疗宜滋阴潜阳。张锡纯曰："龙骨入肝以安魂，牡蛎入肺以安魄，魂魄者心神之左右弼也"。两药质重，功效相近，常相须为用，有镇惊安神、育阴潜阳之效。心系病证患者凡见肝阳上亢之头痛耳鸣、头重脚轻，肝火上炎之烦躁失眠、心悸不宁，肝风内动之眩晕欲扑、肢体震颤等，冼绍祥教授均取该对药直折肝阳、镇惊安神，同时可酌加石决明、钩藤、夏枯草、红丝线等凉肝熄风之品以增强疗效。

现代药理研究表明，龙骨、牡蛎等矿物类药具有抗惊厥、抗癫痫、镇静催眠等药理作用，故该对药的平肝潜阳功效可能与之有关。

4.1.7 甘松—琥珀　甘松，味辛、甘，性温，归脾、胃经，能理气止痛、开郁醒脾，主治脘腹胀满、食欲不振等。现代研究对甘松功效主治又有新的认识，《新编中药志》载录甘松具有"抗心律失常、降压、抗心肌缺血"等药效，可用于心悸怔忡、胸痹心痛等心系病证。琥珀，味甘，性平，归心、肝、膀胱经，能镇惊安神、活血散瘀、利尿通淋，主治心神不宁、心悸失眠、惊风癫痫、心腹刺痛等。明代缪希雍的《本草经疏》认为琥珀"从金石镇坠药则镇心安神"。

冼绍祥教授亦常用此对药治疗早搏、房颤等快速型心律失常疾病，取二者理气定悸、重镇安神之力。若患者自觉心慌、惊悸、怔忡、脉结代，或情志抑郁、失眠心烦等，均可随症应用，并可辨证酌加煅磁石、珍珠母、龙骨等重镇安神之类，或酌加酸枣仁、远志、炙甘草等养血宁心之属。

现代药理研究表明，甘松具有抗心律失常、保护心肌细胞、抗癫痫、抗抑郁等作用，琥珀具有抗心律失常、中枢抑制、镇静催眠等作用，故该对药的定惊止悸功效可能与抗心律失常、镇静等作用有关。

4.1.8 覆盆子—金樱子—杜仲 覆盆子,味甘、酸,性温,归肝、肾、膀胱经,能益肾固精缩尿、养肝明目,主治遗尿尿频、遗精滑精等。金樱子,味酸、甘、涩,性平,归肾、膀胱、大肠经,能固精缩尿、固崩止带、涩肠止泻,主治遗尿尿频、崩漏带下等。杜仲,味甘,性温,归肝、肾经,能补肝肾、强筋骨、安胎,主治肝肾不足、腰膝酸软、胎动不安等。三药均入肾经,功能益肾缩尿。

覆盆子—金樱子—杜仲这一角药是冼绍祥教授用治夜尿症、小便频多的常用配伍。《诸病源候论》曰:"肾气下通于阴,腑既虚寒,不能温其脏,故小便白而多。其至夜尿偏甚者,则内阴气生也。"可见肾与膀胱阳气虚衰,气化失司,水液失制是夜尿增多的主要病机。此三药配伍,味偏酸甘,药性偏温,均入肾经,味酸收敛可固精缩尿,甘温入肾可补气温阳,共奏温肾助阳、缩尿止遗之功。心衰病、高血压病及老年患者多合并夜尿频多。夜尿频多不仅可影响患者睡眠和生活质量,还会增加夜起摔伤、情绪障碍、心脑血管疾病等事件发生的风险,故需重视其治疗。

现代药理研究表明,覆盆子具有抗炎、抗氧化、抗肿瘤、降血糖与血脂等作用;金樱子具有保护肝肾、抑菌消炎、抗氧化、调节免疫等作用;杜仲具有抗疲劳、抗炎、抗氧化、提高免疫力等作用,该角药的益肾缩尿功效可能与抗炎护肾、抗氧化、免疫调节等药理作用有关。

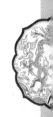

4.1.9 夜交藤—合欢皮—远志 夜交藤,味甘,性平,归心、肝经,能养血安神、祛风通络,主治失眠多梦、血虚身痛等。清末至民国时期的医学家张山雷在其《本草正义》中记载,夜交藤"以治夜少安寐,盖取其能引阳入阴耳"。合欢皮,味甘,性平,归心、肝、肺经,能解郁安神、活血消肿,主治心神不安、忧郁失眠等。《神农本草经》谓合欢皮"主安五脏,和心志,令人欢乐无忧"。远志,味苦、辛,性温,归心、肾、肺经,能安神益气。冼绍祥教授治疗心系病证运用对药及角药经验,交通心肾、祛痰消肿,主治心肾不交之失眠多梦、健忘惊悸、神志恍惚等。《本草正义》记载,远志"功专心肾,故可镇心止惊,辟邪安梦,壮阳益精,强志助力"。

三药均入心经,功在养心安神,是冼绍祥教授用治不寐的常用配伍。三药分工明确,各司其职:夜交藤偏于养血宁心,引阳入阴;合欢皮善疏肝解郁,开达气机;远志趋于通肾定志,祛痰开窍。此角药分治心、肝、肾,共奏养心安神、解郁助眠之效。冼绍祥教授认为,心系病证之一的不寐,其病机不外乎虚、实两端。虚者多见心脾不足、心肝血虚、心肾阴虚,常配茯神、酸枣仁、柏子仁等;实者多见肝火、痰热扰心,多酌加淡竹叶、牡丹皮、郁金等。冼绍祥教授还重视情志致病对不寐的影响,注重"双心"治疗,对于肝郁气滞型不寐患者,常酌加柴胡、香附、素馨花、佛手等以疏肝解郁、调畅气机。

现代药理研究表明,合欢皮具有抗抑郁、抗焦虑、增强免疫、抗氧化等作用;夜交藤具有改善睡眠、免疫调节、抗氧化等作用;远志具有镇静催眠、抗惊厥、抗抑郁、脑保护、改善记忆等作用。该角药的养心安神功效可能与镇静催眠、抗焦虑、抗抑郁等中枢药理效应有关。

4.2 岭南道地药物的使用

4.2.1 毛冬青 毛冬青为冬青科植物毛冬青的根,全年可采,生于山野坡地、丘陵灌木丛中。性寒,味苦。功用活血通脉,清热解毒。《广西中草药》谓其尚有利小便之功;冼绍祥教授认为,心衰贯穿整个血液循环系统和水液代谢,心的气血阴阳不足是关键,君主之官失明,则心主血脉的功能受到殃及。心气虚、心阳不足无法鼓动血液在脉管内正常运行,气的推动以及温煦能力减弱,血滞而为瘀;心阴血不足,心阳偏亢,热灼血液而致血凝成瘀。由此可见,瘀血贯穿于心衰的方方面面,"血实者宜决之",活血化瘀法应当贯穿心衰、冠心病治疗的全过程,此所谓"去宛陈莝"是也。冼绍祥教授常常引用《素问·阴阳应象大论篇》中"善诊者,察色按脉,先别阴阳,审清浊而知部分"。

毛冬青作为岭南特色药材,价廉易得,此药既可活血通脉、利水消肿,又性寒味苦,苦味入心,心得所喜,可化瘀毒、清郁热,在清热利水的基础上有解毒的功效,如此则助心体得复,心用不衰,诸水、瘀、毒邪渐化,君主之官可以"复明",心病得疗。临床上,冼绍祥教授常用心阳方(又名保心康)加减治疗证属气阳虚血瘀水停者,心阴方(又名养心康)加减治疗证属气阴虚血瘀水停者。此两方中均配伍毛冬青30 g作为核心药物,并根据患者二便性状、频次等方面的改变,加入虎杖、益母草、泽兰、丹参等以利水通腑、活血通脉,从而减轻心脏负荷,减少不良事件发生。冼绍祥教授认为,治病当求于本,而在治本的基础上加用毛冬青可以起到专病专药的辅佐作用,兼顾此类疾病的病机变化和治疗特点。

4.2.2 五指毛桃 五指毛桃始载于《生草药性备要》,原名五爪龙,为桑科植物粗叶榕的干燥根,广泛分布于粤西地区为主的山上,自然生长于深山幽谷中。性味甘平,归脾、肺经。功用健脾补肺,行气利湿,通经活络。《中华药典》记载五指毛桃味辛甘、性平、微温,具有益气补虚、行气解郁、壮筋活络、健脾化湿、止咳化痰等功效。广东地处岭南,湿气较重,正如《岭南卫生方》所载:"岭南既号炎方,而又濒海,地卑而土薄。炎方土薄,故阳燠之气常泄;濒海地卑,故阴湿之气常盛。"冼绍祥教授认为,岭南人群中属气虚痰浊体质者十分多见,如中医诊断为心悸、胸痹心痛病、心衰病的患者当中属气虚痰浊夹瘀者不在少数,此乃天人相感是也。五脏之中,心脾乃母子,关系最为密切,脾为后天之本,气血生化之源。脾运失司则气血生化乏源、运行不畅,诱发和加重心系疾病的发生、发展和转归,即"子盗母气"。心病也可导致脾失健运,火不生土,即"母病及子",形成恶性循环。为此,冼绍祥教授临床上常以益气健脾调心、化痰活血通脉为法治疗上诉疾病。五指毛桃为岭南道地药材,其性味、功用十分切合岭南人群"虚不受补"的体质特点以及致病特点,有"南芪"之称。

五指毛桃一方面补益脾肺、扶助正气,补气之中而无升提之虞;另一方面化痰去湿,兼有行气通络之功,补而不滞,祛邪而不伤正。冼绍祥教授在临床上常选用五指毛桃15～30 g,甚至以更大剂量治疗各种心脑血管疾病,益气健脾则配合党参、白术、太子参等;化痰活血则配合法半夏、瓜蒌、胆南星、丹参、川芎、三七之属。

4.2.3 龙脷叶 龙脷叶为大戟科守宫木属植物龙脷叶的叶,又名龙舌叶、龙味叶、牛耳叶。《陆川本草》谓本品:"性平,味淡。清肺,治肺热咳嗽。"《南宁市药物志》亦记载龙脷叶"甘,平。止痰火咳嗽哮喘。治内伤肺痨失音。喉痛"。临床运用方面有《岭南采药录》称:"治痰火咳嗽:龙脷叶和猪肉煎汤服之。"现代药理研究发现,龙脷叶乙醇提取物的正丁醇部分对金黄色葡萄球菌、金黄色葡萄球菌耐药株、大肠杆菌等六种常见的呼吸道、肠道致病菌具有明显的体外抑菌作用。

冼绍祥教授临床运用龙脷叶治疗咽喉干痒不适,久咳不愈,口燥痰少或痰黏稠不易咯出,夜间或晨起或遇物刺激咳甚,证属肺热痰燥者,常合用人参叶、枇杷叶以收清金润肺降气之功。冼绍祥教授指出,人参叶入肺、胃经,性味苦泄甘润而寒,能疏能降,能宣泄风热,清热润燥,能益气生津,使津液上承;龙脷叶性甘平,味淡,入肺经,能平肝肺之火,利痰,以使浊降清升,热去痰消;枇杷叶性微寒,味苦辛,芳香去浊,善于清肃热痰,为治疗肺热咳嗽之常品。"三叶"相伍,清化相配,润降相合,其性轻清上扬,质地轻而走上焦,易达肺咽,轻可去实,可疗华盖之疾。临床上亦常嘱患者以龙脷叶单品煲汤,或加入浙贝母、陈皮、南北杏之属,药食结合。

4.2.4 红丝线 红丝线为爵床科红丝线草属植物红丝线的全草,又名野靛青、红蓝、青丝线、九头狮子草、白牛膝等。《中华本草》记载其"味苦、辛,性寒。清热解毒、凉血熄风、散瘀消肿。主治肺热咳嗽,肺痨咯血,吐血,小儿惊风,咽喉红肿,口舌生疮,小便淋痛,痈肿疮疖,瘰疬,跌打肿痛,外伤出血,毒蛇咬伤"。《岭南采药录》谓其可"治痰火咳嗽,吐血"。《广西本草选编》载其"性微甘、淡,气香,性凉。凉血止血,消肿止痛。治肺结核出血,外伤出血"。

冼绍祥教授指出,岭南特色草药红丝线,集清热解毒、凉肝熄风、凉血化瘀等诸多功效为一身,此药虽入肺经,世人常用于治疗肺热咳嗽、咯血、咽喉肿痛等肺系疾病,然其功用与高血压早初期之病机特点、治法切合,故可作为辅助药治疗高血压病。临证中,冼绍祥教授喜用镇肝熄风汤、半夏白术天麻汤或温胆汤打底,运用红丝线30 g作为辅助用药进退其中,配合平肝潜阳药物使用则协同力加强,往往可使血压较为平稳下降,眩晕得以缓解。此外,亦可配合吸入给药法,选用菊花、夏枯草、天麻、薄荷等制成药枕熏氲吐纳;亦可配合穴位外敷法,取神阙和涌泉穴,以吴茱萸研磨调为糊状外敷;亦可采用中药浴足法,取天麻钩藤饮等煎熬取汁沐足,功可引血下行,引火归元,交通心肾。诸法合用,以平为期。

4.2.5 素馨花、广佛手、广东合欢花 素馨花,味苦,性平,无毒,为木犀科植物素馨花的干燥花蕾,功可疏肝解郁,行气调经止痛。《广东中药》谓其"疗肝郁气痛";《岭南采药录》称其"解心气郁痛,止下痢腹痛"。广佛手为芸香科柑橘属植物的成熟果实,味辛苦性温,归肝、脾、胃、肺经,功可疏肝解郁,理气和中,燥湿化痰。《本草纲目》载:"藏器曰:枸橼生岭南,柑、橘之属也。其叶大,其实大如盏,味辛酸。颂曰:今闽广、江南皆有之,彼人呼为香橼子。形长如小瓜状,其皮若橙而光泽可爱,肉甚浓,自如萝卜而松虚。虽味短而香芬大胜,置衣笥中,则数日香不歇。寄至北方,人甚贵重。古作五和糁用之。"《本草求原》载其"辛苦甘温,无毒。佛手形如指

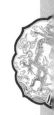

掌，专破滞气，治痢下后重"。广东合欢花性平味甘，归心、肝经，为木兰科植物夜合花的干燥花蕾。《广东中药志》谓其功可"解郁安神。用于忿怒忧郁之失眠，虚烦不安，肝郁胁痛"。冼绍祥教授指出，临床上情志致病越来越普遍，与现代人快节奏、浮躁多怒、七情六欲充斥其身等密切相关，由此通过"柔肝"之法来调畅情志达到治病效果就显得尤为重要。"柔肝"之法在临床上应用机会多，如通过滋养肝体、调畅肝气来治疗高血压和（或）伴有睡眠障碍患者，恢复"肝体阴而用阳"的生理特性。在高血压前期或者早期，冼绍祥教授临床喜用四逆散或逍遥散等加减，在辨证论治的基础上，常配伍素馨花、广佛手、广东合欢花，以疏肝解郁，畅通气机，达到柔和肝气之目的。若肝火过旺、血压甚高，轻者加用生龙骨、生牡蛎滋阴潜阳，重者加用珍珠母、活磁石等重镇安神，灵活变通。

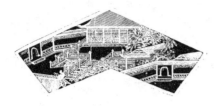

岭南内科进展（2023）

心血管病篇

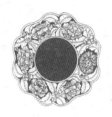

高血压病中医病机新视角:"毒损脉络"学说

陈慧冰[1] 吴 辉[2]

高血压病是心血管疾病中最常见的疾病,是心血管疾病发病和死亡的首位病因[1]。高血压病相当于中医的"眩晕""头痛""头风""肝风"等病证[2],其病机主要为"风、火、痰、虚、瘀"等[3],平肝潜阳、滋水涵木法是最有代表性的治法。尽管中医对高血压病的病机认识已很丰富,但仍值得进一步挖掘和完善。高血压病目前尚无法根治,绝大多数患者需长期服用降压药,病程长、病情缠绵难解,且易并发多个靶器官损害及临床并发症,这与中医"毒邪致病"的临床特点十分相似。基于中医"毒"的内涵[4],结合高血压病的中医病机及现代医学发病机制,笔者认为,"毒"邪与高血压病的发生发展有密切关系,并尝试建立高血压病"毒邪致病"的病机假说,以期挖掘防治高血压病的中医新途径和新方法。以下试就高血压病"毒邪致病"病机理论及其临床应用价值做初步探讨。

1 "毒"的内涵

中医学关于"毒"的内涵,主要包括以下三个方面含义:一是指有偏性的药物,如《素问·五常政大论篇》提到治病之药有"大毒、常毒、小毒、无毒"之分,《神农本草经》根据药物毒性强弱将本草分为上品、中品、下品三类。二是指毒邪引起的一类疾病病名,如《金匮要略》中的"阴毒""阳毒",温病学派(含瘟疫学派)的"温毒""疫毒"等。三是指致损性强的一类邪气,如《素问·五常政大论篇》指出六淫邪气极度亢盛可凝聚为寒毒、湿毒、热毒、燥毒等邪气;尤在泾《金匮要略心典》[5]言:"毒,邪气蕴结不解之谓"。《诸病源候论》将毒邪作为特定病因,提出"风毒""热毒""疫毒""湿毒""痰毒"等共计26种。可见,中医之"毒"有广义与狭义之分。广义之"毒"包括上述三个方面的含义,而狭义之"毒"单指第三者,其属于病因学范畴,本研究主要探讨狭义之"毒"。

从中医病因学角度而言,"毒"泛指一切强烈、严重损害机体结构和功能的致病因素[6]。正如尤在泾所云:"毒,邪气蕴结不解之谓"[5]。毒(邪)是邪的一种,广义的"邪"包括"毒"(邪),"毒"是一类特殊的"邪气",与普通"邪气"相比,"毒"具有毒性更强、缠绵难解、变化多端等特点,因而其临床致病具有损害性强、病程久、病情胶着、易骤变等特征。"毒"可按其产生的原因分为"毒邪"与"邪毒"[7],前者指的是可致人体严重损害的致病性邪气,称为原发性毒邪;后者为疾病过程中产生的致病因素,称为继发性毒邪。"毒"有内、外之分,外毒包括六淫蕴积、疫疠邪气及草木

作者单位:1. 广州中医药大学第一临床医学院;2. 广州中医药大学第一附属医院。

虫蛇之毒，具有起病急、传变快、病情重、并发症多、易传染流行等特点；内毒则责之于脏腑功能失常，气血津液运行障碍，致痰饮、水湿、瘀血等病理产物蕴积体内久而成毒，与慢性病的发生发展关系密切。

随着中医病因学的现代发展，结合西医病因及发病机制学说，中医之"毒"被赋予了现代内涵。从西医疾病的发病机制角度看，各种病原微生物、有害性物理化学因素等可归属于中医的"外毒"，而机体内分泌与代谢异常所产生的微生物毒素、炎症介质、自由基、致癌因子、增殖因子、衰老凋亡因子及坏死细胞等相当于"内毒"，其与临床多种疾病的发生发展及转归预后密切相关。因此，将中医病因学与西医病因及发病机制相结合，可以更好地阐释中医"毒"的物质基础及其致病特征。

2 高血压病"毒损脉络"病机

2.1 "毒邪"与高血压

导致高血压病的"毒邪"可分为内毒和外毒，内毒主要有风毒、火毒、浊毒、痰毒、瘀毒等；外毒有烟毒、酒毒、咸毒（食盐过多）等。肝气郁结、暴怒致肝阳暴张而化风，年老肾虚阴不制阳、肝阳上亢日久酿成风毒；心肝火旺、情志不遂而气郁化火，摄入烟草炙煿之品煎灼阴津日久化为火毒；恣食肥甘、嗜酒伤脾，谷食膏脂蕴积脾胃则化浊毒；脾伤不能转输津液、肺失通调水道、火热炼液为痰而成痰毒；肝风、气郁、火热、痰浊等邪壅遏脉道，血行不利而致脉络瘀阻，日久而成瘀毒。烟、酒、盐等物摄食不节，久蕴亦可积而成毒。《景岳全书》[8]对烟草所载："此物性属纯阳，善行善散……或疑其能顷刻醉人，性必有毒……"肺脏清虚娇嫩，朝百脉，久嗜烟者烟毒直损脉络；酒之性味辛甘发散，过饮则酒毒损脾伤胃[9]，扰动风阳痰浊，与他毒相合损伤脉络；咸属五味，饮食有节则咸味入肾，走血以养脉道，但"多食咸，则脉凝泣而变色"[10]，咸毒耗伤肾气而致肾主水功能失常，水饮内停，痰饮互结，血脉受损滞涩[11,12]。

如上所述，致高血压病之毒邪，常见有风毒、火毒、痰毒、浊毒、瘀毒、烟毒、酒毒、咸毒。从中医病因学角度出发，高血压病的发生与先天禀赋及后天多种"毒邪"致病有关，这与西医认为该病的发生与遗传背景及后天多种危险因素作用的观点相吻合。因此，"毒邪致病"可作为高血压病的一个新的病机理论。

2.2 高血压病"毒损脉络"病机内涵

首先，从中医理论角度出发，先天禀赋、年龄、钠盐摄入过多、肥胖、吸烟、酗酒、精神紧张等[13]多种高血压的危险因素构成了"毒邪"的源头和致病条件，以致机体阴阳失调、气血失和，产生肝风、肝火、痰浊、瘀血等病理产物，内生之邪日久不化蕴而成"毒"。毒邪积蓄日久，侵犯脉络，致脉络形态结构与功能损伤（动脉硬化），从而启动了高血压病的发生发展。毒邪持续损伤脉络，气血运行不畅，日久可致机体脏腑组织失于濡养，正如《黄帝内经·素问》[14]云"脉痹不已，复感于邪，内舍于心"。

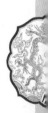

此处之"脉"指"脉络",包括全身各部位大、中、小血管及微血管;"心"乃广义之"心",指的是"心系",包含心及脉络,亦即现代医学之心血管系统[15,16]。"内舍于心"可理解为西医学之高血压动脉硬化导致的靶器官损害。当"心系"受损日久,可发为眩晕、中风、胸痹、心衰、肾衰等多种急慢性并发症。

其次,从现代医学发病机制[17,18]看,神经内分泌机制是高血压发病的主要机制,机体神经内分泌系统激活所产生的一系列生物分子如血管活性物质(儿茶酚胺、肾素、血管紧张素、醛固酮、内皮素等)、氧自由基、高血糖及高胰岛素血症或胰岛素抵抗、细胞增殖因子、微循环障碍等参与了高血压发生发展的整个病理过程。这些生物分子相当于内生之"毒",其不仅可以直接导致血压升高,还参与高血压引起的血管硬化及血管重构,而血管重构又是高血压病各种靶器官损害及并发症的病理基础。因此,高血压的现代发病机制可以更好地阐释中医"毒邪致病"及"毒损脉络"的现代内涵。

"毒邪"致高血压病具有多元性、混杂性、胶结性和伏而后发的临床特点。其通常不单一致病,而是多种毒邪混杂且互助为虐,如烟毒常与热毒、浊毒兼夹而扰动风阳;咸毒常与痰毒、浊毒胶结致痰瘀阻络;高血压病加重期或出现急性并发症常为风毒与火毒、痰毒、浊毒、瘀毒相合所致;瘀毒则贯穿高血压病始终,既是多种毒邪的共同病理产物,也是高血压病最基本和最重要的毒邪,是"毒损脉络"致高血压病及其靶器官损伤之间的桥梁。另外,高血压病起病隐匿,病程长,早中期往往无特异表现,疾病进展过程中又可突发高血压急症及急性心、脑、肾等并发症,因而具有"伏毒"之伏而不觉,发时始显的特点[19]。

2.3 "毒损脉络"的病机演变

高血压病"毒损脉络"病机具有一定的演变规律,早期肝风、肝火、痰浊、瘀血等内伏于机体,日久酿成毒邪,毒邪初蕴不至乖戾,但处于暗耗正气、毒邪蕴积之伏毒阶段,可无临床症状或仅表现为轻度疲乏、头晕、头痛、心悸等高血压症候;中期毒邪渐盛,侵袭脉络,进而由脉络损及脏腑,且伏藏于脏腑,暗损形体,造成心、脑、肾等各脏器损害,临床上表现为高血压症候和(或)受累脏器相关症候;后期脉络损伤进一步加重,出现受累脏器功能不全,甚至出现急性并发症或慢性功能衰竭。如毒邪壅滞于心之脉络,可出现卒心痛、真心痛,亦可发为心衰病;毒邪流窜于脑络则可发为眩晕、中风、痴呆等证;毒邪克于肾络可致水肿、尿浊、虚劳等病。

因此,"毒损脉络"致高血压病的病机演变可归纳如下:早期为"毒邪蓄积"阶段,邪气内伏,蕴而成毒;中期为"毒损脉络"阶段,脉络瘀阻,可伴随脏腑受累;后期为"毒损脏腑"阶段,脉络瘀阻加重致脏腑严重受损,变证丛生。可见,毒邪是致高血压病发生发展的病因,是伐络戕脏的病源,"毒损脉络"是其基本和关键病机,"脉络瘀阻"是基本病理改变,高血压病及靶器官损伤是"脉络瘀阻"的病理和临床结果。

3 "毒损脉络"致高血压病防治对策

3.1 防治思路

基于"毒损脉络"病机学说，高血压病的防治可在调整机体阴阳平衡的基础上，联合"毒邪"防治的思维和方法。具体而言，可遵循中医治未病的理念，根据不同阶段、邪气性质及其毒化程度进行动态化辨证施治。以"未病防毒、已病祛毒"为原则，在高血压未病阶段（高血压前期）及早控制危险因素，改变生活习惯以"避其毒气"，同时调整机体阴阳气血平衡，祛除痰浊、瘀血等有形之邪以消除体内毒邪依附的内在环境和物质基础，防止邪气聚而成毒；高血压病发生以后，应在辨证基础上联合祛毒之法。由于"毒损脉络"是毒邪致高血压病的基本病机，"瘀毒"贯穿了高血压病的整个病理进程，故在不同的治疗阶段均须重视"瘀毒"的防治，应用活血化瘀法以"护脉"，做到"祛毒"与"护脉"同施。病变过程中如兼正气受损则佐以扶正，祛毒的同时兼以滋血脉、和脏腑。归纳而言，"未病防毒、已病祛毒、祛毒护脉并重"可作为从"毒"论治高血压病的主要原则和思路。

3.2 具体治法方药

中医常用的祛毒、解毒之法主要有清热解毒、凉血解毒、活血解毒、化痰解毒、祛湿解毒、解毒散结等多种，可根据不同阶段、不同毒邪性质灵活选择。高血压病早期毒邪初成，患者多无明显临床症状，或仅表现为血压短暂或轻度升高，应辨明致病邪气，祛邪以清毒之源，未病先防；中期毒邪较甚，则应加强解毒之功，可在辨证基础上联合上述解毒之法；后期脉络损伤、脏腑受累，"瘀毒"是关键病机，应以"活血解毒护脉"为主。由于毒邪顽固难解，易生变证，防治"毒邪"应当长期坚持，并将其贯穿于高血压病防治的始终。

具体而言，针对高血压病的不同"毒邪"，采取的祛毒之法亦不尽相同。风毒者治以平肝潜阳、育阴熄风为主，联合祛风解毒方药，代表方可选天麻钩藤饮、镇肝熄风汤、建瓴汤等，选加菊花、野菊花、夏枯草、罗布麻叶、地龙、羚羊角（已禁用，可用水牛角代替）、人工牛黄、冰片等平肝熄风解毒之品；火毒者治以清热解毒、清肝泻火，可选龙胆泻肝汤、黄连解毒汤等，选加栀子、虎杖、黄芩、黄连、黄柏、龙胆草、蒲公英等，合并腑实热结者可合大黄黄连泻心汤；痰毒、湿毒者治以化痰祛湿，兼以解毒泄浊，可选二陈汤、温胆汤、小陷胸汤、半夏白术天麻汤等为基本方；痰毒盛者可加黄芩、半夏、胆南星、白芥子、白附子、僵蚕、浙贝母等；湿毒盛者可加黄连、栀子、龙胆草、虎杖、连翘、赤小豆、白茅根等；酒毒盛者可加葛根，或合葛花解酲汤以解酒毒；瘀毒者治以活血解毒，代表方可选血府逐瘀汤、桃红四物汤、丹参饮等，选加益母草、玄参、丹皮、赤芍、三棱、莪术、地龙、蜈蚣、水蛭等解毒活血之品，或合四妙勇安汤加减。由于瘀毒是本病最基本、最重要的毒邪，因此，在上述各型毒邪辨治过程中，均应联合解毒活血之方药。

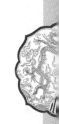

现代药理学研究证实，许多具有解毒功效的中药具有不同程度的降压药理作用，如野菊花、益母草、黄芩、黄柏、栀子、虎杖、玄参、龙胆草、罗布麻叶、地龙、葛根等[20-22]。本课题组研究发现，岭南道地药材清热解毒药毛冬青、红丝线等具有较明显的降压及心血管效应[23-25]，值得进一步挖掘应用。

此外，除内服药物外，高血压病常用的外治法如针灸、刮痧、耳尖刺络放血、中药熏蒸、沐足等方法[26-28]，临床实践及研究证实其有降低血压、改善血液流变及微循环的效果。从中医角度来看，其作用机制是否可从将"毒邪"从皮部、络脉、肌腠等途径透解于外来理解，值得探讨。

4 小 结

"毒邪"与高血压病的关系正开始被学术界所关注，笔者基于中医"毒邪致病"的内涵、高血压病的传统病机及现代医学发病机制等，尝试建立"毒邪致病"的病机假说。基于该理论假说，在高血压病的防治方面不妨考虑采用"祛毒、解毒"，"活血护脉"防治思路与方法。"毒损脉络"学说的提出，重新审视高血压病机变化，可能为高血压病的中医防治提供新思路、新契机和新方法。当然，目前学术界对于高血压病的"毒邪致病"病机尚未达成统一认识，以上内容仅是初步的思考和探讨，对于采取何种祛毒解毒法及相应方药的考量也欠成熟，仍有待进一步丰富完善并在临床研究和实践中加以验证。

参考文献

[1] 赵冬. 中国成人高血压流行病学现状［J］. 中国心血管杂志，2020，25（6）：513-515.

[2] 王清海. 论高血压的中医概念与病名［J］. 中华中医药学刊，2008（11）：2321-2323.

[3] 接飞蝶，顾健霞. 顾健霞从"虚""痰""瘀"论治老年高血压经验［J］. 中医药临床杂志，2019，31（12）：2244-2246.

[4] 敖海清，朱艳芳. "毒邪"的内涵及其致病特点［J］. 山东中医杂志，2008（1）：5-6.

[5] 尤在泾. 金匮要略心典［M］. 上海：上海人民出版社，1975：29.

[6] 郑洪新. 中医基础理论［M］. 4版. 北京：中国中医药出版社，2016：164.

[7] 杨仓良，杨佳睿，杨涛硕. 中医毒邪学说的形成与发展［J］. 新中医，2020，52（10）：9-13.

[8] 张介宾. 景岳全书：下册［M］. 上海：第二军医大学出版社，2006：1128.

[9] 陈果，杨柱，龙奉玺，等. 酒伤理论体系概述［J］. 中华中医药杂志，2020，35（8）：4209-4210.

[10]［14］张永泰. 黄帝内经素问［M］. 北京：中国中医药出版社，2019：89，329.

[11] 夏丽娜. 食盐对血脉双向影响的机理探究［J］. 辽宁中医杂志，2017，44（1）：80-81.

[12] 褚瑜光，胡元会，李军，等. 盐敏感性高血压病不同中医证候患者肾脏功能评价［J］. 中国中西医结合杂志，2018，38（5）：552-554.

[13] 孙伟茗，焦晓民. 高血压中医病名、病因、病机研究进展［J］. 实用中医内科杂志，2021，35（1）：101-105.

[15] 吴以岭. "脉络—血管系统"相关性探讨［J］. 中医杂志，2007（1）：5-8.

[16] 袁国强,贾振华,张鑫月,等. 以脉络学说为指导论治原发性高血压病[J]. 中国中医基础医学杂志,2013,19(4):419-421.
[17] 陈达. 高血压发病机制研究进展[J]. 医学理论与实践,2020,33(22):3722-3724,3727.
[18] 徐索文,葛均波,翁建平. 内皮功能失调与泛血管疾病[J]. 中国科学技术大学学报,2021,51(8):577-585.
[19] 周仲瑛. "伏毒"新识[J]. 世界中医药,2007(2):73-75.
[20] 时圣明,潘明佳,王文倩,等. 虎杖的化学成分及药理作用研究进展[J]. 药物评价研究,2016,39(2):317-321.
[21] 纳瑾,张玉秀. 降压中药的研究[J]. 青海医药杂志,2018,48(1):78-80.
[22] 刘斌,丁海燕,刘凯. 中药降压临床应用探析[J]. 现代中医药,2016,36(3):88-91.
[23] 王宇,杨美玲. 红丝线草醇提水转溶物的降压作用[J]. 暨南大学学报(自然科学与医学版),1995(4):22-25.
[24] 刘迪继,刘哲君,江凯利,等. 基于数据挖掘探析冼绍祥治疗高血压头痛辨证用药规律[J]. 广州中医药大学学报,2018,35(3):558-561.
[25] 林炜基,江佳林,赵丽娴,等. 冼绍祥临床运用岭南草药的经验初探[J]. 中华中医药杂志,2019,34(4):1513-1516.
[26] 王嵩,李荣,江其影,等. 邓铁涛浴足方对高血压患者的平稳降压作用观察[J]. 中华中医药杂志,2015,30(12):4528-4530.
[27] 孟欣,章琼,张月娟,等. 耳尖放血疗法治疗高血压临床疗效的Meta分析[J]. 中医药导报,2019,25(14):120-124,128.
[28] 朱海利,陈燕,刘佳,等. 刮痧疗法辅助治疗原发性高血压临床疗效的Meta分析[J]. 中医药导报,2020,26(13):151-155.

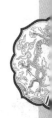

慢性心力衰竭不同中医证型患者生存质量评价及其影响因素的前瞻性多中心研究

黄尉威[1]　姚美丹[1]　邓佳妮[1]　关卓骥[1]　冼绍祥[2]　陈　洁[2*]

慢性心力衰竭(以下简称慢性心衰)是一种以呼吸困难为主要症状的临床综合征,是心血管疾病的终末阶段和最主要的死因[1],而生存质量是慢性心衰的重要结局指标[2]。有研究显示,慢性心衰患者生存质量较健康人明显降低[3],与死亡率、心血管事件、再入院等预后密切相关[4]。近年来研究表明,中医药干预能显著改善慢性心衰患者的生存质量[5]。但是,慢性心衰临床可见症状多样、病情复杂、变化多端等特点,导致辨证复杂性、分型不统一,各证型临床特征亦存在一定差异[6]。中医学辨证过程中注重躯体功能、主观感受以及患者的精神心理、社会功能等内容,与生存质量的内涵具有一致性。目前,对心理疾病、社会等多因素的规范化测评,如焦虑抑郁相关量表、

作者单位:1. 广州中医药大学;2. 广州中医药大学第一附属医院。*表示通讯作者。

生存质量评估量表等也可成为中医辨证的参考依据。因此，本研究采用前瞻性、多中心研究，探讨不同中医证型与生存质量的相关性及其影响因素，研究方案经广州中医药大学第一附属医院伦理委员会审批。

1 临床资料

1.1 诊断标准

西医诊断标准参照《中国心力衰竭诊断和治疗指南2018》[7]中慢性心衰诊断标准：有气促、疲乏、心悸、水肿等心力衰竭症状和（或）体征，伴左室射血分数（LVEF）小于40%，或伴脑钠肽升高，并符合以下至少1条：①左心室肥厚和（或）左心房扩大。②心脏舒张功能异常。

中医诊断及辨证标准参照《慢性心力衰竭中医诊疗专家共识》[8]诊断为慢性心衰，辨证分为气虚血瘀、气阴两虚血瘀、阳气亏虚血瘀3种证型。①气虚血瘀证。主症：气短或喘息、乏力、心悸。次症：a. 倦怠懒言，活动易劳累；b. 自汗；c. 语声低微；d. 面色、口唇紫暗。舌脉：舌质紫暗（或有瘀斑、瘀点或舌下脉络迂曲青紫），舌体不胖不瘦，苔白，脉沉细或虚无力。②气阴两虚血瘀证。主症：气短或喘息、乏力、心悸。次症：a. 口渴、咽干；b. 自汗或盗汗；c. 手足心热；d. 面色、口唇紫暗。舌脉：舌质暗红或紫暗（或有瘀斑、瘀点或舌下脉络迂曲青紫），舌体瘦，少苔或无苔，或剥苔，或有裂纹，脉细数无力或结代。③阳气亏虚血瘀证。主症：气短或喘息、乏力、心悸。次症：a. 怕冷和（或）喜温；b. 胃脘、腹、腰、肢体冷感；c. 冷汗；d. 面色、口唇紫暗。舌脉：舌质紫暗（或有瘀斑、瘀点或舌下脉络迂曲青紫），舌体胖大，或有齿痕，苔白，脉细、沉、迟无力。具备主症2项、次症2项，结合舌脉，即可诊断。

1.2 纳入标准

①符合上述诊断及辨证标准者。②年龄18～85岁。③能够自主作答。④知情同意并签署知情同意书。

1.3 排除标准

①合并心包积液、感染性心内膜炎等伴血流动力学改变者。②合并重症肺炎、呼吸衰竭、慢性阻塞性肺疾病急性加重期、肺气肿二期及三期（一秒用力呼气容积小于50%）、哮喘发作期等呼吸系统疾病者。③合并急性上消化道出血、肝衰竭、严重肾功能不全、恶性肿瘤伴转移、严重血液系统疾病、多器官功能障碍等严重疾病者。④合并急性脑血管意外，或严重精神疾病，或神经系统疾病（如阿尔兹海默病等）导致认知功能不全者。

1.4 一般资料

本研究采用配额抽样,样本按照分层比例纳入,具体分层为年龄65岁及以上∶65岁以下=50∶50,男∶女=50∶50,心功能Ⅱ级∶Ⅲ级∶Ⅳ级=25∶50∶25,在分层的基础上按方便抽样的方法选取样本。选取2021年1月15日至2022年1月30日在广州中医药大学第一附属医院(97例)、广东省惠州市中医院(38例)、广东省江门市五邑中医院(37例)、天津市北辰中医医院(42例)、贵州中医药大学第二附属医院(40例)、广州中医药大学深圳医院(40例)、江苏省无锡市中医院(38例)、广东省深圳市中西医结合医院(41例)、广东省深圳市罗湖中医院(41例)、海南省三亚市中医院(40例)、浙江省温州市中医院(42例)、云南省中医院(42例)12个中心就诊的慢性心衰患者共538例,其中气虚血瘀证235例(43.7%)、阳气亏虚血瘀证135例(25.1%)、气阴两虚血瘀证168例(31.2%)。如表1所示,各证型患者性别、年龄、病程、生活习惯比较差异均无统计学意义($P > 0.05$)。

表1 慢性心力衰竭不同证型患者基线资料比较

指标	例数/例(%)	气虚血瘀证/例(%)	阳气亏虚血瘀证/例(%)	气阴两虚血瘀证/例(%)	P值
年龄					0.530
<65岁	154(28.62)	73(31.06)	37(27.41)	44(26.19)	
≥65岁	384(71.38)	162(68.94)	98(72.59)	124(73.76)	
性别					0.483
女	240(44.61)	98(41.70)	64(47.41)	78(46.43)	
男	298(55.39)	137(58.30)	71(52.59)	90(53.57)	
病程					0.381
>5年	218(40.52)	103(43.83)	52(38.52)	63(37.50)	
≤5年	320(59.48)	132(56.17)	83(61.48)	105(62.50)	
生活习惯					
吸烟	176(32.71)	80(34.04)	40(29.63)	56(33.33)	0.670
饮酒	134(24.91)	67(28.51)	32(23.70)	35(20.83)	0.199
平均病程,$\bar{x} \pm s$	5.32±6.57年	5.54±6.09年	5.17±7.21年	5.14±6.69年	0.794

2 方法

2.1 观察指标和方法

2.1.1 一般资料 各中心观察医师经统一培训、按照统一的病例报告表填写内容，在获得患者同意后收集患者的一般资料、合并疾病（包括高血压病、冠心病、房颤、心脏瓣膜病、血脂异常、肺气肿、糖尿病等）。

2.1.2 心功能分级 参照美国纽约心脏病学会《心力衰竭合理用药指南（第2版）》中对心功能分级（NYHA心功能分级）方案[9]和《中国心力衰竭诊断和治疗指南2018》中的标准，Ⅰ级为活动不受限，日常体力活动不引起明显的气促、疲乏或心悸；Ⅱ级为活动轻度受限，休息时无症状，日常活动可引起明显的气促、疲乏或心悸；Ⅲ级为活动明显受限，休息时可无症状，轻于日常活动即引起显著的气促、疲乏、心悸；Ⅳ级为休息时也有症状，任何体力活动均会引起不适。

2.1.3 心功能相关指标 ①采用彩色多普勒超声诊断仪（型号为 Philips epic 7c，美国飞利浦公司）检测患者的 LVEF、左室舒张末内径（LVDD），需由主治医师以上资质的医生根据标准操作规程进行测量，测量3次以上，取平均值。根据《中国心力衰竭诊断和治疗指南2018》进行心力衰竭分层，射血分数下降心衰（HFrEF）：LVEF<40%；射血分数保留心衰（HFpEF）：LVEF≥50%；射血分数临界值心衰（HFmrEF）：LVEF 40%～49%。②晨起空腹采集静脉血，采用化学发光法检测血浆脑钠肽（BNP）、N端-B型钠尿肽原（NT-proBNP）水平，试剂盒由雅培德国有限责任公司生产，编号为：国械注进20162404043。严格按照说明书操作。以上指标均采集患者纳入时间7天内的结果。

2.1.4 简明健康量表36（SF-36量表）评分 患者同意参与该研究后48 h内完成SF-36量表的填写，SF-36量表含36个条目，分为生理机能（PF）、生理职能（RP）、躯体疼痛（BP）、一般健康状况（GH）、精力（VT）、社会功能（SF）、情感职能（RE）、精神健康（MH）共8个方面。SF-36量表8个方面的初得分需分别计算，各方面初得分等于该方面内各条目的赋分之和。终得分在0～100之间，得分越高说明健康状况越好。转换公式为：终得分=（实际初得分-理论最低初得分）/（理论最高初得分-理论最低初得分）×100，总分终得分=8个方面终得分之和/8[10]。量表填写以患者自主审题作答为主，无法自主审题作答者以填表人协助患者回答的方式完成，无法理解题目意思时，由填表人具体说明，在患者充分理解的情况下作答，结束后医生检查条目完成情况，督促患者补齐不足的条目。若有缺失条目，采用调查员根据情况插补的方式填充。

2.2 统计学方法

采用 SPSS 26.0 统计软件进行数据处理，计数资料以例（%）表示，等级资料的分布比例以例（%）表示，用 χ^2 检验进行差异性比较。计量数据符合正态分布以均数±标准差（$\bar{x} \pm s$）表示，方差齐用单因素方差分析，方差不齐用韦尔奇检验，各证型间用 LSD 法进行两两比较；不符合正态分布以中位数（上四分位数，下四分位数）[M（Q_1，Q_3）] 表示，差异比较用 Kruskal-Wallis 检验。连续变量采用 Pearson 检验方法分析相关性；有序等级资料采用 Spearman 检验方法分析相关性。

3 结 果

3.1 各证型患者心功能分级及心力衰竭分层分布情况比较

如表 2 所示，各证型患者心功能分级及心力衰竭分层分布情况差异均有统计学意义（$P<0.05$）。心功能分级中，Ⅲ级患者气虚血瘀证占比最高（59.15%），其次为气阴两虚血瘀证，阳气亏虚血瘀证占比最低；心功能Ⅱ、Ⅳ级患者阳气亏虚血瘀证占比最高（分别为 21.48%、37.04%），其次为气阴两虚血瘀证，气虚血瘀证占比最低。心力衰竭分层中，3 个证型中占比均以 HFpEF 最高，HFrEF 中以气阴两虚血瘀证占比最高（39.88%），其次为阳气亏虚血瘀证，气虚血瘀证占比最低；HFmrEF 以气虚血瘀证占比最高（24.26%），其次为阳气亏虚血瘀证、气阴两虚血瘀证；HFpEF 以气阴两虚血瘀证占比最高（49.40%），其次为气虚血瘀证、阳气亏虚血瘀证。

表 2 慢性心力衰竭不同证型患者心功能分级及心力衰竭分层分布情况比较

证型	例数/例	NYHA 心功能分级			心力衰竭分层		
		Ⅱ级/例（%）	Ⅲ级/例（%）	Ⅳ级/例（%）	HFrEF/例（%）	HFmrEF/例（%）	HFpEF/例（%）
气虚血瘀证	235	35（14.89）	139（59.15）	61（25.96）	65（27.66）	57（24.26）	113（48.09）
阳气亏虚血瘀证	135	29（21.48）	56（41.48）	50（37.04）	52（38.52）	23（17.04）	60（44.44）
气阴两虚血瘀证	168	28（16.67）	82（48.81）	58（34.52）	67（39.88）	18（10.71）	83（49.40）
P 值		0.018			0.003		

注：NYHA 心功能分级为纽约心脏病学会心功能分级。

3.2 各证型患者心功能相关指标比较

如表 3 所示，3 种证型患者 LVEF、LVDD、BNP 水平比较差异无统计学意义（$P>0.05$），NT-proBNP 水平比较差异具有统计学意义（$P<0.05$），其中阳气亏虚血瘀证 NT-proBNP 水平最高，其次为气虚血瘀证、气阴两虚血瘀证，但各证型间两两比较 NT-proBNP 水平差异无统计学意义（$P>0.05$）。

表3 慢性心力衰竭不同证型患者心功能相关指标比较

$[\bar{x}\pm s/M\ (Q_1, Q_3)]$

证型	例数/例	LVEF/%	LVDD/mm	BNP/(pg·mL^{-1})	NT-proBNP/(pg·mL^{-1})
气虚血瘀证	235	49.39±14.37	50.73±10.19	934.00 (305.20, 2 533.50)	2 947.20 (1 275.00, 6 725.50)
阳气亏虚血瘀证	135	47.57±16.71	51.95±10.38	873.65 (249.30, 2 219.93)	3 132.00 (1 756.40, 5 683.99)
气阴两虚血瘀证	168	49.63±18.19	53.62±11.57	1 046.53 (291.00, 2 041.80)	2 281.25 (732.25, 3 688.75)
P 值		0.528	0.138	0.989	0.028

3.3 各证型患者合并疾病分布情况比较

如表4所示，各证型患者合并高血压病、冠心病、房颤、血脂异常分布情况差异无统计学意义（$P>0.05$），而合并心脏瓣膜病、肺气肿、糖尿病的各证型分布差异具有统计学意义（$P<0.05$）。合并心脏瓣膜病中阳气亏虚血瘀证占比最高，其次为气阴两虚血瘀证、气虚血瘀证；合并肺气肿及糖尿病中阳气亏虚血瘀证占比最高，其次为气虚血瘀证、气阴两虚血瘀证。

表4 慢性心力衰竭患者不同证型患者合并疾病分布情况比较

证型	例数/例	高血压病/例（%）	冠心病/例（%）	房颤/例（%）	心脏瓣膜病/例（%）	血脂异常/例（%）	肺气肿/例（%）	糖尿病/例（%）
气虚血瘀证	235	150 (63.8)	126 (53.6)	70 (29.8)	37 (15.7)	12 (5.1)	37 (15.7)	16 (6.8)
阳气亏虚血瘀证	135	78 (57.8)	72 (53.3)	48 (35.6)	38 (28.1)	8 (5.9)	34 (25.2)	18 (13.3)
气阴两虚血瘀证	168	110 (65.5)	81 (48.2)	55 (32.7)	33 (19.6)	8 (4.8)	17 (10.1)	6 (3.6)
P 值		0.354	0.528	0.522	0.016	0.938	0.020	0.004

3.4 各证型患者SF-36量表评分比较

如表5所示，各证型患者SF-36量表评分中RP、BP、VT、SF、RE、MH评分及总分整体比较差异无统计学意义（$P>0.05$）。各证型PF、GH评分整体比较差异具有统计学意义（$P<0.05$）。各证型间两两比较发现，气虚血瘀证PF评分显著高于另外两种证型（$P<0.05$），气阴两虚血瘀证GH评分显著低于另外两种证型（$P<0.05$），气

虚血瘀证 VT 评分显著高于气阴两虚血瘀证（$P<0.05$）。其余各项目评分及总分 3 个证型间两两比较差异均无统计学意义（$P>0.05$）。

表 5　慢性心力衰竭不同证型患者 SF-36 量表评分比较

（分，$\bar{x}\pm s$）

证型	例数/例	PF	RP	BP	GH	VT
气虚血瘀证	235	44.17±24.30	18.30±34.21	72.35±21.37	38.25±18.67[b]	54.68±19.15
阳气亏虚血瘀证	135	38.70±25.11[a]	11.85±27.12	73.82±21.70	35.72±17.95[b]	53.59±19.33
气阴两虚血瘀证	168	37.20±25.80[a]	14.58±32.88	72.29±22.36	31.47±16.51	50.86±17.80[a]
P 值		0.013	0.135	0.787	0.001	0.129

证型	例数/例	SF	RE	MH	总分/分
气虚血瘀证	235	63.66±21.53	39.57±43.46	60.87±19.89	48.98±17.69
阳气亏虚血瘀证	135	60.07±21.35	47.90±45.28	62.96±19.42	48.08±16.12
气阴两虚血瘀证	168	60.77±24.81	46.23±46.70	64.02±20.20	47.18±18.24
P 值		0.237	0.154	0.270	0.593

注：a 与气虚血瘀证同项目比较，$P<0.05$；b 与气阴两虚血瘀证同项目比较，$P<0.05$。

3.5　心功能分级、心功能相关指标与 SF-36 量表评分的相关性分析结果

如表 6 所示，LVEF 与 SF-36 量表中 PF 评分呈负相关（$P<0.05$），LVDD 与 SF-36 量表中 PF、SF、RE 评分及总分呈正相关（$P<0.05$），BNP 与 SF-36 量表中 PF 评分呈负相关（$P<0.05$），NT-proBNP 与 SF-36 量表中 VT、MH 评分呈负相关（$P<0.05$），但相关系数均低于 0.3；心功能分级与 SF-36 量表所有方面的评分及总分均存在负相关（$P<0.05$），其中 PF、VT 评分相关系数大于 0.3。

表 6　慢性心力衰竭患者心功能分级、心功能相关指标与 SF-36 量表评分相关性系数

项目	PF	RP	BP	GH	VT	SF	RE	MH	总分/分
LVEF	-0.09[a]	0.05	-0.03	0.05	-0.02	-0.04	-0.02	-0.01	-0.02
LVDD	0.15[a]	0.03	0.07	-0.08	0.06	0.13[a]	0.16[b]	0.09	0.13[a]
BNP	-0.14[a]	-0.04	0.06	-0.06	-0.01	-0.07	-0.05	0.05	-0.05
NT-proBNP	-0.11	-0.06	-0.01	-0.12	-0.16[a]	-0.13	-0.07	-0.14[a]	-0.13
心功能分级	-0.39[b]	-0.15[b]	-0.13[b]	-0.21[b]	-0.30[b]	-0.25[b]	-0.09[a]	-0.20[b]	-0.29[b]

注：a $P<0.05$；b $P<0.01$。

4 讨 论

近年来，中国中西医结合学会心血管疾病专业委员会、中华中医药学会心病分会等明确将慢性心衰中医证型分为阳气亏虚血瘀证、气阴两虚血瘀证及气虚血瘀证[8,11]。本研究基于公认的辨证分型标准，根据年龄、性别、心功能分级多中心配额抽样，探讨慢性心衰不同证型临床相关指标特征及生存质量规律。有学者[12]认为，随着患者慢性心衰中医证候由气虚血瘀逐渐演变为阴虚、阳虚，患者的心功能分级随之升高。本研究亦提示，3种证型的心功能分级分布差异有统计学意义，其中心功能Ⅲ级患者中气虚血瘀证占比最高（59.15%），而心功能Ⅱ、Ⅳ级中阳气亏虚血瘀证、气阴两虚血瘀证占比较高，故考虑气虚血瘀证处于慢性心衰相对稳定的阶段，而气阴两虚血瘀证、阳气亏虚血瘀证则是心衰严重程度加重或发作阶段。本研究发现，不同证型的心力衰竭分层中，均以HFpEF占比最高，与既往研究中提示的HFpEF是心力衰竭中占比最高的类型结论[13]相一致。患者合并疾病分布情况显示，合并心脏瓣膜病、肺气肿、糖尿病在各证型分布有统计学差异，且阳气亏虚血瘀证占比最高，提示阳气亏虚血瘀证可能是多种疾病共同作用的结果。

NT-proBNP水平是评估心力衰竭预后的重要指标，其水平越高预后越差[14,15]。温学红等[16]研究结果发现，按照气阴两虚证、气虚血瘀证、阳虚水停证的顺序慢性心衰患者NT-proBNP水平呈升高趋势。本研究则提示，3种证型间NT-proBNP水平比较差异具有统计学意义，其中阳气亏虚血瘀证最高，提示阳气亏虚血瘀证预后可能更差。左室重塑是慢性心衰病情严重程度及预后的重要影响因素[17,18]，其中LVDD、LVEF是常规评价左室重塑及收缩功能的指标。本研究发现，3种证型患者LVDD、LVEF比较未见统计学差异，可能与本研究纳入时未针对不同病因、不同LVEF水平分层有关。

SF-36量表是临床应用较广的普适性量表之一，其翻译版本经过测评在我国慢性心力衰竭患者的应用中具有良好的信度效度[19,20]。本研究结果发现，3个证型间两两比较，PF、VT、GH 3个方面可见有统计学意义的差异，这3个方面主要涉及生理活动能力、疲乏及健康状态。气虚血瘀证PF、VT、GH方面评分均高于另外两种证型，提示其生理机能、精力状态及健康状态方面相对较好，且处于病情相对稳定阶段。慢性心衰是以呼吸困难、疲乏、运动耐量下降为主要临床表现，由于反复发作、慢性起病，因此患者对自身的健康状态评价较低。

心功能相关指标与SF-36量表评分的相关性分析结果显示，LVEF、LVDD、BNP、NT-proBNP这4个指标与SF-36量表中部分方面评分具有一定的相关性，但相关系数均低于0.3，可能由于慢性心衰不同心衰类型、病因等对于指标的敏感性也不同，因此这4个指标与SF-36量表的相关性仍需进一步探讨。而心功能分级与SF-36量表所有方面的评分及总分均存在负相关性，其中PF、VT评分相关系数大于0.3，说明心功能分级越高，患者生理机能和精力越差。

综上所述，气虚血瘀证属于慢性心衰相对稳定的阶段，心功能主要分布在Ⅲ级，NT-proBNP水平较低，随着证型向阳气亏虚血瘀证、气阴两虚血瘀证转化，患者临床症状加重,健康状态下降,社交活动受限。患者心功能分级与SF-36量表评分具有明显的负相关性。因此,中医证型、心功能分级为慢性心衰患者生存质量的主要影响因素。本研究还存在以下不足:虽然本研究为多中心研究,但区域设置仍较局限,南方较多,分布欠均衡,可能造成样本的代表性不足;本研究只分析了3种证型患者SF-36量表评分的变化情况,未进行相关性分析,且研究未针对慢性心衰不同类型、不同表型分类研究。因此,未来需进一步扩大研究范围进行深入探讨以验证本研究结果。

参考文献

[1] HEIDENREICH P A, BOZKURT B, AGUILAR D, et al. 2022 AHA/ACC/HFSA guideline for the management of heart failure: a report of the American College of Cardiology/American Heart Association Joint Committee on clinical practice guidelines [J]. Circulation, 2022, 145 (18): e895 - e1032.

[2] 杨继,张垚,张运娇,等. 基于主成分分析的中医药治疗慢性心力衰竭临床随机对照试验核心结局指标研究 [J]. 中西医结合心脑血管病杂志, 2021, 19 (15): 2496 - 2509, 2515.

[3] 孙芸,张婷婷,张燚. 血浆 sST2 联合 NT-proBNP 对急诊心力衰竭患者生存状况的预测价值 [J]. 临床和实验医学杂志, 2020, 19 (8): 849 - 852.

[4] ZULUAGA M C, GUALLAR-CASTILLÓN P, LÓPEZ-GARCÍA E, et al. Generic and disease-specific quality of life as a predictor of long-term mortality in heart failure [J]. European journal of heart failure, 2010, 12 (12): 1372 - 1378.

[5] 毛静远,赵志强,王贤良,等. 中医药治疗心血管疾病研究述评(2020) [J]. 中医杂志, 2021, 62 (3): 185 - 188.

[6] 陈皓,徐发飞,韩景波. 中医治疗慢性心力衰竭的研究进展 [J]. 中医研究, 2022, 35 (6): 88 - 92.

[7] 中华医学会心血管病学分会心力衰竭学组,中国医师协会心力衰竭专业委员会,中华心血管病杂志编辑委员会. 中国心力衰竭诊断和治疗指南2018 [J]. 中华心血管病杂志, 2018, 46 (10): 760 - 789.

[8] 冠心病中医临床研究联盟,中国中西医结合学会心血管疾病专业委员会,中华中医药学会心病分会,等. 慢性心力衰竭中医诊疗专家共识 [J]. 中医杂志, 2014, 55 (14): 1258 - 1260.

[9] 国家卫生计生委合理用药专家委员会,中国药师协会. 心力衰竭合理用药指南:第2版 [J]. 中国医学前沿杂志(电子版), 2019, 11 (7): 1 - 78.

[10] WARE J E, SNOW K K, KOSINSKI M, et al. SF-36 health survey: manual and interpretation guide [M]. Boston: New England Medical Center, the Health Institute, 1993: 1 - 12.

[11] 中国中西医结合学会心血管疾病专业委员会,中国医师协会中西医结合医师分会心血管学专业委员会. 慢性心力衰竭中西医结合诊疗专家共识 [J]. 心脑血管病防治, 2016, 16 (5): 340 - 347.

[12] 罗良涛,赵慧辉,王娟,等. 中医医院冠心病慢性心力衰竭患者中医证候要素分布特点分析 [J]. 北京中医药大学学报, 2014, 37 (2): 130 - 134.

[13] PONIKOWSKI P, VOORS A A, ANKER S D, et al. 2016 ESC Guidelines for the diagnosis and treatment of acute and chronic heart failure [J]. European journal of heart failure, 2016, 18 (8): 891 - 975.

[14] 杨金球. N末端B型脑肽在诊断左心射血分数正常心力衰竭中的应用价值研究 [J]. 中医临床研究, 2017, 9 (18): 43 - 45.

[15] SALAH K, STIENEN S, PINTO Y M, et al. Prognosis and NT-proBNP in heart failure patients with preserved versus reduced ejection fraction [J]. Heart (British Cardiac Society), 2019, 105 (15): 1182-1189.
[16] 温学红, 闫卫利, 马明坤, 等. 不同中医证型心力衰竭患者左心室射血分数与 NT-proBNP、Hcy、D-D 的关系 [J]. 天津医药, 2015, 43 (6): 624-627.
[17] 王洁, 孙婷婷, 齐丽彤, 等. 左心室整体纵向应变对慢性心力衰竭患者预后的预测价值 [J]. 临床心血管病杂志, 2019, 35 (10): 912-916.
[18] 赵瑶玉, 盛波, 赵元刚, 等. 慢性心力衰竭兔心室结构重构导致心功能和电生理异常及其意义探讨 [J]. 微循环学杂志, 2019, 29 (2): 14-18.
[19] 李鲁, 王红妹, 沈毅. SF-36 健康调查量表中文版的研制及其性能测试 [J]. 中华预防医学杂志, 2002, 36 (2): 109-113.
[20] 龚开政, 张振刚, 朱宁, 等. SF-36 在慢性心力衰竭患者中的信度和效度评价 [J]. 中国康复医学杂志, 2004, 19 (3): 182-184.

基于痰瘀相关理论探讨冠心病脂质浸润机制及痰瘀同治的研究进展

钟森杰[1,2,3] 李 静[4] 王陵军[1,2] 陈梓欣[1,2]
吴 辉[1] 陈 洁[1] 方红城[5] 冼绍祥[1,2]*

冠状动脉粥样硬化性心脏病 (coronary heart disease, CHD), 简称冠心病, 是冠状动脉血管因粥样硬化病变而导致管腔狭窄或阻塞, 从而引发心肌缺血、缺氧或坏死的一类心脏疾病[1]。CHD 的发生发展以动脉粥样硬化 (atherosclerosis, AS) 为病理基础, 表现为冠状动脉斑块的形成与增多, 致使冠状动脉管腔狭小、栓塞, 从而引发一系列临床表现[2]。AS 是多种病理因素共同作用的结果, 目前已形成关于 AS 发病机制的多种理论假说, 对学术界产生重要影响的有脂质浸润学说、炎症学说、损伤反应学说等。其中脂质浸润即为血液中高水平脂质沉积于动脉内膜并诱导结缔组织增生, 致使细胞合成间质增多与血管内膜病理性增厚, 导致斑块形成[3,4]。目前的研究证据亦表明, 脂质代谢障碍是驱动或加速 CHD 发病的重要因素[5]。

依据 CHD 的临床特征及病机特点, 中医学将该病归属为胸痹、心痛、真心痛等范畴。经历代医家的阐发, 目前已对 CHD 形成较为统一的病机认识, 病位证素以心脉为主, 又涉及肝、脾、肾等, 病性证素包含气虚、血瘀、痰浊等, 各病性证素常多种夹杂而非独立存在, 互为因果以构成多要素共存互化的动态演变过程[6]。近年的 CHD 证候规律研究发现, 血瘀、痰浊为主要实性证素, 其相关证候所占比例呈动态增加趋势, 痰

作者单位: 1. 广州中医药大学第一附属医院; 2. 广州中医药大学岭南医学研究中心; 3. 广州中医药大学博士后科研流动站; 4. 湖南中医药大学中医诊断研究所; 5. 深圳市中西医结合医院。
* 表示通讯作者。

瘀同治渐成主要治法[7,8]。随着中医学现代化发展，脂质沉积损伤血管内膜并形成斑块，被视为痰证素的病理表现；脂质斑块形成后所引发的血液高凝、心肌缺血状态则被视为瘀证素的病理表现[9]。因痰致瘀的中医学病机与"脂质沉积—循环功能障碍"的现代医学病理机制具有诸多共性契合之处，为从中医学痰瘀角度阐释脂质浸润的发生机制与转归机理提供了充足依据。

因此，本研究系统阐述痰瘀的内在关联、转归趋势，基于痰瘀相关理论探讨 CHD 脂质浸润的病机特点，总结中药干预 CHD 脂质浸润的研究进展，旨在深入揭示 CHD 的病理机制与潜在治疗靶点，为 CHD 防治提供新思路。

1 痰瘀相关的理论内涵

立足中医学对痰、瘀的理论认识，从生理、病理层面剖析痰瘀的内在关联，认为痰瘀紧密相关，体现为同源同病，系统阐释了痰瘀相关的理论内涵。

1.1 生理上痰瘀同源

若论痰瘀之生理关系，必先究痰瘀形成之根源。津液失于正常运化，积聚于体内而凝结为痰，即痰浊为津液代谢失常之病理产物。血液运行流动不畅，停滞于体内而蓄积成瘀，即瘀血为血液代谢失常之病理产物。据此可见，痰源自津，津凝则为痰，瘀本于血，血滞则成瘀血，故津血关系是明确痰瘀关系的前提。综观津液与血液，虽名字迥然相异、概念有所区别，然其本质具有共通之处，即二者同源于水谷精微且相互影响、资生互化，同属阴液，故有津血同源一说[10]。痰浊与瘀血是阴液之病变的两类表现形式，二者异中有同，具有共同的津血同源生理基础，从而存在难以割裂的内在关联，痰可生瘀、瘀能化水，特定条件下可互为转化、并列共存[11]。从生理角度而言，基于津血同源理论衍生痰瘀同源认识，反映痰瘀本质上可谓同源异物，各自的表现特殊性中蕴含着二者的本源同一性，概括为一源二歧。

1.2 病理上痰瘀同病

痰浊与瘀血同为阴液不归正化所形成的病理产物与致病因素，病理上因属阴邪而相互影响，决定了痰、瘀形成之后不仅单独致病，还可出现由痰致瘀或由瘀致痰的相互衍生，如浊痰凝聚以致血行不畅，遂发为瘀；或血脉瘀阻影响津液输布，终致痰生[12]。痰瘀互生互结、缠绵胶着、兼而并见，痰瘀共同致病于人体，即为痰瘀同病，是痰瘀同源的病理性诠释[13]。痰瘀致病过程中，痰瘀二者存在先后、主次之差异，而归结于 CHD 等心系疾病，更多表现为由痰致瘀的因果病机关系，即痰为瘀的初期阶段、瘀是痰的延续发展，但瘀的形成又可作为新致病因素反作用于津液输布流通，酿湿生痰，加剧痰病，如此循环反复不断耗伤生理之津血，构成螺旋式恶性循环的难治局面，痰瘀互结为患实为病情恶化之标志[14]。基于痰瘀同病的病机认识，痰瘀之间本质上是相互依存、共同消长的，若临床中仅针对其一治疗，则难以截断其转归演变而无法根除，故此时痰瘀同治法成为治疗 CHD 的有效手段。

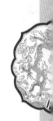

2 冠状动脉粥样硬化的脂质浸润病理机制

AS 是 CHD 的发病基础，然而导致 AS 的因素繁杂，且又是渐进性的发展过程，使其病理机制一直为心脑血管领域的研究重难点。目前以脂质代谢为研究切入点，获得较明晰的结论，即经典的脂质浸润学说，现对其概括阐述。

2.1 脂质代谢紊乱是 AS 发病的病理基础

AS 的病理基础是脂质在血管内膜损伤处沉积并逐步形成斑块，本质是动脉血管对脂质从血液浸润侵袭的病理性反应，故 AS 患者常伴有脂质及脂蛋白的合成、转运、分解代谢异常[15]。研究证据显示，部分特定脂类物质与 AS 发病及严重程度密切相关，如血液中高浓度的低密度脂蛋白胆固醇（LDL-C）、甘油三酯（TG）与载脂蛋白被视为 CHD 的风险因素，高密度脂蛋白胆固醇（HDL-C）虽为介导胆固醇逆向转运的抗粥样硬化脂蛋白，但同样以多种复杂形式参与 AS 病理过程[16,17]。此外，极低密度脂蛋白（VLDL）是转运内源性 TG 的主要形式，且相对富含胆固醇与载脂蛋白 B，其水平上调时将导致 TG 与胆固醇含量的同步增高，使其同样成为诱发血管病变的重要致病因子[18]。由此可见，脂质代谢紊乱是 CHD 的独立危险因素与早期启动环节。

2.2 血管内膜下 LDL 的沉积与修饰是 AS 发展的关键

脂质浸润学说认为，脂质的异常迁移与沉积是始发因素，通过侵袭浸润血管内膜，将启动或加剧斑块形成。传统观点认为，胆固醇与胆固醇酯为动脉斑块的主要组成，而近年的进一步研究发现，血管内膜下低密度脂蛋白（LDL）的沉积与修饰是脂质斑块形成的关键步骤。LDL 是运载胆固醇进入组织细胞的脂蛋白，正常条件下以非氧化形式存在，若 LDL 病理迁移至血管内膜中，则易氧化修饰形成氧化型低密度脂蛋白（ox-LDL），机体启动免疫应答，ox-LDL 聚集于巨噬细胞被吞噬生成泡沫细胞，不断堆积形成 AS 初期的脂质条纹[19,20]。伴随胶原纤维等外基质的不断增多，脂质被埋于深层而斑块表面形成纤维帽，进一步发展演变至纤维斑块。纤维斑块深层组织坏死、崩解后，崩解物质与脂质混合逐渐形成粥样斑块，出现 AS 的典型病变特征[21]。概括而言，当大量 LDL 渗入血管内膜下并产生过量 ox-LDL 时，超过机体承载上限，AS 由此发生发展。

2.3 循环功能障碍是 AS 加剧的必然趋势

脂质作为有形病理产物，渗透进入并黏附于血管壁上，阻塞血管致使管腔狭窄、堵塞，同时在纤维斑块与粥样斑块形成的基础上可发生斑块破裂、斑块内出血、粥瘤性溃疡等继发性病变，影响血管内环境平衡，改变血液流变学，从而增加血栓形成的危险性。现有研究证实，在血液脂质的高水平表达下，血液处于高黏、高聚状态，体现为凝血因子活性亢进，血小板聚集率增高，凝血时间降低，纤溶系统异常[22]。脂质异常可刺激血管内皮细胞，诱导炎症介质的异常分泌，从而引发炎症反应，致使血小板黏附与聚集，尤其血小板在血管内损伤处启动生理性止血后形成稳定的血小板血栓[23]。血栓事件发生后将加剧血管内膜损伤，同时血栓与斑块在内外因素作用下破溃、钙化，多种因素叠加形成复合性斑块，进一步梗塞血管，导致循环功能障碍，恶化心肌缺血性病变，从而诱发或加剧心前区不适、心绞痛等一系列 CHD 临床症状。

以上即为脂质浸润学说的描述，关于 AS 病理机制还包括炎症反应学说、损伤反应学说、平滑肌突变学说等[24]。本质上，各类学说并非根本性对立，反而互为补充、密切关联，共同解释 AS 的复杂病理过程。

3 痰瘀相关理论与冠状动脉粥样硬化脂质浸润的病机相关性

本质而言，脂质浸润是"脂质斑块—循环障碍—复合病变"的多环节、多层次的复杂病理过程，体现了环环相扣而又层次递进的动态演变特征，与"痰浊结聚—因痰致瘀—痰瘀互结"的病机认识高度趋同。痰瘀相关理论所体现的物质基础内在关联、病理产物共同为患等特性，是对 AS 病理本质的深度概括，有助于从中医学角度充分阐明 CHD 脂质浸润病机特点。

3.1 痰浊结聚为启动因素

CHD 以心脉为主要病位，中医学的脉是气血精微的运行通路，与现代医学血管系统存在解剖形态与生理功能的同一性，因而心脉不利被视为 CHD 等心血管病的基本病理表现之一[25,26]。基于现代生物学视角，痰以脂质为物质基础，痰在形成发展的过程中体现着脂质代谢的微观变化，CHD 痰证患者具有更高的血脂表达水平[27]。脂质侵袭于血管内膜沉积，继而形成斑块、毁伤血管的脂质浸润过程，与痰浊黏凝于心脉留而不去，继而凝聚成块、损害心脉的痰阻心脉病机相符合。总结为 CHD 发病不离痰生、脉损之本质，是包括痰在内的病理因素作用下所引发的心脉、血液及其相互关系失调的病理反应[28]。

结合致病特性、表现形式进一步论证，痰浊结聚与脂质条纹、纤维斑块的形成过程具有共性之处，皆为脏腑功能下降、气血阴阳失调所导致的病理性物质堆于体内的结果，既是疾病过程衍生形成的病理产物，又是诱发脉道、血管新病理改变的致病因素，均有黏腻、浑秽之特性，表现为黏涩重滞、渐蓄胶着、质地稠厚、积存不散等特征。痰浊与脂质蓄积体内是一个慢性积累的量变过程，蕴含着从"无形之邪"到"有形之邪"的状态演绎，在早期仅表现为部分物质代谢异常与血液成分改变，尚不构成强烈的致病作用，伴随病理物质过量积聚，渗入沉积于血管系统中并形成痰结、斑块的有形致病因子，达到损伤形态结构与扰动生物功能的质变。综上，痰脂之关系实质上是中西医学体系对同一病理状态的不同认知，脂质代谢紊乱导致渗入血管的损害因子，实为痰浊黏滞心脉的微观生物学体现，其后形成的脂质斑块，则为痰浊结聚的病理实体[29]。以痰浊形成为开端，结聚心脉为进展，痰之要素以多种形式贯穿 CHD 的病理过程。

3.2 因痰致瘀为中心环节

脂质浸润虽强调脂质代谢对于CHD发病的重要性，但基于人是一个有机整体的宏观视角，不能仅从脂质层面孤立地看待病理本质。以脂质沉积与斑块形成为初阶，其后所引发的血液流变学改变、血小板活化增强、附壁血栓形成等病变，实际是脂质异常的病理延伸，CHD恶化加剧的体现[30]。责之于中医学病机角度，痰浊亦非独立存在的病理产物，其结聚血脉日久而滞涩血运，以致气血不调，终生瘀血。国医大师邓铁涛教授是痰瘀相关理论的倡导者，提出CHD常表现为痰中夹瘀与痰可致瘀的现象，即痰为瘀形成之因，瘀为痰渐变之果，总结了CHD因痰致瘀病机的演变规律[31,32]。进一步结合现代生物学角度得出，CHD痰浊证即会出现血小板聚集率、血液流动速率及血栓前状态标志物的异常变化，CHD血瘀证则在此基础上呈现更为严重的血液循环功能障碍，机体处于高度的凝、黏、聚、浓状态，甚则引发血栓事件[33,34]。充分印证了因痰致瘀观点与"脂质异常—循环障碍"的趋同性，粥样斑块及血栓为发展结果。

3.3 痰瘀互结为必然结局

瘀是痰的进一步发展，但血瘀状态形成后，其又作为病理因素反作用于机体，以致脉道损伤、气机失调、津液停滞，加剧痰生，即在因痰致瘀前提下引发瘀久生痰，二者互为因果且恶性循环。以痰浊为疾病始发因素，经因痰致瘀的过渡转化终致痰瘀共同存在，二者互相滋生、胶结不解，既成痰瘀互结之邪，复合致病，滞络损脉，导致变证多端、致病广泛、症状繁杂之病情。可见痰瘀互结在本质上是有别于单独的痰或瘀的致病力更强的复合病理因素[35]。近年的CHD临床流行病学调查结果显示，愈来愈多CHD患者展现出痰瘀互结的特征，反映当代CHD病机认识已从传统阳微阴弦向痰瘀的互生互衍转变[7,36,37]。痰瘀兼化作为最常见的病邪兼化现象，被视为CHD之主要病机[38]。

CHD痰瘀互结证是痰与瘀以心脉为病灶的搏结过程，痰瘀二者在局部微环境下致使生物学表型网络失衡且因果关联、兼而并见，先后作用以促进脂质迁移沉积、血液循环障碍及后续病理进程[39]。痰瘀互结涵盖了痰与瘀的双重病理特征。CHD初期以痰为重，具有反映于微观的血脂、血液流变学等指标改变，随病情迁移发展，瘀之要素显现，继而表现为血栓事件、心肌缺血等循环功能障碍，促进粥样斑块的形成。痰瘀一旦形成，则易相兼、互结、转化、并列共存致病。CHD晚期，粥样斑块溃破后的病理物质进入血液循环，加剧血管内膜损伤和心肌缺血障碍，反复叠加形成复合性病变，螺旋式因果促进与推动CHD的不断恶化，终致心功能衰竭，其本质是痰瘀相兼互结后病理进展的必然结局。痰瘀相关与冠心病脂质浸润的病机相关性概述见图1。

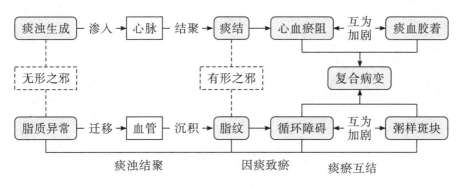

图1 痰瘀相关与冠心病脂质浸润的病机相关性

4 痰瘀同治法对冠心病脂质浸润的干预机制研究进展

有专家指出，调节血脂水平有助于稳定或消退动脉粥样斑块，降低不良心血管事件的发生率[40]。鉴于脂质浸润学说的病理机制认识，LDL的沉积与修饰在CHD发病中起关键作用，因此调节血脂应以下调LDL水平为重要目标，治疗多选用他汀类药物。但单独应用他汀类药物仍存在血脂控制不达标的现象，且单纯的降脂作用无法达到抗血小板聚集、抗凝等治疗目的，同时需要警惕横纹肌溶解、肝功能损伤、胃肠道症状等不良反应[41,42]。中医药在CHD治疗中具有特色优势、疗效显著、副作用小，可弥补他汀类药物的局限。立足痰瘀相关的病机认识，痰性黏腻、瘀性滞涩，一旦胶着则缠绵难解，凸显祛痰与化瘀并重同治的重要性，即为痰瘀同治。在调节脂质代谢基础上改善血液循环，恢复心肌有效供血，双向修复、全面兼顾以实现最佳疗效[43]。现就痰瘀同治法对CHD脂质浸润干预机制的研究进展做一综述，见表1。

表1 痰瘀同治方药对冠心病脂质浸润相关指标的影响

药物名称	方药组成	干预对象	调节指标
痰瘀同治方[44]	丹参、川芎、人参等	CHD痰瘀互结证小型猪模型	TC、TG、LDL-C、VLDL-C、全血黏度
化痰活血通络方[45]	法半夏、全瓜蒌、黄连、枳实、石菖蒲、远志、郁金、当归、川芎、土鳖虫、红花、全蝎、蜈蚣	CHD痰瘀型大鼠模型	LDL-C、TG、TC、HDL-C、全血黏度、血浆黏度
血府逐瘀汤合瓜蒌薤白半夏汤[46]	桃仁、红花、赤芍、当归、川芎、瓜蒌、薤白、半夏等	CHD痰瘀互结证大鼠模型	TC、TG、全血黏度
栝楼薤白半夏汤合丹参饮[47]	栝楼、薤白、半夏、丹参、当归、川芎	CHD痰浊血瘀型患者	6-Keto-PGF1α、TXB2、TC、TG、LDL-C、HDL-C

续上表

药物名称	方药组成	干预对象	调节指标
常规治疗加用心痛方[48]	柴胡、瓜蒌、白芥子、川芎、郁金、九香虫	CHD 不稳定型心绞痛患者	TC、TG、LDL-C、HDL-C、全血黏度、血浆黏度、血小板聚集率
常规治疗加用化痰祛瘀汤[49]	法半夏、薤白、瓜蒌、桃仁、红花、丹参、柴胡、川芎、牛膝、炙甘草	CHD 稳定型心绞痛患者	TG、TC、LDL-C、全血黏度、血浆黏度、纤维蛋白原
常规治疗加用益气化痰通络饮[50]	黄芪、川芎、丹参、党参、清半夏、陈皮、白芥子、桂枝、僵蚕	CHD 心绞痛患者	TC、TG、LDL-C、HDL-C、全血黏度、血浆黏度、纤维蛋白原
丹蒌片[52]	瓜蒌皮、薤白、葛根、川芎、丹参、赤芍、泽泻、黄芪、骨碎补、郁金	CHD 痰瘀互结证小型猪模型	TG、TC、LDL-C、全血黏度
常规治疗加用丹蒌片[53]	瓜蒌皮、薤白、葛根、川芎、丹参、赤芍、泽泻、黄芪、骨碎补、郁金	CHD 合并高血脂患者	TG、TC、LDL-C、全血黏度、血浆黏度、纤维蛋白原
养心通脉片[54]	人参、丹参、泽泻、桂枝、枳实等	CHD 痰瘀痹阻证大鼠模型	TC、TG、LDL-C、HDL-C、全血黏度、血浆黏度
常规治疗加用血脂康胶囊[55]	红曲等	CHD 伴血脂异常患者	TC、TG、LDL-C、HDL-C、全血黏度、血浆黏度

4.1 中药汤剂

林成仁等[44]自拟丹参、川芎、人参等多种中药组成的痰瘀同治方，发现该方药能有效调节总胆固醇（TC）、TG、LDL-C、极低密度脂蛋白胆固醇（VLDL-C）等血脂指标，全血黏度等血液流变学参数异常的情况亦得以改善。另一自拟化痰活血通络方，由小陷胸汤与枳实汤加减化裁而成，可有效调节 LDL-C、TG、TC、HDL-C、全血黏度、血浆黏度等指标，从而发挥降血脂与改善血流的作用[45]。有研究将经典方剂血府逐瘀汤与瓜蒌薤白半夏汤相结合，从而实现化瘀祛痰之功效，该方可调控 TC、TG 与全血黏度[46]。当前的动物实验证实，CHD 痰瘀互结模型存在不同程度的血脂代谢与血液流变学的异常表达，通过痰瘀同治方药可同步纠正紊乱，实现方证的相互印证。

基于临床实证的痰瘀同治研究亦获得较为一致的结论。如具有祛痰浊、行瘀血之效的栝蒌薤白半夏汤合丹参饮，可调节 CHD 痰浊血瘀型患者的 TC、TG、LDL-C、HDL-C、6-酮-前列环素（6-Keto-PGF1α）、血栓素 B2（TXB2）水平，通过调控脂质代谢与阻抑血小板活化发挥治疗作用[47]。在常规西药基础上加用以化瘀豁痰为原则的自拟心痛方，TC、TG、LDL-C、HDL-C等各项血脂指标与全血黏度、血浆黏度、血小板聚集率等血液流变学指标，均呈现不同程度的回调[48]。另有研究发现，在CHD规范化治疗基础上运用化痰祛瘀汤，TG、TC、LDL-C、全血黏度、血浆黏度、纤维蛋白原水平均显著回调[49]。体现祛瘀化痰治则的自拟益气化痰通络饮，对CHD患者同样展现出血脂代谢与血液流变学的同步调节之疗效[50]。

4.2 中药制剂

丹蒌片由瓜蒌皮、薤白、川芎、丹参等组成，具有化痰散结、活血化瘀之功效，为CHD痰瘀互结证的指南推荐中成药[51]。一项基于方证对应理论的动物实验发现，CHD痰瘀互结证小型猪模型经丹蒌片干预后，TG、TC、LDL-C和全血黏度水平均得到回调，且在部分指标上优于生脉胶囊[52]。另一项针对CHD合并高血脂患者临床观察研究也得到相似结论，在常规治疗基础上给予丹蒌片，可有效调控TG、TC、LDL-C、全血黏度、血浆黏度、纤维蛋白原等相关指标表达[53]。其余中药制剂亦取得一定进展，如养心通脉片具有良好的化痰活血作用，研究发现该药物可调节CHD痰瘀痹阻证大鼠模型的血脂四项与血液流变学指标表达，疗效显著并优于绞股蓝总苷[54]；血脂康胶囊具有除湿祛痰、活血化瘀的作用，研究发现在常规治疗基础上加用该药物，可不同程度回调TC、TG、LDL-C、HDL-C、全血黏度、血浆黏度等指标表达[55]。

5 讨 论

CHD以AS为基础，脂质浸润是阐释AS病理机制的经典学说，强调本病的发生发展与脂质代谢紊乱密切相关，本质是血管内膜受从血浆侵入的脂质刺激并诱发的一系列病理变化。中医药学术界虽较早从痰瘀角度认识CHD，但仍缺乏与现代生物学结合的系统动态描述。本研究在CHD与脂质代谢的基础上引入痰瘀相关理论，据此提出痰浊与LDL、胆固醇、胆固醇酯等性质相似，是一系列异常表达的脂质物质的总概括，浊之特性决定了痰的侵袭性，其在脉道之中聚集凝结并引起损伤；瘀与血流减缓、血小板聚集、血栓形成等状态相似，是痰的病理蔓延[56]。立足痰瘀的互生、互化、互结之关系，认为CHD以痰为始动因素，但又不仅局限于痰，是因痰致瘀而后又痰瘀互结的阶梯递进式过程，即在脂质代谢紊乱基础上引发血管内膜损伤与血液循环障碍，而后又加剧脂质障碍，因果循环且互为叠加，共同致病以促进CHD的不断恶化进展。总体而论，脂质浸润发生及其引发的病理后果是CHD痰瘀要素衍变的内在机制与微观本质，各阶段环环相扣、密不可分，共同构成CHD的复杂病理过程。

痰瘀相关理论揭示了痰瘀之间不可分割的内在联系，生理上依存互根，病理上因果俱病，由此衍生痰瘀同治法，化痰法与祛瘀法兼而并举，以达血活则痰化、痰化则瘀消之效，从根本上截断痰瘀之间互化转归的生物学物质基础，与传统倡导的单纯活血化瘀法构成了鲜明对比。基于现代生物学视角的中药干预CHD研究发现，痰瘀同治方药可有效发挥调节血脂、降低血黏度、改善血液循环等作用，多靶点调控而更具显著疗效。

但当前研究仍存在局限性：①CHD脂质浸润机制复杂，目前的中药干预多以血脂四项、血液流变学为观察指标，缺乏系统性的机制研究。②CHD呈动态进展，包括稳定性心绞痛、急性冠脉综合征、CHD心力衰竭等阶段，不同阶段的痰瘀权重比值应有所区别，并可兼杂虚、毒等证候要素，治疗也应有所侧重和兼顾，仍缺少对临床演变规律的深入研究。综上，将脂质浸润机制与痰瘀相关理论及痰瘀同治法有机结合有助于丰富CHD病机的中西医结合新认识，拓宽辨治思路，但今后仍需进一步深化研究，尤其此病机认识与热毒学说的异同、衔接，值得进一步深入挖掘[57]。

参考文献

［1］ LLOYD-JONES D M, BRAUN L T, NDUMELE C E, et al. Use of risk assessment tools to guide decision-making in the primary prevention of atherosclerotic cardiovascular disease：a special report from the American Heart Association and American College of Cardiology ［J］. Circulation，2019，139（25）：e1162.

［2］ SHIOMI M. The history of the WHHL rabbit, an animal model of familial hypercholesterolemia（Ⅰ）：contribution to the elucidation of the pathophysiology of human hypercholesterolemia and coronary heart disease ［J］. Journal of atherosclerosis and thrombosis，2020，27（2）：105-118.

［3］ 朱黎霞. 基于比较脂质组学探讨冠心病中医证候的研究思路［J］. 中医杂志，2014，55（8）：650-653.

［4］ BÄCK M, YURDAGUL A, TABAS I, et al. Inflammation and its resolution in atherosclerosis：mediators and therapeutic opportunities ［J］. Nature reviews cardiology，2019，16（7）：389-406.

［5］ OTSUKA F, KRAMER M C, WOUDSTRA P, et al. Natural progression of atherosclerosis from pathologic intimal thickening to late fibroatheroma in human coronary arteries：a pathology study ［J］. Atherosclerosis，2015，241（2）：772-782.

［6］ 王永刚，齐婧，钟伟，等. 冠心病中医病因病机的认识与探索［J］. 中医杂志，2015，56（17）：1449-1452.

［7］ 毕颖斐，王贤良，赵志强，等. 冠心病现代中医证候特征的临床流行病学调查［J］. 中医杂志，2017，58（23）：2013-2019.

［8］ 毛静远，牛子长，张伯礼. 近40年冠心病中医证候特征研究文献分析［J］. 中医杂志，2011，52（11）：958-961.

［9］ 朱梦梦，李逸雯，刘艳飞，等. 因郁致瘀与冠心病［J］. 中国实验方剂学杂志，2022，28（9）：176-182.

［10］ 任健，陈宇. 对中医学中"阴"字相关术语的探讨［J］. 辽宁中医杂志，2011，38（3）：438-440.

［11］ 鹿小燕，曹洪欣. 冠心病从"痰瘀相关"论治探讨［J］. 中医杂志，2010，51（2）：101-103.

［12］ 杜松，胡镜清，卢红蓉. 痰瘀互结证现代理论研究进展述评［J］. 中国中医基础医学杂志，2015，21（4）：477-482.

［13］ 魏玉凤，张敏州，连新福. 析议痰瘀同源、互结、同治［J］. 辽宁中医药大学学报，2012，14（7）：131-132.

［14］ 江勉君，史忠亮，古惠文，等. 基于痰瘀理论探讨动脉粥样硬化的发病机制［J］. 中西医结合心脑血管病杂志，2022，20（11）：2098-2100.

[15] KRÓLICZEWSKA B, MIŚTA D, ZIARNIK A, et al. The effects of seed from Linum usitatissimum cultivar with increased phenylpropanoid compounds and hydrolysable tannin in a high cholesterol-fed rabbit [J]. Lipids health and disease, 2018, 17 (1): 76.

[16] OMOTE K, YOKOTA I, NAGAI T, et al. High-density lipoprotein cholesterol and cardiovascular events in patients with stable coronary artery disease treated with statins: an observation from the REAL-CAD Study [J]. Journal of atherosclerosis and thrombosis, 2022, 29 (1): 50 – 68.

[17] COLIVICCHI F, DI FUSCO S A, ARCA M, et al. Non-high-density lipoprotein cholesterol versus low-density lipoprotein cholesterol in clinical practice: ANMCO position paper [J]. Journal of cardiovascular medicine, 2021, 22 (8): 609 – 617.

[18] HUANG J K, LEE H C. Emerging evidence of pathological roles of very-low-density Lipoprotein (VLDL) [J]. International journal of molecular sciences, 2022, 23 (8): 4300.

[19] KHATANA C, SAINI N K, CHAKRABARTI S, et al. Mechanistic insights into the oxidized low-density lipoprotein-induced atherosclerosis [J]. Oxidative medicine and cellular longevity, 2020 (2020): 5245308.

[20] KIM M J, JUNG S K. Nutraceuticals for prevention of atherosclerosis: targeting monocyte infiltration to the vascular endothelium [J]. Journal of food biochemistry, 2020, 44 (6): e13200.

[21] NI D, MO Z C, YI G H. Recent insights into atherosclerotic plaque cell autophagy [J]. Experimental biology and medicine (Maywood, N. J.), 2021, 246 (24): 2553 – 2558.

[22] 刘燕君, 胡镜清, 江丽杰. 冠心病痰瘀互结分子生物学机理研究现状 [J]. 世界科学技术 (中医药现代化), 2016, 18 (5): 791 – 799.

[23] JIANG L P, YU X H, CHEN J Z, et al. Histone deacetylase 3: a potential therapeutic target for atherosclerosis [J]. Aging and disease, 2022, 13 (3): 773.

[24] WANG R Y, WANG M, YE J X, et al. Mechanism overview and target mining of atherosclerosis: endothelial cell injury in atherosclerosis is regulated by glycolysis (Review) [J]. International journal of molecular medicine, 2021, 47 (1): 65 – 76.

[25] 吴以岭, 贾振华, 常丽萍, 等. 脉络学说营卫理论指导血管病变防治研究 [J]. 中国实验方剂学杂志, 2019, 25 (1): 1 – 10.

[26] 庞树朝, 张军平, 陈美玲, 等. 中医药治疗动脉粥样硬化新进展 [J]. 中华中医药杂志, 2017, 32 (1): 214 – 217.

[27] 陈玄晶, 徐丹苹, 陈小光, 等. 冠心病中医痰证与客观化指标关系研究概述 [J]. 中华中医药杂志, 2017, 32 (7): 3089 – 3092.

[28] 刘继东, 张哲, 贾连群, 等. 从现代生物学角度探讨动脉粥样硬化"痰浊—痰结—痰瘀"病机演变规律 [J]. 中华中医药学刊, 2021, 39 (2): 109 – 112.

[29] 王生万, 胡镜清, 江丽杰, 等. 痰瘀互结形成的可能相关分子生物学机制探究 [J]. 世界科学技术 (中医药现代化), 2016, 18 (5): 805 – 812.

[30] KÖNIG C S, ATHERTON M, CAVAZZUTI M, et al. The association of peak systolic velocity in the carotid artery with coronary heart disease: a study based on portable ultrasound [J]. Proceedings of the Institution of Mechanical Engineers Part H: journal of engineering in medicine, 2021, 235 (6): 663 – 675.

[31] 王士超, 吴伟, 刘芳, 等. 国医大师邓铁涛教授治疗心血管病学术思想和冠心病治疗经验初探 [J]. 中西医结合心脑血管病杂志, 2016, 14 (10): 1167 – 1170.

[32] 庄逸洋, 郑升鹏, 陈文嘉, 等. 国医大师邓铁涛治疗冠心病用药规律的数据挖掘研究 [J]. 时珍国医国药, 2016, 27 (12): 3025 – 3027.

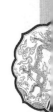

[33] 张以昆，韩景波，王庆高，等．化痰开痹汤对冠心病心绞痛痰浊瘀阻型病人血栓前状态及血小板聚集率的影响［J］．中西医结合心脑血管病杂志，2022，20（10）：1732-1735．

[34] XIN Q Q，CHEN X，YUAN R，et al．Correlation of platelet and coagulation function with blood stasis syndrome in coronary heart disease：a systematic review and meta-analysis［J］．Chinese journal of integrative medicine，2021，27（11）：858-866．

[35] 郭蓉娟，王椿野，赵振武，等．痰瘀致病的新认识［J］．环球中医药，2013，6（2）：114-116．

[36] 王传池，吴珊，江丽杰，等．1990—2020年我国冠心病中医证的流行病学调查研究概况［J］．中国中医基础医学杂志，2020（12）：1883-1893．

[37] 王传池，许伟明，江丽杰，等．11 383例健康人群及冠心病不同阶段患者痰瘀互结证分布规律的多中心横断面研究［J］．中医杂志，2021，62（6）：494-504．

[38] 王传池，杨燕，吴珊，等．冠心病不同发展阶段中医证演变规律研究［J］．中华中医药杂志，2019，34（5）：2101-2106．

[39] 胡镜清．病机兼化理论框架下的冠心病病机解析［J］．中国中医基础医学杂志，2017，23（1）：4-7，11．

[40] 安冬青，吴宗贵．动脉粥样硬化中西医结合诊疗专家共识［J］．中国全科医学，2017，20（5）：507-511．

[41] TUMMALA R，GUPTA M，DEVANABANDA A R，et al．Bempedoic acid and its role in contemporary management of hyperlipidemia in atherosclerosis［J］．Annals of medicine，2022，54（1）：1287-1296．

[42] HAN S N，YANG W H，YIN J J，et al．Drug treatment of hyperlipidemia in Chinese patients：focus on the use of simvastatin and ezetimibe alone and in combination［J］．American journal of cardiovascular drugs：drugs，devices，and other interventions，2019，19（3）：237-247．

[43] 郑曲，贾连群，宋囡，等．化痰祛瘀方治疗冠心病近现代研究［J］．中华中医药学刊，2020，38（9）：57-60．

[44] 林成仁，李磊，任建勋，等．痰瘀同治方对小型猪痰瘀互结证冠心病血液流变性及血脂的改善作用［J］．中国中药杂志，2014，39（2）：300-303．

[45] 梅琼，曾祥法，刘松林，等．化痰活血通络方对冠心病血脂与血液流变学影响的实验研究［J］．湖北中医药大学学报，2016，18（1）：30-33．

[46] 朱丽红，汪克明，王宗殿，等．冠心病痰瘀互结证动物模型复制方法的研究［J］．广州中医药大学学报，2006，23（4）：346-349．

[47] 高莹，杨积武．栝蒌薤白半夏汤合丹参饮对痰浊血瘀型冠心病患者血脂及血小板功能的影响［J］．辽宁中医杂志，2011，38（2）：307-308．

[48] 陈婉莉，范金茹．疏肝豁痰化瘀疗法及其组方治疗冠心病不稳定型心绞痛的临床疗效观察［J］．中华中医药学刊，2008，26（10）：2209-2211．

[49] 王皓霖，石立鹏，杜旭勤，等．化痰祛瘀汤治疗冠心病稳定型心绞痛疗效及对血脂、血液流变学的影响［J］．现代中西医结合杂志，2018，27（8）：810-813．

[50] 许应改．益气化痰通络饮治疗冠心病心绞痛临床研究［J］．中医学报，2015，30（12）：1815-1817．

[51] 中华中医药学会心血管病分会．冠心病稳定型心绞痛中医诊疗指南［J］．中医杂志，2019，60（21）：1880-1890．

[52] 李磊，刘建勋，任建勋，等. 小型猪痰瘀互结证冠心病的方证相应研究［J］. 药学学报，2017，52（11）：1698-1704.

[53] 张鞠华，赵志宏，李海霞，等. 丹蒌片对冠心病合并高脂血症病人血脂、血液流变学的影响［J］. 中西医结合心脑血管病杂志，2018，16（10）：1319-1323.

[54] 喻松仁，程绍民，周丽，等. 养心通脉片对冠心病大鼠痰瘀痹阻证脂质代谢SREBP2通路基因mRNA表达的影响［J］. 中华中医药杂志，2016，31（11）：4737-4740.

[55] 尚晓斌. 血脂康和阿托伐他汀对冠心病患者血脂异常及血液流变学的临床疗效观察［J］. 广西医学，2007，29（8）：1158-1159.

[56] 王朔，解静，徐一兰，等. 冠心病痰瘀相关标志物在中医药领域的研究进展［J］. 中国中医基础医学杂志，2021，27（9）：1525-1531.

[57] 王栋，于雪，黄凯，等. 清热解毒中药调节炎症反应对心血管疾病异病同治的意义［J］. 中国中药杂志，2022，47（20）：5418-5423.

注射用血栓通（冻干）治疗不稳定型心绞痛临床应用专家共识

龙文杰[1]　谢雁鸣[2]　张俊华[3]　高蕊[4]　元唯安[5]　叶小汉[6]
冼绍祥[1]　吴辉[1]　凌燕[1]　唐亚琴[1]　汤慧敏[1]　杨忠奇[1]*

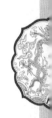

为推动中医药发展，国家中医药管理局已确定胸痹心痛病为第二批中医优势病种之一。不稳定型心绞痛（unstable angina，UA）属中医胸痹心痛病范畴，是一种急性冠状动脉综合征（acute coronary syndrome，ACS），冠状动脉因动脉粥样硬化而变窄，导致血液凝固，从而阻止血液流向心肌是其主要原因。引起UA的危险因素包括吸烟、糖尿病、肥胖、心脏病家族史、高血压、高低密度脂蛋白胆固醇（HDL-C）等[1]。经皮冠状动脉介入治疗（percutaneous coronary intervention，PCI）在ACS患者中得到广泛应用，但在临床中始终存在部分人群未能够接受PCI手术，或者患者拒绝接受PCI手术，针对此类UA人群的治疗目前已成为社会和医学界关注的热点问题。

中医药在我国心血管疾病的治疗中具有重要地位和显著优势。注射用血栓通（冻干）（药品批准文号：国药准字Z20025652）是由广西梧州制药（集团）股份有限公司生产的原研品种，主要成分为三七中提取的三七总皂苷，分别收录于《国家基本药物目录（2012年版）》和《中华人民共和国药典（2010年版）》第二部[2]。注射用血栓通（冻干）具有活血化瘀的功效，广泛用于治疗视网膜病变、脑梗死、冠心病等[3]，尤其是在治疗UA方面取得了较好的临床疗效[4]。为进一步指导其临床合理使用，提高

作者单位：1. 广州中医药大学第一附属医院；2. 中国中医科学院中医临床基础医学研究所；3. 天津中医药大学；4. 中国中医科学院西苑医院；5. 上海中医药大学曙光医院；6. 广州中医药大学东莞医院。*表示通讯作者。

临床医生合理用药水平，中国药学会中药临床评价专业委员会邀请来自全国相关研究领域专家，对注射用血栓通（冻干）基本信息、药理作用、临床研究、安全性数据等进行系统性梳理回顾与总结，讨论并起草了《注射用血栓通（冻干）治疗不稳定型心绞痛临床应用专家共识》，旨在服务临床医师。

1 药品基本信息

1.1 药物组成及有效成分

注射用血栓通（冻干）是由广西梧州制药（集团）股份有限公司生产的原研品种，主要成分为三七总皂苷。

1.2 性状

本品性状为白色或淡黄色无定形粉末或疏松固体状，味微苦、微甘。

1.3 功能主治

活血祛瘀，通脉活络。用于瘀血阻络、中风偏瘫、胸痹心痛及视网膜中央静脉阻塞症。

2 基础研究

2.1 神经保护作用

注射用血栓通（冻干）可以保护大脑中动脉阻塞（MCAO）大鼠的缺血损伤，减少梗死体积和肿胀百分比，这可能与 Prx6-TLR4 通路有关；同时大鼠神经系统评分、前肢放置测试结果同样得到改善[5,6]。此外，研究表明，对脑卒中动物模型给予注射用血栓通（冻干）能激活 Nrf2-VEGF 通路及氧化应激等多个靶点作用[5]，减轻脑缺血、再灌注损伤，并显著改善脑功能及促进血管生成[3]。

2.2 抗血小板聚集作用

注射用血栓通（冻干）通过抑制 Piezo1 介导的 Ca^{2+} 信号通路，其靶向调控 Piezo1 通道来抑制剪切诱导的血小板聚集，从而介导下游 Calpain-2 和 Talin1 信号通路，抑制剪切诱导的血小板聚集[7]。此外，注射用血栓通（冻干）可发挥抗 κ-角叉菜胶诱导的大鼠血栓形成的作用，能显著抑制血小板聚集、改善机体血流状态、维持正常血流动力学环境，从而为临床治疗的作用机制提供新的见解[7]。三七作为其主要成分，已被证实主要通过上调雌激素受体 α 依赖性磷酸肌醇 3-激酶（PI3Ks）、蛋白激酶（AKT）通路和核因子红细胞-2 相关因子 2（NRF2）通路活性来改善心血管和神经系统缺血再灌注[8]。因此，未来需要高质量的临床试验和证据来证明注射用血栓通（冻干）的疗效。

3 临床研究

注射用血栓通（冻干）在脑血管疾病方面主要用于治疗急性缺血性脑卒中、脑梗死后遗症、短暂性脑缺血发作和后循环缺血性眩晕等，并取得良好的临床疗效。其能有效改善脑血管病患者的血流动力学，有效改善临床症状[9]。有研究采用随机双盲对照临床试验评价注射用血栓通（冻干）治疗老年腔隙性脑梗死患者的疗效，发现注射用血栓通（冻干）治疗4周后，老年腔隙性脑梗死患者的临床症状有所改善，相对脑血流量增加，卒中区域的相对平均灌注时间降低；在排除性别、年龄、高血压等危险因素后，注射用血栓通（冻干）显著降低了患者的美国国立卫生研究院卒中量表（NIHSS）得分，有效改善神经功能[10]。张杰文等[11]探讨注射用血栓通（冻干）治疗急性缺血性脑卒中的临床疗效，对照组给予西医常规治疗，试验组在对照组的基础上加用注射用血栓通（冻干）进行干预，结果表明，试验组的NIHSS和Barthel指数（BI）评分改善程度均优于对照组；两组患者脑卒中专门化生活质量表（SS-QOL）评分均较治疗前升高，提示注射用血栓通（冻干）可显著改善急性缺血性脑卒中患者的神经功能缺损程度及活动能力。

一项观察注射用血栓通（冻干）预防重症监护室（ICU）患者下肢深静脉血栓（deep venous thrombosis of lower extremity，DVT）临床疗效的前瞻性随机对照临床试验发现，注射用血栓通（冻干）能改善ICU患者血液高凝状态，降低血液黏度，对ICU患者DVT有良好的预防血栓效果[12]。血栓通注射液（冻干）对心血管疾病有良好疗效及安全性[13]，广泛用于冠心病、心绞痛、心肌梗死及高血压等心血管疾病[14]。

注射用血栓通（冻干）能有效改善UA发生频率，缩短心绞痛发作持续时间，有效改善血脂水平，改善内皮功能，有效抑制炎症反应。一项针对包括注射用血栓通（冻干）在内的中药注射液治疗UA荟萃分析[15]，共纳入38项随机对照研究，纳入患者4074名，发现其联合常规基础治疗在减轻临床症状、降低hs-CRP水平上优于单独常规基础治疗组，对比单独常规基础治疗能显著降低硝酸甘油消耗量。金继斌等[16]探讨注射用血栓通（冻干）联合前列地尔注射液治疗UA的临床疗效，对照组仅采用血栓通（冻干）治疗，观察组采用血栓通（冻干）和前列地尔联合治疗，治疗14天后比较两组患者的血压、心率变化、治疗前后的心电图变化，以及两组的临床治疗总有效率。结果发现，治疗后两组患者的血压和心率都出现下降；在治疗后的比较中，观察组患者在血压和心率两个指标方面低于对照组；在心电图的比较中，观察组患者的总有效率为83.9%，对照组为71.4%；观察组的临床总有效率为94.6%，对照组为76.8%。提示注射用血栓通单用、联用前列地尔注射液治疗UA效果显著，患者的血压和心率指标改善明显，能提高心电图有效率和临床有效率。臧传欣[17]开展注射用血栓通（冻干）联合瑞舒伐他汀钙片治疗UA的临床疗效临床研究，以86例UA患者为研究对象，对照组患者口服瑞舒伐他汀钙片，治疗组患者在对照组治疗的基础上静脉滴注注射用血栓通（冻干），两组患者均连续干预14天，观察治疗心绞痛疗效和心电图、比较两组患者的临床症状、内皮功能因子水平和血脂水平。结果发现，治疗组心绞痛治疗的总有效率为95.35%，对照组心绞痛治疗的总有效率为81.40%。干预后治疗组患者的心绞痛发作时间、持续时间、硝酸甘油用量比对照组低。注射用血栓通能有效降低患者内皮素

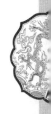

1（ET-1）、血管内皮细胞钙黏蛋白（VEC）、血栓素 B2（TXB2）的水平，有效降低总胆固醇、三酰甘油、低密度脂蛋白胆固醇（LDL-C）水平，提示注射用血栓通（冻干）联合瑞舒伐他汀钙片治疗 UA 有确切疗效，能有效减轻临床症状，改善血管内皮功能和血脂水平，降低不良反应的发生。综上，提示注射用血栓通（冻干）具有活血化瘀的功效，广泛用于治疗心血管疾病如 UA。

4 专家推荐意见

基于基础研究和临床研究，专家对注射用血栓通（冻干）治疗 UA 推荐意见如下。

4.1 用法用量

使用前用注射用水或氯化钠注射液适量使之溶解，静脉滴注。1 次 250～500 mg，1 日 1 次，用 10% 葡萄糖注射液 250～500 mL 稀释。重症患者可以 1 次 500～1 000 mg。

4.2 疗程

7～14 天为 1 个疗程，可根据病情调整，如果连续使用 7 天病情无缓解或好转，建议行血运重建手术，或其他治疗方法。

4.3 特殊人群用药

近半年重要脏器出血史（如脑出血、上消化道出血等）、血小板计数降低、凝血功能异常、近期有活动性出血等慎用；如果合并使用抗血小板药物、抗凝药物，建议必要时监测凝血功能。

5 不良反应及用药注意事项

5.1 不良反应

本研究显示，注射用血栓通（冻干）不良反应包括发热、寒战、过敏样反应、过敏性休克、心悸、胸闷、呼吸困难、呼吸急促、哮喘、皮疹、瘙痒、剥脱性皮炎、头晕、头痛、恶心、呕吐等；但不良反应发生率低，总体安全性好。

5.2 注意事项

①本品为活血、通脉、祛瘀药物，用药期间有个别患者出现面部潮红或头胀痛等证，属正常反应，视情况可继续用药。②本品可能引起过敏性休克，用药后一旦出现过敏反应或其他严重不良反应，应立即停药并给予适当治疗。严重者给予吸氧、肾上腺素、静脉给予激素、气管插管等紧急处理。③应单独使用，禁止与其他制剂、药物混合配伍联合使用。④特殊人群用药如备孕妇女、妊娠期及哺乳期妇女慎用。

6 利益冲突声明

在共识制定过程中,所有相关参与者均无利益冲突。

7 结　语

注射用血栓通(冻干)具有促进血管生成、抗血小板聚集等作用,改善 UA 发生频率,缩短心绞痛发作持续时间,有效改善血脂水平,改善内皮功能,有效抑制炎症反应,安全性较好,推荐用于治疗 UA。日用量 250～1 000 mg,疗程 7～14 天。

参考文献

［1］ UEDA P, GULAYIN P, DANAEI G. Long-term moderately elevated LDL-cholesterol and blood pressure and risk of coronary heart disease［J］. PloS One, 2018, 13（7）: e0200017.

［2］ 国家药典委员会. 中华人民共和国药典 2010 年版: 二部［S］. 北京: 中国医药科技出版社, 2010: 14 – 15.

［3］ GUO H, ADAH D, JAMES P B, et al. Xueshuantong injection（lyophilized）attenuates cerebral ischemia/reperfusion injury by the activation of Nrf2-VEGF pathway［J］. Neurochemical research, 2018, 43（5）: 1096 – 1103.

［4］ LONG W J, LIAO H L, HUANG X, et al. Efficacy and safety of high-dose Xueshuantong injection（lyophilised）in reducing the incidence of major adverse cardiovascular events in patients with unstable angina: a protocol of a randomised, parallel-arm, controlled, double-blind and multicentre clinical trial based on dual antiplatelet therapy［J］. BMJ open, 2020, 10（8）: e038074.

［5］ WANG F J, WANG S X, CHAI L J, et al. Xueshuantong injection（lyophilized）combined with salvianolate lyophilized injection protects against focal cerebral ischemia/reperfusion injury in rats through attenuation of oxidative stress［J］. Acta pharmacologica Sinica, 2018, 39（6）: 998 – 1011.

［6］ WANG X M, WANG S X, WANG J X, et al. Neuroprotective effect of xueshuantong for injection（lyophilized）in transient and permanent rat cerebral ischemia model［J］. Evidence-based complementary and alternative medicine, 2015（3）: 1 – 13.

［7］ LIU L, ZHANG Q L, XIAO S L, et al. Inhibition of shear-induced platelet aggregation by Xueshuantong via targeting piezo1 channel-mediated Ca^{2+} signaling pathway［J］. Frontiers in pharmacology, 2021, 12: 606245.

［8］ LIU H, YANG J Q, YANG W Q, et al. Focus on notoginsenoside R1 in metabolism and prevention against human diseases［J］. Drug design, development and therapy, 2020, 14: 551 – 565.

［9］ 罗艳, 刘冠萍. 注射用血栓通(冻干)在脑血管疾病的临床运用进展［J］. 大众科技, 2019, 21（5）: 78 – 80.

［10］ GUI Q F, YANG Y M, YING S H, et al. Xueshuantong improves cerebral blood perfusion in elderly patients with lacunar infarction［J］. Neural regeneration research, 2013, 8（9）: 792 – 801.

［11］ 张杰文, 李丹. 注射用血栓通(冻干)治疗急性缺血性脑卒中的临床研究［J］. 中西医结合心脑血管病杂志, 2019, 17（14）: 2235 – 2237.

[12] 刘嘉丽. 注射用血栓通预防ICU患者下肢深静脉血栓的临床观察[D]. 广州：广州中医药大学，2019.

[13] 王艳宁，张慧玲，王俏琴，等. 我院注射用血栓通（冻干）的临床应用分析[J]. 中国药房，2017，28（9）：1193-1196.

[14] 许娟娟，唐静，袁秀芝. 基于Apriori模型的关联规则评价注射用血栓通适应证的选择[J]. 中国合理用药探索，2020（2）：37-39.

[15] 张晓朦，吴嘉瑞，张冰，等. 中药注射剂治疗心脑血管疾病系统评价/Meta分析的现状研究[J]. 药物流行病学杂志，2016，25（8）：520-525.

[16] 金继斌，谢敬东. 前列地尔注射液联合注射用血栓通治疗不稳定心绞痛56例临床观察[J]. 智慧健康，2019，5（4）：90-92.

[17] 臧传欣. 注射用血栓通联合瑞舒伐他汀治疗不稳定型心绞痛的临床研究[J]. 现代药物与临床，2020，35（3）：487-491.

从"毒损心络"探讨毛冬青治疗心力衰竭

林炜基[1,2]　陈洁[1,2]　袁天慧[1,2]　杨忠奇[1,2]　冼绍祥[1,2]*

心力衰竭（heart failure，HF，以下简称心衰），是指由多种原因导致心脏的组织结构和（或）功能受损，引起心室泵血、心脏充盈能力下降的一组复杂临床症候群，是心血管疾病的终末期表现和最主要的死因[1]。我国心血管病现患人数3.30亿人，其中心衰患者890万人[2]。2012年1月至2015年9月，学者对来自全国132家医院的13 687名心力衰竭患者进行了一项名为"China-HF"的临床研究，结果提示住院患者死亡率为4.1%。中国高血压调查分析了2012—2015年入选的22 158名居民，发现在35岁及以上人群中，心衰病的患病率较2000年增加44.0%，高达1.3%[3]。随着人口老龄化加剧，冠心病、高血压、糖尿病、肥胖症等常见慢性病的发病率不断上升以及医疗水平的不断提高使得心脏疾病患者生存期得以延长，由此发展到心力衰竭阶段的患者人数将大大增加[4-6]。心衰的发病率、致死率以及重复住院率居高不下，对人民的生命健康安全、对患者家庭的经济及精神负担、对国家的医疗资源造成了不可估摸的负面影响，已成为我国亟待解决的社会问题和公共卫生问题。

心衰的发病机制十分复杂，到目前为止，现有的各项医学研究都无法做出具有强说服力的完整阐述，尽管如此，现代医学科研人员普遍认为以下两大关键因素参与了心衰的发生及发展：一是神经内分泌系统的过度激活，在此中发挥主要作用的有交感神经系统（sympathetic nervous system，SNS）以及肾素-血管紧张素-醛固酮系统（renin-angiotensin-aldosterone system，RAAS），这两大系统的过度兴奋直接或间接引起了一系列物理、化学、生物反应，对心衰的发生、发展及预后产生深远的影响；二是由于心肌

作者单位：1. 广州中医药大学第一附属医院；2. 广东省中医临床研究院。*表示通讯作者。

损伤、坏死后引发心肌重构事件的发生，这是心衰发生与发展的分子基础，最终引起心肌舒缩功能障碍，因此切断以上关键过程是有效防治心衰的基础，这也指导着临床医师治疗策略的制定与实施。经过现代研究与实践，已部分证明在西医常规治疗基础上联合中医辨证论治，可进一步改善心衰症状，提高患者生活质量，降低其病死率和再住院率，在一定程度上防止、延缓甚至逆转心室重构，抑制 RAAS 和 SNS 激活，从而维持及改善心脏功能。

中医并没有与心衰完全相对应的病名，但与其相似疾病的相关论述散见于我国各代医著之中，其可隶属于"心悸、心水、水肿、喘证"等病症范畴。作为划时代的中医论著，《黄帝内经》虽然未提及心衰这一病名，但就众多条文所描述的临床表现来讲，实际上已对心衰做出了最早的描述，如《素问·五脏生成篇》："赤脉之至也，喘而坚，诊曰有积气在中，时害于食，名曰心痹。"《灵枢·胀论第三十五》："心胀者，烦心短气，卧不安。"与现代心衰的病因、临床症状有许多相似之处，可作为临床诊疗参考。中医认为，引起心衰的病因病机比较复杂，情志、饮食、劳逸不调、外感内伤、久病体虚、脏腑经络传变等都可能导致该疾病，早在《黄帝内经》中便提到："多食咸，则脉凝泣而色变"。道出了长期的高钠饮食是导致心血管疾病的一个重要危险因素。"夫病传者心病，先心痛……五日闭塞不通，身痛体重，三日不已死"则说明到了心衰后期往往呈现多系统、多脏器的病变，是以心病为根本的涉及多脏腑、多经络的综合病症，正如难治性心衰阶段往往衍生出多种并发症，病情缠绵难愈，病情变化迅速，预后极差。《灵枢·口问第二十八》："心者，五脏六腑之主……悲哀愁忧则心动……五脏六腑皆摇"。说明七情内伤是导致心脏受损的一大病因，心为五脏六腑之大主，后期可引起五脏六腑的病变。中医认为，心衰病的病位主要在心，与五脏相关，涉及肺、脾、肾、三焦等其他诸多脏腑，心为发病之本，其他脏腑为发病之标；心气亏虚是导致病证发生之根源，体内痰浊、瘀血、水饮是其发病之标，种种病理产物邪伏于内，化生毒邪，诱因而发，呈现出"发作—缓解—再发作—再缓解"的病程特点，病情往往进行性加重，预后不良。随着疾病的发展或变化，心衰病最终以亡阴亡阳、阳气厥脱、阴阳离决的危重现象为结局。虚实夹杂、内外相因贯穿于心衰病发生发展的全过程。

1 中医"毒"的概念

毒，其本意指毒草。正如《说文解字》所言："毒，厚也，害人之草，往往而生。"而我国传统文化的语境存在一个朴素的观点：凡是对人有害的即可谓之"毒"。结果导致"毒"这一个原本鲜明的概念常因指意不明确而被滥用、泛化。在中医的范畴里，"毒"主要有以下四个含义：一是泛指临床施治疾病时所使用的药物或者指代药物的毒性、偏性或峻烈之性。如《周礼·医师》载"聚毒药，以共医事"，其中"毒药"既可特指药物，又可指存在偏性的动植物、金石类物质。中医认为，凡是药物均有其特有的属性，药物之所以可以治疗疾病，正是取其偏性——"以偏纠偏"，从而达到调和人体脏腑功能、恢复阴阳平衡的目的，正如张景岳所著《类经》所言："药之治病，因毒

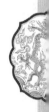

为能,所谓毒者,因气味之有偏也。"二是指病证名,如《伤寒论·伤寒例》"温毒,病之最重者也";《神农本草经》则有"鬼注蛊毒,以毒药"。还有中医外科"疮毒""丹毒"等病证。三是指致病因素,即不同致病因素作用于机体,导致机体产生各种毒性反应,又称毒邪。如《素问·生气通天论篇》所载"虽有大风苛毒,弗之能害";《伤寒论·伤寒例》"寒毒藏于肌肤,至春变为温病,至夏变为暑病"等皆为此意。四指治法,如拔毒、解毒、排毒等[7]。此外,毒邪有外毒、内毒之分,前者指触冒疫疠邪气,或由风寒暑湿燥火等淫气蕴积、发展,或指存在于自然界的,能引起机体中毒反应的致病物质,具有很强的特异性、单一性,发病时呈现"一毒一证、一毒一病、一毒一治"的特点;内毒是指痰饮、瘀血、结石等病理产物积聚日久而成,一经形成,又以新的致病因素作用于机体,导致脏腑经络功能失调,往往病情复杂、病程胶固、反复发作。

2 "毒损心络"与慢性心力衰竭

20世纪90年代,王永炎院士提出"毒损脑络"学说,即中风后机体可产生瘀毒、热毒、痰毒等病理产物,进而破坏形体,损伤脑络,导致病情缠绵难愈、治疗效果差,中医辨证论治目前所应用的疗效观察方法,所取得的疗效结果的置信度和可重复性存在严重问题,真正可重复的辨治方案不多,其疗效结论亦不确切,从而提出要提高脑血管疾病疗效的突破应重视中医病因病理学说的发展,可将"毒邪"和"络病"作为深入研究的切入点,在辨证与方药方面考虑毒邪的作用,以解毒为大法对疗效有一定的提高作用[8]。吴以岭院士则首次系统构建了"脉络学说",提出脉络学说的核心理论——营卫承制调平及"脉络—血管系统病"概念,营卫承制调平揭示了"脉络—血管系统病"的发病、病机、辨证与治疗规律,指出气候变化异常外感六淫、社会心理应激内伤七情、环境污染影响毒损脉络、生活起居异常劳逸失度、代谢产物蓄积痰浊瘀毒是其主要致病因素,络气郁滞(或虚滞)为始动病机、痰浊瘀毒为代谢产物,二者又可继发致病,形成脉络瘀阻、绌急、瘀塞及络息成积、络虚不荣等基本病机与证候类型。"络以通为用"治则突出"调"之干预——调营卫、气血、阴阳,调五脏之气、气机气化、邪正虚实,重新达到机体内外环境的和谐平衡状态。此外,吴以岭院士还建立了辨证诊断的标准,形成指导血管病变防治的理论体系,被广泛运用于脑梗死、急性心肌梗死、糖尿病血管并发症、心律失常、慢性心力衰竭等重大疾病的防治当中[9]。

随着现代研究的不断深入,毒邪致病成为多种内、外科疾病病因、病理与治疗的研究热点,同样地,毒邪致病在心力衰竭研究领域亦受到越来越多的关注。基于慢性心衰病因复杂、病情严重、病程绵长、反复难愈、预后不良等病理生理及治疗特点,"毒损心络"对心衰的致病因素及治疗方法研究同样具有重要的指导意义。心衰的病因非常复杂,不同病因对心脏损害机制并不完全相同,但它们最终都会导致心脏生理解剖结构的病理改变。研究表明,心肌纤维化、心肌重构、心肌细胞自噬、炎症因子、细胞因子、毒性氧自由基、钙离子超载等与心衰的发生发展密切相关,这些生化物质的特点及其所引发的一系列病理反应及不良后果与中医"毒"邪的特性十分吻合。而多种引发心衰的原发疾病在其发生发展过程中逐渐形成的瘀血、痰浊和水饮等病理产物持续不解,不断蓄积体内,进而化生"毒"邪,是为"内毒",人体之外的各种致病因子,如细菌、病毒、大气有毒微颗粒,是为"外毒",或因饮食失节、劳逸不当、情志不遂、药石毒害等,导致外毒与内毒相合,各种毒邪作用于机体并直接损害脏腑的本体结构,致使脏腑功能反复受损,从而诱发、产生、加重一系列病证。同时,心衰病日久不愈,邪气从表而及里,由皮毛而及脏腑,自气血而达经络,多种毒邪深入血络,盘踞不解,损及心络,伏邪于内,诱因而发,导致心衰病呈现"慢—急"的循环状态。由此可见,"毒损心络"对心衰病的发生、发展及转归具有重要的临床意义,解毒法是继益气活血利水法后治疗心衰病的又一重要治法,需不断研究、总结,验之于临床,以此提高慢性心衰的治疗效果,改善其不良预后。

3 毛冬青为心衰病解毒法的代表药物

毛冬青,又名乌尾丁、细叶冬青、细叶青、苦田螺、老鼠啃、山冬青、毛披树、茶叶冬青、水火药等,为冬青科植物毛冬青的根。多产自广东、广西、安徽、福建等地。首载于《广西中草药》:"味微苦甘,性平,无毒","清热解毒,消肿止痛,利小便。治刀枪打伤,肺热喘咳,外感风热,预防流脑"。《新编中医学概要》云:"活血通脉。治血栓闭塞性脉管炎,冠心病,脑血管意外所致的偏瘫。"《全国中草药汇编》载:"性味苦,平。功效主治:活血通脉,消肿止痛,清热解毒。用于心绞痛,心肌梗死,血栓闭塞性脉管炎,中心性视网膜炎,扁桃体炎,咽喉炎,小儿肺炎,冻疮。"《广西实用中草药新选》云:"清凉解毒,凉血散毒。治喉头水肿,咽喉炎症,暑季外感热症,皮肤急性化脓性炎症。"《浙江民间常用中草药》记载:"治感冒,扁桃体炎,痢疾,血栓闭塞性脉管炎。"《中华本草》记载:"性味苦、涩、寒。归经:肺、肝、大肠经。功能主治:清热解毒,活血通络。"

毛冬青是治疗心衰病的重要药物,功可解毒消肿、活血通脉。其味苦、性平而偏寒,可除血分之热,解血分之毒,清泄之余而不至于寒凉伤正,兼具通利之性,故能对心衰病瘀、毒、湿多种病理产物起到治疗作用,可化瘀、解毒、除湿,兼有清热之功,故常作为心衰病解毒法的代表药物。

本项目组从 20 世纪八九十年代就开展中医治疗心力衰竭的临床研究,其中在"观察的毛冬青甲素与地高辛对慢性心衰运动耐量的短期疗效比较"研究中,率先采用单盲、随机、自身交叉设计。研究结果表明,毛冬青甲素与地高辛相似,具有提高心衰患者运动耐量的作用[10]。而后在"毛冬青甲素治疗慢性充血性心力衰竭的临床观察"中,应用随机、单盲、安慰剂对照平行设计结果显示,观察组心功能疗效为 78.1%,基础治疗组为 45%,具有显著差异性($P<0.05$)[11]。叶桃春等[12]开展的心阴片(主要组成药物为毛冬青、人参、黄芪、麦冬等)治疗气阴虚血瘀水停型心力衰竭的临床研究发现,治疗 12 周后,心阴片治疗组总有效率为 90%,单纯西药治疗组为 70%,治

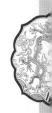

疗组的心功能疗效、对中医主次症评分的改善程度，对生活质量评分、6分钟步行试验、BNP 水平的改善作用以及对心脏彩超结构指标左室射血分数、短轴收缩率等的改善均优于对照组（$P<0.05$ 或 $P<0.01$）。吴辉等[13]开展的心阳片（主要组成药物为毛冬青、人参、熟附子、黄芪等）治疗气阳虚血瘀水停型急性失代偿性心力衰竭的临床研究表明，心阳片治疗组住院天数、心衰反复频数、血管活性药物静脉使用时间、心功能分级改善程度均明显优于对照组，出院前血浆 BNP、超敏 C 反应蛋白水平下降程度以及对左室射血分数的改善作用较对照组更明显（$P<0.05$ 或 $P<0.01$）。现代药理研究表明，毛冬青总提取物能改善血管内皮的受损程度，并通过影响 P2Y12 受体 αGi 亚单位和 βγ 亚单位功能的表达，降低 P2Y12 受体的含量，抑制血小板的聚集，发挥抗血栓作用[14]。对血清基质金属蛋白酶 1 含量有显著降低作用，可升高基质金属蛋白酶抑制因子-1 含量，抑制心肌纤维化，改善心衰大鼠心脏射血功能、心脏结构和抗心室重构[15]。经体外抗血小板聚集实验显示，铁冬青中 2 个三萜皂苷 rotundinosides A（9）和 C（10）均具有显著的抑制血小板聚集活性的作用[16]。黄习文等[17]设置心衰模型组与假手术组观察毛冬青治疗腹主动脉缩窄致心力衰竭大鼠疗效，结果表明，不同剂量的毛冬青均能改善心衰大鼠模型的心功能，上调 miR133a 的表达，且上调幅度与心功能改善情况未呈明显量效关系。张双伟等[18]研究发现，毛冬青皂苷 E 对 H9C2 心肌细胞缺氧、复氧损伤具有保护作用，其机制可能与减少细胞内活性氧生成，抑制凋亡相关蛋白 Caspase-3、Cleaved caspase-3 表达相关。另有试验表明，毛冬青甲素可以促进大鼠骨髓间充质干细胞（BMSCs）的增殖，并通过上调 CXCR4 的表达，提高 BMSCs 的迁移能力[19]。此外，毛冬青总黄酮还可从降低全血黏度、抑制炎症介质一氧化氮合成酶的表达、降低葡萄糖含量、升高 ATP 酶活力、改善缺血脑部组织病理方面保护小鼠血瘀合并脑缺血耐受模型的脑损伤[20]。

4 小　结

目前，心衰的治疗措施仍然以药物为主，急性期以利尿、强心、扩血管为主要措施，以实现短期的血流动力学改善为目标，而慢性期则为长期的神经内分泌干预修复性策略，以期改变衰竭心脏的生物学性质，达到有效纠正血流动力学异常的目的，缓解症状，提高运动耐量，改善患者生活质量，防止心肌重构进一步恶化，降低死亡率和延长寿命。尽管如此，心衰的预防和治疗仍然充满挑战，成为 21 世纪心血管领域的最后战场[21]。

课题组导师从主持国家"七五"攻关课题开始，30 多年来对中医药方法治疗心衰进行系统研究，以"阴阳为纲，去繁就简"为辨证原则，在国内率先提出"心衰病"中医病名，总结出心衰的核心病机为"气虚血瘀水停"，简化其辨证分型为"气阴虚血瘀水停"和"气阳虚血瘀水停"两大证型，确立益气活血利水法为心衰总治则，具体分为益气养阴活血利水法和益气温阳活血利水法。随着对"毒邪致病"理论的不断研究，"毒邪致病"学说在心衰研究领域受到越来越多的关注。基于"毒损心络"理论，心衰日久化毒入络,伏邪体内,诱因而发,治疗棘手,目前中医在治疗心衰病方面多从益气、活血、利水、泻肺等方面入手,结合"毒邪"致病特点及心衰后期往往涉及多脏腑,合并多种病症及致病因素,此时应重视"毒邪"在心衰病致病过程中的特殊作用,因此在原有益气活血利水法基础上加入解毒法对于心衰的治疗具有一定的临床价值。毛冬青性味苦、平,善于解毒活血,且价廉易得,深受岭南医家喜爱,已有多项临床研究和基础实验能证明其在心衰治疗中可发挥有效作用,值得广大医学同道在临床中加以研究、运用,不断提高中医药在防治心力衰竭领域的地位。

参考文献

[1] 国家卫生计生委合理用药专家委员会. 中国药师协会心力衰竭合理用药指南:第2版 [J]. 中国医学前沿杂志(电子版),2019,11(7):1-78.

[2] 中国心血管健康与疾病报告编写组. 中国心血管健康与疾病报告2019概要 [J]. 心脑血管病防治,2020,20(5):437-450.

[3] HAO G,WANG X,CHEN Z,et al. Prevalence of heart failure and left ventricular dysfunction in China:the China Hypertension Survey,2012-2015 [J]. European journal of heart failure,2019,21(11):1329-1337.

[4] 中华医学会心血管病学分会心力衰竭学组,中国医师协会心力衰竭专业委员会,中华心血管病杂志编辑委员会. 中国心力衰竭诊断和治疗指南2018 [J]. 中华心血管病杂志,2018,46(10):760-789.

[5] 顾东风,黄广勇,吴锡桂,等. 中国心力衰竭流行病学调查及其患病率 [J]. 中华心血管病杂志,2003,31(1):3-6.

[6] 武彩虹. 中国心力衰竭流行病学调查及其患病率 [J]. 健康之路,2018,17(1):207.

[7] 袁天慧,杨忠奇,李小兵,等. 试论毒邪致病与慢性心力衰竭发病的相关性 [J]. 中医杂志,2016,57(16):1375-1378.

[8] 王永炎. 关于提高脑血管疾病疗效难点的思考 [J]. 中国中西医结合杂志,1997(4):195-196.

[9] 吴以岭,魏聪,贾振华,等. 脉络学说概要及其应用 [C] //中华中医药学会. 第十三届国际络病学大会论文集. 中华中医药学会络病分会,2017:4.

[10] 邱卓巍,欧明,丁有钦,等. 毛冬青甲素与地高辛对慢性心衰患者运动耐量的短期疗效比较 [J]. 广州中医学院学报,1991(Z1):119-123.

[11] 丁有钦,冼绍祥,欧明. 毛冬青甲素治疗慢性充血性心力衰竭的临床观察 [J]. 新中医,1996(10):40-42.

[12] 叶桃春,吴伟,周小雄,等. 心阴片治疗气阴虚血瘀水停型慢性心力衰竭患者的疗效观察 [J]. 广州中医药大学学报,2018,35(6):971-976.

[13] 吴辉,吴伟,李荣,等. 心阳片对急性失代偿性心力衰竭患者脑钠肽、超敏C反应蛋白及心功能的影响 [J]. 中药新药与临床药理,2011,22(2):220-223.

[14] 陈元元,熊天琴,赵玉民,等. 毛冬青总提取物的抗血栓作用及基于ADP的机制研究 [J]. 中华中医药学刊,2015,33(5):1092-1096,后插Ⅵ.

[15] 陈洁,冼绍祥,杨忠奇. 毛冬青对慢性心衰大鼠基质金属蛋白酶-1及其抑制剂影响的研究 [J]. 中国中医药科技,2013,20(1):40-41.

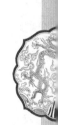

[16] FAN Z, ZHOU L, XIONG T Q, et al. Antiplatelet aggregation triterpene saponins from the barks of Ilex rotunda [J]. Fitoterapia, 2015 (101): 19-26.

[17] 黄习文, 游志德, 陈洁, 等. 毛冬青对心衰模型大鼠心功能及miR133a表达的影响 [J]. 中药新药与临床药理, 2014, 25 (1): 48-50, 92.

[18] 张双伟, 李润美, 徐进文, 等. 毛冬青皂苷E对H9C2心肌细胞缺氧/复氧损伤的影响 [J]. 中药新药与临床药理, 2015, 26 (5): 591-595.

[19] 李庆双, 郑关毅, 张碧琴, 等. 毛冬青甲素对大鼠骨髓间充质干细胞增殖及迁移的影响 [J]. 中国药理学通报, 2018, 34 (3): 358-364.

[20] 曹利华, 郑雁, 辛卫云, 等. 毛冬青总黄酮对小鼠血瘀合并脑缺血耐受模型的影响 [J]. 中国中药杂志, 2016, 41 (18): 3419-3424.

[21] 林曙光. 当代心脏病学新进展2011 [M]. 北京: 人民军医出版社, 2011: 536.

浅析心力衰竭的中医康复运动疗法优势特色与潜在机制

袁天慧[1,2] 朱迪[3] 陈思阳[3] 吴辉[1] 杨忠奇[1,2] 冼绍祥[1,2,3]

心力衰竭（heart failure，HF）作为所有心血管系统疾病的严重和终末期表现，是一组复杂的临床综合征，是由各种原因引起的心脏结构和功能的损伤，导致心室充盈或射血功能异常[1]。《中国心血管健康与疾病报告2020》[2]指出，中国心血管病死亡占城乡居民总死亡原因的首位，目前我国的HF患病率达到1.3%[3,4]，较2000年增加44%，约有1 370万人，HF人数增长成为全球第一。由于HF再入院率高、致残率高、死亡率高等特点，患者常伴有焦虑抑郁等情绪障碍，在恐惧死亡以及经济负担双重影响之下容易诱发心理障碍形成"双心疾病"。国外研究表明[5]，慢性心力衰竭（chronic heart failure，CHF）患者焦虑抑郁的患病率是普通人群的4～5倍。国内荟萃分析显示[6]，我国HF患者焦虑抑郁发病率为40.1%。这些因素的出现，使HF患者对心脏康复的需求越来越多，越来越精细。美国心脏病学学会（ACC）、美国心脏协会（AHA）和欧洲心脏病学学会（ESC）均推荐采用运动康复改善HF患者的功能状态，2020年更新的《慢性心力衰竭心脏康复中国专家共识》也肯定了这一观点，再次强调康复运动对改善HF患者心脏功能的重要性[7]。

心脏康复是一门融合生物医学、运动医学、营养医学、心身医学和行为医学等多个学科的专业防治体系，近年来逐渐成为心血管疾病临床研究的热点，在多数相关指南中已被列为Ⅰ类推荐证据[8]，通过心脏综合康复进行的二级预防被认为是最具成本效益

作者单位：1. 广州中医药大学第一附属医院国际医疗部；2. 广州中医药大学第一附属医院老年病（临床研究病房）；3. 广州中医药大学第一临床医学院。

的干预措施，能够有效降低心血管疾病死亡率、发病率和致残率，并提高患者生活质量[9]。根据1964年世界卫生组织（WHO）对心脏康复的定义："确保心脏病患者获得最佳的体力、精神、社会功能的所有方法的总和，以便患者通过自己的努力在社会上尽可能恢复正常的功能，过主动的生活"。可以看出，运动状态下的心脏功能显得尤为重要，因此，称之为以运动为核心的心脏康复[7]。在以往建议慢性心力衰竭稳定期患者进行运动康复的基础上发现，越早进行心脏康复锻炼患者获益越多，不少国际、国内指南、共识也推荐对急性失代偿性心衰（包括CHF急性发作）进行早期康复活动。但根据HF患者情况制定安全、有效、经济、高可行性和依从性的个性化运动康复处方仍是心脏康复的难点。

由古代导引养生术演变而来的现代中医康复运动疗法是以中医的阴阳五行、脏腑经络等理论为指导，追求天人合一、刚柔并济、动静结合，具有"调身（肢体运动）、调息（呼吸控制）、调心（心神调养）"三位一体的功能，具有身心同时调节的功效，既不加重患者运动负担，还可以进行康复锻炼，具有独特优势。大量临床研究已经证明太极拳、八段锦、五禽戏等功法的安全性和有效性，其各自的起源、理论依据、动作强度不完全相同，各有特色，但对其机制的研究尚不充分，基于各种功法的特色，针对不同心功能分期而推荐不同功法的分析较少。

目前HF患者坚持每天做康复运动的并不多，但从HF的治疗恢复的情况看，尽早进行运动训练对预后有着较大的积极影响，国内大多数HF患者都对中医康复运动有着明显的选择倾向性，且未必受心功能强弱的影响，基于这一良好的群众基础，中医康复运动在HF患者的长期健康管理中大有可为。目前评价中医康复运动疗法的临床研究多采用B型钠尿肽（brain natriuretic peptide，BNP）、左室射血分数（left ventricular ejection fraction，LVEF）等理化指标，通过心肺运动试验（cardiopulmonary exercise test，CPET）和六分钟步行试验（6 minute walking test，6MWT）测得的运动耐量指标，如代谢当量（metabolic equivalent，MET）、峰值摄氧量（peak oxygen uptoke，peak VO_2）、无氧代谢阈值（anaerobic threshold，AT）、最大心率（heart rate，HRmax）、CO_2通气当量（ventilatory equivalent for carbon dioxide，VE/VCO_2）、呼吸交换率（respiratory exchange ratio，RER）以及中医临床症候积分和明尼苏达评分等生活质量指标，多方面评价研究康复治疗前后的疗效。

本研究浅析太极拳、八段锦、五禽戏、"六字诀"四种现代中医康复运动疗法的理论依据和特色，结合现代医学研究结果，为不同阶段的HF患者推荐适合的中医康复运动，提高治疗的依从性，减轻患者本人、家庭和社会的负担，为心脏运动康复提供新思路，推动心理—生物—社会医学模式的落地。

1 太极拳

太极拳是中医传统养生健身疗法之一，蕴含较多的中医理念与中国古代哲学思想，相较于其他中医心脏康复运动在国际上认知度更高，吸引了医学界众多目光。"太极"

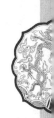

源于《易经·系辞》："易有太极，是生两仪"。太极拳取其"阴阳合抱"之意，基本理论依据可以概括为阴阳平衡和虚实变化，将开合、起落、顺逆、直横等动作与柔缓均匀的速度、以迂为直的圆弧运动相结合，便犹如太极图中之形态，阴中有阳，阳中有阴，阴阳共济，生生不息[10]。同时以轻微缓和的动作按摩脾胃，达到提升脾胃之气、通畅三焦气机之效，促进脾胃运化水谷精微以及气血、津液的生成，由于 CHF 急性发作时常见阳虚水泛、痰饮阻肺证型，因此气机通畅、脾得健运便可减少痰浊生成、水湿停滞，减少急性发作的诱因。此外，太极拳还要求气沉丹田，"丹田"即关元穴，为先、后天之气汇聚处，是人体经络的枢纽，气沉丹田则助肾封藏，纳气平喘[11, 12]。从现代医学角度分析，气沉丹田的要求之一便是采用腹式呼吸，速度慢、幅度深的横膈腹式呼吸有助于锻炼呼吸肌功能，增加有效肺活量，改善肺通气效果，并减少呼吸道和肺部病原体感染的概率，提高肺功能，可以减轻 CHF 患者如临床不适等症状，减少呼吸道感染诱发 CHF 急性加重的频率，改善预后。

近年来，随着身心医学的发展，人们对 HF 的认识也更加全面，该疾病对患者的影响不仅体现在身体方面的运动耐受性下降、进行性呼吸困难等各种不适，还体现在精神心理方面，患者常受到疾病伴发的无助、抑郁、焦虑等情绪困扰。尽管流行病学调查显示，焦虑抑郁障碍与 HF 等慢性心血管疾病关系紧密，但目前还无法找到将这二者确切地联系起来的具体机制。多种潜在的病理机制被认为可以解释焦虑抑郁障碍和脑血管病（CVD）的内在相关性，其中包括神经内分泌系统的功能紊乱、抑郁状态下增强的血小板活化、内皮功能紊乱和多种炎症反应等[13]。

而太极拳又被称为"运动中的冥想"，对精神集中和意念控制要求相对较高，在进行太极运动过程中，常要求锻炼者保持平静的心态，放下烦扰的思绪，追求一种心灵平和、机体心理和谐统一的感觉，经常练习太极运动可以有效排解负面情绪，减少焦虑和沮丧情绪，提升生活满意度。多项临床研究表明，太极拳可以显著改善 HF 患者的精神情绪状态，提高生活质量，但其具体分子机制目前尚不明确，根据目前对焦虑抑郁状态发病情况的研究，推测太极拳等身心疗法可能有助于调节交感与副交感神经系统的平衡、改善血管内皮功能、提高血小板的活性、降低多种炎性因子的水平，从而恢复心脏自主神经功能。

姚成栋等[14]的研究纳入了心功能Ⅱ级的 CHF 患者150例，对照组给予标准药物治疗，康复组在对照组的基础上进行太极拳康复运动，6个月后康复组在 NYHA 心功能分级、六分钟步行距离（6 minute walking distance，6MWD）、LVEF、左心室舒张末期内径（left ventricular end-diastolic dimension，LVEDd）及生活质量方面较对照组均有明显改善。Robins 等[15]指导30～50岁有心血管疾病发生风险的女性患者习练太极拳，结果显示，太极拳有助于下调促炎细胞因子水平，包括干扰素（interferon，IFN）、肿瘤坏死因子（tumor necrosis factor，TNF）、白细胞介素8（interleukin-8，IL-8）和白细胞介素4（interleukin-4，IL-4）等，从而降低潜在心血管疾病风险。Liu 等[16]对30名抑郁患者进行为期6个月的太极拳干预训练后，发现太极拳对其心率变异性（heart rate variability，HRV）参数存在积极影响，而 HRV 可以反映自主神经对心脏电生理活动的调控，在预测恶性心律失常、心源性猝死等不良事件方面效果显著，该试验结果还提示，太极拳运动可能通过调节自主神经而改善心肌供血。

在一项非随机的临床试验中，研究者将纳入的1 084名老年CHF患者分为四组：不接受干预的对照组、接受下肢肌肉功能性电刺激（functional electrical stimulation of lower limb muscles，FES）组、练习太极拳（Tai Chi exercise，TCE）组和同时接受以上两种干预的联合组。结果显示，相比于对照组，TCE组和联合组的峰值耗氧量均有降低，并且四组中仅TCE组心率有所下降。该试验认为[17]，两种干预手段均能改善患者的心肺功能和生活质量。以往的研究还指出了HF患者的抑郁程度、自主神经功能障碍和低生活质量与心率增加相关[18]，因此太极拳也可能通过降低心率而有助于CHF患者心情的积极、稳定以及自主神经系统功能的改善。另一项纳入100名CHF患者的研究则定性地探讨了12周的太极拳干预和教育对照对两组患者产生的生理影响、社会心理影响和整体体验差异。TCE组参与者不仅报告了自我效能感，还获得了更全面的健康赋权、感知控制和压力管理等身心锻炼计划相关的健康益处。太极拳似乎对焦虑、抑郁和生活质量的管理是有益的，并且对患有心血管疾病和（或）面临心血管危险因素的人来说是安全的[19]。

2　八段锦

在我国古老的导引术中，八段锦是流传最广、影响最大的一种，同时相较太极拳更加简单易学，现代应用非常广泛。东晋许逊首次将运动疗法应用于心系疾病的治疗，创制"心脏导引法"[20]，同时也提到了八段锦的具体招式："仰托一度理三焦，左肝右肺如射雕，东脾单托西通胃，五劳回顾七伤调，游鱼摆尾通心脏，手攀双足理于腰……"由此可以看出八段锦的每一式动作都有对应的脏腑，能针对人体不同病位或病症起到对应的康复训练效果，如"左右开弓似射雕"，刺激手三阴三阳经，调节手太阴肺经；"摇头摆尾去心火"，刺激脊柱、督脉，疏经调心[21]。此外，八段锦的特色之二便是在练习中需要加强两手臂的旋转，《灵枢》有言："肺心有邪，其气留于两肘"。手臂的屈伸有助于对肘部的刺激，从而能在一定程度上畅通心肺经络，扶正祛邪[22]。心肺两脏同居上焦，关系密切。生理状态下，心主血脉；肺主气、司呼吸，朝百脉而助心行血，心肺相互配合，气血方可正常运行。而HF患者的中医证候主要以气虚血瘀证多见[23]，八段锦能够通过调节气血运行，恢复心肺的阴阳平衡，同时作为一种中等强度的有氧运动，适用于CHF稳定期、心功能Ⅱ～Ⅲ级的患者。

多项临床研究显示，坚持练习八段锦对CHF患者的康复益处明显。于美丽[24]进行了一项纳入109例CHF患者的随机对照研究，结果显示，6个月后，采用八段锦联合常规运动的试验组在提高运动耐力、肺功能、缓解主要中医症状和改善生活质量方面显著优于只进行常规运动的对照组。邓翔峰[25]的研究显示，西医常规治疗与加入八段锦的综合治疗均能改善患者的BNP、METS、最大摄氧量（VO_2max）、6MWD、NYHA分级、中医症状、生活质量等各方面指标，但综合治疗组的改善程度明显优于对照组，且治疗组能够有效提高 LVEF 而对照组无显著差异。石自博[26]的研究干预时间仅为 1 个月，但仍收到了较满意的效果，结果显示，治疗后八段锦组与对照组的 AT、VO_2max、VE/VCO_2 等指标均优于治疗前，但组间对比八段锦组的指标明显优于对照组。

对于不能耐受中等强度运动的 CHF 患者，坐式或卧式八段锦康复运动对其病情也有良好改善作用，尤其是对于心功能Ⅳ级或生命体征稳定的急性心衰卧床患者。陆海林[27]的研究结果显示，坐式八段锦可以提高心功能Ⅲ～Ⅳ级患者的生活质量并降低再入院率。徐敏[28]对比了卧式八段锦康复运动和常规康复训练对心功能Ⅲ～Ⅳ级的患者的作用，发现八段锦组的 6MWD 和生活质量评分均较常规运动组改善明显。可以看出，坐式或卧式八段锦康复锻炼因强度更小、难度更低，对运动能力较差的老年 CHF 患者而言是安全可行的长期康复护理措施。对尚在住院期内处于卧床状态的患者，也可在医护人员的看护下早期进行如卧式八段锦等康复训练，不仅可以锻炼呼吸肌和骨骼肌，从而提高机体主动通气功能，还可以预防因卧床而出现的下肢静脉血栓、褥疮、水肿和肌肉萎缩等问题。

关于 CHF 的病理生理机制，现普遍认为与交感神经兴奋性增强、肾素 - 血管紧张素 - 醛固酮系统（renin-angiotensin-aldosterone system，RAAS）激活等神经内分泌因素和心室重塑密不可分。细胞因子学说认为，CHF 进展是由多种细胞因子介导，诱导心肌细胞肥大、凋亡和纤维化，最终导致不良的心脏重构，而八段锦等运动可能延缓这一进程。柯俊华等[29]的研究显示，八段锦运动干预的观察组治疗后，HF 相关炎症因子如去甲肾上腺素（norepinephrine，NE）、TNF-α、IL-1、IL-6 等降低，LVEF 改善，左心室舒张末期容积（left ventricular end-diastolic volume，LVEDV）、左心室收缩末期容积（left ventricular end-systolic volume，LVESV）明显下降，较对照组比较差异均有统计学意义，提示八段锦训练结合常规药物方案，可降低 HF 相关炎症因子释放，改善患者左室重塑，增加 LVEF，从而改善 HF 患者的心脏功能与结构。此外，有临床试验表明，八段锦运动具有提高患者一氧化氮合酶（nitric oxide synthase，NOS）蛋白表达及活性从而促进一氧化氮（nitric oxide，NO）合成、降低血压的作用，提示其机制可能与上调 L - 精氨酸/一氧化氮（L-Arg/NO）通路中的 NOS 表达与促进 NO 生成有关。还有报道称，八段锦还能通过抑制氧化应激保护内皮功能和血管弹性，从而缓解 HF 患者心肌损伤[30-32]。

3 五禽戏

五禽戏是由东汉名医华佗在中医脏腑、经络、气血等理论的指导下，模仿虎、鹿、熊、猿、鹤五种动物的动作形态所创制的古代健身体操。在华佗之前，中医导引术已经得到了一定的发展，1973 年湖南马王堆出土的《导引图》记录了汉代以前的仿生类导引动作，但还没有形成相互联系的成套式术。华佗在前人的基础上细心观察了熊扑、虎跃、鸟翔、鹿奔、猿攀等动作，将人体运动和动物形态结合，整理归纳而成五禽戏。所谓"二气五行，化生万物"，中国古代哲学素有五行化生万物的思想，因此也可以根据五行学说给动物归类，即以虎、鹿、熊、猿、鹤为代表，根据这五种动物不同的外表形态、生活习性、动作特点等将它们归入五行，创制而成蕴含五禽神韵的健身方法，仿虎之威猛刚健，鹿之矫健机敏，熊之沉稳踏实，猿之灵巧神奇，鹤之轻捷飘逸，来达到舒展筋骨、畅通经脉、防病治病等目的[33,34]。《素问·宝命全形论篇》云"人以天地之气生，四时之法成"，人类与自然界万物共同生活在天地间，五禽戏的仿生动作，体现了中医学天人相应、天人合一的哲学观。此外，华佗创制的五禽戏还体现了中医动形养生的思想："人体欲得劳动，但不当使极耳，动摇则谷气得消，血脉流通，病不得生，譬犹户枢不朽是也。"[35]这一运动强度的把控正适用于CHF患者的康复训练，根据体质和心功能状态的不同，定制个性的康复方案，以患者自觉"形劳而不倦"为宜，在保证安全的前提下达到一定的运动量，对HF患者的远期预后有着重要的积极意义。

五禽戏的仿生主练价值分别针对五脏，追求形神兼具、意随形动，外动肢体，内引脏腑，能够调理五脏阴阳，促进气血运行[36]。此外，相较于普通的有氧运动和抗阻运动，五禽戏动作多样，可以锻炼神经系统和运动系统的协调性，也有着更高的趣味性，易于在人群中推广。例如在练习"猿戏"时，做出东张西望、攀树摘果的动作，不仅可以活动脊柱，增强腿部的力量，提高平衡力，还可以通过想象感受到猿猴在采摘桃果时愉悦的心情[37]；练习"鹿戏"时则要动作轻盈舒展，神态安闲雅静，想象自己置身于鹿群中，在山坡、草原上自由自在地活动，可以放松心情，安神定志[38]。现代研究者对五禽戏中的动作及功理分析后认为其还具有按摩心脏、改善脑部供血、降低神经系统的紧张性等功能[39]。

五禽戏属于中等强度有氧运动范畴，可作为HF患者的运动康复手段之一。贺锦意等[39]对220名老年受试者进行五禽戏运动试验研究，结果显示，12周后试验组受试者平均血压水平、低密度脂蛋白均有明显下降，高密度脂蛋白含量上升。卞伯高等[40]将84例中老年人随机分成练习五禽戏的实验组和不进行干预的对照组，每组各42例。6个月后，通过对比心功能指标（如脉搏输出量、心脏指数、心肌耗氧量等）和血管功能指标（平均收缩压、总周阻和主动脉排空系数等）得出五禽戏能改善中老年人心肌收缩力、血管的弹性状况和血液的浓度和流动速度的结论。老年CHF患者常伴有高血压、高血脂、糖尿病、高尿酸等多种基础代谢疾病，而代谢综合征产生的糖毒性和脂毒性会增强机体的氧化应激和炎症反应，导致血管内皮功能障碍，加重心脏负担。有研究显示，每天1小时五禽戏锻炼，可显著降低患者空腹和餐后两小时血糖、空腹胰岛素水平和胰岛素抵抗指数、甘油三酯和低密度脂蛋白以及总胆固醇水平，并使高密度脂蛋白显著升高[41]，提示五禽戏具有改善血管内皮功能的作用，不仅可以预防或改善HF患者因合并糖尿病、高血脂而导致的心脏功能进一步减退，病情恶化，也可以降低代谢综合征患者心血管疾病的发生率。

五禽戏作为中医康复运动中训练强度较大的一种运动，对患者的综合身体素质有一定要求，但在安全的前提下，一定强度的运动刺激对HF患者的康复益处更多。大量动物实验和临床研究证实，在分子水平，运动治疗通过调节交感（神经）系统、RAAS的活性和抑制炎症因子的过度表达，改善血管内皮功能，提高骨骼肌和心肌有氧代谢能

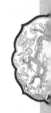

力，降低周围血管阻力，改善患者的运动耐量和心功能，从而改善患者的生活质量，同时可以逆转心肌重构。在基因层面，已发现运动可以通过降低 miR-124、miR-135 等 MicroRNA 水平对焦虑抑郁的心理压力有积极影响[42-44]。而五禽戏不仅具有一般有氧运动的作用，如使心肌收缩力增强，改善血管的弹性及血液的浓度和流动速度，还可减缓 HF 患者的心理压力，避免或减少心理疾病的发生，辅助心身疾病的治疗[45]。Jiang 等[46]将 120 例伴有情绪障碍的慢性心脏病（coronary heart disease，CHD）患者随机分为常规护理组和五禽戏干预组，经过 3 个月的五禽戏干预，干预组血清中 miR-124 和 miR-135 的水平以及汉密尔顿抑郁量表（Hamilton Depression Scale，HAMD）、汉密尔顿焦虑量表（Hamilton Anxiety Scale，HAMA）、焦虑自评量表（Self-Rating Anxiety Scale，SAS）、抑郁自评量表（Self-Rating Depression Scale，SDS）、匹兹堡睡眠质量指数（Pittsburgh sleep quality index，PSQI）的得分均较常规护理组降低，差异有统计学意义。同时发现，血清中的 miR-124 和 miR-135 水平与 SAS 和 SDS 评分有很大关系。该研究认为，五禽戏干预可以控制焦虑和抑郁的结果，并且通过影响血清中的 miR-124 和 miR-135 的水平来改善 CHD 患者的生活质量。倪晓梅等[47]将 50 例慢性阻塞性肺疾病（chronic obstructive pulmonary disease，COPD）稳定期患者分成两组进行 12 周的五禽戏运动干预试验，通过 HAMA、HAMD 以及圣乔治呼吸问卷评分（SGRQ）对比练习五禽戏前后的情绪变化和生活质量，认为练习五禽戏能够改善 COPD 稳定期患者的负性情绪和生活质量。CHF 与 COPD 都具有病情的反复发作性和病理改变的不可逆性，在 HF 进展的过程中，患者会出现明显的肺部症状，例如气喘、憋闷等呼吸困难的表现，且 COPD 病情进展可能发展为肺源性心力衰竭，而 CHF 也常合并肺部症状，因此可以推测，五禽戏对 CHF 引起的情绪障碍也有一定疗效。

4 "六字诀"

"六字诀"属于中医气功传统功法，严格来说不能算作有氧或抗阻运动之一，现代较多文献将"六字诀"归入呼吸训练法之一，多与其他康复疗法配合使用，可使疾病的康复达到更好的效果。中医理论认为它通过"嘘、呵、呼、哂（现多认读为 hei 较为接近古音）、吹、嘻"六字的不同发音和唇齿的不同用力程度，调节不同的脏腑气机，调动经络气血的运行[48]，具有防病治病的养生保健功效。

对于"六字诀"的现代研究，多集中在肺功能方面，在心血管领域的应用研究较少。但中医在治疗 HF 时十分重视"心肺同治"的理念，其中医理论依据已在前文分析过，此处不再赘述。在现代医学的病理生理学机制中，炎症、免疫和氧化应激机制在 COPD 和 CHF 的疾病进展过程中都极为重要。并且 CHF 患者大多合并有不同程度的肺瘀血，影响肺泡通气和换气功能，从而导致呼吸困难、气促、气喘等症状。"六字诀"等呼吸训练能够通过调动胸肌、肋间肌和横膈膜进行呼吸运动，锻炼呼吸肌，提高呼吸肌肌力，并降低气道阻力，增加肺泡通气量和潮气量，提高动脉血氧分压，从而缓解呼吸困难，长期训练可以提高患者呼吸效率和呼吸肌的活动耐量[49,50]。因此可以通过现有的应用于 COPD 患者的研究结果作为"六字诀"应用于 CHF 患者心脏康复的临床依据。

从呼吸力学角度来看,"六字诀"呼吸训练的特点主要是逆腹式呼吸和深慢呼吸。逆腹式呼吸使得横膈膜的升降幅度增大,伴随着膈肌的移动,胸腔内压改变,对人体心脏产生类似按摩的作用,同时促进储蓄在肝脾内的血液回流到心脏。同时,缓慢匀长的呼吸可使胸内负压波动较自然呼吸状态时加大,对克服气道阻力、改善肺的顺应性及肺血流的运转等变化可起到良性效应。此外,朱卫华[51]认为,"嘘"字诀相当于缩唇呼吸,可使气道胸外部分的阻力加大,小气道内压力相应增大,有效防止小气道塌陷闭合导致的呼吸道阻塞,从而减轻气流受限,提高肺的通气量。在免疫和炎症相关方面,亦有不少临床试验试图探寻"六字诀"的分子机制。贺晋芳[52]的研究显示,"六字诀"呼吸法可以提高外周血 $CD4^+T$ 细胞表达及 $CD4^+/CD8^+$ 的比值,调节 COPD 患者的免疫功能,延缓肺功能下降,改善预后。刘太容等[53]的试验结果显示"六字诀"呼吸法联合穴位按摩较常规缩唇呼吸及腹式呼吸训练效果更佳,两种方式干预的患者炎症因子(CRP)、免疫球蛋白(IgA、IgG、IgM)均较治疗前改善,且组间差异明显。陈凤翔[54]的研究显示,"六字诀"能降低血清炎症因子($IL-8$、$TNF-\alpha$),提高血清纤维连接蛋白 V(Fn)水平,以减轻炎症反应,有助于改善患者肺功能。

大量临床试验显示,"六字诀"不仅具有"呼吸训练"的属性,还可以通过调节血压、调畅情绪等作用使 CHF 患者获益。杨光[55]通过研究发现,"六字诀"联合地平类降压药对肝火亢盛型高血压患者降压效果优于单纯服用地平类降压药,12 周的试验后服用降压药同时加以"六字诀"训练干预的实验组在降压效果和口干、面红目赤、溲赤等中医证候改善方面明显优于单纯服用药物的对照组,对照组口干、面红耳赤等症状无明显改善,不排除地平类降压药物副作用的影响,但是从另一层面也体现出练习"六字诀"可能减弱或消除地平类降压药的副作用,能够改善肝火亢盛型高血压患者或合并高血压的阴虚阳亢型 HF 患者的临床症状。田洪燕等[56]研究发现,"六字诀"训练有助于 HF Ⅰ 期心脏康复患者降低血压,改善焦虑、抑郁情况,改善睡眠质量,提高日常生活能力。尽管该实验干预时间仅为 10 天,但干预后加用"六字诀"训练的观察组较对照组在收缩压、舒张压、广泛性焦虑障碍量表(generalized anxiety disorder,GAD-7)、9 条目患者健康问卷(patient health questionnaire-9,PHQ-9)、PSQI 总评分及各维度评分、日常生活能力评定量表(activity of daily living scale,ADL)等评分指标的改善上均有统计学意义。高瑾[57]将 64 例抑郁症住院患者分为常规治疗的对照组和增加"六字诀"训练的干预组,经 4 周的每日 30 分钟"六字诀"训练后,多项量表结果显示:相较对照组,干预组焦虑程度、抑郁程度和心理社会功能均有更为明显的改善。HF 患者常常合并焦虑、抑郁、紧张等情绪障碍,通过"六字诀"这种以呼吸吐纳为主的锻炼可疏肝解郁、安神助眠,在练习的过程中需要集中意念、放松肢体,可起到稳定情绪、缓解紧张、提高自我心理调节能力的作用,从而有助于 HF 患者尽早回归正常社会生活。朱震等[58]将符合纳入标准的 70 例慢性肺心病患者分为"六字诀"组、步行组和对照组,连续治疗三个月后比较三组患者的 NYHA 心功能分级和 6MWT 距离,结果显示，在改善心功能分级方面，"六字诀"组总有效率为80.0%，高于步行组的59.1%和对照组的45.8%。一项纳入300例COPD稳定期患者的多中心随机对照临床研究表明，"六字诀"呼吸操训练，能改善患者咳嗽、咯痰、喘息、胸闷、气短等症状，改善患者肺通气功能，提高患者运动能力及生活质量，减少本病急性加重的次数[59]，进而可以有效延缓病情向肺心病、HF的进展过程，可以推测"六字诀"对即使已发展成CHF的患者也具有一定疗效。

由于对肢体运动能力的要求极低，"六字诀"非常适合病情较重的卧床患者，通过呼吸训练可以在一定程度上改善肺功能，预防坠积性肺炎且安全性较高。徐萃[60]对颈胸段脊髓损伤伴坠积性肺炎的99例患者分成三组进行治疗试验，结果显示，超短波治疗联合"六字诀"训练组相较于单纯理疗组和基础治疗对照组，在血氧饱和度和二氧化碳分压变化、肺部湿啰音和胸片阴影消失时间、痰培养阴性率方面均显著优于其他两组。多项研究表明，"六字诀"可以改善患者心肺功能，因此非常适合慢性肺心病或合并肺部疾病的CHF患者，可以在其他运动强度适中的中医康复训练中加入"六字诀"的练习。但在非运动耐受性极差的患者中，由于单纯"六字诀"的练习强度不足，康复效果可能不甚理想。

5 小 结

随着社会经济进步，人们的生活方式也发生了改变，虽然医疗技术也在进步，但我国心血管疾病的发病率和死亡率始终居高不下，HF病患者数量逐年增多。目前有限的医疗资源仍主要用于心脏事件发生后的急诊救治与器械或手术操作上，而心脏康复、二级预防的体系建设仍不够完善[61]。因此，对HF患者进行早期的康复治疗对改善患者生活质量及减轻家庭及社会负担有重大意义。从2020年《慢性心力衰竭心脏康复中国专家共识》中我们可以看出，各种康复疗法都较为重视增强患者的骨骼肌（包括呼吸肌）肌力和活动耐力、提高呼吸效率以增加组织氧含量，以及疏导情绪、促进心理健康三方面。而中医康复运动疗法在以上三个方面均具有明显优势。对于共识提到的慢性心力衰竭急性发作期患者在生命体征平稳后便应尽早活动，可以选择进行卧式八段锦、"六字诀"的练习；而处于稳定期的患者则可以选择强度稍高的太极拳、立式八段锦、五禽戏等运动，动作多样，能够较全面地锻炼到全身骨骼、肌肉、筋膜等组织。同时由于中医康复运动具有的"调身、调息、调神"三位一体的功效，以上康复运动还可以提高呼吸效率，改善肺功能，兼具心理治疗功能，有助于HF患者负面情绪的排遣，全方位多角度地帮助控制病情、提高患者生活质量和减轻医疗负担。

经过近年来心脏康复理念在我国的推广施行，康复训练在心血管疾病中起到了一定作用，但仍面临很多问题，需要进一步探索适合我国国情的心脏康复方式。受限于患者认知、场地、时间、交通、器械、费用等多方面因素，照搬西方国家的康复方案可能难以取得满意疗效。陈可冀院士等[61]也指出，在借鉴和学习西方国家先进的康复经验和技术的同时,结合我国中医康复疗法,发展中西医结合心脏康复是我国的主要优势。

源于古代养生导引术的太极拳、八段锦等中医康复运动在我国有着较好的民众基础,且有着"双心同治"、简便易行、经济实用,兼具趣味性、依从性较好等优点,对于病情轻重程度、心功能分级和运动耐力不同的患者,都可以选择到适合的中医康复运动。除治疗前移外,还可以通过增加患者的体质辨证以及联合针灸、推拿、中药、穴位敷贴等中医特色诊疗方法,共同构成 HF 康复的中医方案。但对于 HF 患者仅采用中医康复运动的临床证据仍显不足,需更多"双盲对照、随机分组、多中心观察"的实验数据支持,进一步研究其疗效及作用机制,从而更精确地指导临床,完善 HF 患者的慢病管理体制。

参考文献

[1] 刘文秀. 慢性心衰患者血清炎症细胞因子及外周血单核细胞 BCL-2、BAX 基因表达与心功能的关系 [D]. 石家庄:河北医科大学,2019.

[2]《中国心血管健康与疾病报告 2020》编写组.《中国心血管健康与疾病报告 2020》要点解读 [J]. 中国心血管杂志,2021,26(3):209-218.

[3] SEFEROVIĆ P M. ESC/HFA Guidelines for the Diagnosis and Treatment of Acute and Chronic Heart Failure 2016 [J]. Journal of cardiac failure,2017,23(10):S7.

[4] MOSTERD A, HOES A W. Clinical epidemiology of heart failure [J]. Heart(British Cardiac Society),2007,93(9):1137-1146.

[5] ABURUZ M E. Anxiety and depression predicted quality of life among patients with heart failure [J]. Journal of multidisciplinary healthcare,2018(11):367-373.

[6] 温雪梅,卢仁泉,郭林. 中国心力衰竭患者抑郁焦虑发病及干预效果的 Meta 分析 [J]. 中华临床医师杂志(电子版),2014,8(4):702-709.

[7] 中国康复医学会心血管病预防与康复专业委员会. 慢性心力衰竭心脏康复中国专家共识 [J]. 中华内科杂志,2020,59(12):942-952.

[8] 杨玉青,卢新政,黄峻. 2013 年美国心脏病基金会/美国心脏病学会心力衰竭管理指南介绍和解读 [J]. 心血管病学进展,2014,35(1):13-16.

[9] AMBROSETTI M, ABREU A, CORRÀ U, et al. Secondary prevention through comprehensive cardiovascular rehabilitation:from knowledge to implementation [J]. European journal of preventive cardiology,2020,28(5):460-495.

[10] 刘鸿杰. 太极拳锻炼治疗冠心病慢性心衰的临床疗效观察 [D]. 广州:广州中医药大学,2017.

[11] 俞达,蒋朱秀. 太极拳和八段锦对慢性心力衰竭患者运动耐量和生活质量的影响 [J]. 新中医,2019,51(3):274-277.

[12] 吕柳飞. 太极拳健身价值研究 [J]. 当代体育科技,2017,7(25):183-185.

[13] 白瑞娜,易文慧,白洋,等. 中西医结合在双心医学中的优势探讨 [J]. 中西医结合心脑血管病杂志,2017,15(10):1255-1258.

[14] 姚成栋,李福,马毅兵. 太极拳运动对慢性心力衰竭患者康复的作用 [J]. 心血管康复医学杂志,2010,19(4):364-367.

[15] ROBINS J L, JR ELSWICK R K, STURGILL J, et al. The effects of Tai Chi on cardiovascular risk in women [J]. American journal of health promotion, 2016, 30 (8): 613-622.

[16] LIU J, XIE H H, LIU M, et al. The effects of Tai Chi on heart rate variability in older Chinese individuals with depression [J]. International journal of environmental research and public health, 2018, 15 (12): 2771.

[17] HAO Y, ZHANG L, ZHANG Z H, et al. Tai Chi exercise and functional electrical stimulation of lower limb muscles for rehabilitation in older adults with chronic systolic heart failure: a non-randomized clinical trial [J]. Brazilian journal of medical and biological research = Revista brasileira de pesquisas medicas e biologicas, 2019, 52 (12): e8786.

[18] VON KÄNEL R, SANER H, KOHLS S, et al. Relation of heart rate recovery to psychological distress and quality of life in patients with chronic heart failure [J]. European journal of cardiovascular prevention & rehabilitation, 2009, 16 (6): 645-650.

[19] LUBERTO C M, COEY C A, DAVIS R B, et al. Exploring correlates of improved depression symptoms and quality of life following Tai Chi exercise for patients with heart failure [J]. ESC heart failure, 2020, 7 (6): 4206-4212.

[20] 钟霞, 焦华琛, 李运伦, 等. 中医心脏运动康复研究进展 [J]. 山东中医杂志, 2019, 38 (12): 1188-1192.

[21] 赵冬琰, 胡菱, 孙洁, 等. 八段锦联合呼吸训练对老年慢性心衰患者心肺功能的影响 [J]. 中国老年保健医学, 2020, 18 (4): 8-11.

[22] 王记生. 从中医角度谈传统健身方法: 八段锦 [J]. 河南中医, 2006 (1): 81.

[23] 张松, 廖宪勇, 李白雪. 中医治疗慢性心力衰竭的证候分析 [J]. 四川中医, 2020, 38 (2): 208-211.

[24] 于美丽. 八段锦应用于冠心病慢性心衰患者Ⅱ期康复的随机对照研究 [D]. 北京: 北京中医药大学, 2018.

[25] 邓翔峰. "八段锦"对慢性心力衰竭患者康复治疗的临床研究 [D]. 昆明: 云南中医药大学, 2020.

[26] 石自博. 八段锦对慢性心力衰竭患者康复疗效的临床研究 [D]. 沈阳: 辽宁中医药大学, 2018.

[27] 陆海林. 坐式八段锦对心功能Ⅲ～Ⅳ级稳定期心衰患者生活质量的影响 [J]. 中西医结合心血管病电子杂志, 2019, 7 (8): 1-2, 4.

[28] 徐敏. 卧式八段锦康复运动对心功能Ⅲ～Ⅳ级稳定期心衰患者生活质量的影响 [J]. 临床医药文献电子杂志, 2019, 6 (99): 33-34.

[29] 柯俊华, 张玲, 陈白, 等. 八段锦运动对慢性心力衰竭患者心室重塑和心功能的影响 [J]. 中国中医药现代远程教育, 2020, 18 (16): 74-76.

[30] XIONG X J, WANG P Q, LI S J, et al. Effect of Baduanjin exercise for hypertension: a systematic review and meta-analysis of randomized controlled trials [J]. Maturitas, 2015, 80 (4): 370-378.

[31] WANG X Q, PI Y L, CHEN P J, et al. Traditional Chinese exercise for cardiovascular diseases: systematic review and meta-analysis of randomized controlled trials [J]. Journal of the American Heart Association, 2016, 5 (3): e2562.

[32] CHEN B L, GUO J B, LIU M S, et al. Effect of traditional Chinese exercise on gait and balance for stroke: a systematic review and meta-analysis [J]. PloS one, 2015, 10 (8): e135932.

[33] 崔玮. 华佗"五禽戏"的历史渊源与思想内涵 [J]. 兰台世界, 2010 (3): 74-75.

[34] 刘琳. 五禽戏术式及功效的历史渊源 [D]. 北京: 北京中医药大学, 2012.

[35] 杨耀坤, 揭克伦. 今注本二十四史·三国志: 第7册 [M]. 成都: 巴蜀书社, 2013: 2141-2153.

[36] 叶小明, 左自强. 传统五禽戏的仿生促进健康价值 [J]. 宜春学院学报, 2021, 43 (10): 65-69.

[37] 何宜忠, 周锦锋. 健身气功·五禽戏之猿戏健身养生作用 [J]. 医学信息 (中旬刊), 2010, 5 (2): 431-433.

[38] 何宜忠, 肖嵘. 健身气功·五禽戏之鹿戏健身养生作用 [J]. 医学信息 (中旬刊), 2010, 5 (4): 948-950.

[39] 贺锦意, 唐利花. 五禽戏对防治老年人心血管疾病的效果研究 [J]. 当代体育科技, 2019, 9 (10): 26-28, 30.

[40] 卞伯高, 潘华山, 冯毅翀. 健身气功五禽戏对中老年人心血管功能的影响效果研究 [J]. 广州中医药大学学报, 2013, 30 (1): 26-29.

[41] 孙强. 大健康背景下五禽戏干预改善心血管功能的机制探讨: 以中年男性 MS 者为例 [J]. 齐鲁师范学院学报, 2019, 34 (4): 108-114.

[42] PAN-VAZQUEZ A, RYE N, AMERI M, et al. Impact of voluntary exercise and housing conditions on hippocampal glucocorticoid receptor, miR-124 and anxiety [J]. Molecular brain, 2015, 8 (1): 40.

[43] GU Z W, PAN J Y, CHEN L P. MiR-124 suppression in the prefrontal cortex reduces depression-like behavior in mice [J]. Bioscience reports, 2019, 39 (9): BSR20190186.

[44] HU Z H, YU D N, GU Q H, et al. MiR-191 and miR-135 are required for long-lasting spine remodelling associated with synaptic long-term depression [J]. Nature communications, 2014 (5): 3263.

[45] 张华, 钟志兵. 中医保健气功五禽戏近三年研究进展 [J]. 江西中医药, 2020, 51 (10): 77-80.

[46] JIANG J, CHI Q B, WANG Y T, et al. Five-animal frolics exercise improves anxiety and depression outcomes in patients with coronary heart disease: a single-blind randomized controlled trial [J]. Evidence-based complementary and alternative medicine, 2020: 1-9.

[47] 倪晓梅, 张新安, 葛丽娜. 健身气功五禽戏对 COPD 稳定期患者焦虑、抑郁情绪及生活质量的影响 [J]. 中国医学创新, 2019, 16 (1): 166-169.

[48] 董晶晶, 李航宇, 吕嘉轩, 等. 六字诀现代研究进展 [C]// 世界医学气功学会. 世界医学气功学会三十周年纪念论文集. 世界医学气功学会, 2019.

[49] 陈莎莎, 顾健霞. 慢性心力衰竭康复治疗研究概况 [J]. 中医药临床杂志, 2017, 29 (2): 282-284.

[50] 鄢晓枫. 六字诀和八段锦训练对慢性心力衰竭患者运动耐量的影响 [J]. 中国中医药现代远程教育, 2016, 14 (16): 126-128.

[51] 朱卫华. 定量阻力呼气及缩唇呼吸对 COPD 稳定期并 II 型呼吸衰竭的临床观察 [D]. 郑州: 郑州大学, 2014.

[52] 贺晋芳. "六字诀"呼吸法治疗 COPD 稳定期的疗效及对 T 淋巴细胞亚群的影响 [D]. 北京: 北京中医药大学, 2019.

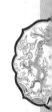

[53] 刘太容,罗碧如,孔丽蕊,等.穴位按摩联合六字诀呼吸操对COPD稳定期患者炎性因子、免疫功能及预后的影响[J].四川医学,2018,39(5):573-578.

[54] 陈凤翔.六字诀对慢性阻塞性肺疾病稳定期患者血清炎症因子的影响[D].福州:福建中医药大学,2019.

[55] 杨光.健身气功·六字诀对肝火亢盛型高血压患者的影响研究[D].开封:河南大学,2017.

[56] 田洪燕,姜红岩,库颖.六字诀在心力衰竭患者一期心脏康复护理中的应用效果[J].现代养生(上半月版),2022,22(7):536-540.

[57] 高瑾.六字诀对抑郁症患者抑郁、焦虑情绪的影响[D].福州:福建中医药大学,2020.

[58] 朱震,张世勤.健身气功·六字诀早期干预对慢性肺源性心脏病患者心功能影响的临床研究[J].江苏中医药,2010,42(12):18-19.

[59] 卢峰,王世聪."六字诀"呼吸操治疗COPD稳定期的随机对照多中心临床研究[J].福建中医药,2021,52(6):1-3.

[60] 徐萃.超短波联合六字诀呼吸训练治疗颈胸段脊髓损伤伴坠积性肺炎33例[J].浙江中医杂志,2021,56(8):575.

[61] 于美丽,陈可冀,徐浩.心脏康复的未来:全程管理、多位一体、中西医结合[J].中国中西医结合杂志,2018,38(5):604-607.

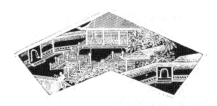

岭南内科进展(2023)

呼吸病 篇

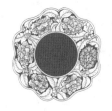

慢性阻塞性肺疾病急性加重期中医证型与急性胃肠损伤的相关性分析

蒋紫云　赖海峰　连乐燊　叶小汉　黄佳城　朱晓珏

慢性阻塞性肺疾病（COPD）是一组以固定气流受限为特征的慢性气道炎症疾病，其肺功能随着病程发展进行性下降，目前尚无经证实能逆转其肺功能下降的确切手段；而且急性加重作为COPD病程的重要事件，是加速病程及损害肺功能的最重要因素[1]。急性胃肠功能损伤（AGI）是指重症患者由急病引起的急性胃肠功能损伤[2]，慢性阻塞性肺疾病急性加重（AECOPD）由于胃肠缺血，血pH值降低，存在炎症反应及氧化应激状态，是发生AGI的高危因素，其合并率为60.96%，并且对AECOPD患者的APACHE-Ⅱ评分系统、临床肺部感染评分、病死率等预后指标产生影响[3]。血清瓜氨酸水平随着胃肠炎症程度加重而出现明显的降低，肠脂肪酸结合蛋白（IFABP）在急性胃肠黏膜损伤时大量释放进入血液，两者联合检测是反映急性胃肠损伤的良好指标[4]。目前有大量中医药防治AECOPD的临床报道，但对于AECOPD证型与AGI的相关性分析以及AGI对不同证型AECOPD的影响暂无相关报道；由于AGI目前尚无具体确切诊断标准，为全面观察AGI对不同证型AECOPD的可能影响，本研究将AGI症状及体征进行评分，并且将与AGI有关的腹腔内压、血清瓜氨酸、IFABP作为观察指标，以此研究观察AECOPD中医证型与AGI的相关性，并且评估AGI对不同证型AECOPD发生呼吸衰竭的影响。

1　对象与方法

1.1　研究病例

所有患者均来自2017年12月至2019年5月东莞市中医院总院呼吸科、分院呼吸科、重症医学科的住院患者。

纳入标准：纳入重度（Ⅲ级）及极重度（Ⅳ级）AECOPD患者；AECOPD诊断及病情分级标准参照《慢性阻塞性肺疾病诊治指南（2013年修订版）》（以下简称《指南》）[1]，COPD根据病史、危险因素、体征及肺功能检查确定诊断，使用支气管舒张剂后FEV1/FVC＜70%确定为持续气流受限。急性加重是指患者出现超越日常状况的持续恶化，并需改变基础COPD的常规用药者。病情分级依据《指南》标准根据肺功能指标分级。AGI诊断及分级参照2012年欧洲重症医学会（European Society of Intensive

---

作者单位：东莞市中医院。

Care Medicine,ESICM)对重症患者胃肠道功能障碍的定义[2],AGI 的症状包括恶心呕吐、纳差、腹胀、腹泻等。

排除标准:病情分级为Ⅰ～Ⅱ级的 COPD 患者;合并冠心病、高血压、糖尿病、心力衰竭、严重肝肾功能障碍或者其他严重基础病患者;年龄>80 岁或者<50 岁患者;需要气管插管及机械通气患者;入组前已患有胃肠疾病患者。

证型分组依据参照《中医内科学》[5]的辨证标准分为痰热郁肺组(TR 组)、痰浊蕴肺组(TZ 组)、肺肾气虚组(FS 组)、阳虚水泛组(YX 组)4 个组。纳入 50～80 岁的健康体检者 20 例作为对照组。

1.2 观察指标

1.2.1 动脉血氧分压(PaO_2) 静息状态不吸氧的情况下采患者桡动脉血进行血气分析检测。

1.2.2 AGI 症状评分 依据《中药新药临床研究指导原则》[6]关于"痞满"一章的评分对恶心呕吐、纳差、腹胀、腹泻进行量化评分,根据程度从无、轻、中、重、极重分别记 0、1、2、3、4 分,计算总分。

1.2.3 每分钟肠鸣音次数 由 2 位研究人员相隔 1 小时各检查 1 次,取平均值。

1.2.4 腹腔内压[7] 使用间接测量法测量腹腔内压,让患者餐前空腹、排净尿液,并取平卧位,两手平放体侧,两腿伸直,量尺以肚脐为起止点,切面与躯干长轴垂直,统一于吸气末读数,测量腹围,根据公式计算腹腔内压。

1.2.5 血清瓜氨酸、IFABP 检测 采用 ELISA 法检测血清瓜氨酸、IFABP 水平,瓜氨酸试剂盒采自上海信裕生物工程有限公司,IFABP 采自深圳晶美生物工程有限公司,由检验科按照试剂盒说明书完成。

1.3 统计学处理

应用 SPSS 21.0 软件包进行数据管理与统计分析,计量资料以均数±标准差($\bar{x} \pm s$)表示,证型之间均数比较采用 t 检验;计数资料采用 χ^2 检验,$P<0.05$ 有统计学意义;采用 Spearman 相关性分析不同证型与 PaO_2、AGI 症状评分、每分钟肠鸣音次数、腹腔内压、血清瓜氨酸、IFABP 的相关性,$P<0.01$ 有统计学意义。采用二元 Logistic 回归分析方法,以是否发生呼吸衰竭为因变量,以 AGI 症状评分、每分钟肠鸣音次数、腹腔内压、血清瓜氨酸、IFABP 为自变量,对不同证型患者呼吸衰竭的危险因素进行分析;$P<0.05$ 有统计学意义。

2 结 果

2.1 证型分布情况及各组呼吸衰竭、AGI 发生率的比较

痰热郁肺型 80 例,占比 33.3%;痰浊蕴肺 60 例,占比 25.0%;肺肾气虚 56 例,占比 23.3%;阳虚水泛 44 例,占比 18.3%,痰热郁肺为主要证型。TR 组的呼吸衰竭

发生率、AGI 发生率显著性高于 TZ、FS 组（$P<0.05$），但与 YX 组比较无显著性差异（$P>0.05$），见表 1。

表 1　各组一般资料及呼吸衰竭、AGI 发生率

组别	例数/例	年龄/岁	男/女	病程/年	病情（Ⅲ/Ⅳ）	呼衰发生率/%	AGI 发生率/%
TR 组	80	73.7±6.75	59/21	11.73±2.11	16/64[a]	58.75[b]	56.25[b]
TZ 组	60	72.7±6.67	44/16	0.27±3.21	18/42	38.33	38.33
FS 组	56	72.2±7.25	42/14	10.48±3.90	18/38	32.14	35.71
YX 组	44	72.4±8.91	31/13	11.29±4.36	12/32	43.18	45.45
对照组	20	72.1±8.46	15/5	—	—	0	0

注：各组在年龄、性别组成及病程上无显著性差异，但病情分级上，TR 组Ⅳ级患者占比较 TZ、FS 组高，a 为 $P<0.05$。TR 组与 TZ、FS 组比较，b 为 $P<0.05$。

2.2　各组 PaO_2、AGI 相关指标的比较

各组与健康体检者相比，PaO_2、AGI 症状评分、每分钟肠鸣音次数、血清瓜氨酸、IFABP 差异有统计学意义（$P<0.05$）；TR 组与其余各组相比，PaO_2、AGI 症状评分、每分钟肠鸣音次数、血清瓜氨酸、IFABP 差异有统计学意义（$P<0.05$）；YX 组与 TZ 组、FS 组相比，AGI 症状评分、腹腔内压、血清瓜氨酸、IFABP 差异有统计学意义（$P<0.05$），见表 2。

表 2　各组 PaO_2、AGI 相关指标的比较

组别	PaO_2/mmHg	AGI 症状评分/分	每分钟肠鸣音次数/次	腹腔内压/cmH_2O	血清瓜氨酸/($\mu mol\cdot L^{-1}$)	IFABP/($ng\cdot L^{-1}$)
TR 组	62.54±5.32[b]	13.57±2.31[b]	3.07±0.26[b]	20.54±2.89[b]	13.31±2.21[b]	1 532.21±135.14[b]
TZ 组	67.54±6.44	10.54±2.03	4.04±0.35	17.44±3.03	16.37±3.91	1 132.54±98.64
FS 组	68.47±4.59	10.32±2.81	4.21±0.38	17.09±2.03	17.37±4.32	1 068.35±124.31
YX 组	65.2±4.56	11.32±2.46[c]	3.89±0.47	18.24±3.21[c]	14.34±3.67[c]	1 331.82±89.64[c]
对照组	89.26±3.35[a]		4.51±0.85[a]	12.56±1.24[a]	27.51±5.36[a]	756.32±55.36[a]

注：对照组与各组比较，a 为 $P<0.05$；TR 组与其他各组比较，b 为 $P<0.05$；YX 组与 TZ 组、FS 组比较，c 为 $P<0.05$。

2.3　各组与 PaO_2、AGI 相关指标的相关性分析

痰热郁肺证与 AGI 症状评分、腹腔内压、IFABP 成正相关（$P<0.01$）；与 PaO_2、每分钟肠鸣音次数、血清瓜氨酸成负相关（$P<0.01$），见表 3。

表3　各组与 PaO_2、AGI 相关指标的相关性分析

组别	PaO_2		AGI 症状评分		每分钟肠鸣音次数		腹腔内压		瓜氨酸		IFABP	
	r	P	r	P	r	P	r	P	r	P	r	P
TR 组	-0.35	0.005	0.68	0.000	-0.30	0.008	0.52	0.000	-0.42	0.005	0.69	0.000
TZ 组	-0.13	0.124	0.37	0.654	-0.03	0.341	0.24	0.646	-0.21	0.354	0.40	0.123
FS 组	-0.12	0.197	0.45	0.265	-0.05	0.354	0.22	0.354	-0.12	0.654	0.36	0.245
YX 组	-0.24	0.065	0.56	0.093	-0.20	0.165	0.40	0.087	-0.34	0.102	0.56	0.210

注：r 为 Spearman 分析的相关系数。

2.4　AGI 对不同证型 AECOPD 发生呼吸衰竭的影响

由于 AECOPD 痰热郁肺型与 PaO_2、AGI 相关指标均有相关性，且考虑 AGI 能对 AECOPD 预后产生影响，故为分析 AGI 是否为各证型 AECOPD 发生呼吸衰竭的危险因素，对影响呼吸衰竭的一般因素年龄、病程、病情程度以及 AGI 各个相关指标进行二元 Logistic 回归分析，结果显示，除了年龄及病情程度以外，AGI 全部相关指标包括症状评分、每分钟肠鸣音次数、腹腔内压、血清瓜氨酸、IFABP 均为 TR 组 AECOPD 患者发生呼吸衰竭的危险因素（$P<0.05$），部分 AGI 相关指标为 TZ 组、FS 组、YX 组发生呼吸衰竭的危险因素（$P<0.05$），各项危险因素的回归系数以 TR 组最大，其次为 YX 组，见表4、表5。

表4　AGI 对 AECOPD 发生呼吸衰竭的影响

危险因素	回归系数	标准差	Wals 值	P 值	OR 值	95% CI
年龄	0.32	0.08	16.49	0.000	1.38	(1.18, 1.61)
病程	0.20	0.13	2.44	0.118	1.22	(0.95, 1.57)
病情	1.77	0.70	6.38	0.012	5.87	(1.49, 23.16)
AGI 症状评分	0.29	0.11	6.46	0.007	1.33	(1.07, 1.66)
每分钟肠鸣音次数	-1.13	0.30	14.36	0.021	0.32	(0.18, 0.58)
腹腔内压	0.50	0.14	12.70	0.011	1.65	(1.25, 2.17)
瓜氨酸	-0.98	0.24	7.61	0.001	0.44	(0.11, 1.48)
IFABP	0.36	0.11	8.63	0.046	1.43	(0.24, 1.85)
常量	-32.60	6.92	22.18	0.009	0.00	

注：OR 值为优势比，95% CI 为 95% 可信区间。

表 5 AGI 对不同证型 AECOPD 发生呼吸衰竭的影响

组别	AGI 症状评分 B	P 值	每分钟肠鸣音次数 B	P 值	腹腔内压 B	P 值	瓜氨酸 B	P 值	IFABP B	P 值
TR 组	0.51	0.000	-1.40	0.001	0.72	0.000	-1.45	0.000	0.48	0.000
TZ 组	0.15	0.064	-0.72	0.341	0.25	0.026	-0.68	0.004	0.10	0.047
FS 组	0.13	0.031	-0.57	0.354	0.21	0.354	-0.72	0.054	0.09	0.123
YX 组	0.36	0.001	-1.20	0.034	0.49	0.086	-0.94	0.002	0.29	0.004

注：B 为 Logistic 回归系数。

3 讨 论

COPD 在中医学中属于"肺胀"或者"喘证"范畴，急性加重常由感染诱发，故常出现痰量增多、咯黄脓痰、发热等痰热之象，因此 AECOPD 患者痰证居多，尤其是痰热郁肺者；本研究痰热郁肺型、痰浊蕴肺型分别占比 33.3%、25.0%，这与其他学者的证型研究一致[8]。COPD 是一组以固定气流受限为特征的慢性气道炎症疾病，其肺功能随着病程发展进行性下降，而 COPD 常反复发生急性加重，加速肺功能下降，促使病程发展[1]，而呼吸衰竭作为 AECOPD 最常见的并发症，其发生往往导致患者住院时间延长，病死率增加，极大地增加了患者及其家庭的经济负担[9]。AGI 是指重症患者由急病引起的急性胃肠功能障碍，主要表现为喂养不耐受、腹胀、呕吐、腹泻、麻痹性肠梗阻（伴肠鸣音减弱）、腹腔高压等[2]。一方面，AECOPD 由于胃肠缺血，血 pH 值降低，存在炎症反应及氧化应激状态，是发生 AGI 的高危因素，其合并率达到 60.96%[3]；另一方面，AGI 又反过来加重 AECOPD 病情，对 APACHE-Ⅱ评分系统、临床肺部感染评分、病死率等预后指标产生影响[3]，因此 AECOPD 与 AGI 存在互相加重的恶性循环作用。瓜氨酸是由小肠黏膜上皮细胞合成的一种氨基酸，在急性胃肠损伤产生后，合成减少，血液中瓜氨酸水平降低；IFABP 存在于小肠黏膜纤毛中，在肠黏膜细胞受损具有较大的通透性的情况下进入血液，其在血液中水平升高，两者联合检测是反映急性胃肠损伤程度的良好指标[4]。本研究中各证型患者动脉血 PaO_2、AGI 症状评分、每分钟肠鸣音次数、腹腔内压、血清瓜氨酸、IFABP 较健康对照组均存在显著性差异，以痰热郁肺型最为明显，其次是阳虚水泛型，痰热郁肺型患者的呼吸衰竭发生率、AGI 发生率也最高，Spearman 分析显示痰热郁肺型与 AGI 症状评分、每分钟肠鸣音次数、腹腔内压、血清瓜氨酸、IFABP 相关性最强，这提示痰热郁肺型患者病情较重，容易合并 AGI。鉴于痰热郁肺型与低氧及 AGI 临床表现均有相关性，为观察 AGI 对 AECOPD 发生呼吸衰竭的影响，我们采用二元 Logistic 回归分析危险因素，结果显示，AGI 症状、每分钟肠鸣音次数、腹腔内压、血清瓜氨酸、IFABP 是各证型 AECOPD 患者发生呼吸衰竭的危险因素，其中对痰热郁肺者影响最大，其次为阳虚水泛者。这提示我们临床上应重视对 AECOPD 尤其是痰热郁肺型、阳虚水泛型患者合并 AGI 的处理，以避免呼吸衰竭发生，改善预后。

AECOPD 患者容易合并 AGI，同时 AGI 也是患者发生呼吸衰竭的危险因素，从中医分析来说，"肺与大肠相表里"，肺与大肠一脏一腑经络表里相通，手太阴肺经属肺络大肠，手阳明大肠经属大肠络肺，所以两者表现在生理上互相配合，即肺气肃降正常，有助于大肠的传导；反之，大肠传导功能正常，也有助于肺气肃降顺畅而呼吸匀调。病理上，若肺气失于肃降，津液不能下达，可见大便困难或秘结；若大肠腑气不通，可影响肺气肃降而咳喘胸满，这就是 AECOPD 患者呼吸衰竭与 AGI 相互影响的中医病机原理。而在现代医学研究中，组织胚胎学的研究已经证实，肺、气管与肠的分化发育均来自内胚层，也就是说肺同大肠具有共同的胚胎渊源[10]。韩俊阁等[11]研究还发现，肺与大肠在高氧刺激下表现为黏膜免疫功能的共同下降。另外，YIN 等[12]发现，在哮喘大鼠模型中肺阻力和肺顺应性与直肠静息压密切相关，直肠静息压与大鼠便秘模型的肺阻力显著相关，这是"肺与大肠相表里"中医理论的现代医学研究证据。痰热郁肺者由于痰邪壅于气道，肺气失宣影响大肠传导；痰邪妨碍脾胃；热邪灼伤肺液；在 AECOPD 各证型中对大肠传导功能影响最大。而阳虚水泛患者，由于脾阳虚不能运化水谷，水饮泛滥一方面影响肺气宣降，另一方面影响妨碍肠道气机变化，因此对 AECOPD 患者的脾胃运化及大肠传导功能影响也较大。因此，本研究中痰热郁肺型及阳虚水泛型的病情与 AGI 相关性较大。

综上所述，AECOPD 患者痰热郁肺型占主要比例，且较其他证型与 AGI 相关性最强，其次为阳虚水泛型。AGI 相关指标可以一定程度上作为辅助 AECOPD 分型的依据并作为判断不同证型 AECOPD 病情的指标。AGI 为各证型 AECOPD 尤其是痰热郁肺、阳虚水泛者发生呼吸衰竭的危险因素，临床上应重视对 AECOPD 尤其是痰热郁肺型、阳虚水泛型患者合并 AGI 的处理。

参考文献

［1］中华医学会呼吸病学分会慢性阻塞性肺疾病学组. 慢性阻塞性肺疾病诊治指南（2013 年修订版）［J］. 中国医学前沿杂志（电子版），2014，6（2）：67 – 80.

［2］REINTAM B A, MALBRAIN M L, STARKOPF J, et al. Gastrointestinal function in intensive care patients: terminology, definitions and management. Recommendations of the ESICM Working Group on Abdominal Problems［J］. Intensive care medicine, 2012, 38 (3): 384 – 394.

［3］张定峰，左祥荣，曹权. 慢性阻塞性肺疾病急性加重期患者急性胃肠损伤发生率及其预后研究［J］. 中华危重症医学杂志（电子版），2016，9（5）：334 – 338.

［4］陈倩，李晓斌，刘志友. 瓜氨酸和肠型脂肪酸结合蛋白检测在重症患儿急性胃肠损伤诊断中的临床价值［J］. 临床和实验医学杂志，2018，17（11）：1218 – 1221.

［5］田德禄. 中医内科学［M］. 北京：人民卫生出版社，2002：102.

［6］中药新药临床研究指导原则（试行）［M］. 北京：中国医药科技出版社，2002：88 – 92.

［7］张静，李雪洁. 腹围与膀胱压的相关性研究与护理应用［J］. 中国实用护理杂志，2009，25（33）：65 – 66.

[8] 叶玲. 慢性阻塞性肺疾病急性加重期103例中医证型聚类分析 [J]. 广西中医学院学报，2011，14（4）：9–11.
[9] 郭子强，王心旺. 慢性阻塞性肺疾病住院患者的疾病经济负担研究 [J]. 中国卫生统计，2010，27（4）：345–347，350.
[10] 李立华. "肺与大肠相表里"关系的生物学机制研究：大鼠肺、肠组织相关性的生理机制研究 [D]. 北京：北京中医药大学，2012.
[11] 韩俊阁，刘晓燕，张刘扛，等. "肺与大肠相表里"机理的研究：高氧刺激对肺肠黏膜免疫因子含量表达的影响 [J]. 世界中医药，2015，10（1）：80–82，85.
[12] YIN L M, ZHANG G Q, YAN X K, et al. An in vivo and in vitro evaluation of the mutual interactions between the lung and the large intestine [J]. Evidence-based complementary and alternative medicine，2013：695641.

于征淼运用彭氏四味方治疗难治性咳嗽医案1则

徐海伦[1]　于征淼[2]*

彭氏四味方为广州中医药大学首席教授彭胜权的经验用药方法，包括治疗咳嗽、肝炎等系列的简要方剂[1]。现介绍于征淼主任中医师运用彭氏四味方治疗难治性咳嗽的案例1则，以飨读者。

患者，女，55岁，2020年12月21日初诊。主诉：反复咳嗽4年余，再发3个月。现病史：每年秋季发作，发作前常有咽喉异物感，自觉发热而体温并未升高，2020年9月再发至今未愈。外院胸片示双下肺野肺纹理稍增多，肺通气功能大致正常，支气管激发试验阴性。先后予以静脉滴注抗生素及口服阿斯美、孟鲁司特钠、甲泼尼龙等治疗无效。诊见：咳嗽频频，常因咳嗽无法说出完整的语句，日夜无歇，夜间尤甚，难以成眠，咽微痒，对气味敏感，咯少许白痰，咽部、胸部有气流上冲感，纳可，大便正常，口不渴，轻微畏寒，舌淡红边有齿印、苔薄白干，脉沉细涩。中医诊断：咳嗽。辨证属凉燥伤肺，气阴两虚。治以止咳润燥、补气养阴，方拟彭氏四味方加味治疗。处方：款冬花、紫菀、百部、白前、银柴胡、防风、桔梗、乌梅各10 g，五味子5 g，麦冬20 g，甘草6 g，党参30 g，川贝母（另炖，连渣服）、阿胶（烊化）各3 g。共6剂，每天1剂，煎煮2次，每次水煎取汁250～300 mL，分2次温服。

2020年12月28日二诊：咳嗽较前明显好转，夜晚能够安然入睡，苔黄白干，其余基本同前。予上方加苦杏仁10 g，续服6剂，煎服法同前。

2021年1月20日经电话随访，咳嗽已痊愈。

作者单位：1. 广州中医药大学第一临床医学院；2. 广州中医药大学第一附属医院。*表示通讯作者。

按语：咳嗽的主要病机为邪犯于肺，肺失宣肃，肺气上逆作咳。其病因可概括为外感淫邪、饮食不节、情志内伤、肺脏自病。诚如《医学三字经·咳嗽》所言："肺为脏腑之华盖，呼之则虚，吸之则满。只受得本脏之正气，受不得外来之客气。客气干之，则呛而咳矣。亦只受得脏腑之清气，受不得脏腑之病气。病气干之，亦呛而咳矣。肺体属金，譬若钟，然一外一内，皆所以撞之使鸣也。"提示咳嗽是内外病邪犯肺，肺脏祛邪外达的一种病理反应[2]。

古代名医十分注重精选药味，故中医历来多有"小方"，主要指含四味药以下的方剂，为长期实践反复锤炼的结晶，也是后世复方、大方的基本构成[3]。彭氏四味方与古代小方有所不同，因其适合当代每方十余味药的处方习惯，所以，彭氏四味方中有些本身并不成方，而是数种功效类似中药的联合，作为复方的组成部分。彭胜权教授处方喜用三至六味药物进行配伍，其中以四味居多，药物精简而方义明确，处方中以"四味"针对主证，确立主攻方向，再伍以他药。彭氏四味方具有思路直接、针对性强的特点。彭胜权教授临证所开具的处方常含有一组或数组四味方，其中关于咳嗽的四味方共有10首，以"辛微温四味"和"辛微寒四味"为治咳的基本方。痰热者加清热化痰之品，如瓜蒌皮、黄芩等；痰湿明显者合用化痰祛湿之剂，如二陈汤、涤痰汤等；气逆者加用下气化痰之类，如前胡、海浮石等；风邪明显，表现为咽痒、鼻痒者可加用祛风之药，如防风、荆芥等；肺气不宣者，彭胜权教授认为升降散尤宜，因其有宣发开郁之功；更有阴虚体质、痰少者，可加用五味子、乌梅、麦冬等；久咳不愈者，多以收敛、补脾肾法见功；有呼吸道过敏表现，反复发作，常年不愈者，合用过敏煎[4]，该方由祝谌予先生所创[5]，主治风邪走窜、虚热浮越、阴液失敛，功可祛风邪、清虚热、敛阴液。

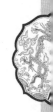

本病案中以"辛微温四味"（款冬花、紫菀、百部、白前）温润止咳，以"抗过敏四味"（银柴胡、防风、五味子、乌梅）祛邪敛肺，以"甘寒利咽四味"（玄参、麦冬、桔梗、甘草）去玄参利咽止咳，川贝母润肺化痰止咳，党参、阿胶补益肺之气阴。本案诊断为凉燥，患者咳嗽频频，日夜无歇，"辛微温四味"中多为温润止咳药物，针对其主要症状。"辛微温四味"与止嗽散有神似之处，既然所治之症为咳嗽，则以止咳为先。故温润止咳化痰，不论寒热新久，皆可加减运用。《医学心悟》也称止嗽散"温润和平，不寒不热，既无攻击过当之虞，大有启门驱贼之势"。因本案患者咽痒、对气味敏感、症状严重而西医各项检查均无明显异常，考虑与过敏有关，故使用"抗过敏四味"。而"甘寒利咽四味"又针对其燥伤阴液之重要病机。治咳之要点，外感重在祛邪利肺，内伤重在调理脏腑。本案初为外感凉燥，久则伤及肺脏之气阴，以内伤为主，气阴耗损明显。故在温润止咳的基础上，佐以宣肺敛肺，祛除余邪，又仿喻嘉言清燥救肺汤，加入党参、麦冬、阿胶，调理脏腑，获得佳效。

参考文献

[1] 于征淼. 岭南温病学派古今验案发挥［M］. 北京：中国中医药出版社，2018：68-69.
[2] 张伯礼，吴勉华. 中医内科学［M］. 北京：中国中医药出版社，2017：94-96.
[3] 上海中医学院中医文献研究所. 中医病证小方辞典［M］. 天津：天津科学技术出版社，1992：前言.
[4] 林长峰，方娜，吴智兵，等. 彭胜权教授治咳医案浅析［J］. 四川中医，2014，32（3）：126-127.
[5] 吴大真，乔模. 现代名中医内科绝技［M］. 北京：科学技术文献出版社，1993：294-296.

肺脾相关理论在肺系疾病中的运用

吴文玉[1] 张玺金[1] 王 凯[2] 郑文江[1] 刘城鑫[1]
吴 慧[1] 王 婷[1] 吴 鹏[1] 詹少锋[2]* 刘小虹[2]

肺系相关疾病在临床上有着高发病率、高复发率[1]的特点。中医认为肺为娇脏，肺居于上焦人体高位，故名华盖，外合皮毛，开窍于鼻，外感之邪侵入人体，首发症状为肺系症状，如咳嗽、流涕、鼻塞、恶寒、发热等，正如《医学源流论·伤风难治论》："盖伤风之疾，由皮毛以入于肺，肺为娇脏，寒热皆所不宜。太寒，则邪气凝而不出；太热，则火烁金而动血。太润，则生痰饮；太燥，则耗精液。太泄，则汗出而阳虚；太涩，则气闭而邪结。"不论六经辨证、三焦辨证或卫气营血辨证，病发初始阶段的症状皆可出现肺卫相关症状。然而他脏之病变亦常波及肺脏，正如《素问·咳论篇》云："五脏六腑皆令人咳，非独肺也。"所以在治疗肺系疾病时应该考虑全面，而不应见咳止咳，甚至应该多系统全方位地考虑肺系症状的治疗。

1 肺脾相关理论来源

脏腑之间的关联在《黄帝内经》上首次被确立，五脏一体观认为全身各脏腑之间都是相互关联的。其首次提出肺脾之间存在五行相生的关系，如《素问·阴阳应象大论篇》曰："中央生湿，湿生土，土生甘，甘生脾，脾生肉，肉生肺，脾主口。"《难经》亦在五行相生关系的基础上提出了脾脏病可以传至肺脏，如"间脏者，传其所生也。假令心病传脾，脾传肺，肺传肾，肾传肝，肝传心，是子母相传周而复始，如环无端，故言生也"。《神经通考》提出脾系相关病证，不论寒热虚实，皆可通过五行母子关系下传至肺，如"若脾气虚冷，不能相生，则肺不足而易感风邪，故患肺病恶寒者，多由脾虚得之。若脾气盛实，则又痞满中焦，而大肠与肺表里不能相通，夫中焦隔热，肺与大肠不通，其热必上蒸于肺，故患肺热者，多由脾实得之"。诸如此类皆为肺脾两个脏腑之间的联系奠定理论基础。

作者单位：1. 广州中医药大学第一临床医学院；2. 广州中医药大学第一附属医院。*表示通讯作者。

2 肺脾的生理关系

2.1 经络巡行

肺经的巡行需要中焦脾胃提供物质的支持。《灵枢·经脉》："肺手太阴之脉，起于中焦，下络大肠，还循胃口，上膈属肺。"中焦为脾胃所在之地，乃十二正经巡行的起始点。《灵枢·痈疽》："中焦出气如露，上注溪谷，而渗孙脉，津液调和，变化而赤为血，血和则孙脉先满溢，乃注于络脉，络脉皆盈，乃注于经脉。"谷气入于中焦，通过起于中焦的手太阴肺经将谷气运至全身，在此过程变化为血[2]，故中焦脾胃为手太阴肺经的巡行灌注气血，以此奠定了肺与脾联系的物质基础。

2.2 气的生成与运行

肺脾二脏共主宗气的运行及生成。肺主气，司呼吸，肺纳摄自然界之清气，清气与脾胃水谷之气共成宗气，故曰肺脾共同促进气的生成。积聚于胸中的宗气由水谷之精气与水谷之悍气共同构成，此二者皆为肺脾共同之所生。水谷之气乃饮食入于脾胃，经脾胃运化所成，此气运行周身，化作人体之用，推动机体新陈代谢。又宗气为胸中之大主，同促气血之运行，维系体内生理诸气的节律性运动[3]，脾虚或肺虚之时，则宗气生成障碍，气血运行亦受影响。故曰肺脾共促气的生成与运行。

2.3 水液代谢

肺的宣发肃降及脾的运化共同促进人体内水液的代谢。《素问·经脉别论篇》："饮入于胃，游溢精气，上输于脾，脾气散精，上归于肺，通调水道，下输膀胱。水精四布，五经并行，合于四时五藏阴阳，揆度以为常也。"水液进入胃肠后，经胃肠的腐熟作用，将精微物质上输入于脾脏，脾脏将此物传递至肺脏，肺脏通过其宣发肃降之功，将多余之物输送至膀胱，经膀胱气化传至全身各部位。肺居于人体脏腑之最高位，属人体上焦，《黄帝内经》言"上焦……若雾露之溉"。肺通过其独特的优势，将津液浇灌至全身所需之处。脾胃属于中焦，《灵枢·营卫生会》言："中焦亦并胃中，出上焦之后。此所受气者，泌糟粕，蒸津液，化其精微，上注于肺脉，乃化为血，以奉生身，莫贵于此"。中焦脾胃主运化水湿[4]、运化水液，将人体多余的水分通过其运化功能布散至全身各部位，肺在上，脾在下，两脏相互协调，共促机体水液代谢。

2.4 五行生克制化方面

脾土为肺金之母，肺金乃脾土之子。肺脾之间的五行关系主要体现在相生方面，《黄帝内经》中首次提出五脏之间为一体的关系，如《素问·玉机真脏论篇》："五脏相通，移皆有次。"其中脾生肉，肉生肺，肺生皮毛[5]。水谷精微经脾脏升清至肺，慓疾滑利者为卫，柔润滋养者成营，只有中焦脾土厚，才有上承之谷气与肺中之清气相合形成人体动息全身之宗气，故脾为肺之母，临床中据此应用之培土生金法较多。除却上面提到的虚则补其母，还可根据实则泻其子的原则应用宣肺法化湿，治疗水液代谢不利引起的肺部实证。

3　肺脾相关的病理关系

病理关系是以生理关系为基础的。肺脾之间的生理关系是经络巡行，气的生成及运行、津液代谢、五行生克制化。在经络相关的原理上，手太阴肺经与足太阴脾经两者为同名经，两经同气相求，正是由于这样的生理关系，肺脾两经脉自然而然也就形成了肺经与脾经的病理关系；人体全身的津液代谢与运化跟众多器官密切相关，包括肺、脾、肾、膀胱等，当这些器官出现相应的病理变化，在人体的津液代谢当中会产生不可避免的影响作用。同时五行相关，有母强子弱、母弱子强的病理关系；肺脾之间相互协调则有利于气的生成及运行，一旦肺脾之间的关系紊乱，势必影响到气的生成及运行。肺脾相关的病理关系即肺病影响到脾，或脾病影响到肺。

3.1　水液代谢异常

肺脾失调可影响到全身的水液代谢异常。《儿科心鉴》[6]："若脾气虚冷，则不能相生，是以肺气不足，风邪外袭，痰湿内生，治宜补其脾肺。"肺病日久可导致肺气不足，肺虚则肺宣发肃降之功削弱，难以输布全身水液，水液在人体停滞过多，必然增大其他脏腑输布水液的压力，其中脾脏首当其冲，脾脏主运化水湿，乃全身水液代谢的重要器官，一旦脾脏负荷过大，脾失健运，全身水液难以排泄，则水湿内停，湿气难排则内聚成痰、成饮，肺脏本已虚，此为脾虚之后肺脏更虚，则宣发肃降功能更弱，肺脏相关症状则更为严重，如咯痰、支饮的形成等，故有"脾为生痰之源，肺为贮痰之器"。以此类比，不管肺先病或脾先病，最终都会影响到人体水液的正常代谢。

3.2　生气不足

肺脾同病可影响到宗气的生成。宗气是全身之气的主要物质基础。一方面，脾胃为后天之本，为气血生化之源，脾胃虚弱难以运化水谷，气血来源受限，可出现纳呆、乏力、腹胀、便溏等脾胃气虚之征象，肺气需要通过脾气上输于肺，脾虚故迁延至肺，可出现自汗、咳嗽、痰多等肺气亏虚的征象。另一方面，肺主宣发肃降，肺脏通过宣发肃降将脾胃所形成的水谷之气布散至全身；肺为生气之主，肺所吸入自然清气与脾运化所形成的水谷精微之气共同构成人体的宗气，肺气亏虚，吸入人体的大自然清气减少，清气与水谷之气结合则不足，则影响到气的生成。肺脾之间在气的生成当中相得益彰，二者相互配合促进了气的生成。

3.3 气机紊乱

肺脾二脏同调全身气机。肺脾二脏在一身气机当中发挥重要作用,二者皆为维持气机顺畅的重要脏器,当肺脾失调,全身气机亦会出现相应的紊乱。"肺者,气之本也",肺主一身之气,其经过宣发肃降后将肺气布散至全身,使气机升降出入有门。脾为生气之主,为气机升降之枢纽,脾主升,肺主降,一升一降共调气机,使得气机之运行得以通畅,故肺脾调和则气机循于正道。

4 肺脾相关理论临床治法

肺脾相关理论在临床当中的运用即肺脾同治,在治疗肺系相关疾病时,治疗方法不应拘泥于调理肺脏,抑或是固护卫外之功,而应当同时调理脾胃中焦,肺脾相关理论强调肺脾同调,母子相生,以调一可获二功,甚则大于二功,以补益中焦后天,从而获得生化无穷之源,则肺金之城墙得以防护,其病难犯;或补益肺金之气,子气得养,则子难以犯母、以下犯上、子难盗母气,故脾也难虚,肺脾相关理论在肺系疾病当中运用主要体现在虚性疾病,病种应不拘泥,临床当中有其证便用其药,只要是虚性疾病皆可用之,皆能灵验。临床当中肺脾同治的常见方药有玉屏风散、补中益气汤、参苓白术散等。

4.1 培土生金法

培土生金作为肺脾同调的一个代表性方法,因此理论诞生的方药不计其数,在临床上的运用也是数不胜数,此理论充分强调了在治疗肺系疾病当中固护后天脾胃的重要性,其代表方为参苓白术散,方中人参、茯苓、白术、山药、莲子肉、白扁豆、薏苡仁、甘草皆入脾胃,《医方集解·补养之剂》:"桔梗苦甘入肺,能载诸药上浮,又能通天气于地道,肺和则天气下降。使气得升降而益和"。全方虽不以补肺为主,而重在补脾以养肺[7],使脾土旺而肺自当强也。此方在临床上运用于肺系疾病诊治甚广[8],以肺脾气虚之症为主,伴见咳嗽痰多、胸脘痞闷等症状[9]。研究表明[10],参苓白术散可明显升高 $CD4^+$、$CD3^+$ 水平,降低 $CD8^+$、$TNF-\alpha$、$IL-8$ 及 $IL-6$ 水平,通过提高免疫力,减少临床症状的发生,从而提升临床治疗效果,并且可增加呼吸道 sIgA 浓度,增强局部黏膜免疫能力,从而改善发病情况[11]。因此,培土生金法可用于治疗肺脾二脏合病。

4.2 补中以固肺

即通过补益中焦脾胃,加以固护肺表。玉屏风散首载于《究原方》,由黄芪、白术、防风三药组成,《雷公炮制药性解》:"黄芪之用,专能补表,肺主皮毛,脾主肌肉,故均入之。"故黄芪不仅可补益肺气,亦能提升脾胃之气;白术入足太阴脾经、足阳明胃经,可补气健脾,为脾家要药;防风祛风解表,胜湿止痛,三药合用,可补益肺脾,调达金土,为肺脾同调的代表性方药,陈聪等[12]使用玉屏风颗粒可有效降低患者

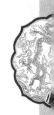

感冒次数，对于感冒的预防也起到了一定的作用，并且在一定程度上可改善实验对象易感冒的体质。杨占军等[13]使用玉屏风散可有效改善支气管哮喘合并过敏性鼻炎患者炎症反应、肺功能及临床症状。补益脾气的代表方补中益气汤由补气药配伍升阳解表药乃成。临床发现[14-17]补中益气汤可用于治疗慢性阻塞性肺疾病、支气管哮喘、肺癌等肺系疾病，方中人参、白术、黄芪等药补益脾胃之气，升麻、柴胡引气上行，将补益之中气提升至肺部，实其虚，故可治疗肺部虚性病症。

4.3　宣肺化湿

水液代谢不利出现的诸如痰多、哮鸣等症状有时单用健脾燥湿之法难以奏效，健运中焦之时佐以宣肺，上焦得通，津液得下。正所谓"治湿不利小便，非其治也"，采用"提壶揭盖"法，通过宣上焦之肺气给湿邪以出路，疏利兼补往往可见疗效。"提壶揭盖"法最典型的应用是治疗癃闭[18]，除了下病上治，在肺系疾病的治疗中我们也应该想到比类治法。宣肺之代表药非麻黄莫属，代表方剂如麻杏石甘汤，麻黄与石膏一升一降，调整金木循环，好比在人体模拟了一场人工降雨[19]，杏仁降气，麻黄无疑起到升腾清气、宣散肺气向外向上之作用。亦有古代医家如叶天士或张锡纯等主张将方中麻黄易为辛凉之薄荷，加强辛凉透散之力，同时疏肝行气[20]。或有作用稍弱之苏叶，宣肺之力虽不及麻黄，但少量应用在轻症中也能有"四两拨千斤"之效。麻杏石甘汤可以改善体内毒素（大肠杆菌表面的脂多糖）引起的肺间质水肿及休克脱证[21]。临床观察，麻杏石甘汤与糖皮质激素结合治疗慢性阻塞性肺疾病，疗效主要体现在咳嗽、咯痰、喘息气短的显控率上[22]。

5　肺脾相关理论临床运用

5.1　慢性阻塞性肺疾病

慢性阻塞性肺疾病[23]可归属于中医学"肺胀""咳嗽""喘证"等范畴，是由多种慢性肺系疾病反复发作、迁延不愈所致的，以肺气胀满、不得敛降为特征的一种病证。慢性阻塞性肺疾病[24]病位在肺，与五脏六腑密切相关，而与肺脾关系最为相关。刘小虹[25]认为，慢性阻塞性肺疾病的病机大抵为虚实夹杂，而以肺脾气虚为主，故提出培土生金、补益肺脾之气治疗慢性阻塞性肺疾病的方案，在临床上运用清肺化痰法论治慢性阻塞性肺疾病急性加重期，以三子汤健脾化痰，肺气得以宣降，气机得以顺畅，从而达到缓解患者痰阻气道的症状的目的；以培土生金之法论治慢性阻塞性肺疾病迁延期，因慢性阻塞性肺疾病迁延期总属于正虚为主，兼有痰瘀之邪的虚实夹杂的特点，在除邪中不忘顾护后天脾胃，强健其运化之功，使正气奋起抵邪，以降低疾病的发生及发展，提升患者生活水平。谢磊等[26]用补中益气汤治疗因脾阳不足，阴火上冲刑肺而致咳嗽气喘的慢性阻塞性肺疾病，通过提升脾胃之阳气，阴火敛降不犯肺金，肺的宣发肃降得以正常，则症状亦可好转。

5.2 易感

易感[27]指的是一年内感冒次数大于四次的一种疾病,常见症状[28]包括恶寒、发热、咳嗽、流涕以及头身疼痛等。易感多由于肺卫之气不足,难以抵御外邪入侵机体,邪进则病犯,正如《素问·太阴阳明论篇》:"伤于风者,上先受之。"一旦机体出现正气不足时,必先犯上,肺为华盖,居于脏腑最高位,故当肺卫之气亏虚时,感冒则容易出现。《杂病源流犀烛·感冒》:"感冒,肺病也,元气虚而腠理疏也。经曰,虚邪贼风,阳先受之。盖风者,天之阳气,其乘于人则伤卫;卫者,阳也,故曰阳先受之,卫又即气也,肺主气,脾生气,故伤风虽肺病,而亦有关于脾,以脾虚肌肉不充,肺虚则玄府不闭,皆风邪之所由以入也。"雷静等[29]用健脾养胃膏治疗易感,能够有效减少感冒次数,减轻感冒时的症状,是以此膏能够健运中焦脾胃,气血生化有源,故肺气得充,卫外之功自强。路志正教授[30]亦从脾胃着手治疗反复感冒,其认为卫外之气最根本的来源是肾中之精气,而肾中精气的充养赖于后天水谷精微,故以补后天脾胃以养先天,从而提升卫外之气,使外邪不可入侵机体。余惠平教授[31]认为,小儿反复感冒责之于肺脾两虚,以补肺健脾为大法治疗易感。

5.3 支气管哮喘

支气管哮喘[32]是由气道内的炎症细胞、结构细胞和细胞组分参与的气道慢性炎症性疾病。临床上[33]可引起多种呼吸道症状,主要包括气短、咳嗽、喘息、多痰以及胸闷。哮喘病位在肺,涉及诸脏,正如《黄帝内经·咳论》云:"五脏六腑皆令人咳,非独肺也。"但尤其与脾[34]关系最为密切,故《脾胃论·脾胃盛衰论》云:"百病皆由脾胃衰而生也。"脾胃亏虚则化源匮乏,肺金利用之物则少,故可在一定程度上影响到肺之功能。周静冬等[35]认为,肺脾之间为母子,当肺子出现疾病,耗气伤津,子盗母气,脾母亦受到影响,当脾胃出现疾病时,气血生化乏源,母病及子,则支气管哮喘加重或迁延不愈。《医学衷中参西录》载:"喘息一证当责之脾胃"。脾胃亏虚,水湿内停不化,聚湿成痰,停滞于肺则痰鸣气促,是故喘病当调脾胃,脾胃调,气道畅,喘自息。

5.4 新型冠状病毒感染恢复期

新型冠状病毒感染恢复期是指感染了新型冠状病毒后,核酸检测结果为阴性,但胸部CT显示肺部仍然有少许渗出未完全吸收,遗留有咳嗽、咯痰、气短等临床表现[36]。新型冠状病毒侵袭机体后,正气有所耗伤,余邪未尽,总体病机为肺脾气虚,气阴耗伤,湿邪留滞[37],增加脾主运化的压力,脾虚难以生金,肺脏功能进一步受到影响,肺脾两脏之间相互影响,一虚俱虚,一强俱强。李先莉等[38]在湖北中西医结合医院治疗新型冠状病毒感染恢复期患者多使用健运脾胃、培土生金之法,以健运脾胃,达到培土生金之效。

6 结 论

五脏当中的肺脾在五行中属于金土，土为金之母，金为土之子，金土之间相依而生，相伴而行，中医理论强调五行相生相克，肺脾在五行中有培土生金的关系，即通过调理脾脏的功能从而治疗肺脏相关疾病，如补益脾气能够使肺气提升，究其原因是因为肺脾在生理功能上土为金之母，虚则补其母，脾为气血生化之源，气血生化不竭，则城墙自当牢固。《素问·经脉别论篇》："饮入于胃，游溢精气，上输于脾，脾气散精，上归于肺。"脾肺共同生成气，故脾肺和则气生，脾肺不和，则气衰也。同时，肺脾之间相互协调，可以促进人体水液的正常代谢，故脾的运化、转输失常及肺的宣发肃降失调必定引起全身津液排泄输布的异常。在经络巡行上，肺经起源于中焦脾胃，中焦脾胃为肺经提供气血，为经络正常巡行奠定物质基础。

肺系疾病在临床当中的发生率是所有系统当中最高的一类疾病。肺系常见疾病包括支气管哮喘、慢性阻塞性肺疾病、呼吸道感染等，尤其当前又处于流行性疾病的多发阶段，促使临床医务工作者不断思考肺系疾病有效治疗方法，肺脾之间的关系就是在这样的条件下被重新重视，不管是生理上的关系抑或是病理上的关系，《素问·太阴阳明论篇》："伤于风者，上先受之。"正是由于肺脾之间的特殊生理关系，周静冬等[35]认为，肺脾之间为母子，当肺子出现疾病，耗气伤津，子盗母气，脾母亦受到影响；当脾胃出现疾病时，气血生化乏源，母病及子，肺系也同样受到不可避免的影响，所以在治疗肺系疾病时，应当全面考虑疾病的前因后果以及存未病先防的观念，在临床当中大有裨益。

参考文献

[1] LABAKI W W, HAN M K. Chronic respiratory diseases: a global view [J]. The lancet respiratory medicine, 2020, 8 (6): 531-533.

[2] 张天星. "脉气流经"探讨 [J]. 中国中医基础医学杂志, 2021, 27 (3): 379-380.

[3] 邵牛, 包素珍. 宗气与生命节律的调控 [J]. 中国中医基础医学杂志, 2021, 27 (10): 1543-1544, 1548.

[4] 孙广仁. 中医基础理论 [M]. 北京: 中国中医药出版社, 2007: 141.

[5] 刘小斌, 邱仕君, 郑洪, 等. 邓铁涛 "五脏相关" 理论研究 [J]. 中国中医基础医学杂志, 2018, 14 (1): 20-22.

[6] 朱景善. 儿科心鉴 [M]. 北京: 中国中医药出版社, 2007: 846.

[7] 张召杨, 孙增涛, 刘南飞, 等. 肺脾相关理论及临床应用研究 [J]. 陕西中医, 2020, 41 (11): 1623-1626, 1631.

[8] 钟苑茗. 参苓白术散加减治疗肺脾气虚型 COPD 稳定期患者的临床疗效 [J]. 黑龙江医药, 2021, 34 (1): 84-85.

[9] 王成, 罗均平, 黄青松, 等. 参苓白术散治疗呼吸系统疾病研究进展 [J]. 中医药临床杂志, 2020, 32 (6): 1178-1182.

[10] 李艳红. 参苓白术散加减辅助阿奇霉素治疗肺炎支原体肺炎患儿的效果[J]. 河南医学研究, 2021, 30(16): 3004-3006.

[11] 白思远. 参苓白术散治疗小儿反复呼吸道感染肺脾气虚型的临床疗效观察及相关黏膜免疫机制实验研究[D]. 天津: 天津中医药大学, 2021.

[12] 陈聪, 王琦, 苏泽琦, 等. 玉屏风颗粒调理气虚体质反复感冒患者临床观察[J]. 中国实验方剂学杂志, 2018, 24(5): 182-187.

[13] 杨占军, 李良, 张晓, 等. 西药联合玉屏风散对过敏性鼻炎-哮喘综合征58例气道炎症及免疫调节作用[J]. 中国民族民间医药, 2021, 30(18): 109-111, 118.

[14] 谢利霞, 毛先明. 补中益气汤联合西药对慢性阻塞性肺疾病急性发作呼吸衰竭患者血气指标及炎症状态的影响[J]. 湖北中医杂志, 2021, 43(7): 6-8.

[15] 王鑫. 补中益气汤联合穴位贴敷治疗变应性鼻炎肺脾气虚证临床观察[J]. 辽宁中医药大学学报, 2021, 23(9): 202-206.

[16] 华文山, 杨玉荣. 补中益气汤加减联合西药治疗支气管哮喘缓解期的临床观察[J]. 云南中医中药杂志, 2020, 41(12): 46-49.

[17] 龚艳青, 胡林飞, 张博成, 等. 补中益气汤联合隔姜灸对晚期非小细胞肺癌患者不良反应及生活质量的影响[J]. 光明中医, 2020, 35(23): 3675-3677.

[18] 陈银, 应艳新, 黄雪莲, 等. "提壶揭盖"法源流及其应用论析[J]. 浙江中西医结合杂志, 2019, 29(7): 599-601.

[19] 江海涛. 药性琐谈: 本草习性精研笔记[M]. 北京: 人民军医出版社, 2012: 99-101.

[20] 王雷, 彭波, 彭星, 等. 张锡纯言麻杏石甘汤中之麻黄宜用薄荷代之辨析[J]. 中医药导报, 2015, 21(18): 14-15, 19.

[21] 韩晶岩. 麻杏石甘汤改善肺间质水肿、注射用益气复脉(冻干)改善休克脱证的作用机理[J]. 世界科学技术(中医药现代化), 2020, 22(2): 248-256.

[22] 孙惠洁. 麻杏石甘汤加减结合肾上腺糖皮质激素治疗慢性阻塞性肺疾病急性期疗效观察[J]. 现代中西医结合杂志, 2017, 26(1): 24-26, 30.

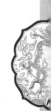

[23] 薛佩妮, 冯敏娟, 王惠琴. 噻托溴铵粉联合糖皮质激素治疗慢性阻塞性肺疾病疗效及对患者生活质量评分的影响[J]. 陕西医学杂志, 2020, 49(2): 216-219.

[24] 黄艾丝, 詹少锋, 张天鸽, 等. 刘小虹教授辨治慢性阻塞性肺疾病的临床经验介绍[J]. 中国医药导报, 2019, 16(27): 151-154.

[25] 吴慧, 刘城鑫, 王婷, 等. 刘小虹从"肺脾相关"论治慢性阻塞性肺疾病的证治经验[J]. 中国中医急症, 2021, 30(8): 1473-1476.

[26] 谢磊, 朱振刚, 尹新中. 补中益气汤治疗慢性阻塞性肺疾病验案[J]. 长春中医药大学学报, 2011, 27(3): 472.

[27] 全国防治感冒科研协作座谈会. 感冒及流行性感冒诊断和疗效判定标准[J]. 成都中医学院学报, 1994, 17(2): 55-56.

[28] 万璐, 段海楠. 田惠民教授应用玉屏风散合异功散防治脾虚易感小儿临床经验[J]. 陕西中医, 2015, 36(1): 77-78.

[29] 雷静, 吴翠萍, 李海, 等. 健脾养胃膏干预易感冒人群临床研究[J]. 广州中医药大学学报, 2020, 37(8): 1455-1460.

[30] 边永君, 王秋风, 路洁, 等. 路志正教授从脾胃论治反复感冒经验 [J]. 中华中医药学刊, 2007, 15 (2): 253-254.

[31] 王玺玺, 郭新新, 王秋莉, 等. 余惠平治疗反复呼吸道感染患儿咳嗽经验 [J]. 河南中医, 2021, 41 (12): 1838-1841.

[32] 中华医学会呼吸病学分会哮喘学组. 支气管哮喘防治指南 (2016 年版) [J]. 中华结核和呼吸杂志, 2016, 39 (9): 675-697.

[33] TINSCHERT P, JAKOB R, BARATA F, et al. The potential of mobile apps for improving asthma self-management: a review of publicly available and well-adopted asthma apps [J]. JMIR mHealth and uHealth, 2017, 5 (8): e113.

[34] 孙慧媛, 孙瑞华, 李友林. 以肺脾为核心的脏腑整体观辨证哮病理论探讨 [J]. 北京中医药, 2017, 36 (8): 683-685.

[35] 周静冬, 冯晓纯, 李劲松, 等. 浅议咳嗽变异性哮喘的发病时间 [J]. 中华中医药杂志, 2009, 24 (11): 1491-1492.

[36] 黄春燕, 李少峰, 梁锦贞, 等. 中医药治疗江西地区新冠肺炎恢复期肺脾气虚证41例疗效观察 [J]. 江西中医药大学学报, 2020, 32 (6): 37-41.

[37] 刘智霖, 史利卿, 马建岭, 等. 新型冠状病毒肺炎肺脾相关病机及证治探讨 [J]. 天津中医药, 2020, 37 (4): 377-382.

[38] 李先莉, 马建岭, 张敬峰, 等. 基于"肺脾相关"理论辨治新型冠状病毒肺炎恢复期临床实践 [J]. 辽宁中医杂志, 2022, 49 (2): 25-28, 后插Ⅰ.

再论《黄帝内经》"秋伤于湿,冬生咳嗽"

刘城鑫[1] 彭陈文[1] 李泽云[1] 蔡贝贝[1] 张妙芬[1]
黄慧婷[2] 庄轰发[2] 刘小虹[2] 詹少锋[2]*

"秋伤于湿,冬生咳嗽"出自《素问·阴阳应象大论篇》,指的是秋季感受湿邪,邪气潜藏至寒冬,触犯肺腑,导致肺失宣降、肺气上逆而发为咳嗽。2020 年,作者基于《黄帝内经》中的阴阳学说及其对咳嗽的论述,结合后世医家的认识和发挥,从"两寒相感,发为咳嗽""寒湿相搏,重阴必阳""湿聚于胃,关乎于肺""至而不去,初秋感湿""冬令肺衰,伏邪为病"5 个方面论述"秋伤于湿,冬生咳嗽"的深意,并提出湿邪为患而表证不明显者,治疗可拟用二陈汤类方;如内有湿邪,外有寒热者,可拟用小青龙汤类方。上述观点见作者另文《〈内经〉"秋伤于湿,冬生咳嗽"探微》[1]。以下就如何鉴别是秋伤于湿还是当下时令感受的湿邪,临床应如何仔细鉴别秋伤于湿致冬生咳嗽的病机而运用二陈汤或小青龙汤治疗等再做探讨,以期拓宽中医临床对"秋伤于湿,冬生咳嗽"的认识,为中医临床治疗咳嗽提供参考。

作者单位:1. 广州中医药大学第一临床医学院;2. 广州中医药大学第一附属医院。*表示通讯作者。

1 "秋伤于湿"的邪气性质

"秋伤于湿"可根据邪气的来源途径不同,分为外感和内伤。外感于湿多指冒湿,《时病论·秋伤于湿大法》载:"冒湿之病,得之于早晨雾露,云瘴山岚,或天阴淫雨,晴后湿蒸。"外湿多指自然界的湿气,其性缠绵,可兼夹各种邪气触犯人体,如风寒夹湿[2]。内伤于湿多与饮食相关,通常与饮食不慎、饮食不洁、饮食不节有一定的关联。湿邪与寒邪同属阴邪,可相互兼杂为病,伤湿和伤寒均可损伤人体阳气,引起部分相类似的症状。因此,湿邪的外感和内伤所导致的人体病症,其病机亦可用《黄帝内经》的"两寒相感,中外皆伤"来解释。

"秋伤于湿"在《黄帝内经》有两个出处,分别是《素问·生气通天大论篇》:"是以春伤于风,邪气留连,乃为洞泄;夏伤于暑,秋为痎疟;秋伤于湿,上逆而咳,发为痿厥;冬伤于寒,春必温病。四时之气,更伤五脏",以及《素问·阴阳应象大论篇》:"冬伤于寒,春必病温;春伤于风,夏生飧泄;夏伤于暑,秋必痎疟;秋伤于湿,冬生咳嗽"。笔者认为,秋季人体伤于湿邪后,若肺气本衰,不耐湿邪攻伐,则肺气上逆而咳,乃至发为痿厥,此为"秋伤于湿,上逆而咳,发为痿厥"的起病特点;若肺金之正气尚能御邪,则邪气留藏,潜伏至冬,待冬令肺衰而起病,此乃"秋伤于湿,冬生咳嗽"之致病特点。此两处分别对应的是时邪发病和伏邪致病。董南希等[3]认为,《素问·阴阳应象大论篇》所述的乃是重阴必阳、重阳必阴的体现,其中"冬伤于寒,春必病温"更是受到后世温病学家的推崇和发挥,《黄帝内经》也因而被认为是后世医家伏邪理论的起源[4]。

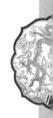

因此,"秋伤于湿,冬生咳嗽"所述的湿邪是伏邪的一种,而"秋伤于湿,上逆而咳,发为痿厥"所述的湿邪则当属时邪,两者本质上均属于阴邪致病,而产生以咳嗽为主的阳性病症[5]。

2 四时皆可伤于湿

笔者认为,"秋伤于湿"从狭义方面来看,可认为是长夏季节多湿,湿气经过长夏至初秋,秋季虽以肺燥金主令,但仍有湿邪作祟,即所谓"至而不去",违反季节更替的节气,是非其时而有其气,六气过多或不安其位,则转变为致病邪气。广义来看,湿邪多与脾失运化相关,多伏藏于脾而致病。脾不主时,不仅在秋季可伤于湿邪,四季虽有其所主之六气,但四时皆有湿气,因此,春、夏、冬季人体亦可被湿邪所侵袭,形成"秋"伤于湿的病因病机。同理,也并非冬季才会病发咳嗽,而是冬令肺衰,伏邪更易为病,咳嗽的发生更为频繁密集,故言"冬生咳嗽"。此外,《素问·阴阳应象大论篇》所论述的"秋伤于湿,冬生咳嗽"并非机械的、刻意的,该段论述虽然从狭义方面来看是通顺合理的,但更应理解成是一种互文生意的写作手法[6]。四季皆可伤于风、寒、暑、湿,邪气潜藏至正气亏虚,正不胜邪时方才发病,即是伏而后发[7],分别表现出飧泄、病温、痎疟以及以咳嗽为主症的病症。

因此，四时均可伤于湿邪，四时皆可病发咳嗽，不必拘泥于字眼和局部。

3 二陈汤、小青龙汤治疗"秋伤于湿，冬生咳嗽"辨析

3.1 基于"秋伤于湿，冬生咳嗽"之病机选用二陈汤或小青龙汤

针对"秋伤于湿，冬生咳嗽"的主要病机，后世医家认为可从脾、肺二脏论治，处方可选用二陈汤加味或小青龙汤加味，徐广顺[8]亦持此观点。对于湿郁化热、复感风寒的咳嗽，个别医家认为可从外寒内热入手治疗，方拟麻黄杏仁甘草石膏汤[9]，此与小青龙加石膏汤同理。

"秋伤于湿，冬生咳嗽"的主要病机有二。一是以湿邪为主，伏而后发，肌表未蒙受新感邪气的侵犯，此属二陈汤类方证。脾为生痰之源，肺为贮痰之器，有医家认为"痰饮之动主于脾，痰饮之成贮于肺，痰饮之根源于肾"[10]。清代雷丰的《时病论》提出治疗以"治脾为主，渗湿化痰为佐"，认为针对痰湿内蕴、伏藏于脾的咳嗽，应针对根本病因"痰湿"，从化湿生痰之源流入手，方拟二陈汤加减，理脾为主，利肺为佐，待痰湿清除后可适当顾护中焦、健运脾胃。

"秋伤于湿，冬生咳嗽"的另一病机乃因内有湿邪，伏而未发，受新感外来邪气引动，内外相合，内外皆伤，既有痰湿内蕴之里证，又有恶寒发热之表证，此当辨证为小青龙汤类方证，亦属古代医家所述"寒嗽""肺寒饮病"等范畴。清代陈念祖编撰的《医学实在易》提出，"凡内外合邪之咳嗽，不外小青龙汤加减"，认为外寒内饮之咳嗽，应标本兼顾、内外同治，方拟小青龙汤加减，宣肺解表、温阳化饮。对于湿邪蕴而化热，以外寒内热为病机者，可选用小青龙加石膏汤，或佐入清热化痰之品。

二陈汤证可对应《中医内科学》[11]中的"痰湿蕴肺证"，而小青龙汤证则对应"外寒内饮证"。笔者认为，只要把握住核心病机，灵活辨证，就不必拘泥于鉴别"秋伤于湿，冬生咳嗽"，倡导经典回归临床，经典指导临床，而不是用经典来约束临床，使临床变得拘谨。为此，广州中医药大学倡导"重经典、强临床"的中医人才培养理念，多年来致力于教学模式的探索[12]。既要深入经典，详细探究疾病的病因病机，也要做到深入浅出，使经典便于临床的广泛运用，与所谓"师古而不泥古"同理。

3.2 文献记载验案举隅

3.2.1 清代雷丰的《时病论》二陈汤案[13] "鉴湖沈某，孟冬之初，忽患痰嗽，前医作冬温治之，阅二十余天，未能奏效。延丰延医，右部之脉极滞，舌苔白滑，痰多而嗽，胸闭不渴。丰曰：此即《内经》'秋伤于湿，冬生咳嗽'之病，非冬温之可比也。冬温之病，必脉数口渴，今不数不渴者非。冬温治在乎肺，此则治在乎脾，张冠李戴，所以乏效。遂用加味二陈法去米仁一味，加苏子、芥子治之。三剂而胸开，五剂而痰嗽减，后用六君子汤增损，获全愈矣"[13]。

按语： 冬季第一个月即为孟冬，此时南方地区偶有气候反常，气候应寒反暖，非时之温热病邪易侵犯人体，发为冬温，症状可见发热、汗出不解、口渴、咳喘、痰黄稠、舌红苔黄、脉滑数等。本病案患者突发痰饮咳嗽，若为冬温，理应有痰黄稠、口渴、舌红苔黄、脉滑数等热象，现反出现右部脉滞、舌苔白滑、胸闷、不觉口渴等内有痰饮之象，故患者并非冬温发病所致咳嗽，而是痰湿咳嗽。秋凉之季，感受湿气，湿气困脾，脾失健运，则聚湿成痰，日久不化，则内生寒饮。脾为生痰之源，肺为贮痰之器。脾之所生痰饮、寒饮储于肺，导致肺脏宣发肃降功能失常，致使肺气上逆，发为咳嗽。右部脉滞、舌苔白滑、胸闷、不觉口渴亦为伤于湿气，脾失健运，聚湿成痰，痰涎犯肺，阻遏气机之佐证。本病案患者无表证，以里实证为主，病位在肺脾胃，方用加味二陈汤加减①。酌情加用三子养亲汤中的紫苏子、白芥子以温肺化痰、利气散结、止咳平喘，后用六君子汤补益脾胃，以杜绝生痰之源。

3.2.2 近代曹颖甫等的《经方实验录》小青龙汤案[14] "张志明先生，住五洲大药房，初诊（十月十八日），暑天多水浴，因而致咳，诸药乏效，遇寒则增剧，此为心下有水气，小青龙汤主之。净麻黄（钱半），川桂枝（钱半），大白芍（二钱），生甘草（一钱），北细辛（钱半），五味子（钱半），干姜（钱半），姜半夏（三钱）。二诊（十月二十日）咳已冷痊愈，但觉微喘耳，此为余邪，宜三拗汤轻剂，夫药味以稀为贵。净麻黄（六分），光杏仁（三钱），甘草（八分）。"

按语： 湿为长夏主气，夏秋之交，天热尚盛，雨水繁多，热蒸水腾，潮湿充斥；此外，亦可因涉水淋雨，居处邻水，或以水为事而伤湿。四时皆有湿气，湿邪为患，四季均可发病。湿气侵入，困郁脾胃，致使脾阳不振，脾运失常，水湿内生，聚为痰饮。本病案患者在夏月多游泳、多水浴，不慎感邪，新邪引动体内痰饮，上逆犯肺，发为咳嗽。以辛凉甘润之品治疗无效，加之咳嗽遇寒则增剧，可见其病性属阴。病机为内伤湿气，湿聚成痰，外感风寒，寒邪犯肺，两寒相感，表里皆伤，肺脾失调，致使气机逆乱，气逆上行，发为咳嗽。治以小青龙汤加减，既可外散风寒、宣发肺气而恢复肺之宣降功能，宣肺止咳而治标；又可温阳化饮，清除体内痰湿伏邪而治本。后患者咳嗽明显改善、消失，只剩微喘，此为内湿已化，而表邪未解，故以三拗汤轻剂发散余邪。

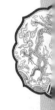

---

① 《时病论》加味二陈汤组成：白茯苓（三钱）、陈广皮（一钱）、制半夏（二钱）、生甘草（五分）、生米仁（即薏苡仁）（三钱）、杏仁（三钱，去皮尖研），另加生姜二片、饴糖一匙为引。

4 小 结

"秋伤于湿,冬生咳嗽"是指秋季人体被湿邪所伤,伏邪潜藏至冬,由外寒引动而发咳嗽,是重阴必阳的表现。湿邪致病是其病发咳嗽的核心病机,寒湿相搏,重阴必阳是其主要病机特点。秋伤于湿,可在当下时令发病,即为时邪,也可迁延而后发,是为伏邪。四时皆可见湿气,故四时皆可受湿邪侵犯,不仅仅局限于秋冬。临床上要倡导经典回归临床,又不能拘泥于古,对于内伤湿邪而咳嗽者,可辨证选用二陈汤类方加减;对于内有伏痰,外感寒邪而咳嗽者,可辨证选用小青龙汤类方加减,若有寒湿内蕴、生痰化热之势,可酌情佐入清热化痰之品。

参考文献

[1] 刘城鑫,洪海都,温晓雯,等.《内经》"秋伤于湿,冬生咳嗽"探微[J]. 山东中医杂志,2020,39(9):914-917.

[2] 周桥,王键,郭锦晨,等. 基于"秋伤于湿"理论小议雷丰《时病论》治"湿"特色[J]. 世界最新医学信息文摘,2019,19(37):231-232.

[3] 董南希,蔡丹莉,毛威,等. 浅谈《黄帝内经》伏邪之说与温病治法[J]. 浙江中医杂志,2018,53(10):712-713.

[4] 赵明芬,安冬青,汪建萍. 试论伏邪理论的源流及发展[J]. 中医杂志,2016,57(3):189-192.

[5] 王洪武,王玉兴,王小平. "秋伤于湿,冬生咳嗽"析[J]. 中国中医药信息杂志,2016,23(10):115-116.

[6] 程相波,罗根海. 浅析《黄帝内经·素问》对修辞手法的运用[J]. 江西中医药,2012,43(1):3-5.

[7] 李坤宁,张庆祥,徐成岩,等. 伏邪病因病机特点的探析[J]. 中国中医急症,2019,28(12):2170-2173.

[8] 徐广顺.《时病论》"秋伤于湿,冬生咳嗽"认识及临床运用[J]. 社区医学杂志,2018,16(3):84.

[9] 傅文胜. "秋伤于湿,冬生咳嗽"探微[J]. 中医函授通讯,1995(5):49.

[10] 李淑芳,梁淑贤,黄吉赓. 黄吉赓治疗痰饮哮喘临床经验[J]. 山东中医杂志,2020,39(11):1208-1211,1215.

[11] 张伯礼,吴勉华. 中医内科学[M]. 北京:中国协和医科大学出版社,2019.

[12] 曹敬,许能贵,林培政,等. "重经典、强临床"理念下的中医人才培养模式的研究和实践[J]. 成都中医药大学学报(教育科学版),2015,17(2):8-11.

[13] 雷丰. 时病论[M]. 北京:人民卫生出版社,2012:137.

[14] 曹颖甫,姜佐景. 经方实验录[M]. 2版. 北京:中国医药科技出版社,2019:107.

慢性阻塞性肺病（COPD）合并阻塞性睡眠呼吸暂停低通气综合征（OSAHS）重叠综合征中医证候研究

周谨希[1] 詹少锋[2] 连乐燊[3] 蒋紫云[3] 周惠仪[4] 陶海澜[3]

慢性阻塞性肺疾病（COPD）与阻塞性睡眠呼吸暂停低通气综合征（OSAHS）均为临床常见的呼吸系统疾病。二者同时出现则命名为COPD-OSAHS重叠综合征，重叠综合征最早由David C. Flenley在1958年提出[1]。COPD-OSAHS重叠综合征的患者比起单纯的COPD或OSAHS更容易诱发气道阻塞导致缺氧及二氧化碳潴留，从而增加慢性肺源性心脏病、肺动脉高压等心血管疾病的风险[2]，因此危害更大。流行病学研究也表明该病具有较高的发病率[2,3]，因此对我国的公共卫生构成严重的威胁，带来社会经济负担，但目前西医治疗以机械通气为主，存在一定局限性，因此发挥中医药优势，对该病进行准确辨证论治有重要意义。目前针对COPD-OSAHS重叠综合征的中医证候研究极少且分析较为简单[4]。故本研究以综合证候因子频数分布、因子分析及聚类分析等统计学方法，采用回顾性研究的方式来探讨剖析COPD-OSAHS重叠综合征的中医证候规律，为COPD-OSAHS重叠综合征辨证论治提供依据。

1 资料与方法

1.1 研究对象

2017年8月至2020年6月期间，门诊及住院的COPD-OSAHS重叠综合征患者，共385例，分别为来自广州中医药大学东莞医院179例，广州中医药大学第一附属医院142例，东莞市中西医结合医院64例。

1.2 诊断标准

根据病史、危险因素、体征检查符合中华医学会呼吸病学分会慢性阻塞性肺疾病学组对该病的诊断标准[5]，并且肺功能FEV1/FVC<70%（排除其他可能引起持续性气流受限的疾病）的患者，同时接受多导睡眠监测显示呼吸暂停低通气指数（AHI）≥5次/h，可诊断为COPD-OSAHS重叠综合征。

作者单位：1. 广州中医药大学研究生院；2. 广州中医药大学第一附属医院；3. 广州中医药大学东莞医院；4. 东莞市中西医结合医院。

1.3 纳入标准

（1）符合上文 COPD-OSAHS 重叠综合征的诊断标准。（2）年龄 40～69 岁。（3）病历资料符合中医证候因子分析的提取要求。

1.4 排除标准

年龄 >70 岁；重度 OSAHS 必须手术治疗，严重呼吸衰竭、服用镇静安眠药物、合并严重精神类疾病、急性心脑血管疾病、肺结核、肺癌、肺栓塞患者。

1.5 提取资料内容

1.5.1 一般资料 身高、体重、性别、年龄、吸烟史、家族史等。

1.5.2 临床表现 咳嗽、咯痰、打鼾等症状及相关体征。

1.5.3 中医证候因子 参考《中医内科学》[6]、《中医诊断学》[7]及相关文献[8]中的关于肺胀及鼾症的中医证候因子。研究团队经过内部讨论后制定统一标准的中医证候因子采集表，表格涵盖 72 个中医证候因子，并对中医证候因子进行量化及因子分析。分析中关于咳嗽、咯痰、打鼾、日间嗜睡等容易划分严重程度的症状按无、轻、中、重计为 0、1、2、3 分；对舌脉等无法划分程度的体征则以无或有分别计为 0、1 分，从而实现对相关证候因子的数据量化。

1.6 质量控制

对团队人员进行为期半月针对 COPD-OSAHS 重叠综合征的诊断标准及相关中医证候因子的定级培训。在界定出现争议时，由两位或以上正高级别的中医师进行判定。为确保病案质量，在表格数据收集完成后，还将由两位研究人员对病例数据进行随机检查复核。

1.7 伦理审查

本研究经过广州中医药大学东莞医院伦理委员会审查通过。

1.8 统计学方法

由团队内指定人员对收集的病案资料进行整理，录入并建立数据库，采用 SPSS 21.0 统计软件进行数据统计分析。除去出现频率低于 5% 的中医证候因子后，对剩余中医证候因子进行 KMO 检验及 Bartlett 球型检验，验证通过后进行因子分析及系统聚类。中医证候因子设定为连续变量的形式进行因子分析，取最大平衡值法进行旋转，设定收敛迭代次数标准为 <50 次，按特征值 >1 的标准提取公因子，在旋转迭代后的因子矩阵表格中根据载荷值选择对公因子贡献较大的中医证候因子，贡献标准取 >0.40，中医证候因子按区间变量的形式进行聚类分析，采用最远邻因素法及平方欧式距离法的系统聚类方式[9]。为了保证舌脉及其他易分程度的症状体征等不同量级数据的可比性，对证候因子统一进行 Z-Score 值衡量后再进行聚类分析。同时比较因子分析与聚类分析的结果，最后结合近期文献研究及团队临床经验讨论排列组合公因子，分析证型。

2 结果

2.1 一般资料

研究对象中男性282例,女性103例,年龄(61.82±4.11)岁,病程(15.37±6.02)年,COPD病情分级分布:Ⅰ级79例,Ⅱ级72例,Ⅲ级127例,Ⅳ级107例;OSAHS病情分级分布:轻度117例,中度199例,重度69例。

2.2 中医证候因子分布情况

排除出现频率小于5%的中医证候因子指标,得到66个中医证候因子。从获得的中医证候因子数据分析来看,打鼾、咳嗽、夜间憋醒、咯痰、食欲不振、乏力,频率均高于65%,表明COPD-OSAHS重叠综合征证候因素以痰证为主,兼有瘀证。主要病位在肺,涉及脾肾,以实证为主,可见虚证(见表1)。

表1 中医证候因子分布

证候	频率/%	频数	证候	频率/%	频数	证候	频率/%	频数
打鼾	91.43	352	腰膝酸软	46.49	179	痰少	30.65	118
咳嗽	80.00	308	畏寒	46.49	179	舌红	30.65	118
夜间憋醒	78.18	301	日间嗜睡	44.68	172	面红目赤	30.39	117
咯痰	73.51	283	痰稀	44.68	172	小便清长	29.61	114
食欲不振	72.99	281	大便黏腻	44.68	172	苔黄厚腻	29.35	113
乏力	69.35	267	咽喉异物感	43.38	167	脉弦涩	28.31	109
痰白	59.74	230	口渴	43.12	166	舌质紫暗	27.79	107
口干	58.70	226	心烦	42.34	163	面色晦暗	27.53	106
胸痛	57.92	223	脘腹痞满	42.34	163	面色萎黄	25.71	99
痰多	53.51	206	气粗声高	42.08	162	咳声重浊	24.94	96
痰黏腻	52.73	203	舌白	42.08	162	咳嗽无力	24.16	93
身体沉重	50.65	195	自汗	41.82	161	舌苔薄白	21.82	84
头重如裹	50.39	194	苔白厚腻	41.30	159	脉细弱	21.82	84
口淡不渴	50.13	193	声嘶	40.00	154	面色㿠白	20.00	77
胸闷	49.61	191	气怯声低	38.70	149	脉濡滑	18.18	70
肢体麻木	49.61	191	小便混浊	36.88	142	脉滑数	17.92	69
喉间哮鸣	48.83	188	口唇青紫	36.36	140	夜尿频多	10.91	42
头痛	48.05	185	呕吐	35.32	136	脉弦数	9.61	37
痰黄	47.79	184	小便短赤	34.03	131	鼻塞	8.05	31
恶心	47.27	182	大便干结	33.25	128	流涕	6.23	24
发热	47.01	181	咳声响亮	32.47	125	四肢不温	5.71	22
浮肿	46.75	180	大便稀溏	31.17	120	腹痛	5.19	20

2.3 因子分析

2.3.1 KMO 检验及 Bartlett 球型检验 KMO 检验及 Bartlett 球型检验显示 KMO 系数为 0.858（0.8～0.9），$P<0.001$，表明变量之间具有相关性，适合因子分析（见表 2）。

表 2 KMO 和 Bartlett 检验

KMO 系数	Bartlett 检验		
	χ^2	df	P 值
0.858	14 447.857	1 891	<0.001

2.3.2 公因子分析 共有 14 个公因子特征值 >1，将其选作公因子，14 个公因子累计贡献率达 65.36%，说明提取的公因子已经包括 COPD-OSAHS 重叠综合征的大部分中医证候因子，根据载荷值（>0.40）选择对公因子贡献较大的中医证候因子（见表 3、表 4）。

表 3 公因子特征值及累计贡献

成分	初始特征值			提取平方和载入			旋转平方和载入		
	合计	方差的%	累计/%	合计	方差的%	累计/%	合计	方差的%	累计/%
1	11.25	18.15	18.15	11.25	18.15	18.15	4.02	6.48	6.48
2	9.11	14.70	32.85	9.11	14.70	32.85	3.42	5.51	11.99
3	7.00	11.28	44.13	7.00	11.28	44.13	3.41	5.51	17.49
4	1.47	2.38	46.51	1.47	2.38	46.51	3.33	5.38	22.87
5	1.43	2.31	48.82	1.43	2.31	48.82	3.21	5.17	28.04
6	1.24	2.00	50.81	1.24	2.00	50.81	3.01	4.85	32.89
7	1.23	1.98	52.79	1.23	1.98	52.80	2.98	4.80	37.69
8	1.21	1.95	54.74	1.21	1.95	54.74	2.95	4.77	42.45
9	1.14	1.84	56.58	1.14	1.84	56.58	2.89	4.66	47.11
10	1.14	1.83	58.42	1.14	1.83	58.42	2.55	4.12	51.23
11	1.13	1.82	60.23	1.13	1.82	60.23	2.47	4.00	55.22
12	1.11	1.80	62.03	1.11	1.80	62.08	2.27	3.66	58.88
13	1.05	1.69	63.72	1.05	1.69	63.72	2.11	3.41	62.29
14	1.02	1.65	65.37	1.02	1.65	65.37	1.91	3.08	65.37

表 4　每组公因子的主要中医证候因子

1	胸闷 64.10%，胸痛 59.10%，头痛 57.80%，腹痛 54.40%，面色晦暗 48.40%，大便黏腻 44.50%
2	脉细弱 65.80%，自汗 57.10%，咳嗽无力 56.10%，畏寒 51.90%，小便清长 47.70%，痰少 45.70%，浮肿 45.20%，腰膝酸软 43.80%
3	痰黄 67.90%，大便干结 48.10%，口干 45.40%，心烦 43.20%，咳声响亮 41.80%，小便短赤 40.00%
4	口唇青紫 48.30%，咽喉异物感 40.20%，舌质紫暗 39.70%
5	发热 60.90%，苔黄厚腻 58.20%，面红耳赤 44.10%，脉滑数 41.30%
6	口淡不渴 65.10%，乏力 46.30%
7	小便混浊 68.40%，身体沉重 53.80%，脉濡滑 47.60%，日间嗜睡 45.80%，头重如裹 45.50%，脘腹痞满 40.20%
8	恶心 76.60%，呕吐 69.00%
9	气粗声高 66.40%
10	舌苔薄白 74.30%
11	四肢不温 73.00%，夜尿频多 60.50%，大便稀溏 56.20%
12	鼻塞 81.30%，食欲不振 42.10%
13	脉弦涩 39.90%
14	流涕 83.90%

2.4　聚类分析

中医证候因子按区间变量的形式进行聚类分析，66 个中医证候因子被划分为 5 类，树状图最下方的分类为咳嗽、咯痰、打鼾等各证型共有证候集簇，故不将其纳入证型归类，结合因子分析碎石图（见图 1），提示旋转前的前 4 个公因子斜率较大，差异性最为明显，累计贡献率增长快，说明这 4 个公因子都存在明显不同的具有特征性的证候因子，旋转后的公因子经整理后亦可归纳为 4 种证型，可见中医证候因子聚类及因子分析降维结果大致相同。结合临床经验讨论后，认为以下 4 类较符合临床实际，类 1 对应公因子 3、5、9，类 2 对应公因子 6、7、8，类 3 对应公因子 1、4、12、13，类 4 对应公因子 2、10、11、14（见表 5、图 2）。

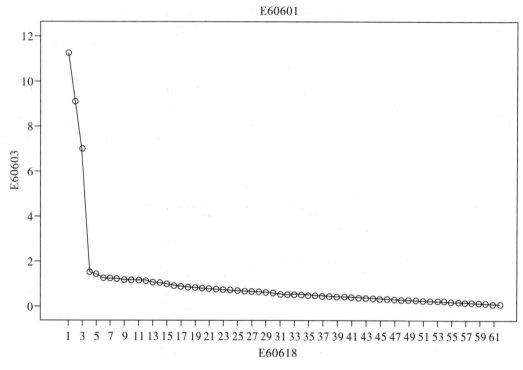

图1 碎石图（旋转前）

表5 聚类分析类别及公因子组合对应的证型及特点

证型	类1	类2	类3	类4
	痰热壅肺	痰湿蕴肺	痰瘀互结	肺肾气虚
公因子组合	3、5、9	6、7、8	1、4、12、13	2、10、11、14
病性	实证	实证	实证	虚证
病位	肺	肺脾	主要在肺，涉及脾肾	肺肾
分布情况	25.71%	23.30%	26.70%	24.10%

注：咳嗽、咯痰、打鼾、夜间憋醒为各证型共有的常见症状，因子分析中没有相关性，故4类证型均要涵盖该4个因子。

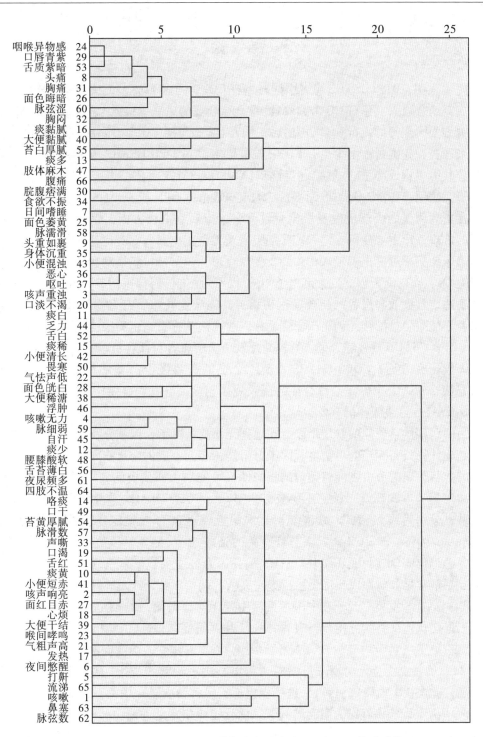

图 2　385 例 COPD-OSAHS 重叠综合征患者中医证候因子聚类分析图

3 结 论

研究[2]表明,国外 OSAHS 患者中同时患有 COPD 的占 11%,而国内这个比率则有 40%。成年的普通人群患有 COPD-OSAHS 重叠综合征的患病率接近 1%。目前我们国家没有相关方面大规模的流行病学研究数据,若以欧美等国 COPD-OSAHS 重叠综合征的患病率来计算,我国目前至少也有 1 000 多万人口患有 COPD-OSAHS 重叠综合征[3],对我国的公共卫生构成严重的威胁。但目前对 COPD-OSAHS 重叠综合征的发病机制尚不明确,研究表明,COPD-OSAHS 重叠综合征比单纯的 COPD 或 OSAHS 对患者的危害更大,存在更为明显的炎症反应及氧化应激反应[10,11]。在治疗方面,COPD-OSAHS 重叠综合征的常规治疗主要使用支气管扩张剂吸入及无创正压通气等对症处理,但支气管扩张剂在临床使用中可能出现吸入相关的支气管痉挛、口干及胃肠蠕动紊乱,甚至心律失常的风险[12],而夜间无创通气常带来憋闷感、胃肠胀气、面部压伤等并发症[13],给患者增加不适,且疗效与患者的配合度密切相关,临床上并非所有 COPD-OSAHS 重叠综合征患者都能耐受且配合无创正压通气治疗,故西医治疗有一定局限性。因此研究中西医治疗 COPD-OSAHS 重叠综合征,对提高疗效、缓解患者与社会负担有着重要的意义。然而在证候研究方面,COPD-OSAHS 重叠综合征的资料极少,研究方法较为简单[4]。故本研究从 COPD-OSAHS 重叠综合征的证候规律角度展开探讨,希望对中西医结合治疗 COPD-OSAHS 重叠综合征有所贡献。

作为中医证候学研究的常规手段,在数据无误的情况下,因子分析结合聚类分析所得出的结论往往具备相当的可信度,因子分析能将相同本质的变量归入一个因子,可减少变量的数目,聚类分析则能将类内的相似性尽可能增大而使类间的相似性降到最低,从而分离出最基本的证型[14,15]。本研究结果显示,COPD-OSAHS 重叠综合征的常见证候有 4 种,分别为痰热壅肺、痰湿蕴肺、痰瘀互结及肺肾气虚,分别占比 25.70%、23.30%、26.70%、24.10%。其中与痰有关的证候占 75.84%,以痰瘀互结证为最常见证候,总计 103 例,可见 COPD-OSAHS 重叠综合征主要以"痰"为主要病理因素,以痰瘀互结最常见,病性以实证为主,虚实夹杂,病位在肺,涉及脾肾。

COPD-OSAHS 重叠综合征在中医学典籍中并无对应典籍,但 COPD 和 OSAHS 二者则可以根据症状体征将其分别归类为"肺胀"及"鼾症"。肺胀的病机历代医家均有不同见解,首见于《黄帝内经》中《灵枢·胀论》:"肺胀者,虚满而喘咳。"提出肺胀"虚""满"的特点。金元时期朱丹溪的《丹溪心法·咳嗽》说:"肺胀而嗽,或左或右不得眠,此痰挟瘀血碍气而病。"进一步完善了《黄帝内经》中关于肺胀"满"的观点,所谓"满"即痰瘀互结,阻碍肺气[6],深化了痰瘀互结理论在肺胀证治中的地位。而鼾症则多因平素脾气虚弱,外感六淫邪气,导致脾失健运之职,水谷精微不化而痰浊内生,母病及子,痰邪上犯于肺,遏于咽喉气道,阻滞气机,发为鼾声[16]。正如《景岳全书》中记载:"有气体素弱,不耐劳倦而伤胃气者。凡中气内虚,疼痛外逼……以致声如鼾睡,痰如拽锯。"总而言之,古代医家对肺胀和鼾症的病因病机分析均会着眼于"痰",故在COPD和OSAHS的发病中,"痰"是二者的共同致病因素。但COPD更强调肺气本虚,内生痰浊,多为本虚标实证;而OSAHS则更着重强调痰证本身合邪合瘀引起的气机不利,这与现代学者研究相一致[17,18]。本研究中发现COPD-OSAHS重叠综合征与痰有关的证候也占75.84%,兼具COPD及OSAHS的特征,但相对而言更接近COPD,COPD-OSAHS重叠综合征相对单纯的OSAHS气虚证候出现频率更高[19],且其气虚的证候分布与COPD接近[17]。而痰邪伏肺,壅滞气道所致的打鼾、夜间憋醒等气机不利证候出现频率及严重程度相对于单纯的COPD更高[20]。究其原因,本研究纳入的COPD-OSAHS重叠综合征对象,平均年龄62岁,多为高龄患者,加之疾病久治不愈,失治误治,肺肾体用皆败,肺不布津,聚湿生痰,痰郁而化热,或妨碍血运,痰瘀交阻,出现痰热壅肺、痰湿蕴肺、痰瘀互结等实证。故虽然其病多实证,但本质上其痰源于肺脾肾虚,所以COPD-OSAHS重叠综合征脏虚蕴痰的本质不同于单纯OSAHS的实火痰瘀,更接近于COPD的本虚标实,存在更明显的气虚证候,部分病例甚至可有虚实夹杂的证候,如气虚痰阻、气虚血瘀等,病机复杂。而单纯的OSAHS患者除久病体虚外,外感邪气、饮食失节亦是其重要发病原因[16],就气虚的表现而言不及COPD-OSAHS重叠综合征明显。此外,COPD-OSAHS重叠综合征带有较多"气机不利"特征的中医证候因子,如打鼾(91.43%)、夜间憋醒(78.18%)、咽喉异物感(43.38%)等,分析原因考虑为COPD患者以本虚为主,痰邪多伏于肺间,正如《诸病源候论》中记载"邪伏则气静"。而COPD-OSAHS重叠综合征患者实多虚少,痰邪不仅伏于肺脏,更易与其他实邪相合,壅遏气道,导致肺气上逆,痰气互结于气道,咽部如室,呼气不利则发为鼾眠、夜间憋醒、咽喉异物感。因此,COPD-OSAHS重叠综合征患者相较COPD存在更为明显的气机不利证候,但因其本虚特质也较单纯的OSAHS更容易出现气虚证候。故在治疗上要把握其脏虚蕴痰的特点,更益其祛痰之功以调畅气机,随证兼用燥湿、清热、活血化瘀及扶正补虚。

综上所述,本研究对COPD-OSAHS重叠综合征的证候分型做出了一定的探讨,为临床治疗该疾病提供了一定的理论依据,但本研究尚存在不足之处:首先,因时间及经费有限,研究范围仅局限于珠三角地区,而珠三角地区多湿多雨,当地居民多见痰浊体质,对本研究结果存在一定影响;其次,本研究选用回顾性研究的方式,相较横断面调查,前者所采集的中医证候因子可信度不如后者;再次,虽然本研究采用因子分析结合聚类分析的方式将COPD-OSAHS重叠综合征的中医证型分为4种,但受限于研究范围及聚类分析本身缺陷[15],临床中该疾病患者病性多虚实夹杂,本研究仅将基础证型分类,未进一步分离出复杂证候、复合证型,且因极少数证候因子与多种证型均有关联,单独证型中的证候因子在少数个案中难免存在极少量次要、不相关甚至完全相反的证候因子,影响了此次研究的严谨性。因此,针对COPD-OSAHS重叠综合征的中医证候分型,有必要在多地采用大规模的横断面调查方式进一步完善该疾病的相关研究,在此次4种基本证型的基础上组合或细分更详细的证型,更好地指导COPD-OSAHS重叠综合征的诊治。

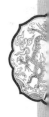

参考文献

[1] FLENLEY D C. Sleep in chronic obstructive lung disease [J]. Clinics in chest medicine, 1985, 6 (4): 651-661.

[2] 汪亚亚. COPD-OSAHS 重叠综合征的临床特征及相关因素分析 [D]. 延安：延安大学, 2020.

[3] 杨超勉. NF-κB、HIF-1α 及其相关细胞因子在 OS 导致肺心病发病作用的研究 [J]. 当代临床医刊, 2017, 30 (4): 3321-3322, 3301.

[4] 黄颖, 陈剑坤, 赵文翰, 等. 重叠综合征的中医证型与睡眠呼吸指标的相关性分析 [J]. 湖南中医药大学学报, 2020, 40 (2): 175-179.

[5] 陈荣昌, 孙永昌. 慢性阻塞性肺疾病基层诊疗指南（实践版·2018）[J]. 中华全科医师杂志, 2018, 17 (11): 871-877.

[6] 张伯礼, 吴勉华. 中医内科学 [M]. 北京：中国中医药出版社, 2017: 59-62.

[7] 季绍良, 成肇智. 中医诊断学 [M]. 北京：人民卫生出版社, 2002: 135-161.

[8] 陈志斌, 兰岚. 鼾症中医诊疗专家共识意见 [J]. 中国中医药信息杂志, 2019, 26 (1): 1-5.

[9] 许玉龙, 盛梦园, 王哲, 等. 几种数据挖掘方法用于中医证候分析的对比研究 [J]. 中国中医药信息杂志, 2019, 26 (12): 97-102.

[10] 丁怡, 陈旭如, 陈家君, 等. 血清 8-异前列腺 F2α、丙二醛和过氧化氢酶在重叠综合征患者中的临床意义 [J]. 河北医药, 2017, 39 (18): 2730-2733.

[11] 刘杰峰, 庞剑. 阻塞性睡眠呼吸暂停低通气综合征患者体内相关炎症因子水平改变及其与嗜睡情况的相关性分析 [J]. 中国临床医学, 2017, 24 (2): 290-292.

[12] 郑锋. 吸入糖皮质激素和支气管扩张剂对 COPD 患者肺功能的影响及副作用对比 [J]. 泰山医学院学报, 2018, 39 (7): 782-784.

[13] 霍宇晴. 护理干预对无创呼吸机患者治疗依从性的影响分析 [J]. 临床医药文献电子杂志, 2019, 6 (36): 105.

[14] 李梢. 从维度与阶度探讨中医证候的特征及标准化方法 [J]. 北京中医药大学学报, 2003 (3): 1-4.

[15] 马梦羽, 沈璐, 文天才, 等. 数据挖掘技术在中医诊疗数据分析中的应用 [J]. 中国中医药信息杂志, 2016, 23 (7): 132-136.

[16] 张丽秀, 刘铁军, 杨海淼, 等. 中医对鼾症病因病机的文献研究 [J]. 长春中医药大学学报, 2019, 35 (3): 580-584.

[17] 黄牧华, 董竞成, 魏颖, 等. 慢性阻塞性肺疾病中医证候及证素分布规律与特征的文献分析研究 [J]. 中国中医基础医学杂志, 2019, 25 (10): 1373-1376.

[18] 黄燕晓, 王培源, 刘春松. 阻塞性睡眠呼吸暂停低通气综合征中医辨证分型研究 [J]. 新中医, 2010, 42 (1): 22-24, 6.

[19] 陈剑坤, 梁浩斌, 李际强. 中青年与老年阻塞性睡眠呼吸暂停低通气综合征患者中医证候分布特点及差异 [J]. 新中医, 2020, 52 (5): 186-189.

[20] 马秋晓. 慢性阻塞性肺疾病合并症及中医证型分布情况的观察性研究 [D]. 北京：中国中医科学院, 2020.

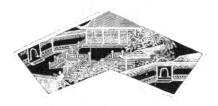

岭南内科进展（2023）

肾病篇

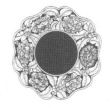

早期血液透析患者合并感染的相关影响因素及中医证型探讨

李紫薇[1]　梁晓晨[1]　鲁　鹏[2]　陈刚毅[2]*

血液透析（hemodialysis，HD）是慢性肾衰竭（chronic renal failure，CRF）终末期的最常见治疗方法。然而，血液透析患者的长期生存率不高，且近年来也尚未取得明显的突破。据统计，2003年时，血液透析患者的5年生存率为37%，2011年为42%[1]。研究发现[2]，血液透析患者的死亡率呈现出透析开始后第1年的前3个月最高的特征，并与年龄相关。其中，年龄小于65岁的血液透析患者前3个月的死亡率约为每年每千人200人，年龄大于等于65岁的血液透析患者前3个月的死亡率约为每年每千人500人。感染是慢性肾衰竭患者常见的并发症，是仅次于心血管疾病的第二大死亡原因。因此，控制感染是降低早期血液透析患者死亡率及延长其生存期的重要措施。然而，目前中医对早期透析患者并发感染的相关研究较少，尚未有相关辨证分型的共识。基于此，本研究旨在对早期血液透析患者合并感染的情况进行调查分析，以了解其感染的特点及中医辨证分型情况，并分析其可能的影响因素，以期为中医辨证论治早期血液透析患者合并感染提供参考依据。现将研究结果报道如下。

1　对象与方法

1.1　研究对象及分组

选取2018年11月1日至2019年9月30日在广州中医药大学第一附属医院肾病科血液净化区进行早期血液透析的158例患者作为研究对象。其中排除8例临床资料不完整及1例无效临床资料的患者，最终纳入149例患者。根据是否合并感染将其分为感染组54例和非感染组95例。

1.2　诊断标准

慢性肾衰竭的诊断及中医辨证分型标准参照2006年中华中医药学会肾病分会制定的《慢性肾衰竭的诊断、辨证分型及疗效评定（试行方案）》[3]及2002年国家药品监督管理局颁布的《中药新药临床研究指导原则（试行）》[4]。感染按主要受累器官分类。

作者单位：1. 广州中医药大学第一临床医学院；2. 广州中医药大学第一附属医院。*表示通讯作者。

1.3 纳入标准

①符合慢性肾衰竭诊断标准，需要接受长期血液透析。②年龄≥18岁。③近3个月内首次进行血液透析的早期血液透析患者。

1.4 排除标准

①因急性肾损伤接受血液透析的患者。②既往曾行肾移植及外院已开始行血液透析治疗的患者。③正在行居家血液透析的患者。④目前正在参加其他临床试验或研究人员认为不适合参加本研究的患者。⑤患有精神性疾病或存在认知功能障碍的患者。⑥依从性差，未按规定进行规律透析治疗的患者。

1.5 研究方法

观察感染组与非感染组患者的一般临床资料（性别、年龄）、导致终末期肾病的病因（糖尿病肾病、肾小球肾炎等）、合并疾病及不良习惯（如冠心病、高血压、高血脂、糖尿病、主动脉或周围血管疾病、吸烟）、共病指数、衰弱指数、相关实验室指标［包括血红蛋白（HGB）、白细胞计数（WBC）、中性粒细胞百分比（NE）、淋巴细胞百分比（LYM）、血清白蛋白（ALB）、肾小球滤过率（eGFR）、肌酐（CREA）、血清铁（Fe）、转铁蛋白（TRF）、转铁蛋白饱和度（TS）、血糖（GLU）、血清磷（P）］及中医证型分布情况，分析感染组患者的感染部位和肺部感染特征，并采用Logistic回归分析探讨早期血液透析患者感染的影响因素。共病指数：为针对血液透析患者共病情况的评估工具[5]，根据合并疾病的不同赋予对应的分值。衰弱指数：采用FRAIL量表[6]进行衰弱评估，包含疲乏与克服重力能力、步行能力、疾病数量和体质量下降5个条目，每个条目为1分，评分达3分及以上可定义为衰弱。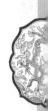

1.6 统计方法

采用SPSS 22.0统计软件对数据进行统计分析。正态分布的计量资料用均数±标准差（$\bar{x}\pm s$）表示，组间比较采用t检验；非正态分布的计量资料用中位数和四分位间距[$M(P_{25}, P_{75})$]表示，组间比较采用秩和检验；计数资料用率或构成比表示，组间比较采用卡方检验；影响感染的相关因素分析采用Logistic回归分析。以$P<0.05$为差异有统计学意义。

2 结 果

2.1 早期血液透析患者临床资料

149例患者中，男性91例（占61.07%），女性58例（占38.93%）；平均年龄为（57.80±13.53）岁；导致终末期肾病的病因主要有肾小球肾炎41例（占27.52%）、糖尿病肾病37例（占24.83%）、间质性肾炎5例（占3.36%）、高血压肾病1例（占0.67%）、病因不明55例（占36.91%）。

2.2 早期血液透析患者合并感染情况

149例患者中，有54例（占36.24%）共55例次（36.91%）发生感染。导致终末期肾病的原发病中，糖尿病肾病20例（占37.04%），肾小球肾炎12例（占22.22%），囊性、遗传性、先天性肾病2例（占3.70%），原发病不详18例（占33.33%）。

2.3 感染组与非感染组患者的临床资料比较

表1和表2结果显示：在一般资料方面，感染组与非感染组患者的性别和年龄比较，差异均无统计学意义（$P>0.05$）。在导致终末期肾病的原因方面，感染组主要以糖尿病肾病为主（占37.04%），与非感染组比较，差异有统计学意义（$P<0.01$）；非感染组主要以肾小球肾炎为主（占30.53%），但与非感染组比较，差异无统计学意义（$P>0.05$）。在合并疾病及不良习惯方面，2组患者均以高血压、吸烟、糖尿病为常见，其中感染组患者合并糖尿病的比例较非感染组高，差异有统计学意义（$P<0.01$）。在共病指数与衰弱评分方面，感染组均高于非感染组，差异均有统计学意义（$P<0.05$）。在实验室指标方面，感染组的WBC和NE水平均高于非感染组，LYM、ALB、Fe、TRF水平均低于非感染组，差异均有统计学意义（$P<0.05$或$P<0.01$）。

表1 2组早期血液透析患者临床资料（计数资料）比较

临床资料		感染组（54例）	非感染组（95例）	P值
年龄	年龄<65岁	36（66.67）	64（67.37）	0.930
	年龄≥65岁	18（33.33）	31（32.63）	
性别	男性	35（64.81）	56（58.95）	0.480
	女性	19（35.19）	39（41.05）	
导致终末期肾病的病因	糖尿病肾病	20（37.04）	17（17.89）	0.009[①]
	肾小球肾炎	12（22.22）	29（30.53）	0.275
	其他	22（40.74）	49（51.58）	
合并疾病及不良习惯	冠心病	5（9.26）	13（13.68）	0.426
	高血压	50（92.59）	94（98.95）	0.110
	高血脂	17（31.48）	27（28.42）	0.694
	吸烟	26（48.15）	45（47.37）	0.927
	糖尿病	33（61.11）	33（34.74）	0.002[①]
	主动脉或周围血管疾病	10（18.52）	12（12.63）	0.330

注：①$P<0.01$，组间比较。

表2 2组早期血液透析患者临床资料（计量资料）比较

[$\bar{x} \pm s$ 或 $M(P_{25}, P_{75})$]

临床资料	感染组（54例）	非感染组（95例）	P值
年龄/岁	59.02 + 11.22	57.12 + 14.70	0.377
共病指数/分	5.50（3.75，8.00）	4.00（2.00，6.00）	0.002[①]
衰弱评分/分	3.00（2.00，3.00）	2.00（1.00，3.00）	0.029[①]
HGB/(g·L^{-1})	73.42 + 14.52	75.51 ± 18.42	0.448
WBC/(×10^9·L^{-1})	7.98（6.86，10.19）	6.50（5.55，8.19）	<0.001[②]
NE/%	78.23 ± 10.32	73.66 ± 10.08	0.009[②]
LYM/%	12.73 ± 6.96	16.38 ± 7.38	0.003[②]
ALB/(g·L^{-1})	30.53 ± 5.92	35.07 ± 5.69	<0.001[②]
eGFR/(mL·min^{-1})	5.14（3.93，7.01）	5.03（3.90，6.09）	0.373
CREA/(μmol·L^{-1})	943.50（655.75，1 166.50）	957.00（796.00，1 191.00）	0.318
Fe/(μmol·L^{-1})[a]	7.80（5.40，14.35）	10.70（7.20，14.45）	0.049[①]
TRF/(g·L^{-1})[a]	1.46 ± 0.27	1.63 ± 0.30	0.001[②]
TS/%[a]	21 80（14.25，41.65）	26.10（18.15，37.05）	0.291
GLU/(mmol·L^{-1})	4.86（4.30，6.26）	4.91（4.48，5.67）	0.825
P/(mmol·L^{-1})[b]	2.26（1.67，2.70）	2.26（1.90，2.72）	0.505

注：a的有效数据146例；b的有效数据145例。①$P<0.05$，②$P<0.01$，组间比较。

2.4 早期血液透析患者合并感染的特征

表3和表4结果显示：早期血液透析患者合并感染的常见部位有肺部感染（43例次，占78.18%）、泌尿生殖系统感染（4例次，占7.27%）、导管感染（2例次，占3.64%）和败血症（1例次，占1.82%）等，其中以合并肺部感染的发生率为最高。进一步对43例次合并肺部感染患者的胸片检查结果进行分析，可见其肺部感染累及的部位主要为双侧及下叶，分别为25例次（占58.14%）和19例次（占44.19%）。有33例次患者发生胸腔积液，其中单侧11例次（占33.33%），双侧22例次（占66.67%）；胸腔积液量以少量为主（28例次，占84.85%），其余为中量（5例次，占15.15%）。

表3 早期血液透析患者的感染部位分布情况

感染部位	频次/例次	百分比/%
肺部感染[①]	43	78.18
泌尿生殖系统感染	4	7.27
导管感染	2	3.64

续上表

感染部位	频次/例次	百分比/%
败血症②	1	1.82
其他③	5	9.09
总计	55	100.00

注：①为其中有1例患者同时合并肺部感染与泌尿生殖系统感染。②为除外血管通路引起与周围血管疾病、坏疽引起的败血症。③为包括皮肤慢性溃疡合并感染、糖尿病足合并感染、乙肝病毒携带者和急性上呼吸道感染。

表4 早期血液透析患者的肺部感染特征

感染特征		频次/例次	百分比/%
感染侧别	单侧	18	41.86
	双侧	25	58.14
感染部位	肺尖	3	6.98
	上叶	6	13.95
	中叶	8	18.60
	下叶	19	44.19
	肺底	9	20.93
胸腔积液	单侧	11	33.33
	双侧	22	66.67
胸腔积液量	少量	28	84.85
	中量	5	15.15
	大量	0	0.00

2.5 影响感染的相关因素分析

根据单因素分析结果，以感染作为因变量，以 TRF、Fe、ALB、LYM、WBC、共病指数、糖尿病史和衰弱评分为自变量，进行 Logistic 回归分析。结果显示：共病指数与早期血液透析患者感染相关，差异有统计学意义（$P<0.05$，见表5）。

表5 早期血液透析患者感染影响因素的 Logistic 回归分析

影响因素	β	SE	Wald	P值	OR（95% CI）
TRF	-0.64	0.71	0.81	0.367	0.529（0.13，2.11）
Fe	0.01	0.03	0.19	0.666	1.014（0.95，1.08）
ALB	-0.05	0.04	1.76	0.185	0.955（0.89，1.02）

续上表

影响因素	β	SE	Wald	P 值	OR (95% CI)
LYM	-0.02	0.03	0.56	0.456	0.979 (0.93, 1.04)
WBC	0.14	0.06	5.22	0.022	1.148 (1.02, 1.29)
共病指数	0.19	0.08	6.23	0.013①	1.208 (1.04, 1.40)
糖尿病史	-0.28	0.43	0.41	0.520	0.760 (0.33, 1.75)
衰弱评分	0.05	0.17	0.10	0.757	1.014 (0.95, 1.08)

注：①$P<0.05$。

2.6　2 组患者中医证型分布情况比较

2.6.1　2 组患者本虚证分布情况比较　表 6 结果显示：感染组与非感染组患者的本虚证均主要表现为脾肾阳虚证，前者本虚证的分布从高到低依次为脾肾阳虚证、阴阳两虚证、气阴两虚证、脾肾气虚证、肝肾阴虚证，后者依次为脾肾阳虚证、阴阳两虚证、脾肾气虚证、气阴两虚证、肝肾阴虚证，2 组本虚证的分布情况比较，差异均无统计学意义（$P>0.05$）。

表 6　2 组早期血液透析患者本虚证分布情况比较

中医证型	感染组/例（%）	非感染组/例（%）	P 值
脾肾气虚证	6 (11.11)	18 (18.95)	0.211
肝肾阴虚证	2 (3.70)	2 (2.11)	0.958
脾肾阳虚证	22 (40.74)	40 (42.11)	0.871
气阴两虚证	8 (14.81)	5 (5.26)	0.092
阴阳两虚证	16 (29.63)	30 (31.58)	0.804
合计	54 (100.00)	95 (100.00)	

2.6.2　2 组患者标实证分布情况比较　表 7 结果显示：感染组与非感染组患者的标实证均主要表现为湿热证，前者标实证的分布从高到低依次为湿热证、水气证、风动证、血瘀证、湿浊证、无合并标实证；后者依次为湿热证、血瘀证、风动证、水气证、湿浊证、无合并标实证。其中，感染组的水气证多于非感染组，差异有统计学意义（$P<0.01$），其余标实证分布情况比较，差异均无统计学意义（$P>0.05$）。

表 7　2 组早期血液透析患者标实证分布情况比较

中医证型	感染组/例（%）	非感染组/例（%）	P 值
无合并标实证	4 (7.41)	10 (10.53)	0.531
湿浊证	8 (14.81)	16 (16.84)	0.746

续上表

中医证型	感染组/例（%）	非感染组/例（%）	P值
湿热证	33（61.11）	49（51.58）	0.261
水气证	30（55.56）	23（24.21）	0.001[①]
血瘀证	14（25.93）	32（33.68）	0.324
风动证	16（29.63）	30（31.58）	0.804

注：①$P<0.01$，组间比较。

3　讨　论

血液透析患者进入透析后的前3个月的死亡率高是影响其长期生存率的重要原因。感染是导致其死亡的主要原因之一[2]，一方面感染直接导致其死亡风险增加，另一方面血液透析患者并发感染后与心血管事件发生率的增加密切相关[7]。因此，对早期血液透析患者并发感染的预防与治疗仍是不可忽视的问题。

本研究结果显示，149例早期血液透析患者的感染率为36.91%，其中以肺部感染最常见，占比为78.18%，其余依次为泌尿系统感染、导管感染。国内相关文献报道显示，在该群体中的感染率为16%~42%不等，这与我们的研究结论较为一致。血液透析患者常见的感染部位依次为呼吸系统、泌尿生殖系统、消化系统，其中肺部感染的占比大致为30%[8-10]。与之相比，本研究肺部感染的发生率较高，首先，可能与本研究重点关注早期透析患者，而其他研究的关注对象为维持性血液透析患者有关。其次，可能与血液透析患者与其他住院患者接触有关[11]。对55例次早期血液透析患者并发感染的临床资料进一步分析发现，其临床特征主要表现为合并糖尿病、中度贫血、低蛋白血症以及感染部位以肺部多见，且主要累及双侧肺部和肺部下叶，一般会合并少量的、双侧的胸腔积液。

在本研究中，应用单因素分析发现糖尿病、衰弱评分、共病指数、ALB、LYM、Fe与TRF含量可能是早期血液透析患者并发感染的影响因素。Logistic回归分析显示，共病指数与早期血液透析患者感染风险增加关系密切。上述结果与当前国内外部分学者对维持性血液透析患者的研究结果相似[11-14]。众所周知，ALB、LYM与机体免疫功能密切相关，从而影响感染的发生率。而在各影响因素中，糖尿病肾病患者更易受到感染，与其体内长期高血糖影响微生物的代谢与繁殖密切相关[13,14]。本研究结果提示，铁缺乏会增加感染风险。一项前瞻性研究发现，术前Fe水平低下的患者腹部手术后并发感染较Fe水平正常的患者常见。因为铁是构成先天免疫和细胞免疫的必需元素[15]。首先，铁是机体内新陈代谢旺盛的组织（如肠道上皮）正常增殖所必需的元素，参与构成抵抗感染的物理屏障[16]；其次，铁是过氧化物合成酶与一氧化二氮合成酶的重要组成部分，参与维持免疫细胞的正常功能[15]；此外，铁参与细胞因子的产生和作用的调节以及维持T细胞的数量与功能[15,17]。一方面，铁缺乏导致感染风险增加的病理机制与中性粒细胞与巨噬细胞功能障碍和杀菌活性降低有关,正如本研究也发现 LYM 是早期血液透析患者感染的危险因素。此前有报道称,缺铁受试者中活化的淋巴细胞产生的白细胞介素 2 下降[17]。缺铁还可通过降低铁调素的表达,从而影响宿主的防御机制,使其失去广泛的抗菌作用[17]。TRF 这一影响因素则参与维持机体血浆的抗菌活性,因其可通过对 Fe^{3+} 的高结合力使血浆中游离铁含量几乎为零,从而阻断病原微生物从宿主获取必需的铁以生存和繁殖的途径[15,18]。本研究尚发现感染组患者的衰弱评分较非感染组患者低,普遍处于衰弱期,可能与衰弱患者年龄大、合并疾病多、贫血、低蛋白血症、Fe 含量异常等营养不良及代谢紊乱有关[19]。另一方面,透析患者并发感染后可能会出现疲劳及克服重力能力、步行能力与体质量下降等情况而降低透析患者的衰弱评分。

慢性肾衰竭在中医学中一般将其归类为"水肿""癃闭""关格"或"虚劳"。肾元虚衰、湿浊内蕴是慢性肾衰竭的基本病机。本虚证仍然贯穿早期血液透析始终。本研究发现,2 组患者在本虚证中均以脾肾阳虚证为主,是因进入终末期肾病阶段,发生气虚、肾阳与命门火衰而不能旺土所致。且本研究还发现,本虚证在 2 组间不存在显著性差异,可能是因透析患者病程持久,耗伤精血津液,正气化生无源,故虚证是其基本病理状态。而标实证中,2 组皆以湿热证为主,其原因可能是:因脾虚生湿,湿邪郁久化热;或因脾虚所生之湿邪与"中气不足,阴火内生"之虚火相结而成湿热之邪;或因本中心地处岭南,为"阳之所盛,雾露之所聚",外湿与内湿同气感召,郁而化热所致。

本研究初步观察到感染组的水气证较非感染组比例高,是因水气与感染相互影响有关。一方面,感染容易导致肺脾肾三脏水液代谢功能障碍,其中与肺失通调水道,导致气机阻滞密切相关。张景岳指出,外邪贼风停留肌腠,致肺卫失宣,亦能致浮肿[20]。本研究中肺部感染出现水气证则是他病致水肿,《中藏经》中亦有"因嗽而得者"的相关言论[20]。明代医家王纶则进一步指出其机理为"失下降之令",不仅可表现为"水溢皮肤",还可表现为"上喘"与"小便渐短"[21]。现代医学亦有文献报道成人细小病毒感染后发生全身水肿的病例[22]。另一方面,"水气证"加重感染的发生和发展,与其进一步导致肺脾肾三脏亏虚有关,此即"邪之所凑,其气必虚"。此外,因水湿泛溢,日久凌心,可出现喘促不得卧、心悸怔忡等症状,与现代医学之心功能衰竭的临床症状相似,现代医学也证实了水肿与脑钠肽(BNP)、心功能障碍密切相关,前者是导致心血管事件发生的高危因素[23]。心功能衰竭又进一步增加感染的风险,因心衰常表现为肺水肿与肺瘀血,因此易造成肺部分泌物瘀积,从而为微生物繁殖提供条件[24]。此前有研究也发现了慢性心衰患者合并感染的发生率约为 25%,且与心功能分级密切相关[24-25]。

此外,无论是早期血液透析患者还是维持性血液透析患者,低蛋白血症会增加该人群的感染概率[8,10]。因为低蛋白血症可引起肺水肿而降低呼吸道对微生物的免疫反应,低蛋白血症亦可直接引起免疫球蛋白、补体、抗体减少而导致免疫力下降[12-13]。本研究还发现,早期血液透析患者并发感染与共病指数密切相关,与之前文献报道透析患者并发感染与合并糖尿病、恶性肿瘤、免疫抑制、肝病等共病情况密切相关的结论相一

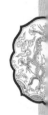

致[14]，可能与共病情况会导致机体炎症状态有关。此外，共病情况与炎症均会影响患者的食欲，二者均可导致机体营养不良，从而增加感染的风险[26]。

综上所述，脾肾阳虚可能为早期血液透析患者并发感染的内在病机，水气证则为主要的证候表现，也是本病的外在表现。因此，除了益气健脾温肾、滋阴润肺以"未病先防"外，还应重视早期透析患者"水气证"的辨证治疗，改善其营养状态，减少其并发症，可望降低血液透析患者感染的发生率和提高患者的生存率。本研究尚存在样本量较少且为单中心研究的不足之处，故研究结果存在一定局限性，因此，进一步扩大样本量、采用多中心研究以及开展中医预防的分析应是今后的研究方向。

参考文献

［1］ SARAN R，ROBINSON B，ABBOTT K C，et al. US Renal Data System 2019 Annual Data Report：Epidemiology of Kidney Disease in the United States［J］. American journal of kidney diseases：the official journal of the National Kidney Foundation，2020，75（1）：A6－A7.

［2］ SARAH R，ROBINSON B，ABBOTT K C，et al. US Renal Data System 2018 Annual Data Report：Epidemiology of Kidney Disease in the United States［J］. American journal of kidney diseases：the official journal of the National Kidney Foundation，2019，73（1）：A7－A8.

［3］ 中华中医药学会肾病分会. 慢性肾衰竭的诊断、辨证分型及疗效评定（试行方案）［J］. 上海中医药杂志，2006，40（8）：8－9.

［4］ 中药新药临床研究指导原则（试行）［M］. 北京：中国医药科技出版社，2002.

［5］ LIU J N，HUANG Z，GILBERTSON D T，et al. An improved comorbidity index for outcome analyses among dialysis patients［J］. Kidney international，2010，77（2）：141－151.

［6］ VAN KAN G A，ROLLAND Y，BERGMAN H，et al. The I. A. N. A Task Force on frailty assessment of older people in clinical practice［J］. The journal of nutrition，health & aging，2008，12（1）：29－37.

［7］ MACDOUGALL I C，BHANDARI S，WHITE C，et al. Intravenous iron dosing and infection risk in patients on hemodialysis：a prespecified secondary analysis of the PIVOTAL trial［J］. Journal of the American Society of Nephrology，2020，31（5）：1118－1127.

［8］ 栾仲秋，穆琢莹，阚凤芝. 尿毒症患者血液透析院内感染的相关风险因素及病原菌分析［J］. 解放军预防医学杂志，2019，37（2）：180－181，184.

［9］ 晏丽云，晏萍英，张竞雄. 肾内科血液透析患者医院感染的特点分析［J］. 中华医院感染学杂志，2015，25（9）：2030－2032.

［10］ 于黔，李晓颖，吴欣，等. 维持性血液透析患者并发感染的影响因素及预后调查［J］. 临床肾脏病杂志，2019，19（3）：170－175.

［11］ DALRYMPLE L S，MU Y，NGUYEN D V，et al. Risk factors for infection-related hospitalization in in-center hemodialysis［J］. Clinical journal of the American Society of Nephrology，2015，10（12）：2170－2180.

［12］ 陈杰，黄凤. 对进行血液透析的尿毒症患者发生肺部感染原因的分析［J］. 当代医药论丛，2015，13（3）：267－269.

［13］ 陈远岷，赵明生，左晓英，等. 2型糖尿病肾病血液透析患者感染特点及危险因素分析［J］. 糖尿病新世界，2019，22（20）：23－25.

［14］ LEWIS S S，SEXTON D J. Metastatic complications of bloodstream infections in hemodialysis patients［J］. Seminars in dialysis，2013，26（1）：47－53.

[15] KUMAR V, CHOUDHRY V P. Iron deficiency and infection [J]. Indian journal of pediatrics, 2010, 77 (7): 789 – 793.

[16] TANSARLI G S, KARAGEORGOPOULOS D E, KAPASKELIS A, et al. Iron deficiency and susceptibility to infections: evaluation of the clinical evidence [J]. European journal of clinical microbiology & infectious diseases: official publication of the European Society of Clinical Microbiology, 2013, 32 (10): 1253 – 1258.

[17] JONKER F A, BOELE VAN HENSBROEK M. Anaemia, iron deficiency and susceptibility to infections [J]. The journal of infection, 2014, 69 (1): S23 – S27.

[18] BRUHN K W, SPELLBERG B. Transferrin-mediated iron sequestration as a novel therapy for bacterial and fungal infections [J]. Current opinion in microbiology, 2015, 27: 57 – 61.

[19] 黄玮莹, 朱琴, 梁晓晨, 等. 初始血液透析患者的衰弱状态及中医辨证分析 [J]. 广州中医药大学学报, 2020, 37 (10): 1864 – 1870.

[20] 姜德友, 王兵, 李杨. 水气病源流考 [J]. 中华中医药学刊, 2009, 27 (12): 2479 – 2482.

[21] 巩振东, 李翠娟. 中医对糖尿病肾病水肿病因病机及治法的认识 [J]. 中医学报, 2016, 31 (4): 494 – 498.

[22] VLAAR P J, MITHOE G, JANSSEN W M. Generalized edema associated with parvovirus B19 infection [J]. International journal of infectious diseases: official publication of the International Society for Infectious Diseases, 2014, 29: 40 – 41.

[23] 殷玲, 何伟明, 刘利华, 等. 122例腹膜透析患者中医证型及其与腹膜炎及心血管事件相关性研究 [J]. 江苏中医药, 2017, 49 (2): 36 – 38.

[24] 代聚平, 罗静, 闫丽, 等. 老年心衰患者合并肺部感染病原学特征及影响因素分析 [J]. 中华医院感染学杂志, 2018, 28 (24): 3755 – 3758.

[25] 肖婕, 黎莉, 邓智全, 等. 老年慢性心衰住院患者医院获得性肺炎的病原菌及其影响因素 [J]. 中华医院感染学杂志, 2020, 30 (1): 72 – 76.

[26] KAYSEN G A. Serum albumin concentration in dialysis patients: why does it remain resistant to therapy? [J]. Kidney international supplement, 2003 (87): S92 – S98.

汤水福教授调护肾脏病妊娠的用药经验

曾笑晴[1]　汤水福[2]

随着医疗水平的提升和国家生育的逐步开放，许多育龄期女性慢性肾病患者有强烈的生育意愿[1]，但对于慢性肾病患者而言，妊娠过程是一次极大的挑战。妊娠时期独特的生理改变可导致尿蛋白的增多、血清肌酐的升高，加速肾功能的衰退，而相对于正常的妊娠女性，慢性肾脏病孕产妇无论在肾脏病的早期或者中晚期，不良母婴结局（如先兆流产、子痫、早产、剖宫产、小胎龄儿等）发生率都更高[2-4]，且在妊娠期间治疗手段受限，大多数抗蛋白尿、控制血压的药物是禁用的，故而妊娠期间的中医药治疗对育龄期慢性肾脏病女性患者有重要的意义。汤水福教授是广州中医药大学第一附属

作者单位：1. 广州中医药大学第一临床医学院；2. 广州中医药大学第一附属医院。

医院肾病科主任，从事中医、中西医结合肾脏病医教研工作 30 余年，在中西医结合调治肾脏病妊娠患者上积累了丰富的临床经验，现总结如下。

1 慢性肾脏病患者妊娠时的病机改变

在中医理论体系中，肾脏病的基本病机为脾肾亏虚，湿浊瘀阻[5]。妊娠的过程亦与脾肾两脏密切相关，肾主生殖，脾为气血之源，肾气虚弱则胎无以固，脾气虚弱则胎无以养，湿浊、瘀血皆可干扰胎元生长，导致不良妊娠结局的发生。妊娠的过程也会加重肾脏病，《女科证治》载"妇人有孕，全赖血以养之，气以护之"，随着胎元的生长，脾肾渐亏，气血不足逐渐加重，气机升降受阻，气滞血瘀，"血不利则为水"，湿瘀互结，致使母病更重。故而汤水福教授认为，脾肾亏虚、气血虚弱、湿瘀内停是慢性肾脏病妊娠患者的重要病机。在临床治疗上，健脾补肾，益气养血当贯穿始终，结合患者病情，适当予以利水祛湿，活血化瘀。

2 慢性肾脏病妊娠患者的中药调护

2.1 孕前充足准备，预培其损

有生育要求的肾脏病女性患者，首当积极治疗使病情稳定超过 1 年，尿微量白蛋白与尿肌酐比值低于 150 mg/g，血压维持在正常范围；然后逐步停用妊娠禁忌药物，慢性肾脏病病势缠绵，为防停药期间病情反复，结合患者病情辨证予以中药治疗；仅用妊娠无害药物和中药即可使病情稳定，之后患者可考虑开始妊娠准备。

汤水福教授认为，肾脏病治疗应以扶正为本，重视健脾补肾，在临床中常用黄芪、白术、茯苓、山药、熟地黄、酒萸肉等脾肾双补。脾肾当中尤以补脾为重，脾胃是气血生化之源，是供养五脏六腑的根基，健运脾胃，肾气也可得到补足，五脏六腑皆可得到濡养，《景岳全书》亦叙"以五脏中皆有脾气，而脾胃中亦皆有五脏之气。此其互为相使，有可分而不可分者在焉。故善治脾者，能调五脏，即所以治脾胃也；能治脾胃，而使食进胃强，即所以安五脏也"。汤水福教授指出，补脾还需运脾，方中需配伍柴胡、升麻、枳实、半夏、陈皮等，以取其提升清阳，降泻浊阴，协助正气升降出入之功效。预培其损，脾气健旺，肾气充足，气血充盛，胞宫温煦，为妊娠做好充足的准备。

慢性肾脏病具有虚实夹杂的特点[6]，一味扶正补虚则易"闭门留寇"，汤水福教授强调治疗时当兼顾祛邪，予以灵活加减利湿泄浊、活血化瘀之药物。湿邪多变，可寒化热化，需注意辨证使用，水湿者可予玉米须、白茅根、肾茶等利水除湿；寒湿者当予附子、桂枝、白术等温阳利水；湿热者需予土茯苓、白花蛇舌草、茵陈等清热利湿；湿浊者应予枳实、大黄、积雪草、虎杖等通腑泄浊；浊毒者酌加蚕砂、木香、菖蒲等化浊蠲毒；血瘀者当辨证加入丹参、赤芍、三七、大黄等活血化瘀；病情顽固、久病入络者，可予虫类药破血通络，还可配合牡蛎、鳖甲、昆布等软坚散结之品协助祛瘀。汤水福教授注重因人制宜，依据患者体质偏性，偏热者可加入金银花、黄芩、黄连等清热除湿；

偏阴虚者可加入地黄、女贞、墨旱莲等养阴之品；偏阳虚者需予肉桂、附子、黄芪等温肾补脾。通过中药治疗纠偏校弊、调和阴阳，使气血通畅，冲任调和，协助患者顺利进入妊娠阶段。

2.2 孕后坚持治疗，补肾固胎

如前所述，妊娠可加重慢性肾脏病进程，慢性肾脏病又是妊娠的高危因素，故而妊娠期间需定期监测，坚持治疗，避免肾脏病加重，威胁母婴安全。

肾脏病患者素体脾肾亏虚，孕后更剧，《四圣心源》提到："妊娠之时，胎成一分，则母气盗泄一分，胎气渐成，母气渐泄"。汤水福教授认为，妊娠期的肾脏病患者当以健脾益肾、补气养胎为本，临床常用黄芪、太子参、白术、茯苓、山药等性质平和的药物脾肾双补，若患者神疲乏力、气短腰酸等正气不足的表现明显，常加用人参大补元气、养气固胎。妊娠时阴血下注以养胎，常出现烦热、盗汗、失眠等阴虚阳亢的临床证候，常需配合麦冬、玉竹、生地黄、黄芩等养阴清热安胎。如恐地黄过于滋腻，可配伍藿香、陈皮、橘红等化湿理气，和胃安胎。

根据妊娠的不同阶段和病情的变化，适当使用利湿泄浊、活血化瘀之药。随着胎儿渐长，阻碍气机升降，水湿停滞，常需加用砂仁、陈皮、紫苏梗等调气降逆，并予玉米须、肾茶等利水祛湿。妊娠时阴血下注养胎，使肝肾不足，封藏不固，常出现蛋白尿加重，当予以桑寄生、菟丝子、酒萸肉、杜仲等补益肝肾，并加用芡实、莲子、金樱子等以固敛精微。若兼见皮肤暗沉、肌肤甲错、舌质紫暗等瘀血内停的表现，当予少量当归、丹参等养血活血，如《素问·六元正纪大论篇》所述"有故无殒，亦无殒也"。

2.3 妊娠肾脏病的产后治疗

临产时为催动胎产阳气下行，上虚下实，至产后则气血俱去，瘀血内停，此时若有风湿外侵或湿邪内生，最易诱发或加重慢性肾脏病。汤水福教授认为，对于产后的肾脏病患者当以补虚为先，如《备急千金要方》所言："妇人产讫，五脏虚羸，惟得将补。"补虚当以补脾为重，脾气健旺则气血有生化之源，并佐以少量柴胡、升麻等升提脾气，助气血运行，补而不滞。汤水福教授认为，产后亡血伤津，营阴骤虚，祛湿利水当选药性平和之品，如玉米须、肾茶、薏苡仁等，不可过于温燥，反伤津液。《仁斋直指方论》明确指出："产前为之顺气安胎，产后为之扶虚消瘀。"故补虚之外，还需活血化瘀，汤水福教授临床常辨证使用三七、丹参、当归等药物化瘀和营，使祛邪而不伤正，化瘀而不动血。

3 验案二则

3.1 慢性肾脏病妊娠调护案

苏某，女，34岁，2020年4月3日因"反复尿蛋白阳性10余年，要求备孕"就诊，2009年曾在外院行肾穿刺活检，诊断为IgA肾病，2015年因风疹病毒感染行人流术，

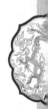

2016年因肾性高血压引产1次。2020年4月3日尿常规提示：尿蛋白＋，尿潜血2＋，尿红细胞9.35 HPF，ACR 150.57 mg/g，肝肾功能无异常。症见：神清，易疲倦乏力，纳欠佳，眠可，小便无不适，大便日一行，舌质淡嫩，苔白，脉弦细。既往无特殊，无药物过敏，血压控制在120～140/70～90 mmHg，体格检查未见明显异常，有孕求。西医诊断：IgA肾病。中医诊断：尿浊病，脾肾两虚证。治宜健脾补肾，处方：黄芪30 g，白术10 g，茯苓15 g，薏苡仁15 g，山药30 g，芡实15 g，玉米须30 g，肾茶30 g，金樱子肉15 g，三七10 g，熟党参15 g，盐菟丝子15 g。共14剂，每日一剂，水煎服。配合口服百令胶囊1 g/tid。后患者每月定期复诊，守原方稍加减，尿蛋白持续转阴，尿潜血波动在1＋～2＋，ACR波动在17～66 mg/g。

2021年2月22日复诊，诉已孕8周，稍疲倦，感胸闷气短，2日前阴道出现少许淡褐色分泌物，伴右下腹阵发性隐痛，纳眠可，二便调，舌淡红，苔薄白，脉弦细数。2021年2月21日尿常规：尿蛋白－，尿潜血2＋，尿红细胞3.24 HPF，ACR 26.27 mg/g。处方：人参（另炖）10 g，黄芪30 g，白术15 g，茯苓15 g，山药30 g，玉米须30 g，肾茶30 g，桑寄生15 g，盐菟丝子15 g，盐杜仲15 g，酒萸肉10 g，防风5 g，五味子10 g。孕期以上方为基础辨证加减，妊娠期间，尿蛋白持续转阴，ACR维持在150 mg/g以下，未发生妊高症，2021年9月下旬顺产一子。

> **按语：** 本例患者有如下特点：①患者肾病病史较长，且近五七之年，阳明脉衰，气血生化乏源，天癸失资，冲任失养，肾中精气由盛而衰，受孕较难。②不良孕产史，2015年因风疹病毒感染行人流术，2016年因肾性高血压引产1次，缘患者脾肾亏虚，气血不足，虽能成孕，但气虚不固不可抵邪入侵，胎儿正常生长发育受扰，血虚阳亢反致肾病加重，母亲及胎儿都陷入危险。③肾病病程虽长，但肾功能未受损，血压控制可，脾肾尚固，且患者生育意愿较强，仍有尝试妊娠机会。故汤水福教授首诊先予以黄芪、白术、茯苓、山药、熟党参、盐菟丝子，健脾益肾，扶助正气，预培其损，予金樱子肉、芡实敛固精微，减少尿蛋白，配合薏苡仁、玉米须、肾茶、三七以利水祛湿、活血化瘀，调畅气血。孕后患者出现阴道出血伴腹痛，考虑先兆流产可能，予人参大补元气，稳固胎元，并投以健脾益肾养胎之品。经中药调护，患者平稳度过妊娠时期，母婴皆安。

3.2 妊娠肾脏病调护案

谢某，女，28岁，2021年4月12日因"发现尿蛋白阳性2月"就诊，2021年2月17日产检发现尿蛋白2＋，伴血压升高，于2021年2月20日行剖腹产。产后3月复查尿蛋白3＋，潜血＋，伴低蛋白血症，肝肾功能无异常，未行肾穿刺活检。2021年4月10日查尿蛋白3＋，潜血＋，ACR 4 739.74 mg/g，自免相关检查阴性。症见：患者神清，疲倦乏力，双下肢浮肿，小便夹泡沫，大便调，舌暗红，苔黄腻，脉弦滑。西医诊断：肾病综合征。中医诊断：水肿病，辨证脾肾两虚，湿热内蕴。治以健脾益肾，利水除湿。方药：黄芪30 g，白术10 g，茯苓15 g，薏苡仁30 g，山药30 g，芡实15 g，玉米须30 g，丹参30 g，党参片15 g，肾茶15 g，三七10 g，北柴胡6 g，甘草6 g。每日一剂，水煎服。未同服其他药物。

2021年4月26日复诊，仍诉疲倦乏力，双下肢浮肿稍减，小便夹泡沫，大便调，舌暗红，苔白腻，脉弦滑。复查尿蛋白3+，潜血转阴，ACR 8 093.35 mg/g，追问病史，因需照顾小孩，近期较为劳累，嘱患者注意休息，勿太过辛劳，考虑患者舌质暗红，瘀象较重，予前方去党参、甘草，加当归10 g和血活血。

2021年5月14日复诊，诉症状同前，双下肢浮肿较前改善，舌淡红，苔白腻，复查尿蛋白3+，潜血转阴，ACR 4 793.13 mg/g，24 h尿蛋白总量6.497 g/24 h。患者舌色较前红润，现考虑精微外泄未能控制，予前方去丹参，芡实调整为30 g，加菟丝子15 g，每日一剂，水煎服。2021年6—10月期间患者每月按时复诊，以上方为基础随证加减，尿蛋白逐渐减少，ACR逐渐下降，2021年10月14日再次复查尿蛋白转阴，ACR 71.58 mg/g。

按语：本例患者临产前出现子痫前期，予以紧急剖宫产治疗，产后持续大量蛋白尿，精微外漏，湿浊内停，脾肾亏损，气血大伤。汤水福教授认为，产后患者虚弱，不能妄投补药，如《妇人大全良方》云："产后气血俱虚，慎无大补，恐增客热，别致他病。"故而治疗上予健脾益肾，利水除湿，以黄芪、党参、白术、茯苓、山药健脾益肾，以玉米须、薏苡仁、肾茶利水祛湿，柴胡提升清气，芡实固涩精微，二者同用，可减少尿蛋白的溢出，丹参活血清热，甘草调和诸药。二诊患者症状较前改善，但漏出蛋白仍较多，予增加芡实用量，加菟丝子补肾固精，助肾脏封藏之力，患者瘀象改善后，仅予当归补血活血，产后虚证更宜。

参考文献

[1] 吕桂兰，段培，王青尔，等. 慢性肾脏病育龄期女性患者生育意愿及影响因素研究［J］. 东南国防医药，2020，22（5）：530-532.

[2] LIMARDO M, IMBASCIATI E, RAVANI P, et al. Pregnancy and progression of IgA nephropathy: results of an Italian multicenter study［J］. American journal of kidney diseases: the official journal of the National Kidney Foundation, 2010, 56（3）: 506-512.

[3] OH H J, HAN S H, YOO D E, et al. Reduced pre-pregnancy proteinuria is associated with improving postnatal maternal renal outcomes in IgA nephropathy women［J］. Clinical nephrology, 2011, 76（6）: 447-454.

[4] 刘爱春，燕宇，左力. 慢性肾脏病合并妊娠最新研究进展［J］. 中国血液净化，2019，18（8）：556-559.

[5] 刘红亮，张琳琪. 慢性肾脏病中医证候研究进展［J］. 河南中医，2020，40（5）：807-810.

[6] 陈曦霞，张玲，李林，等. 汤水福基于通腑泻浊辨治慢性肾衰竭经验［J］. 广州中医药大学学报，2020，37（2）：361-365.

泄浊通络方延缓慢性肾脏病3~4期进展的回顾性研究

黎志彬　章良佑　王　超　汤水福*

慢性肾脏病（chronic kidney disease，CKD）全球患病率为9.1%，我国有超过1.3亿CKD患者[1]。CKD保守治疗的主要目标是延缓进展、延长进入透析的时间，改善生活质量。但目前可行的保守治疗方法不多[2]。探索能有效延缓CKD进展的中医药方法具有重要意义。中医认为，CKD以"脾肾亏虚、浊毒瘀阻"为基本病机，治疗上多以健脾补肾、泄浊活血之法为主[3,4]。泄浊通络方是汤水福教授继承名老中医洪钦国教授以升清降浊法治疗慢性肾衰竭的学术思想，结合肾络癥瘕理论，通过加强解毒泄浊、通络散结之力组方而成。通过对此方的多年临床运用体会，发现该方对延缓CKD进展有显著疗效[5,6]。本研究通过病例对照研究回顾分析泄浊通络方对CKD3~4期患者的影响，评价泄浊通络方延缓CKD3~4期进展的作用。

1　资料与方法

1.1　诊断标准及中医辨证分型标准

诊断标准及分级参照2012年国际肾脏病组织（KDIGO）指南[7]，CKD3~4期即估算肾小球滤过率（estimate glomerular filtration rate，eGFR）15~59 mL·min^{-1}持续3个月以上。慢性肾脏病中医辨证分型标准参照《慢性肾衰竭的诊断、辨证分型及疗效评定（试行方案）》[8]。

1.2　纳入及排除标准

纳入标准：符合CKD3~4期诊断标准；年龄在18~75岁；临床资料完整可靠。排除标准：半年内进行过激素及免疫抑制剂治疗；合并急性感染，心、肺、脑、肝和造血系统等严重原发性疾病，高血压未控制，糖尿病酮症酸中毒，恶性肿瘤，活动性结核，精神病患者；重度高钾血症（血钾>6.5 mmol·L^{-1}）；怀孕或在哺乳期内。

1.3　一般资料

回顾2016年10月至2017年3月在广州中医药大学第一附属医院肾病科门诊就诊并至少随诊3年以上的CKD3~4期患者。收集患者2021年12月31日前的临床资料及治疗方案。按照治疗方案分为观察组和对照组。

作者单位：广州中医药大学第一附属医院肾病科。*表示通讯作者。

1.4 治疗方法

两组均采用基础治疗,观察组在对照组治疗基础上加用泄浊通络方加减治疗,每年治疗大于等于6个月,对照组没有使用中药汤剂。

1.4.1 基础治疗 所有受试者均接受CKD一体化治疗,包括饮食管理,血压、血糖控制,治疗贫血,调整水电解质酸碱平衡,等等。其他中成药治疗(升清降浊胶囊、肾衰宁、百令胶囊等),并对出现的其他并发症进行对症治疗。

1.4.2 泄浊通络方治疗 由法半夏9 g、枳实6 g、土茯苓30 g、黄芪30 g、积雪草30 g、大黄6 g、川芎12 g、白术10 g、升麻6 g、海藻30 g、蚕砂10 g、土鳖虫6 g组成方,自行水煎服,每日1剂。随证加减:湿热盛者,加白茅根30 g、石韦15 g、车前草30 g;耳鸣、腰膝酸软、肾精不足者加桑寄生15 g、山萸肉15 g、菟丝子15 g;阳虚者,加附子6 g、桂枝10 g。

1.5 观察指标

收集两组患者的年龄、性别、原发病、基础eGFR、尿微量白蛋白肌酐比值(ACR)、血红蛋白(Hb)、CKD分期、合并疾病、合并用药情况等;收集每3~6个月检测一次的Hb、ACR、血肌酐(Cr)、胱抑素C(CysC),根据$CKD-EPI_{2012SCr-CysC}$公式[9]估算eGFR。以进入CKD5期为终点事件,分别记录两组于2021年12月31日前进入终点事件的病例及时间。失访者视为进入终点事件,其进入时间记为末次复诊时。比较两组不同时间节点进入终点事件的比例及平均时间,并比较两组不同分期不同时间节点进入终点事件的比例及平均时间。

1.6 统计学方法

采用SPSS 25.0统计软件进行数据分析。计数资料以百分比表示,采用卡方检验进行组间比较。计量资料先做正态性检验,符合正态分布以$\bar{x}\pm s$表示,采用t检验比较;非正态分布以$M(IQR)$表示,比较采用秩和检验。采用Kaplan-Meier生存曲线比较两组进入终点事件的时间。检验水平$\alpha=0.05$。

2 结 果

2.1 一般资料

共收集CKD3~4期患者108例,其中观察组52例(CKD3期30例,CKD4期22例),对照组56例(CKD3期34例,CKD4期22例)。两组患者的年龄、性别、原发病、基础eGFR、ACR、Hb、CKD分期、合并心脑血管疾病、合并用药情况等比较,差异均无统计学意义($P>0.05$),见表1。

表 1　两组 CKD3～4 期患者一般资料比较

一般资料	观察组（52 例）	对照组（56 例）	$t/Z/\chi^2$	P 值
年龄 [岁，$M\ (IQR)$]	47.5（22）	54（20）	-1.544	0.123
eGFR [mL·min^{-1}，$M\ (IQR)$]	33.49（17.77）	31.58（17.52）	-0.246	0.806
ACR [mg·g^{-1}，$M\ (IQR)$]	868.3（1 783.3）	1 136.2（2 373.4）	-0.218	0.827
Hb [g·L^{-1}，$(\bar{x}\pm s)$]	120.60±19.00	115.23±19.06	1.464	0.146
性别			1.187	0.276
男性/例（%）	32（61.54）	40（71.43）		
女性/例（%）	20（38.46）	16（28.57）		
CKD 分期			0.102	0.749
CKD3 期/例（%）	30（57.69）	34（60.71）		
CKD4 期/例（%）	22（42.31）	22（39.29）		
原发病			1.032	0.597
原发性肾小球疾病/例（%）	26（50.00）	23（41.07）		
糖尿病肾病/例（%）	12（23.08）	17（30.36）		
其他/例（%）	14（26.92）	16（28.57）		
合并心脑血管疾病/例（%）	11（21.15）	13（23.21）	0.066	0.797
合并用药情况				
降压药/例（%）	45（86.54）	51（91.07）	0.561	0.454
α 酮酸片/例（%）	9（17.31）	10（17.86）	0.006	0.940
EPO/例（%）	31（59.62）	33（58.93）	0.005	0.942
铁剂/例（%）	33（63.46）	34（60.71）	0.086	0.796
降磷药/例（%）	23（44.23）	29（51.79）	0.616	0.432
中成药/例（%）	49（94.23）	53（94.64）	0.009	0.926
激素、免疫抑制剂/例（%）	10（19.23）	8（14.29）	0.475	0.491

2.2　不同分期两组肾功能比较

如图 1 所示，两组 CKD3 期、CKD4 期患者 eGFR、ACR 比较，差异均无统计学意义（$P>0.05$）。

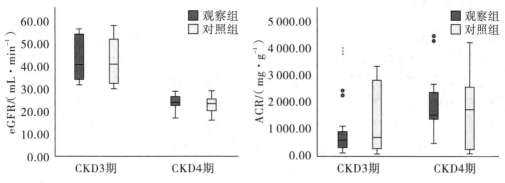

图1 两组患者CKD3期、CKD4期eGFR、ACR比较

2.3 两组患者疗效比较

观察组第1年、第3年进入CKD5期比例低于对照组，差异有统计学意义（$P<0.05$）。观察组进入CKD5期的平均时间为（42.5±2.5）个月，对照组进入CKD5期的平均时间为（29.7±2.9）个月，差异有统计学意义（经LogRank检验，$P=0.007$），见表2和图2。

表2 两组CKD3～4期患者不同时间节点进入CKD5期比较

组别	例数/例	1年/例（%）	3年/例（%）	5年/例（%）
观察组	52	2（3.85）*	21（40.38）*	29（55.77）
对照组	56	20（35.71）	36（64.29）	40（71.43）

注：与对照组比较，*$P<0.05$。

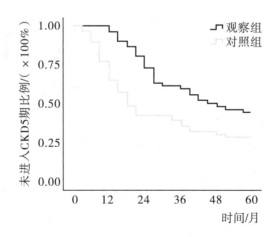

图2 两组CKD3～4期患者Kaplan-Meier生存曲线

2.4 两组患者不同分期的疗效比较

在 CKD3 期患者中，观察组第 3 年、第 5 年进入 CKD5 期比例低于对照组，差异有统计学意义（$P<0.05$）；观察组进入 CKD5 期的平均时间为（54.3±1.8）个月，对照组进入 CKD5 期的平均时间为（38.1±3.6）个月，差异有统计学意义（经 LogRank 检验，$P=0.006$）。在 CKD4 期患者中，观察组第 1 年进入 CKD5 期比例低于对照组，差异有统计学意义（$P<0.05$）；观察组进入 CKD5 期的平均时间为（26.3±2.8）个月，对照组进入 CKD5 期的平均时间为（16.8±3.4）个月，差异有统计学意义（经 LogRank 检验，$P=0.03$），见表 3 和图 3。

表 3 两组 CKD3 期、CKD4 期不同时间节点进入 CKD5 期的时间比较

组别	分期	例数/例	1 年/例（%）	3 年/例（%）	5 年/例（%）
观察组	CKD3 期	30	0（0.00）	3（10.00）*	9（30.00）*
	CKD4 期	22	2（9.09）**	18（81.82）	20（90.91）
对照组	CKD3 期	34	5（14.71）	16（47.06）	20（58.82）
	CKD4 期	22	15（68.18）	20（90.91）	20（90.91）

注：与对照组 CKD3 期比较，*$P<0.05$；与对照组 CKD4 期比较，**$P<0.05$。

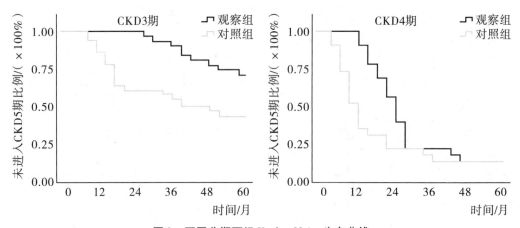

图 3 不同分期两组 Kaplan-Meier 生存曲线

3 讨 论

中医对于 CKD 治疗多从整体着眼，强调辨证论治。目前，中医对 CKD 的病因病机、治则治法已有了相对一致的认识。其病机可归纳为虚、瘀、浊、毒四大病理机制。其治法当扶正祛邪并用，扶正多从脾肾着手，或益气，或温阳，或养阴；而祛邪则有祛

湿、化痰、化瘀、泄浊等之别[3,4]。肾纤维化是各种原发或继发性肾病所致的以肾脏细胞外基质增加、肾脏正常的结构和功能破坏为特征的病理改变，是 CKD 进展至终末期肾病的病理途径[10]。近些年，有医家结合现代医学关于肾纤维化的解剖、生理、病理，参考中医络病及癥瘕理论提出 CKD 肾纤维化的肾络癥瘕理论，成为中医治疗 CKD 的研究热点[11,12]。

泄浊通络方是汤水福教授在秉承扶正祛邪基本思想的前提下，结合肾络癥瘕理论，通过加强解毒泄浊、通络散结之力而成。全方由法半夏、枳实、土茯苓、黄芪、积雪草、大黄、川芎、白术、升麻、海藻、蚕砂、土鳖虫组成。方中黄芪、白术扶正益气；土鳖虫活血祛瘀通络；海藻软坚散结；法半夏、枳实化痰行气；土茯苓、积雪草、蚕砂解毒利湿；川芎活血化瘀；大黄通腑泄浊，佐以一味升麻升清以助降浊。全方合用，共奏扶正益气、泄浊通络、化瘀生新之功。全方扶正祛邪，以祛邪为主，祛邪而不伤正，切中 CKD 的病机。

本研究通过回顾分析 CKD3～4 期患者的临床资料，发现观察组第 1 年、第 3 年进入 CKD5 期比例低于对照组，进入 CKD5 期的平均生存时间长于对照组，表明泄浊通络方可有效延缓 CKD 进展。再进一步比较不同分期两组患者的差异发现，在 CKD3 期患者中，观察组第 3 年、第 5 年进入 CKD5 期比例低于对照组，进入 CKD5 期的平均生存时间长于对照组。在 CKD4 期患者中，观察组第 1 年进入 CKD5 期比例低于对照组，进入 CKD5 期的平均生存时间长于对照组。提示泄浊通络方对 CKD3 期患者疗效较好，对 CKD4 期患者用药早期仍有较好疗效。

改善生活质量同样是 CKD 保守治疗的重要目标。本研究未能收集到关于 CKD 生活质量评估相关资料，也未观察心血管事件等不良事件的发生情况，未来需要有大规模、多中心的临床研究证实泄浊通络方治疗 CKD 的有效性及安全性。

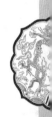

参考文献

[1] GBD Chronic Kidney Disease Collaboration. Global, regional, and national burden of chronic kidney disease, 1990 - 2017: a systematic analysis for the Global Burden of Disease Study 2017 [J]. The lancet, 2020, 395 (10225): 709 - 733.

[2] KALANTAR-ZADEH, JAFAR T H, NITSCH D, et al. Chronic kidney disease [J]. The lancet, 2021, 398 (10302): 786 - 802.

[3] 孙元莹, 郭茂松, 王暴魁. 张琪教授治疗氮质血症经验 [J]. 实用中医内科杂志, 2006, 20 (5): 473 - 474.

[4] 周恩超, 易岚, 李华伟, 等. 邹燕勤教授治疗慢性肾功能衰竭心法 [J]. 四川中医, 2010, 28 (11): 10 - 12.

[5] 张玲, 陈曦霞, 李林, 等. 汤水福教授运用通络法治疗慢性肾衰竭经验 [J]. 云南中医学院学报, 2019, 42 (2): 43 - 46, 54.

[6] 陈曦霞, 张玲, 李林, 等. 汤水福基于通腑泻浊辨治慢性肾衰竭经验 [J]. 广州中医药大学学报, 2020, 37 (2): 361 - 365.

［7］LEVIN A，STEVENS P，BILOUS R W，et al. Kidney disease：improving global outcomes（KDIGO）CKD work group. KDIGO 2012 clinical practice guideline for the evaluation and management of chronic kidney disease［J］. Kidney international supplements，2013，3（1）：1－150.

［8］中华中医药学会肾病分会. 慢性肾衰竭的诊断、辨证分型及疗效评定（试行方案）［J］. 上海中医药杂志，2006，40（8）：8－9.

［9］INKER L A，SCHMID C H，TIGHIOUART H，et al. Estimating glomerular filtration rate from serum creatinine and cystatin C［J］. New England journal of medicine，2012，367（1）：20－29.

［10］DJUDJAJ S，BOOR P. Cellular and molecular mechanisms of kidney fibrosis［J］. Molecular aspects of medicine，2019，65：16－36.

［11］刘尚建，刘玉宁，沈存，等. 肾络癥瘕聚散理论的三态四期初探［J］. 中国中西医结合肾病杂志，2015，16（4）：350－351.

［12］王杰，何立群. "肾络癥瘕"理论指导下的肾纤维化治疗思路辨析［J］. 中外医学研究，2017，15（26）：157－159.

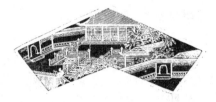

岭南内科进展（2023）

内分泌 篇

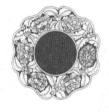

从阴火论治难治性痛风

梁伟东

难治性痛风是痛风性关节炎反复发作，特点为常规量降尿酸药难以使血尿酸达标的痛风，表现为慢性多发性关节炎、破坏性关节炎伴痛风石形成和（或）尿酸性肾结石[1]。但目前关于本疾病的研究报道却并不多见，且这类难治性病例在实际临床管理上仍有不少问题尚未完全有效地解决[2]，单纯西医治疗效果欠佳。中医学将其归属为"痛风、历节风、白虎历节"范畴，对于难治性痛风治疗，与传统的清热利湿治疗不同，笔者遵循李东垣"阴火"理论，认为本病病机为脾胃亏虚，阳气失于升发，谷气下流，阻于肝肾，元气浮越，提出以补脾胃、泻阴火、升阳气之新法，以飨同道。

1 阴火理论的产生

阴火是指病性为阴寒而部分病证为火热的病理概念。多由饮食不节、劳倦过度，令元气大伤，或寒湿阴邪外郁，或生冷饮食内遏，令阳气不得宣发透达所致[3]。阴火则病性为寒而部分病症为热，属标热本寒证。生理条件下，由于脾胃为后天之本、气血生化之源，又是人体中焦气机的枢纽，胃为水谷之海，脾气主升清，胃气主降浊，脾胃功能正常则脾气散精，胃气腐熟水谷精微功能正常。病理状态下，由于元气亏虚（阳虚、气虚、阴虚内郁），兼夹有生活不节、外邪侵扰等因素，虚阳亢进、上浮外张，显现出某些火象。

整理古代文献，我们总结阴火来源于以下三个方面。第一，《素问·调经论篇》载："有所劳倦，形气衰少，谷气不盛，上焦不行，下脘不通，胃气热，热气熏胸中，故内热。"《内外伤辨惑论》卷中："（当归补血汤）治肌热，燥热，口渴引饮，目赤面红，昼夜不息，其脉洪大而虚，重按全无。《内经》曰：脉虚血虚。又云：血虚发热，证象白虎。"阴血不足，阳热内动。第二，《内外伤辨惑论·饮食劳倦论》中说："脾胃之气下流，使谷气不得升浮，是春生之令不行，则无阳以护其荣卫，不任风寒，乃生寒热，此皆脾胃之气不足所致也。"提示饮食劳倦，内伤元气，气机失常，元阳失于本位则导致相火妄动。第三，由阴邪闭滞，导致肺气或脾阳内郁，郁而化火，值得指出的是，这里的阴邪除饮食内伤，也包括外感寒湿阴邪所致的阳郁表证。因此，我们认为此种阴火的发生，从虚证方面考虑，与脾虚、血虚、阳虚及气机下陷有关；从实证方面考虑，与气郁、湿浊有关。

作者单位：广州中医药大学东莞医院。

2 阴火与痛风病机形成

阴火理论着眼于脾胃升降。而脾胃升降失常，与痛风，尤其是难治性痛风的发生关系十分密切。痛风性关节炎主要表现为四肢关节烦痛，局部发热，其发于进食肥甘厚腻之品，脾失于运化，湿浊内生，又因脾主四肢，湿浊流注关节，故见关节肿痛。《素问·太阴阳明论篇》曰"伤于湿者，下先受之"，故痛风以下肢关节为首发，符合痰湿致病的特点，至于后期可见痛风石形成，其均为有形之痰湿阻滞而成。在此过程中，其根本在于脾胃亏虚，升降失施。

2.1 脾胃虚弱，阳气失于升发是痛风发病之本

正气的充足有赖于脾胃运化正常。李东垣《脾胃论·脾胃虚实传变论》曰："元气之充足，皆由脾胃之气无所伤，而后能滋养元气。"黄元御《四圣心源》曰："脾为己土，以太阴而主升；胃为戊土，以阳明而主降。升降之权，则在阴阳之交，是谓中气。胃主受盛，脾主消磨，中气旺则胃降而善纳，脾升而善磨，水谷腐熟，精气滋生，所以无病。"提示脾胃为后天之本、气血生化之源，又是人体中焦气机的枢纽，胃为水谷之海，脾气主升清，胃气主降浊，脾胃功能正常则脾气散精，胃气腐熟水谷精微功能正常。

病理情况下，患者素体脾虚加之饮食不节，损伤脾胃，运化失调，酿生湿浊，外注皮肉关节，内留脏腑，发为本病。我们着眼于脾胃升降，《素问·调经论篇》曰"其生于阴者，得之饮食居处，阴阳喜怒"，起居饮食情志失调，以致内伤，并将关于消渴病的病机（"血并于阳，气并于阴，乃为炅中。血并于上，气并于下，心烦惋善怒"及"有所劳倦，形气衰少，谷气不盛，上焦不行，下脘不通，胃气热，热气熏胸中，故曰内热"）引用到难治性痛风当中，认为脾胃气虚、元气不充，胃中谷气不盛，不能营养上焦宗气；营气亏少，则不能输精于脾，津液不能下达。由是升降无力，营虚而热，热气熏胸，则肾中阴火上乘土位，导致相火妄动，为痛风急性发作打下基础。

2.2 湿浊中阻，虚火上浮是难治性痛风发病之标

总结阴火理论中发现湿浊中阻，逼迫虚火上浮，为难治性痛风急性发作的主要矛盾。因为难治性痛风患者一般有超过5年病史，长时间进食肥甘厚腻之品，"数食甘美而多肥"，"甘"者性缓，"肥"者性腻，二者缓腻阻遏脾气，以致"口甘内热中满之患"，甘美肥厚之品入脾胃而疖聚于内，须由脾阳蒸腾腐化，若脾运不足失和，肥甘难消，水谷精微所化生之"汗、溺、唾、泪、髓"均失清华，该五液亡其真味，以致"淫淫之甜味"上泛不已，积久则生蕴热，化生痰浊，阻碍升降出入以致痛风的急性发作。

我们认为急性发作期关节的红肿热痛等一派火热之象非为实火，而是因虚致实之阴火。其借鉴李东垣思想，指出脾胃因人事频繁致虚而伤元气，阳气虚衰不能伏于下焦阴分，迫使阴火上凌而患疾。阴火非四时外感而来，是由源命门生脾胃之"少火"转

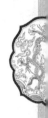

"蚀气"而成的"壮火"。李东垣视"蚀气"为元气之贼，既助心火亢盛，又损脾胃之元气。是故阴火，即生于阴者，实为内生之火，源于饮食居处，脾胃既伤，阴阳喜怒，七情不遂。

2.3 阴血暗耗贯穿本病全过程

我们认为难治性痛风发病不单单涉及某一脏或两脏，而是广泛涉及五脏六腑，是脾胃气虚基础上导致元气亏虚，脏腑失调，功能紊乱。人身诸气皆有所寄之脏腑，一身正气由下元而发，经中阳斡旋上升，借肝之性上呈以奉养心君，顺肺胃肃降之性下潜命门，以成气之升降出入。痹症日久，中土脾胃受损，四脏皆病，尤以肝肾为主。

龚信《古今医鉴》曰："脉涩而紧者痹。少阴脉浮而弱，弱则血不足，浮则为风，风血相搏，则疼痛如掣。"张仲景《金匮要略》曰："盛人脉涩小，短气自汗出，历节痛不可屈伸，此皆饮酒汗出当风所致也。"虞抟《医学正传》云："寸口脉沉而弦，沉则主骨，弦则主筋，沉则为肾，弦则为肝。"疾病后期，脾胃亏虚，阴血暗耗，不能充养肝肾。肝为刚脏，内寄相火，心包亦有相火。相火者，辅君火以行事，随君火以游行全身。土虚，气血化生不足，又因肝为体阴用阳，肝阴血得不到脾胃充养，阳气馁弱，肝阳不足、阴困阳导致阳气不得升发所成之郁火。正如《金匮要略》云："荣气不通，卫不独行，荣卫俱微，三焦无所御，四属断绝，身体羸瘦，独足肿大，黄汗出，胫冷。假令发热，便为历节也。"故认为其病机为血虚受热，热血得寒，污浊凝滞，不得营运，所以作痛。

肾居下焦，水火之脏，相火寄居之所，水火之力充足均等便可相互制约，不致妄动。病理情况下，水不足则火不固，火不足则受水侵害不能自立于本位，脾虚气机下陷，浊阴侵占本位，使肾中元阳之火无立足地，外越而为害，故疾病后期，需要注重肝肾之阴阳平衡。

3 医案分享

患者陈××，男，58岁。主诉：全身多关节肿痛15年余，左腕痛1月余。诊见：神清，精神可，全身多关节肿痛，以左肘、左腕关节、左手背部关节为主，局部肤色潮红，局部肤温升高，活动受限，可见多个痛风石形成，双手麻木，无伴晨僵，无关节怕冷，无畏寒发热，无头晕头痛，无口干口苦，无恶心呕吐，无胸闷胸痛，无心悸气促，无腹胀腹泻，无肢体偏瘫，纳眠可，小便正常，大便稀烂。舌红，苔黄白腻，脉弦涩。基本检查，尿酸：625.0 μmol/L；葡萄糖：7.16 mmol/L；红细胞沉降率：69 mm/h；彩超：左腕伸肌腱鞘炎。左腕内强回声团：考虑痛风石可能。左肘软骨面所见：考虑痛风结晶沉积所致。左肘伸肌总腱、肱三头肌腱附着端所见：肌腱端炎或合并痛风所致。

辨证：脾肾亏虚，湿浊阻络化热。

论治：健脾固本，化湿潜阳。

处方：桂枝芍药知母合升阳泻火汤。炙甘草10 g，防风15 g，白芍30 g，白术20 g，茯苓30 g，干姜12 g，知母30 g，桂枝20 g，黑顺片10 g，升麻10 g，党参15 g，乌梅 30 g, 黄芪 20 g, 细辛 4 g, 当归 10 g。共 2 剂, 日 1 剂, 水煎至 400 mL, 分早晚两次温服。

处方分析：缘患者既往有痛风病史多年，平素饮食不节，嗜食肥甘厚腻，阻于脾胃，久之内伤脾胃，脾胃虚弱，脾失健运，水湿不化，蕴而化热，湿热之邪，流注经络，留滞关节使气血瘀阻而成痛风。由于脾胃损伤，土虚阳明燥金失降，加之平素使用激素，强行掘少阴之真阳外越，故口干口苦，心烦，颧骨潮红，左腕关节、左手背部关节肿痛，局部发热等虚阳外越之象，同时伴小便频急、大便烂、下焦虚寒等表现。舌暗红，苔白黄腻，脉弦亦为脾虚湿阻化热之象。

桂枝芍药知母汤为治疗脾胃肝肾俱虚、足三阴表里皆痹的方剂，其治疗重点在于可温化三阴之邪。合用补脾胃泻阴火升阳汤，因为阳本根于阴，泻阴中之火，当以味薄风药，升发阳气。方中重用黄芪升阳，少用黄檗泻阴中之火，善用升麻、防风等风药升阳除湿。为何加乌梅及当归？本方取乌梅丸之意。进入厥阴病，以厥阴脏寒为本，由于阳气馁弱，升发不利，郁而化热，可出现"上热"等少阳标证。加乌梅、当归补肝体，养阴血，恢复肝阳的生机。

二诊：患者自诉服用中药后暴泻 5 余次黑色水样便，随后左腕关节、左手背部关节肿痛缓解，局部基本无发热，无明显口苦，舌淡嫩，有齿印，苔白，脉沉弱。患者经前方，三阴之浊阴得以温化，而出三阳，故见暴泻，泻后无里急后重感，随后关节肿疼缓解，刚好印证《黄帝内经》中"诸湿肿满，皆属于脾""诸病水液，澄澈清冷，皆属于寒"之理。缓则治其本，现当以温暖脾肾、利湿通络为法，以熟附子汤加减。患者病情好转出院，门诊继续予中药调理，并辅助西医非布司他降尿酸治疗。

4　结论与发展

从古至今，中医药防治痛风发挥着重要作用，从阴火论治难治性痛风，为我们开辟一条新道路。由于脾胃亏虚，阳气失于升发，谷气下流，阻于肝肾，元气浮越，提出以补脾胃、泻阴火、升阳气之新法，我们将会结合代谢组学，观察治疗难治性痛风急性发作患者前后血清及粪便代谢产物的变化，结合 KEEG 数据库，分析代谢网络变化，为明确难治性痛风性关节炎与"阴火"联系的内涵提供实验依据，为健脾升阳泻火中药的临床应用提供有力支持。

参考文献

[1] 刘湘源, 郑晓娟. 尿酸持续达标是难治性痛风治疗的关键 [J]. 北京大学学报（医学版），2012, 44 (2): 168-170.

[2] SINGH J A. Gout and comorbidity: a nominal group study of people with gout [J]. Arthritis research & therapy, 2017, 19 (1): 1-13.

[3] 张年顺. 李东垣医学全书 [M]. 北京：中国中医药出版社，2006: 293-294.

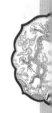

从三焦膜系理论探讨慢性痛风性关节炎的治疗

尹晓霞　彭剑虹　王柳恩　陈子璇

痛风性关节炎属中医"白虎历节风"范畴，是临床上一种常见疾病，表现为单关节红肿热痛、活动受限，严重影响患者的工作与生活。西医治疗手段以口服降尿酸药为主，不同的降尿酸药有不同的不良反应，如肝功能异常、剥脱性皮炎，且停药后易复发。笔者基于文献回顾以及结合临床经验，发现痛风病可隶属于三焦膜系系统，病机在于三焦膜系功能失调，治疗则根据病变部位不同，分别论治。本文主要探讨治疗思路。

1 "三焦膜系"理论的提出

中医少阳理论涵盖了手少阳三焦与足少阳胆，学术界普遍认为两者部位皆为半表半里。以经络及脏腑而言，足少阳胆有形质可查，但手少阳三焦其脏腑尚难界定。对三焦的认识，我们熟知的如《素问·灵兰秘典论篇》"三焦者，决渎之官，水道出焉"[1]，三焦"气化"正常则水液通畅，而成"上焦如雾，中焦如沤，下焦如渎"之功[1]。在其证治上，《伤寒论》中有"上焦得通，津液得下，胃气因和，身濈然汗出而解"之效[1]。清代温病大家吴鞠通根据《黄帝内经》三焦部位划分的概念，以及叶天士倡导的温热病卫气营血的传变规律特点，总结出来三焦辨证，为我们临床常用。古、近代医家尚未提出三焦膜系概念，王冰注曰："肓膜，谓五脏之间，鬲中膜也。"薛生白说："膜原者，外通肌肉，内近胃腑，即三焦之门户，实一身之半表半里也。"[2]现代对三焦形质有了深入认识，姚荷生认为三焦是一个有形的脏器，是人体内遍布胸腔、腹腔的一大网膜，包括胸膜、肋膜、膈膜、腹膜等，所有脏腑都分居在它上、中、下三个地带，受它的包裹与保卫，三焦为人身水火气机升降出入的道路[3]。几千年来，各医家从三焦有形的形态和无形的功能做了各种论述，但尚未有医家提出三焦膜系的说法。三焦膜系为已故北京中医药大学孔光一教授在其耄耋之年，将其毕生所学、所用做了系统的归纳，将自己对三焦的理解做出了创新性的解读，首创"少阳三焦膜系"理论。孔教授对其分布、形态、起源及病机特点进行了详细的阐释，概括性地将三焦膜系分为外通性膜系和内通性膜系两类，应用此理论找出解决临床复杂病证的路径，灵活运用于临床各科疾病的治疗。笔者在学习了孔教授的观点后，结合临床有所感悟。

作者单位：广州中医药大学东莞医院。

2 孔教授的"三焦膜系"理论

三焦,焦即膜,古写"膲",《康熙字典》释"膲"为肉不满之意。孔教授提升了我们对三焦的认识,使之形象化,易于理解,将人体与外界相通或与内部相连的各类膜层,统称为三焦膜系。三焦膜系在人体广泛分布,形态各异,其涵盖了中医基础理论中的五藏六象、筋脉肉皮骨及其所属功能,协调脏腑、运行津血、充养全身,具有联系上下、互通内外的作用,为代谢的通道,故有决渎的功能。

三焦膜系可分为两大类:一是外通性膜系,二是内通性膜系。外通性膜系为直接与外界相通的膜层,主要为呼吸道与消化道。呼吸道以肺为主体,消化道以胃肠为主体。肺朝百脉,司呼吸,通调水道,治理和调节全身气机的升降出入运动,宣肺和肃降气血津液的输布和排泄;胃肠接受和容纳水谷,泌别清浊,精微之物经脾运化营养全身,糟粕之物经过大肠传导功能排出体外以推陈致新。外通性膜系,具有通透性强、敏感度高、载运量大的特点。内通性膜系主要为血运通道内外的膜层,以心、肝为主体。内通性膜系深入机体各部,膜层错综复杂,但又分别组合,融合管膜中的各种营养以供机体运用,在供养过程中形成的各种代谢废物,又从膜系在人体各部的窍道排出体外。此两膜系互为沟通补充,外通性膜系吸纳营养、排废而内输,内通性膜系供运营养遍及全身、排废而外输,两者内外相合,以维持人体正常的生理状态。

除此以外,孔教授还认为三焦膜系起源于肾,肾为先天之本,膜系相连,肾膜丰富,为焦膜之起源。如张锡纯在《医学衷中参西录》中提到:"三焦亦是膜,发源于命门。"孔教授认为,肾膜以肾脏为本体,肾主藏精化气,为元气之根,敷布全身,促进人体生长、发育,为生命活动的主要基础。肾膜是焦膜的起源,通过少阳与肝相通,肝血与心脉并行,构成了精血互化转运作用,又是膜系脏腑供养的要素。

概括来说,孔教授根据人体新陈代谢的功能,将三焦膜系分为外通性膜系和内通性膜系两类,外通性膜系是感邪与驱邪的通道,内通性膜系是气血运行的通道。在此理论指导下,将健脾和胃、宣肺理气、活血养血、补肾温阳等多法同置一方,治疗层面周全,体现中医整体论治的特点。孔教授的三焦膜系学说多用于指导现代较难治愈、病机复杂的疾病[4],笔者试从其理论分析慢性痛风性关节炎的病机及治疗。

3 慢性痛风性关节炎的发病特点和病因病机

随着人民生活水平的提高、生活方式和食物结构的变化,我国的痛风性关节炎发病率呈逐年上升趋势,Meta分析显示,我国痛风的总体患病率为1.10%,已成为继糖尿病之后又一常见代谢性疾病[5]。痛风性关节炎分为四个阶段:无症状期、急性期、间歇期、慢性期。由于患者对尿酸达标值不够重视,随着病程的延长,一部分患者会进入慢性痛风性关节炎期。

慢性痛风性关节炎期为痛风的晚期,此时的关节有大量尿酸结晶形成,尿酸盐在关节内外和其他组织中的沉积逐步加重,受累关节逐渐增多,演变为慢性关节炎症的疾病。此期，尿酸的生成速度明显快于清除速度，随着机体尿酸结晶的沉积，就会在软骨、滑膜、肌腱、软组织及其他任何地方反复发生急性炎症，并可造成进行性残疾[6]。而患者长期不规范的治疗，如疼痛发作时仅服止痛药，或含激素成分的药物，会导致并发消化性溃疡、高血压病、糖尿病、肥胖、药源性皮质激素增多症等。目前西药的治疗以降尿酸及抗炎镇痛为主，患者的依从性及临床效果仍不佳。

痛风属中医"痹证、白虎历节风"范畴，其病因病机乃是脏腑积热、湿浊内生、留连三焦，终则瘀结为患。笔者试以孔教授的三焦膜系理论来分析慢性痛风性关节炎的病机特点。

3.1 胃肠郁滞，郁而化热，外通性膜系水道不通

患者平素嗜食膏粱厚味、海鲜，饮食自倍，肠胃乃伤。久而湿浊内生，停滞于中焦，壅滞血脉，郁而化热，客于肌肉、筋骨，或感外邪，则患处红肿热痛；湿食停滞，则腹型肥胖、纳呆、口黏、大便不爽；脾不主四肢，湿浊停滞，则易疲倦、下肢沉重、麻木。

3.2 吸烟过多，痰浊壅肺，外通性膜系气机失畅

痛风患者以男性居多，有研究表明，吸烟史是影响痛风患者尿酸达标的因素之一[7]。实验数据也提示，吸烟可明显加重痛风性关节炎大鼠踝关节肿胀率、炎症和氧化应激反应[8]。吸烟虽不影响血尿酸升高，但烟毒可伤及肺、胃、肝脏，使肺之焦膜失疏，外通性膜系气机失畅，累及内通性膜层气血运行瘀滞。患者有咽部不适，晨起咯痰，或有咽之不下、吐之不出的梅核气症状。

3.3 痰瘀凝结，流连脏腑，内通性膜系血运受阻

尿酸盐结晶凝聚日久则为痰瘀浊毒，随血流而至全身，可停留在全身各部位，甚至眼部组织。临床常见停留于关节处，如手指、足趾、肘关节、踝关节及皮下组织，而见痛风石。其病邪已深入膜系，内通膜层气血转输受阻，脏腑机体失于充养，实证之中兼见气血不足之象，此时需豁痰逐瘀，活血养血，方可解除瘀结之机转，而推陈出新。

3.4 久病及肾，下元虚损，三焦膜系焦膜萎弱

慢性痛风性关节炎患者久病及肾，而止痛药、降尿酸药均有伤肾副作用，致肾气不足，肾阳虚衰，固摄失职。患者出现尿频、夜尿增多、腰膝酸软、怕冷、性功能下降等表现。

综上所述，从三焦膜系理论归纳慢性痛风性关节炎的病机，涉及胃肠郁滞、痰浊壅肺之外通性膜系功能失调，痰瘀凝结之内通性膜系血运受阻，及下元虚损，焦膜之源不振，以三焦膜系为核心，统领脾、肾、心、肺、胃、肠等多脏腑病变。

4　三焦膜系理论指导下遣方用药

基于以上病机，慢性痛风性关节炎的治疗用药应包括以下几方面：

（1）脾失健运，胃肠郁滞。治法宜健运脾胃，疏利胃肠，重建外通性膜系疏利畅达，方选香砂六君子汤加减。清代伤寒大师柯琴曰："经曰：壮者气行则愈，怯者着而为病，盖人在气交之中，因气而生，而生气总以胃气为本。"故此方以四君子汤作为底方，以益气健脾、和胃；若脾胃一有不和，则食滞痰凝，故不思饮食，肌肉消瘦，或痞闷哕呕，停于中焦，运化不利，客于关节则表现患处红肿热痛，此时必于行气之品以辅之。使补者不至泥而不行，故加木香以行三焦之滞气，砂仁以通脾肾之元气，而贲郁可开也。若患者湿酌郁积较重，可酌情配伍薏苡仁、山药、半夏、郁金，可理脾除湿，从三焦泻湿邪，借外通性膜系通道驱逐伏藏之尿酸结晶。

（2）痰浊壅肺。治法宜清宣肺气，化痰降浊，方选三子养亲汤加减，痰浊之邪侵袭外通膜系，膜之通透受伤，则出现咳嗽、咯痰，以白芥子止咳化痰，利气散结，膜系拘急或疏缓，气机不畅，则出现胸胁闷痛，以苏子宽胸理气，止咳平喘，湿浊之邪停于胃脘，则出现胃滞脘闷等症，方中莱菔子消食导滞，下气祛痰，三药相伍，各有所长，共同维护外通性膜系气机贯通。若咳嗽咯痰，气逆较甚者，可配伍杏仁、浙贝宣肺降气，行气利水；若大便秘结伴有腹胀，可酌情加用栀子、厚朴、木香等理气健脾，行气通腑，以畅通气机。

（3）痰瘀凝结。治法宜化痰消积，活血祛浊，方选血府逐瘀汤加减，患者日久痰瘀流连全身，表现为痛时如针刺而有定处，病程长者可见全身痛风石形成，方中用桃仁、红花、川芎、赤芍活血祛瘀，配合当归、生地活血养血，使瘀血去而又不伤血，柴胡、枳壳疏肝理气，使气行则血行，上药可同时畅达三焦膜层气与血，以调节内通性膜系。瘀浊郁久，阻碍气血运行及新血生成，可予用莪术、三棱、土鳖虫、水蛭等药物活血化瘀，痰结重者，配伍豁痰解毒药物，可予白芥子、僵蚕、胆南星等豁痰之品。

（4）下元虚损。治法宜益肾填精，温补下焦，方选右归丸加减，肾膜受损，疏利无力，则出现尿频、夜尿增多、腰膝酸软、怕冷、性功能下降的症状，理当调补后天之肾气、肾阳，方中附子、肉桂、鹿角胶有补元气、温暖肾脏之功，肾脏与少阳胆焦膜相通，上连肺，故膜系源于肾，肾脏阳气得复，故能振奋三焦膜系焦膜功能；对于命门火衰，正气不固，应当固肾培元，可予附子、桑寄生、杜仲、狗脊、巴戟天、骨碎补、刺五加等补肾壮骨，金樱子、女贞子、菟丝子、补骨脂等补肾益精。

5　小　结

慢性痛风性关节炎是一种终身性疾病，病机复杂。三焦为元气、水液运行要道，我们从孔教授的"三焦膜系学说"，分析慢性痛风性关节炎的脾、肾、心、肺、胃、肠病机演变，遣方用药，使三焦膜系疏利透达，则"五脏元真通畅，人即安和"。

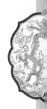

参考文献

[1] 林慧光. 中医九大经典［M］. 北京：中国中医药出版社，2012.
[2] 孔光一，赵岩松，严季澜，等. 少阳三焦膜系病机探讨［J］. 北京中医药大学学报，2011，34（3）：149-150，158.
[3] 刘英锋，邓必隆. 姚荷生从三焦论水饮［J］. 江西中医药，2000，31（5）：1-3.
[4] 林含航，朴益熙，赵岩松."三焦膜系学说"指导治疗代谢综合征的实验研究［J］. 天津中医药，2015，32（8）：492-495.
[5] 中华医学会内分泌学分会. 中国高尿酸血症与痛风诊疗指南（2019）［J］. 中华内分泌代谢杂志，2020，36（1）：1-13.
[6] 菲尔斯坦. 凯利风湿病学［M］. 8版. 粟占国，唐福林，译. 北京：北京大学医学出版社，2011：1573-1575.
[7] 陈翠清，黄赛花，曾甲. 影响痛风患者尿酸达标的独立危险因素分析与护理干预对策［J］. 护理实践与研究，2019，16（12）：77-78.
[8] 王艺文，张斌，杨明锋，等. 吸烟对大鼠痛风性关节炎的影响及高压氧和氢水的治疗作用［J］. 中华航海医学与高气压医学杂志，2018，25（4）：220-224.

2型糖尿病并肢体酸重"阴阳六经辨证"思路与治验

刘树林　凌　燕

2型糖尿病患者早期常无明显临床症状，典型的消渴病多尿、多饮、多食、消瘦"三多一少"症状常在疾病中后期才出现，在发病早期患者最常见的症状为肢体酸重、神疲体倦等，肢体酸重尤其是早期2型糖尿病临床常见的症状，轻时很多人不以为意，但若长期不能缓解则严重影响生活质量。我们以"阴阳六经辨证"为指导使用经方治疗，改善早期2型糖尿病患者肢体酸痛症状疗效显著[1,2]。现就其理论渊源、特点及相关医案进行总结，以就正于同道。

1　2型糖尿病阴阳六经辨证特点

2型糖尿病因其中后期血糖明显升高出现渗透性利尿等，会出现典型的"三多一少"症状，被认为与中医消渴病类似，故一直以来很多医家都以消渴病之上、中、下"三消"论治糖尿病。但大多数2型糖尿病患者并无典型的"三多一少"症状，其临床发展过程也与传统的消渴病有所不同，故近些年来很多医家提出不同于"三消辨证"的2型糖尿病诊治方法。《素问·阴阳应象大论篇》[3]认为"善诊者查色按脉，先别阴阳"。清代名医柯琴说："仲景之六经，为百病立法，不专为伤寒一科，伤寒杂病，治

作者单位：广州中医药大学第一附属医院。

无二理,咸归六经之节制。"[4]我们通过30余年的临床观察与总结,逐渐总结出2型糖尿病"先辨阴阳,再辨六经",以经方治疗为主的诊治方法,取得很好的临床疗效。而且我们发现,若以阴阳分,2型糖尿病患者阴证者约占十之七八,阳证者相对偏少;若以六经分,则以三阴病、少阳病为多见,偶可见阳明病,太阳病较少见。早期2型糖尿病患者多存在肢体酸重即是此种特点的一个具体体现。

2 肢体酸重的病机探讨

早在《灵枢经》中就已有论述肢体酸痛,如《灵枢·本神》[5]曰:"恐惧而不解则伤精,精伤则骨酸痿厥,精时自下。是故五脏主藏精者也,不可伤,伤则失守而阴虚;阴虚则无气,无气则死矣。"是说五脏藏精,精伤则骨酸痿厥,而恐惧时久易出现这种情况。另《灵枢·癫狂》[5]也有:"少气,身漯漯也,言吸吸也,骨酸体重,懈惰不能动,补足少阴。"是说足少阴精气亏虚,则骨酸体重。《灵枢·海论》[5]则说:"髓海有余,则轻劲多力,自过其度;髓海不足,则脑转耳鸣,胫酸眩冒,目无所见,懈怠安卧。"是说人之髓海不足易出现腿酸头晕身疲等表现。另外,《灵枢·五癃津液别》[5]也说:"五谷之津液,和合而为膏者,内渗入于骨空,补益脑髓,而下流于阴股。阴阳不和,则使液溢而下流于阴,髓液皆减而下,下过度则虚,虚故腰背痛而胫酸。"总之,从《灵枢》的论述来看,当时认为骨酸、胫酸等以虚为主,而且多是五脏精气亏耗,特别是先天少阴肾气亏虚导致髓海不足,尤其易导致这种情况。汉代张仲景在其《伤寒杂病论》中,不但对精气亏虚导致的肢体酸痛给出了治疗方法,还论述了邪实导致的肢体酸痛。

2.1 虚证肢体酸疼(重)的诊治

《金匮要略·血痹虚劳病脉证并治第六》[6]认为:"劳之为病,其脉浮大,手足烦,春夏剧,秋冬瘥,阴寒精自出,酸削不能行。男子脉浮弱而涩,为无子,精气清冷。"可见其认为劳之为病为精亏,患者肢体酸重,瘦削不能行。在治疗时强调:"虚劳里急,悸,衄,腹中痛,梦失精,四肢酸疼,手足烦热,咽干口燥,小建中汤主之。"认为虚劳精亏导致的四肢酸疼应以小建中汤复后天之本。

2.2 实证肢体酸重的诊治

《金匮要略·水气病脉证并治第十四》[6]认为:"太阳病,脉浮而紧,法当骨节疼痛,反不疼,身体反重而酸,其人不渴,汗出即愈,此为风水。"认为风水使人身体酸重。而在治疗风水时则认为:"风水,脉浮身重,汗出恶风者,防己黄芪汤主之。"又说:"风水恶风,一身悉肿,脉浮不渴,续自汗出,无大热,越婢汤主之。"可见实证的肢体酸重主要为风水所致,而治疗风水则强调汗、利二法。

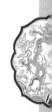

3　肢体酸重治法与医案

张仲景认为肢体酸重大体分为虚实两种，虚者当以建中为主，实则当以汗、利为法。我们以"阴阳六经辨证"分，认为消渴病合并肢体酸重多在三阴，且多合并水湿饮邪，下面举两则医案以飨读者。

3.1　医案一：少阴证之肢体酸重

李×，女，50岁，2015年7月来诊。2型糖尿病史10余年，诉半夜（3点）腰背酸胀15年，夜间8—12点入睡后，3点左右腰背胀（痛）症状，每睡至3点醒，背胀需起身运动，四逆，无口干汗多，无盗汗，大便溏，小便正常。劳累后反可睡好，如可入睡则不觉不适。苔白腻，脉沉细。

处方：茯苓15 g，桂枝10 g，炙甘草6 g，五味子15 g，细辛6 g，熟附子10 g，干姜10 g。7剂。

二诊诉诸症均减轻，舌脉如前，嘱继服14剂。

> **按语**：患者主症为半夜睡醒后腰背酸胀15年余。正如前述，身体觉"酸"大体原因有二，一责之饮，一责之虚。《金匮要略·水气病脉证并治第十四》[6]："太阳病，脉浮而紧，法当骨节疼痛，反不疼，身体反重而酸，其人不渴，汗出即愈，此为风水。"可见单纯的风寒袭表多表现为疼痛，若兼水饮则反而出现身体重而酸。另外，《金匮要略·血痹虚劳病脉证第六》[6]："劳之为病，其脉浮大，手足烦，春夏剧，秋冬瘥，阴寒精自出，酸削不能行。"是说虚劳为病患者会有酸削不能行的症状。而认为可予小建中汤治疗，即"虚劳里急，悸，衄，腹中痛，梦失精，四肢酸疼，手足烦热，咽干口燥，小建中汤主之"。与《灵枢·海论》"髓海不足，则脑转耳鸣，胫酸眩冒，目无所见，懈怠安卧"都是表述里虚而导致的肢体酸重。此患者尚觉腰背胀，《灵枢·胀论》[5]认为："营气循脉，卫气逆为脉胀；卫气并脉循分为肤胀。"可见卫气逆会出现肤胀、脉胀等。在此案中肢体胀感一为水饮所致，尤其是下肢水饮停聚易现肿胀。另外则为邪气侵及肌表，卫气逆而致。
>
> 该患者以反复夜间睡醒后觉腰背酸胀15年为主诉，问其并无口干口苦汗多怕热等里热证，故证属三阴。且其诉腰背酸胀症状在运动后可缓解，且苔腻，是水饮阻于经络之表现；腰背酸、四逆、脉细是少阴阳虚、里有水饮的表现。其觉腰背酸且胀，是寒饮在背部经脉之表现，胀为卫气上冲之症。以茯苓桂枝五味子甘草汤为主散寒化饮降逆，更加干姜、细辛、制附子以加强温阳散寒化饮之力，皆因患者脉为沉细，虽然"脉得诸沉，当责有水"，但其脉细仍表明其里虚饮重。

3.2 医案二：太阴证之肢体酸重

王××，女，43 岁，2014 年 7 月 21 日诊。2 型糖尿病史 2 年，诉"腰酸，足凉，心下满，大便数日一行，苔白，脉沉细"，诊断太阴阳虚，寒湿内盛，以肾着汤加狗脊治疗。

处方：干姜 10 g，茯苓 15 g，生白术 45 g，金狗脊 30 g，炙甘草 10 g。用药 7 剂。

2014 年 8 月 4 日二诊：现患者诉腰重已愈，但心下痞满，食水果则胃脘痛，无四逆，大便 2～3 日一行。苔白，脉细。

处方：清半夏 15 g，党参 10 g，枳实 10 g，陈皮 30 g，茯苓 12 g，生白术 45 g，加生姜 3 片。7 剂。

> **按语**：患者于 7 月 21 日因"腰酸，足凉，心下逆满，大便数日一行，苔白，脉细"就诊，从当时的症状来看，全是里虚寒饮之证，因寒饮困滞故觉腰酸痛，里虚寒则易足凉，水饮上冲则心下逆满，里饮滞肠则大便数日一行，苔白脉细均示为里虚而无热证。因当时以腰酸重为主，故以肾着汤加狗脊温阳散寒化湿饮为主。患者服药后腰酸痛足凉已愈，以"心下痞满，食水果则胃脘痛，大便 2～3 日一行"为主要表现。可见前方虽下焦水寒得除，但中焦水饮仍在，且为主要问题。故主以茯苓饮加半夏，重在健脾化饮、行气消痞。茯苓饮以参、术、苓、姜健脾化饮，以橘、枳行气消痞，用治中焦脾胃虚寒有饮之脘胀纳呆等，合生姜即是小半夏汤，增强了该方化饮降逆之功。可见这一案之腰酸重是太阴虚、水湿重所导致，即肾着汤证所述之"腹中如带五千钱"之意。

4　小　结

肢体酸重是 2 型糖尿病患者常见的临床症状，这与 2 型糖尿病发病的病机特点有关。2 型糖尿病的发病与饮食不节关系密切，《素问·奇病论篇》[3] 曰："……名曰脾瘅。……此肥美之所发也，此人必数食甘美而多肥也。肥者，令人内热，甘者令人中满，故其气上溢，转为消渴。"可见数食甘美而多肥者易患，早期多有内热及中满，久则中焦运化失职，后天之本虚则精气不足而湿浊内生，此即患者易出现身体酸重的原因。临床中遇到此种情况，当细辨阴阳虚实，按证施方，可取得满意疗效。

参考文献

[1] 林明欣，赵英英，朱章志. 立足"首辨阴阳，再辨六经"浅析糖尿病论治 [J]. 中华中医药杂志，2011，26（5）：1119-1122.

[2] 刘树林. 阴阳六经辨治消渴病诊疗方案 [N]. 中国中医药报，2015-11-20（5）.

［3］王洪图. 黄帝内经素问［M］. 北京：春秋出版社，1988.
［4］柯琴. 伤寒来苏集［M］. 上海：上海科学技术出版社，1959.
［5］人民卫生出版社. 黄帝内经灵枢［M］. 北京：人民卫生出版社，2015.
［6］张仲景，王叔和. 金匮要略方论［M］. 北京：人民卫生出版社，2012.

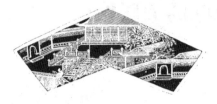

岭南内科进展（2023）

脑病篇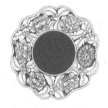

慢性脑供血不足中医证型与同型半胱氨酸的关联性探讨

罗 菁[1] 唐晨光[2]*

慢性脑供血不足（chronic cerebral circulatory insufficiency，CCCI）是由多种因素引起的脑血管狭窄或灌注不足，患者经常出现反复头晕和头重的临床表现，伴有不同程度的焦虑抑郁等情绪异常[1]。CCCI被认为与缺血性中风的发生或复发、血管认知障碍和血管性痴呆的发展有关，是导致全世界脑血管病的残疾率和死亡率升高的重要因素[2]。研究表明，同型半胱氨酸（homocysteine，Hcy）在CCCI的发病中起重要作用，并与CCCI患者颈动脉粥样硬化斑块性质严重程度成正比，是其重要的病理改变之一[3]。同时，笔者经过多年临床实践发现，CCCI当归属于"脑络瘀"的范畴，根据《中医诊断与鉴别诊断学》[4]将其分为阴阳两虚、肝肾阴虚、肝阳化风、气虚血瘀、痰浊内阻、肾虚血瘀六型。中医药通过辨证治疗CCCI，具有疗效确切、安全可靠、优于单纯西药治疗的特点[5]。但在医学大数据研究背景下，中医药辨证治疗CCCI尚缺乏大量的实验室客观数据。因此，本研究旨在探讨CCCI不同中医证型与Hcy的相关性，以期为中医的临床辨证及治疗提供客观数据，现总结如下。

1 临床资料

1.1 诊断标准

慢性脑供血不足（CCCI）诊断标准参照2000年日本脑卒中会议提出的诊断标准制定[6]，中医证型诊断标准参照《中医诊断与鉴别诊断学》[4]制定，分为阴阳两虚、肝肾阴虚、肝阳化风、气虚血瘀、痰浊内阻、肾虚血瘀六型。

1.2 纳入标准

①符合CCCI中西医诊断标准。②年龄50～75岁。③患者签署知情同意书。

1.3 排除标准

①脑血管后遗症、耳源性眩晕等疾病引起的类似CCCI某个或某些症状的患者。②CT或MRI提示颅内有器质性改变的患者。③合并多系统疾病、精神病或有严重认知障碍的患者。④近1周内服用治疗心脑血管疾病西药、中成药或中药汤剂的患者。

作者单位：1. 深圳市前海蛇口自贸区医院；2. 深圳市南山区蛇口人民医院。*表示通讯作者。

1.4 一般资料

收集 2018 年 1 月至 2019 年 4 月到深圳市蛇口人民医院就诊的符合 CCCI 西医诊断标准的患者 600 例,根据中医证型辨证标准分为阴阳两虚、肝肾阴虚、肝阳化风、气虚血瘀、痰浊内阻、肾虚血瘀六型,同时选取同期进行体检的健康人 200 例作为正常对照。其中,CCCI 组男 377 例,女 223 例;年龄 50～73 岁,平均(63.81±3.56)岁。正常组男 126 例,女 74 例;年龄 51～75 岁,平均(64.32±3.85)岁。两组患者性别、年龄等一般资料比较,差异无统计学意义($P>0.05$),具有可比性。

2 研究方法

2.1 主要试剂及仪器

人血清 Hcy 试剂盒购自上海酶联生物科技有限公司,主要仪器为全自动化学发光分析仪、台式离心机。

2.2 标本采集

所有受试者均于入组后次日清晨空腹抽取静脉血 4 mL,放置于真空抗凝管中,采用台式离心机离心 15 min,转速为 3 000 r/min,抽取上清液,保存于 -70 ℃ 冰箱中。

2.3 观察指标及检测方法

观察 CCCI 组与正常组之间血清 Hcy 水平变化,以及 CCCI 不同中医证型组间血清 Hcy 水平变化,运用化学发光微粒子免疫检测法测定血清 Hcy 水平,具体操作步骤严格按试剂盒要求进行。

2.4 统计学方法

采用 SPSS 21.0 统计软件进行分析。计数资料采用 χ^2 检验;计量资料用 $\bar{x}\pm s$ 表示,两组间比较采用 t 检验,多组之间比较采用单因素方差分析(one-way ANOVA),方差齐者两两比较用 LSD 检验,方差不齐者用 Tamhane's T2 检验。以 $P<0.05$ 为差异有统计学意义。

3 结 果

3.1 CCCI 组与正常组患者血清 Hcy 水平的比较

CCCI 组血清 Hcy 水平高于正常组,差异有统计学意义($P<0.05$)。详见表 1。

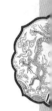

表 1　CCCI 组与正常组患者血清 Hcy 水平的比较

($\bar{x} \pm s$)

组别	例数	Hcy/(μg·L^{-1})
CCCI 组	600	16.65 ± 3.27
正常组	200	10.35 ± 2.81

注：与对照组比较，$P < 0.05$。

3.2　CCCI 组不同中医证型患者血清 Hcy 水平比较

CCCI 患者中血清 Hcy 水平由低到高依次为阴阳两虚组、肝肾阴虚组、肝阳化风组、气虚血瘀组、痰浊内阻组和肾虚血瘀组；其中，肝阳化风组、气虚血瘀组、痰浊内阻组和肾虚血瘀组高于阴阳两虚组、肝肾阴虚组，气虚血瘀组、痰浊内阻组和肾虚血瘀组高于肝阳化风组，肾虚血瘀组高于气虚血瘀组、痰浊内阻组，差异均有统计学意义（$P < 0.05$）。详见表 2。

表 2　CCCI 组不同中医证型患者血清 Hcy 水平比较

($\bar{x} \pm s$)

组别	例数	Hcy/(μg·L^{-1})
阴阳两虚组	77	13.41 ± 2.18
肝肾阴虚组	73	14.06 ± 2.52
肝阳化风组	91	15.78 ± 2.94[①②]
气虚血瘀组	108	17.54 ± 2.73[①②③]
痰浊内阻组	119	17.77 ± 3.14[①②③]
肾虚血瘀组	132	18.82 ± 3.56[①②③④]

注：与阴阳两虚组比较，①为 $P < 0.05$。与肝肾阴虚组比较，②为 $P < 0.05$。与肝阳化风组比较，③为 $P < 0.05$。与气虚血瘀组比较，④为 $P < 0.05$。

4　讨　论

根据 CCCI 的临床表现，可将其归属于中医"眩晕"的范畴。《素问·海论篇》云："髓海不足，则脑转耳鸣，胫酸眩冒。"明代龚廷贤说"大凡头眩者，痰也"，而明代虞抟则认为"血瘀致眩"。从古代医家的论述来看，CCCI 多与肾精亏虚、痰瘀阻滞有关。现代医家也对 CCCI 证型分布规律及其特征进行了初步探讨。

李楠楠等[7]研究指出，CCCI 多为虚实夹杂证，其中以气虚、血虚、髓亏为本，以痰浊、瘀血为标。彭春平[8]则认为 CCCI 分为本虚证、标实证及本虚标实证，本虚以肾气虚为主，标实以痰瘀互阻为主，本虚标实以肾气虚痰瘀互阻为主，且本虚标实证占比最高。根据前人的经验，结合多年临床实践，笔者认为 CCCI 当归属于中医"脑络痹"

范畴，主要病机为用脑过度、过食甘肥、房事不节，或年老肾虚，致精血亏少，经脉失柔，或痰浊瘀血阻滞，气血阻痹，脑失所养所致。证型参照《中医诊断与鉴别诊断学》分为阴阳两虚、肝肾阴虚、肝阳化风、气虚血瘀、痰浊内阻、肾虚血瘀六型。

　　Hcy 是人体内必需的一种含硫氨基酸，是蛋氨酸和半胱氨酸的一个重要代谢产物。研究表明，Hcy 的代谢失衡与氧化应激、炎症、心血管和脑功能障碍、脂肪肝疾病和缺血灌注损伤等病理状态有关[9]。中医古籍中无血清 Hcy 的相关记载，有中医学者将其归属于后天水谷之精的一种，认为血清 Hcy 浓度升高源于先天禀赋不足，后天精微物质的缺乏，并指出 Hcy 升高导致的高同型半胱氨酸血症的中医病机可归于"痰浊""血瘀"范畴[10]。李晓军等[11]通过研究发现缺血性脑卒中各中医症候中，血清 Hcy 水平的升高可能与痰浊、瘀血、气虚有关，血清 Hcy 水平在中医各证型的形成过程中起一定的作用，因此认为血清 Hcy 水平可作为缺血性脑卒中中医辨证分型的客观指标之一。尹宝等[12]则指出痰湿壅盛对高血压病患者血清 Hcy 升高的影响最大，可以将血清 Hcy 作为高血压病痰湿壅盛证分型的客观指标。

　　本研究结果显示，CCCI 组血清 Hcy 水平高于正常组（$P<0.05$），提示 Hcy 与 CCCI 相关。现代医学认为，Hcy 的升高会增加氧化性应激，通过一氧化氮减少血管舒张，增加血小板聚集，影响凝血酶，刺激血管平滑肌增殖，并改变血管壁的弹性，从而增加动脉粥样硬化的风险[13]，而动脉粥样硬化会导致脑循环障碍，造成大脑缺血缺氧，出现头晕、目眩等 CCCI 临床表现。所以，血清 Hcy 对 CCCI 的诊断有一定价值。结合中医理论可认为，痰浊内阻可阻脾升清，肝阳化风可影响脾的运化，阴阳两虚、肝肾阴虚、气虚血瘀、肾虚血瘀均可因肾病累脾而致脾失健运，升降失常，进而导致血清 Hcy 升高，由此可解释此六型血清 Hcy 均高于正常组。研究结果进一步表明，肝阳化风组、气虚血瘀组、痰浊内阻组和肾虚血瘀组血清 Hcy 水平高于阴阳两虚组、肝肾阴虚组（$P<0.05$）。笔者认为，CCCI 患者多为中老年患者，常存在肝肾亏虚，且随着年龄的增长，亏虚程度会进一步加重，肝肾亏虚，脏腑功能失调，会影响气血津液的运行，易酿生痰浊、瘀血等病理产物，中医证型由本虚证向本虚标实证转变。所以，不同中医证型血清 Hcy 水平的变化可能参与了 CCCI 中医证型的转变。同时，气虚血瘀组、痰浊内阻组和肾虚血瘀组血清 Hcy 水平高于肝阳化风组（$P<0.05$），肾虚血瘀组血清 Hcy 水平高于气虚血瘀组、痰浊内阻组（$P<0.05$）。由此可认为肾虚血瘀对 CCCI 患者血清 Hcy 升高的影响最大，可以将血清 Hcy 作为 CCCI 肾虚血瘀分型的客观指标。因此，在临床实践中，对于 CCCI 肾虚血瘀证的患者，应当密切关注其血清 Hcy 水平的变化，采取针对性用药，尽可能地在控制患者临床症状的同时降低血清 Hcy 水平，以防止脑卒中、脑血栓、痴呆等的发生。

参考文献

[1] TANG J H, ZHEN Y Q, YU L, et al. Analyzing the neuropsychological characteristics and changes in serum markers of patients with chronic cerebral circulation insufficiency [J]. Revista da associação medica brasileira, 2018, 64 (1): 41-46.

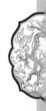

[2] ZHOU D, MENG R, LI S J, et al. Advances in chronic cerebral circulation insufficiency [J]. CNS neuroscience therapeutics, 2018, 24 (1): 5 – 17.

[3] 王静, 徐哲. 慢性脑供血不足患者血清同型半胱氨酸变化与颈动脉硬化的相关性 [J]. 中国实用医药, 2017, 12 (11): 81 – 82.

[4] 朱文锋. 中医诊断与鉴别诊断学 [M]. 北京: 人民卫生出版社, 1999: 84 – 85.

[5] 许忠波, 叶欣欣, 冯欣, 等. 中医药治疗慢性脑供血不足临床疗效的 Meta 分析 [J]. 江西中医药, 2018, 49 (12): 34 – 37.

[6] 高木誠. 頸動脈病變の治療 [J]. 日本内科学会雜誌, 1997, 86 (5): 781 – 786.

[7] 李楠楠, 陈志刚, 孟繁兴, 等. 慢性脑供血不足中医证候学特点研究 [J]. 中国医药导报, 2018, 15 (36): 135 – 139.

[8] 彭春平. 慢性脑供血不足中医证候的临床调查 [J]. 大家健康, 2015, 9 (10): 15 – 16.

[9] KARMIN O, SIOW Y L. Metabolic imbalance of homocysteine and hydrogen sulfide in kidney disease [J]. Current medicinal chemistry, 2018, 25 (3): 367 – 377.

[10] 李卫丽, 景光光, 陈孝银. 高同型半胱氨酸血症的中医病因病机探讨 [J]. 辽宁中医杂志, 2006, 33 (4): 412 – 413.

[11] 李晓军, 刘兢, 郑永强, 等. 缺血性脑卒中中医证型与血浆同型半胱氨酸水平的相关性研究 [J]. 中医药学报, 2016, 44 (4): 124 – 126.

[12] 尹宝, 李彦斌, 韩立民. 高血压病中医辨证分型与血浆同型半胱氨酸 (Hcy) 的相关性研究 [J]. 赣南医学院学报, 2014, 34 (1): 22 – 24.

[13] SEN U, TYAGI S C. Homocysteine and hypertension in diabetes: does PPAR gamma have a regulatory role? [J]. PPAR research, 2010 (3): 806538.

从外风引动内风探讨大面积脑梗死的辨治

招家升　宁为民*

大面积脑梗死 (large hemispheric infarction, LHI) 指颈内动脉或大脑中动脉狭窄或闭塞引起的脑组织广泛梗死, 临床常见肢体偏瘫、失语、意识障碍等症状, 多伴有卒中相关性肺炎、恶性脑水肿及脑疝等并发症, 具有致残致死率高的特点, 预后较差, 目前西医治疗手段包括静脉溶栓、血管内治疗及去骨瓣减压术等, 但大部分患者经治疗后仍遗留不同程度残疾, 严重者可见死亡, 故 LHI 西医治疗效果欠佳[1]。中风是以猝然昏仆, 不省人事, 伴半身不遂, 口舌歪斜, 言语謇涩为主症的病证, 伴有神识昏蒙者为中脏腑证, 故 LHI 属中医中风范畴, 临床以中脏腑证居多。中医对中风的认识基本离不开外风论或内风论, 唐宋后至今, 内风论占理论主导, 目前普遍认为中脏腑证病机为阴阳失调, 气血逆乱, 风火痰瘀等实邪蒙蔽神窍、阻滞脑络, 治疗多从内风 (肝风、火、痰、瘀) 论治, 以醒神开窍为治则, 治法多为清热开窍、化痰开窍、活血祛瘀、涤痰通腑等[2]。但该病病机错综复杂, 单从内风论治往往不够全面, 且患者发病前或病程

作者单位: 广州中医药大学东莞医院。* 表示通讯作者。

中常见发热、恶寒等外感表现，提示外风在中风的发生发展过程中不容忽视，历来亦有医家主张"内虚邪中"的观点[3]，提示中风不可单从内风而论，故本研究试从外风引动内风理论探讨 LHI 的辨治，以期为中医药诊治本病提供新思路及方法。

1　外风引动内风理论溯源

中医认识中风走过了一段漫长且曲折之路，内外风之争贯穿了中风病的发展历程。唐宋前以外风论为主，认为外感六淫致中。唐宋后，内风论逐渐取代了外风论的主流地位，涌现出主气论、主火论、主痰论、"内虚积损"之非风论等流派，后世医家亦多从内风阐述中风。但有医家发现单从外风或内风角度难以全面地解释中风复杂的病机，主张外风引动内风论，强调内外风合因致中，该理论记载最早见于《黄帝内经》，"虚邪偏客于身半，其入深，内居荣卫，荣卫稍衰，则真气去，邪气独留，发为偏枯"，说明中风有内虚与邪中两大致病因素。张仲景基于《黄帝内经》提出"内虚邪中"，言"寸口脉浮而紧，紧则为寒，浮则为虚……正气引邪，喝僻不遂"，与《黄帝内经》论述基本相符。后人将张仲景归属外风论者，但"内虚邪中"强调内虚与邪中并存，蕴内外合因致中之意，奠定了外风引动内风论的基础。后世医家通过实践不断完善其理论内容，如清代喻昌[4]曰："而风从外入者，必挟身中素有之邪，或火或气或痰，而为标邪。"说明中风亦可为痰、火等实邪与外风相引所致。

2　外风引动内风理论与中风相关性浅析

2.1　内风旺盛则易感外风

《类经》[5]言"内风者，五脏之本病也"，内风泛指中风内因，中风发病多因脏腑内虚、气血失调，常见虚证夹多种病理因素并存的内风旺盛之象[6,7]。外风泛指外淫邪气，多以风邪为先导。"邪之所凑，其气必虚"，风邪，性开泄，易走空窍、袭阳位，善乘虚而入，故言内风旺盛易感外风。《医宗金鉴》[8]云"谓人感受邪气虽一，因其形藏不同，或从寒化，或从热化，或从虚化，或从实化，故多端不齐也"，外邪以风为先导，常夹他邪，又因他邪寒热偏性易与内风相合，故可加强外风易感性。《金匮翼·中风》[9]曰"无论贼风邪气从外来者，必先有肝风为内应。即痰火食气从内发者，亦必有肝风为之始基"，说明外风袭表，并非单独源于外邪致病能力强弱，还与其内风基础、外风易感性相关[10]。

2.2　外风侵袭则易煽内风

《类经》[5]云"风者，天地之阳气"，《临证指南医案》[11]曰"内风，乃身中阳气之变动"，内外风本质上同属阳，二者具有一致性。《吕氏春秋》"类固相召，气同则合"，说明内外风同气相求，可相引，故外风侵袭可煽动内风。《医学衷中参西录》[12]曰"木与风为同类，人之脏腑，无论何处受风，其风皆与肝木相应"，肝对调控阳气升发起重

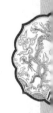

要作用，而风邪善动不居，其性浮越，与阳气特性相符，若不慎外感风邪，与肝木合，则易强肝木主升之功，奏阳气升发之效，致气血逆乱，引内风上冲头窍致中，如《医学衷中参西录》[12]云"知脑充血证恒因病根已伏于内，继又风束外表，内生燥热，遂以激动其病根，而卒发于一旦"，故言外风侵袭易煽内风。

3 从外风引动内风理论认识 LHI 病机

中风与外风引动内风理论密切相关，LHI 属中风范畴，故推测 LHI 的发生发展与外风引动内风理论密切相关[13]，通过结合外风引动内风的致病机理，试从"内风盛—引外风—二风煽"的发生发展规律探讨 LHI 的中医病机，认为"内风盛"为发病根本，"二风煽"为核心病机，"引外风"为"二风煽"的启动点，现论述如下。

3.1 脏腑内虚，痰瘀互结，内风旺盛

"内风盛"指中风发病前脏腑内虚，气血失调，内生诸邪的阶段。《景岳全书》[14]曰"凡病此者，多以素不能慎……先伤五脏之真阴，此致病之本也"，表明中风多因七情、饮食、劳欲、年老等致脏腑内虚为本。但中风总属本虚标实，且中脏腑者急性期以标实为主，多有痰热瘀及肝风之象，故言该病猝发并非朝夕之间，发病前必经因虚致实之变，而痰瘀实邪贯穿该阶段，如《医学衷中参西录》[12]云"因气血虚者，其经络多瘀滞，此于偏枯痿废亦颇有关系"，《杂病广要》[15]亦言"中风之证，卒然晕倒，昏不知人……皆痰为之也"，"伤血，则血逆气滞，继而生痰，血痰融合，则瘀血挟痰"，说明昏不知人之中风中脏腑证，与痰瘀密切相关。现代亦有医家持同样观点，刘东汉等[16]认为 LHI 属中脏腑证，痰瘀交织，阻塞脑络为其主要病机。李晶等[17]提出"颅脑水瘀"理论，认为 LHI 为瘀血与水湿痰互阻于脑窍，使脑失清灵，发为中脏腑证。综上可得，"内风盛"实质为脏腑内虚，痰瘀互结，因虚致实的病理过程。研究表明，LHI 发病机制多与大动脉狭窄、栓塞事件相关，主要危险因素为高血压、糖尿病、房颤等[18]，但 LHI 并非具备上述因素后猝发，其发病前必经历较长的动脉粥样硬化或血栓形成过程，与"内风盛"因虚致实的过程吻合，都属于渐进的、量变到质变的过程。同时亦有研究表明，动脉粥样硬化的形成和发展、血栓的形成与痰瘀实邪密切相关[19]。故总结得出，"内风盛"是 LHI 的重要病理基础。

3.2 外风袭表，内外相引，肝阳暴亢

"引外风"指"内风盛"者招引外风致中。外风贯穿此过程发生发展，既是引内风旋动致中的因素，还可促二风相引，为"二风煽"的启动点。外风可通过肺肝介导气机逆乱致中[20]。肺主外风，肝主内风，肝升肺降是气机正常运行的保证。外风袭表，与肝木合，可强肝气升发，同时损伤肺脏，肺失宣降，二者同致肝阳上亢，气血逆乱，痰瘀阻络，使脑络不畅，濡养不足，产生眩晕、一过性手足无力等中风先兆或中经络症状。肝肺紊乱还能直接影响脾胃气机，使水液代谢障碍，内生痰浊；脾虚气血化生不足，加重脑络失养。肺失肃降，肝失疏泄，脾失健运，则肾失开阖，三焦不通，气血津

液代谢异常，痰、瘀等因此加重，为"二风煽"奠定基础。《金匮要略》云"邪在于络，肌肤不仁；邪在于经，即重不胜；邪入于腑，即不识人；邪入于脏，舌即难言、口吐涎"，说明据外风所中病位之深浅可分中经络和中脏腑，外风中腑后才可见不识人的意识障碍表现，故若此时外风不除，中腑入脏，不断煽动肝阳，令其暴亢，挟痰瘀直冲脑窍，闭塞脑络，则出现不识人、舌即难言之中脏腑证，形成"二风煽"的结局。研究发现，急性感染是发生脑梗死的重要诱因，丹麦的 Jessica Ohland 等[21]在临床研究中发现呼吸道感染后 1～3 天内的患者，发生脑梗死的危险度显著增高。付海龙等[22]发现发热及感染可作为进展性卒中的预测指标，认为发热与感染可激活凝血系统，促进动脉粥样硬化形成和进展，使斑块破裂脱落，堵塞血管致其部分或完全闭塞，进一步扩大脑梗死体积[23]，进展为 LHI。现代医学认为感染是病原体侵袭机体所致，多表现为发热、恶寒等，其与中医外感六淫邪气概念类似，故感染诱发及加重脑梗死与外风引动内风相契合[24]。说明"引外风"为 LHI 的关键病因，是"二风煽"的启动点。

3.3 风火相煽，痰瘀胶着，表里俱实

"二风煽"是 LHI 的核心病机，即外风袭表，循经络入脏腑或直中脏腑，引动内风，肝阳暴亢，二风相煽，痰瘀直攻脑窍，随即风痰瘀胶着，郁热化火，四邪相互搏结，充斥脑络，蓄积于脑，蒙蔽脑窍，使脑络闭塞，神明失用，内外表里俱实（见图 1）。脑为元神之府，是人体思维情志、生命活动的统领，由于二风相煽，诸邪交织，闭塞脑络，致脑窍蒙蔽，神明失用，故见神志昏迷，不省人事；外风横窜经络，引动肝风，夹痰热瘀邪上窜经络，致经络阻滞不通，故见口角歪斜、半身不遂、偏身麻木；风阳夹痰瘀上扰，舌络、清窍瘀滞，故吞咽困难、饮水呛咳、舌强言謇或不语；外风袭肺，入里化热，致肺气壅遏不畅，肺热壅盛，炼液为痰并与体内痰热互结，故见气粗鼻煽、喉中痰鸣、痰色黄而质黏、发热；表有风邪外束，里有实邪壅盛，则内外表里上下三焦不通，故二便闭结；痰热瘀火内闭，故见舌红或紫，苔黄腻。此阶段因表里内外俱实，诸邪闭于内，为中脏腑闭证，目前医家多将闭证分阳闭和阴闭，但二者并非寒热之别，广东省名老中医何炎燊[25]指出"阴闭并非阴寒之证……乃风火痰三者孰为主次而已"，可见究阴闭之实质，仍为风、火、痰作祟。因此中脏腑闭证，重在于实证，在于二风相煽，表里俱实，并非阳闭和阴闭，故"二风煽"为 LHI 的核心病机。

此外，"二风煽"状态还可提高外风易感性，引外风再侵袭，促病情发展。因内外风盛，表里俱实，病邪阻滞经络不通，体表腠理局部正气运行不畅，或病邪耗伤正气等多因素增强外风易感性，进而不断招致外风，促内外风不断相引，煽动风火上乘之势，增强痰瘀病邪之胶着。研究表明，LHI 患者更易发生卒中相关肺炎[26]，出现喉中痰鸣、痰多、发热等外风束表、外邪袭肺的表现，导致神经功能恶化，严重影响预后。以上与笔者论述"二风煽"时招致外风、加重病情的观点基本相符，说明"二风煽"为风火痰瘀壅塞脑络的恶性循环，其起于外风，加重于外风。

综上可得，"内风盛"作为 LHI 的重要病理基础，在"引外风"的启动下，内风与外风在 LHI 的发生发展中环环相扣，交织互结，最终导致"二风煽"。

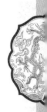

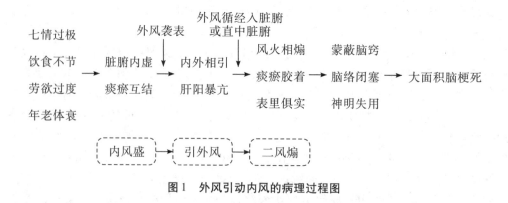

图1 外风引动内风的病理过程图

4 "驱风逐邪，泄浊去闭，表里双解"为LHI的重要治法

基于外风引动内风理论，临床诊治LHI需辨识内外风，注重观察内外风的传变规律，结合病程，中医望闻问切四诊，和西医查体、相关实验室检查及影像学辅助检查指标，明确外风和内风在LHI病程中的相互联系及作用。外风为六淫邪气，侵袭人体后多有表证，又因风中经络，后入脏腑，故外风引动内风致LHI前，患者多伴有恶寒发热、鼻塞流涕等表证及手足无力、口角歪斜等中经络症状；发病时因内外风相煽，故除神志昏迷、不省人事、半身不遂等中脏腑表现外，患者多有发热、气粗、喉中痰鸣、痰多等外风袭肺的表现及（或）兼有表证；病程中因其易感外风，故亦常见新发或加重上述症状。同时可从西医角度发现端倪，如肺部听诊有湿啰音、实验室检查提示感染指标升高、胸片提示肺部感染等，以上均为外风引动内风的重要证据，应在临证时观察识别，尽早明确二者间的关系，把握"二风煽"的核心病机，若能及早干预，使其意识恢复，神志转清，由中脏腑转为中经络，则可阻断病程，逆转病势；若不能及时干预，则闭证易向脱证发展，临床表现为昏愦不知、目合口开、四肢松懈瘫软、二便自遗等元气衰微、元神散乱的厥脱危候，病情危重，预后不佳。因此，LHI"二风煽"阶段为整个治疗过程中的关键节点。

针对LHI的治疗，现代医家多以醒神开窍为治则，治法多为清热开窍、化痰开窍、活血祛瘀、涤痰通腑等，多数从内因角度治疗，以纠正内风为目标，但LHI核心病机为风火相煽，痰瘀胶着，表里俱实，病变范围涉及表里内外，因此从外风引动内风治疗LHI，需紧抓"二风煽"的关键病机，注重其二者间的联系，从两者同时入手。针对外风邪气，使用解表药如防风、荆芥、麻黄等以驱风逐邪祛外风；而内风实邪（肝风、火、痰、瘀等）为机体内生之浊邪[27]，《黄帝内经》云"实则泻之"，故针对内风，治疗上应分别使用熄风、清热、通腑、化痰、祛瘀等治法以泄浊去闭清内风，如此则双管齐下，使表邪有出路，内外风消散，解除LHI闭的状态，达表里双解、内外同治之效。故言"驱风逐邪，泄浊去闭，表里双解"为LHI的重要治法。

基于此，广东省名中医宁为民效仿《宣明论方》防风通圣散及《金匮要略》风引汤为底方，结合本院名老中医何炎燊诊治中风中脏腑经验[25]，新订通圣方（防风10 g，大黄10 g，厚朴10 g，栀子15 g，赤芍10 g，虎杖15 g，天竺黄10 g，体外培育牛黄

0.3 g）治疗 LHI，临床疗效显著。通圣方具有"祛风宣肺，熄火通腑，化痰祛瘀"的作用，方中防风祛风宣肺，解表逐邪以驱外风；大黄破瘀通腑以助六腑气机通畅，导热外出以清内风，二者为君药；臣以天竺黄、体外培育牛黄清热化痰，醒脑开窍，平肝熄风，栀子清三焦火热；佐以虎杖清肺化痰助肺气宣发，通腑以条达气机，赤芍清热活血祛瘀，厚朴理气通腑。如此配伍可驱风逐邪以祛外风，平肝、熄火、化痰、祛瘀四法兼用以泄浊（肝风、火、痰、瘀）去闭清内风，达"迅折风火上腾之威"，阻内外风相煽之效。此外，因患者体质不同，发病时肝风、痰、热、瘀、火等征象可有偏重，故临证时需辨证加减药味，表证明显者，可加予荆芥、麻黄、桑叶、菊花等解表药；偏肝风、肝阳者，可加予天麻、钩藤等平肝熄风药；偏火热者，加予黄芩、黄连等清热药；偏腑实者，加予芒硝、枳实等通腑药；偏痰浊者，予半夏、胆南星、竹茹、瓜蒌等化痰药；偏瘀者，予桃仁、红花、川芎等活血祛瘀药。

通圣方效专而力宏，临床使用取得良好疗效，谭静等[28,29]选取中风急性期中脏腑闭证患者 60 例，通圣方组意识清醒时间、格拉斯哥昏迷（GCS）评分较对照组均明显改善，另还能明显改善患者美国国立卫生研究院卒中量表（NIHSS）评分、超敏 C 反应蛋白（Hs-CRP）水平。不仅如此，通圣片可缓解大脑中动脉栓塞（MCAO）大鼠脑缺血再灌注损伤后神经功能缺损症状，有效减轻缺血半暗带神经元损伤[30]，其机制可能与抑制炎症及氧化反应、提高自噬活性相关。伍小玲等[31]使用通圣方辅治卒中相关性肺炎发现，通圣方组较对照组血清炎症水平及临床症状显著改善。综上可得，通圣方可多途径、多靶点协同作用阻断 LHI"二风煽"的恶性循环。

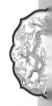

5 结 语

LHI 是严重危害人民生命健康的危重疾病，目前西医治疗效果欠佳。笔者课题组以外风引动内风理论为切入点，立足于 LHI"内风盛—引外风—二风煽"的发展规律，紧抓"二风煽"的核心病机，以"驱风逐邪，泄浊去闭，表里双解"为主要治法，新订通圣方治疗 LHI，表里兼顾，气、血、风、火、痰、瘀共治，取得了良好的临床疗效。LHI 发病急骤凶险，其发生发展与外风引动内风理论密切相关，故临证时不可单从外风或内风治疗，表里双解法强调表里内外同治，可及时阻断内外风相煽的过程，为临床中医药治疗该病提供新思路及方法。

参考文献

[1] LIEBESKIND D S, JÜTTLER E, SHAPOVALOV Y, et al. Cerebral edema associated with large hemispheric infarction [J]. Stroke, 2019, 50 (9)：2619－2625.
[2] 薛博瑜，吴伟. 中医内科学 [M]. 3 版. 北京：人民卫生出版社，2016：126－134.
[3] 赵正孝，彭坚，吴娅娜. 从外风论治中风病的历史考察及其思考 [J]. 医学与哲学（人文社会医学版），2009，30 (9)：62－63，70.
[4] 喻嘉言. 医门法律 [M]. 上海：上海科学技术出版社，1959：90.
[5] 张介宾. 类经 [M]. 北京：人民卫生出版社，1965：38－39，477.
[6] 宋艳芳，刘向哲，冉春龙，等. 缺血性中风急性期证候要素演变规律及其与客观指标的相关性研究 [J]. 北京中医药大学学报，2021，44 (10)：947－952.
[7] 王秀彤. 中风先兆与中风危险因素及始发证候要素相关性初探 [D]. 北京：北京中医药大学，

2015：22 - 33.
[8] 吴谦. 医宗金鉴 [M]. 北京：中国中医药出版社，1994：443.
[9] 尤怡. 金匮翼 [M]. 北京：中国中医药出版社，1996：1.
[10] 荣远航，滕晶. 喻昌论治中风病学术思想探讨及现代临床应用 [J]. 中国中医急症，2022，31 (2)：345 - 347，354.
[11] 叶天士. 临证指南医案 [M]. 上海：上海人民出版社，1959：18.
[12] 张锡纯. 医学衷中参西录 [M]. 石家庄：河北人民出版社，1957：116，177，517.
[13] 刘峻呈，杨仁义，颜思阳，等. 孟河费绳甫辨治中风学术思想浅探 [J]. 中国中医急症，2020，29 (4)：714 - 717.
[14] 张介宾. 景岳全书 [M]. 北京：中国中医药出版社，1994：129.
[15] 丹波元坚. 杂病广要 [M]. 北京：人民卫生出版社，1958：5，561.
[16] 刘喜平，刘倍吟，刘东汉. 刘东汉救治大面积脑梗死的经验 [J]. 中华中医药杂志，2014，29 (12)：3826 - 3828.
[17] 李晶，卢鸿基，杨伟林，等. 基于"颅脑水瘀"理论探讨大面积脑梗死 [J]. 国际中医中药杂志，2017，39 (5)：456 - 457.
[18] 李昱晓，周红青，刘鸣. 大面积脑梗死发生和预后相关因素研究 [J]. 华西医学，2018，33 (6)：684 - 690.
[19] 黄赛忠，严立平，孙杰，等. 53 例进展性脑梗死痰瘀阻络证与颈动脉斑块、血脂及凝血功能异常的相关性研究 [J]. 中国中医急症，2016，25 (11)：2120 - 2122.
[20] 张良，王兴臣. 从肝肺气血升降论治中风理论 [J]. 光明中医，2022，37 (1)：50 - 52.
[21] OHLAND J, WARREN-GASH C, BLACKBURN R, et al. Acute myocardial infarctions and stroke triggered by laboratory-confirmed respiratory infections in Denmark, 2010 to 2016 [J]. Euro surveillance, 2020, 25 (17).
[22] 付海龙，孙强，刘逾前，等. 发热及感染与进展性缺血性脑卒中相关性的单因素分层研究 [J]. 中风与神经疾病杂志，2012，29 (4)：346 - 348.
[23] ELKIND M S, CARTY C L, O'MEARA E S, et al. Hospitalization for infection and risk of acute ischemic stroke：the cardiovascular health study [J]. Stroke, 2011, 42 (7)：1851 - 1856.
[24] 宋伟伟，李衍滨. 中风"外风"理论与"感染相关性卒中"关系探讨 [J]. 山东中医杂志，2016，35 (1)：7 - 9.
[25] 刘石坚. 岭南中医药名家何炎燊 [M]. 广州：广东科技出版社，2009：82 - 84.
[26] 郑雄伟，张威，张晓改. 大面积脑梗死患者卒中相关性肺炎菌群分布及其危险因素研究 [J]. 实用心脑肺血管病杂志，2017，25 (5)：20 - 23.
[27] 邢玉瑞. 中医浊毒概念问题探讨 [J]. 中医杂志，2017，58 (14)：1171 - 1174.
[28] 谭静，宁为民，陈敬毅，等. 通圣方对急性脑卒中闭证神经功能缺损、便秘及 hs-CRP 的影响 [J]. 中国当代医药，2018，25 (20)：143 - 146.
[29] 谭静，宁为民，杨康强. 通圣方对中风急性期中脏腑闭证神昏的影响 [J]. 陕西中医药大学学报，2018，41 (6)：57 - 59，65.
[30] LIU T, YANG K Q, LI G S, et al. Experimental evidence and network pharmacology identify the molecular targets of Tong Sheng tablets in cerebral ischemia reperfusion injury [J]. American journal of translational research, 2019, 11 (6)：3301 - 3316.
[31] 伍小玲，宁为民，陈敬毅，等. 通圣方辅治脑卒中相关性肺炎疗效观察 [J]. 实用中医药杂志，2021，37 (10)：1703 - 1705.

金石治痫之思考

徐海伦[1] 于征淼[2*]

痫证是以发作性神识恍惚，或突然昏仆、口吐涎沫、两目上视、四肢抽搐，或口中如有猪羊叫声等为临床特征的神志异常疾病。古代治痫方剂，如汉代张仲景《金匮要略》风引汤、北宋钱乙《儿药证直诀》五色丸、北宋王衮《博济方》驱风散、南宋陈言《三因极一病证方论》六珍丹、金代张从正《儒门事亲》朱砂滚涎丸等均以金石为主，而近现代却少用金石治痫。此昔盛今衰之现象，引起目前临证的诸多困惑，但尚未见相关研究文献。本研究探讨其知识脉络，分析其原因，以飨读者。

1 治痫金石类药物概览

金石类药物是对中药中的部分矿物药及金属类药物的统称。《本草纲目》将中药分为16部60类，"乃集其可以济国却病者一百六十一种为金石部，分为四类：曰金、曰玉、曰石、曰卤"。金石部包括金、玉、石、卤4类，共161种中药，其中能治痫者共32种，《中药学》[1]教材或《中国药典》[2]载有该药且能够治痫者共7味（见表1），为铅丹、朱砂（丹砂）、雄黄、磁石、礞石、胆矾、白矾。丰云舒等[3]认为金石药物主要包括金属类、石类、玉类。张美珊[4]认为金类是金属的单体物质、合金和一部分金属矿石；玉类绝大多数是硅酸类化合物，石及卤石类包括一些非金属单体及其化合物。

1.1 效佳延年，峻猛有毒

古人认为，金石类药物药效优于草木类，服之可以延年甚至长生。汉代《神农本草经》所载的金石类药物大多具有"轻身延年""服之不饥"的作用，如"丹砂久服通神明，不老"，"朴硝炼饵服之，轻身神仙"，"矾石轻身不老增年"，"雄黄炼食轻身神仙""雌黄久服轻身增年不老"，"水银久服神仙不死"，等等[5]。东晋葛洪认为"草木延年而已，非长生之药"，并认为"不得金丹，但服草木之药及修小术者，可以延年迟死耳……则终无久生之理也"[6]。南北朝陶弘景在《养性延命录》中谓："食石者肥泽不老（谓炼五石也）……食（丹）药者，与天地相异，日月并列。"

金石类药物常具有更加峻猛的功效。晋代医家皇甫谧认为五石散是"至难之药"，有着特殊的疗效，"心加开朗，所患即瘥，虽羸困着床，皆不终日而愈"[7]。唐朝孙思邈在《千金翼方》[8]中称："五石、三石、大寒食丸散等药……斯诚可以起死人耳。"《本草纲目》："金石虽若顽物，而造化无穷焉。"丰云舒等[3]认为金石类药多为致密重

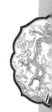

作者单位：1. 广州中医药大学第一临床医学院；2. 广州中医药大学第一附属医院脑病科。* 表示通讯作者。

坠之物，药性峻猛，善治痼疾怪证。例如雄黄，《神农本草经》记载其主寒热、鼠瘘、恶疮等，现代实验研究[9-14]表明其能治疗肺癌、肝癌、卵巢癌、皮肤鳞状细胞癌等。

但金石类药物亦具有较强的毒性。如表1所示，32种治痫金石类中药中9种有毒，占28.13%，分别为金屑、银屑、密陀僧、生铁、雄黄、雌黄、水银、石炭、胆矾。晋代医家皇甫谧曾因服食五石散出现水肿等多种中毒症状，"服寒食药，违错节度，辛苦荼毒，于今七年。隆冬裸袒食冰，当暑烦闷……每委顿不伦，常悲恚，叩刃欲自杀……或暴发不常，夭害年命，是以族弟长互，舌缩入喉；悉寒食散之所为也"。李时珍论及水银的毒性，说："水银乃至阴之精，禀沉着之性。得凡火锻炼，则飞腾灵变；得人气熏蒸，则入骨钻筋，绝阳蚀脑。阴毒之物，无似之者。"现代药理证实，雄黄[15]具有肝脏毒性和神经毒性；朱砂[16]可导致脓血便、尿毒症等；水银[17]可以引起中枢神经系统、口腔病变，并造成呼吸道、胃肠道、肾脏的严重损害；密陀僧[18]则主要损害神经、造血、消化及心血管系统。

金石类药物的疗效好和毒性强是一对矛盾，自古以来就受到相关学术领域的广泛关注。孙思邈、李时珍在肯定其疗效的同时，亦均强调其毒性。《备急千金要方》卷中专列《解五石毒》，主张"宁食野葛，不服五石，明其大大猛毒，不可不慎也。有识者遇此方即须焚之，勿久留也"[8]。李时珍论"金"曰："《别录》、陈藏器亦言久服神仙。其说盖自秦皇、汉武时方士传流而来，岂知血肉之躯，水谷为赖，可能堪此金石重坠之物久在肠胃乎？求生而丧生，可谓愚也矣。"

表1 《本草纲目》治痫的金石部药物概览

《本草纲目》			主要化学成分	《中药学》教材		《中国药典》	
类	药名	主治		是否收录	能否治痫	是否收录	能否治痫
金类	金屑*	风痫,癫痫风热	金(Au)				
	银屑*	惊痫,风热癫痫	银(Ag)				
	铅丹	惊痫癫疾	四氧化三铅[Pb_3O_4]	收录	治痫		
	铅霜	惊风痫疾	醋酸铅[$Pb(C_2H_3O_2)_2 \cdot 3H_2O$]				
	密陀僧*	惊痫	氧化铅(PbO)				
	古镜	惊痫邪气	不详				
	生铁*	痫疾	铁(Fe)				
	铁落	惊邪癫痫	四氧化三铁(Fe_3O_4)				
	铁粉	惊痫发热	四氧化三铁(Fe_3O_4)				
	铁精	风痫	氧化铁(Fe_2O_3)				
	铁浆	癫痫发热	氧化铁(Fe_2O_3)				
	铁华粉	惊悸虚痫	醋酸亚铁($C_4H_6FeO_4$)				
	马衔	小儿痫	青铜和铁(Cu、Fe)				

续上表

《本草纲目》			主要化学成分	《中药学》教材		《中国药典》	
类	药名	主治		是否收录	能否治痫	是否收录	能否治痫
玉类	珊瑚	惊痫	碳酸钙($CaCO_3$)				
	紫石英	惊痫	氟化钙(CaF_2)	收录		收录	
	菩萨石	热狂惊痫	含水硫酸钙($CaSO_4 \cdot 2H_2O$)				
石类	丹砂	惊痫	硫化汞(HgS)	收录	治痫	收录	治痫
	雄黄★	癫痫岚瘴,惊痫	二硫化二砷(As_2S_2)	收录	治痫	收录	治痫
	雌黄★	癫痫	三硫化二砷(As_2S_3)				
	水银★	小儿痫疾	汞(Hg)				
	石炭★	小儿痰痫	不详				
	磁石	小儿惊痫	四氧化三铁(Fe_3O_4)	收录	治痫	收录	
	玄石	大人小儿惊痫	不详				
	代赭石	小儿惊痫	氧化铁(Fe_2O_3)	收录			
	扁青	风痰癫痫	碱式碳酸铜$[Cu_2(OH)_2CO_3]$				
	礞石	积痰惊痫	含钾镁铁铝的硅酸盐 $[K(Mg \cdot Fe)_2(AlSi_3O_{10})(OH,F)_2]$	收录	治痫	收录	治痫
	胆矾★	诸痫痉	硫酸铜($CuSO_4$)	收录	治痫		
	金牙石	小儿惊痫	不详				
	蛇黄	小儿惊痫	含水的三氧化二铁$[2Fe_2O_3 \cdot 3H_2O]$				
	雷墨	小儿惊痫	不详				
卤类	生硝	风热癫痫	不详				
	白矾	癫痫疸疾	含水硫酸铝钾$[KAl(SO_4)_2 \cdot 12H_2O]$	收录	治痫	收录	治痫

注：★有毒。

1.2 重坠致密，定惊安神

金石类药物多具有质重沉降之性。沉则能镇，重可祛怯，有镇心安神、平惊定志之功效，故善能治痫。当代有7种金石类药物用于治痫（见表1）。现将古籍中关于上述药味治痫的论述总结如下。

铅丹，《神农本草经》："主吐逆胃反，惊痫癫疾，除热下气，炼化还成九光，久服通神明。"《本草正》："性重而收，大能燥湿，故能镇心安神，坠痰降火，治霍乱吐逆，咳嗽吐血，镇惊痫，癫狂……"《本经逢原》记载铅丹"能坠痰止疟……治惊痫癫疾，除热下气，取其性重以镇逆满也"。

朱砂，《本草纲目》："治惊痫，解胎毒、痘毒，驱邪疟，能发汗。"

雄黄，《日华子本草》："治疥癣风邪，癫痫，岚瘴，一切蛇虫、犬兽咬伤。"《本草纲目》："治疟疾寒热，伏暑泄痢，酒癖成癖，惊痫，头风眩晕，化腹中瘀血，杀劳虫疳虫。"

磁石，《名医别录》："养肾藏，强骨气，益精除烦，通关节，消痈肿，鼠瘘，颈核，喉痛，小儿惊痫。"《神农本草经疏》："小儿惊痫，心气怯，痰热盛也，咸能润下，重可去怯，是以主之。"《本草汇言》："安惊痫。"

礞石，《本草纲目》："治积痰惊痫，咳嗽喘急。"

胆矾，《神农本草经》："主明目，目痛，金疮，诸痫痉……"

白矾，《本草纲目》："吐下痰涎饮澼，燥湿解毒追涎，止血定痛，蚀恶肉，生好肉，治痈疽疔肿恶疮、癫痫、疸疾，通大小便，口齿眼目诸病，虎犬蛇蝎百虫伤。"

有些药物虽不属于严格意义上的金石药，但有医家习惯于将其归为金石类，例如龙骨，为古代大型哺乳类动物象类等骨骼的化石。《神农本草经》："主心腹鬼疰，精物老魅，咳逆，泄痢脓血，女子漏下，癥瘕坚结，小儿热气惊痫。"清代陈念祖《神农本草经读》："惊痫颠痓，皆肝气上逆，挟痰而归迸入心，龙骨能敛火安神，逐痰降逆，故为惊痫颠痓之圣药。"

还有些金石类药物，虽然根据《中药学》《中国药典》所载并不能治痫，但因重镇、化痰等功效，故可用于治痫复方中，在古籍中亦可发现其治痫的记载。例如代赭石，《日华子本草》："止吐血，鼻衄，肠风，痔瘘，月经不止，小儿惊痫……"《医学衷中参西录》在治"痫风"方中首选本品，张锡纯认为代赭石治痫有良效："痫风之证，莫不气机上逆，痰涎上涌，用之能镇气降逆。"

2 以金石为主的治痫方剂概览

表2为文献检索得到的以金石为主的治痫方剂，其所载方剂中，对后世影响较大者为风引汤、磁朱丸和白金丸。

表2 以金石药味为主的治痫方剂概览

方名	朝代	医家	著作	药味	主治
风引汤	东汉	张仲景	《金匮要略》	大黄、干姜、龙骨、桂枝、甘草、牡蛎、寒水石、滑石、赤石脂、白石脂、紫石英、石膏	除热瘫痫
磁朱丸	唐	孙思邈	《备急千金要方》	磁石、朱砂、神曲	肾阴不足，心阳偏亢，眼目昏花，耳鸣耳聋，心悸失眠，癫痫

续上表

方名	朝代	医家	著作	药味	主治
丹砂丸	宋	—	《圣济总录》	丹砂、绿豆、砒霜	狂言妄走，精神恍惚，思虑迷乱，乍歌乍哭，饮食失常，疾发扑地，口吐白沫
磁石炼水单方	宋	—	《圣济总录》	磁石	小儿惊痫
五色丸	宋	钱乙	《小儿药证直诀》	朱砂、水银、雄黄、珍珠末、黑铅	五痫
驱风散	宋	王衮	《博济方》	铅丹、白矾	风痫
归神丹	宋	王璆原	《百一选方》	朱砂、獖猪心、灯心	癫痫狂乱
六珍丹	宋	陈言	《三因极一病证方论》	丹砂、水银、黑铅、雄黄、雌黄、珍珠	风癫失性，颠倒欲死，五痫惊痫
胆矾单方	宋	—	《谭氏小儿方》	胆矾	风痰癫痫
朱砂滚痫丸	金	张从正	《儒门事亲》	朱砂、白矾、赤石脂、硝石	五痫
白金丸	明	吴昆	《医方考》	白矾、郁金	忧郁气结，痰涎上壅，癫痫痰多，口吐涎沫
—	明	徐春甫	《古今医统》	代赭石、明矾	五痫
三痫丸	明	汪机	《医学原理》	白矾、荆芥穗、朱砂	一切风痰惊痫
—	清	方肇权	《方脉正宗》	龙骨、犀角、丹砂、琥珀等（原著言共十味药，余六味未载）	大人、小儿一切癫狂，惊搐，风痫，神志不宁
加味白金丸	近代	张锡纯	《医学衷中参西录》	白矾、郁金、代赭石、朱砂	痫风
加味磁朱丸	近代	张锡纯	《医学衷中参西录》	磁石、朱砂、神曲、半夏、赭石（铁锈水煮）	痫风

吴仪洛《成方切用》论及风引汤之方解，认为"滑石、石膏清金以伐其木，赤、白石脂厚土以除其湿，寒水石以助肾水之阴，紫石英以补心神之虚"。刘玉珍等[19]运用风引汤治疗癫痫，疗效确切。国医大师何任[20]认为风引汤以"除热瘫痫"为主治，故用重镇之品，清热亦较峻猛，可配干姜、桂枝稍加制约。

磁朱丸被柯琴誉为"治癫痫之圣剂"。朱砂入心经，镇心安神；磁石性咸寒，镇惊安神、平肝潜阳；神曲健脾和胃，既助石药以运化，又防重镇伤胃。张锡纯加代赭石、

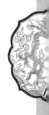

半夏两味药，取名为加味磁朱丸。《医学衷中参西录》中说："磁朱丸方……从前但知治眼疾而不知治痫风，至柯韵伯称此方治痫风如神，而愚试之果验，然不若加赭石、半夏之尤为效验也。"陈纪娟[22]运用加味磁朱丸治疗癫痫，亦获良效。

白金丸含白矾、郁金两味。白矾味酸涩性寒，可以软顽痰；郁金开结气以治癫痫。张锡纯加入代赭石和朱砂，取名加味白金丸[23]。沈阳医学院沈洲医院[24]运用白金丸治疗癫痫，疗效确切。

3 佐以金石的治痫方剂概览

表3为以化痰为主治痫方剂8首，多为明清时期医家所创；表4为文献检索得到的当代治痫经验方剂13首。从中可见：一是治痫方剂常以化痰为主，佐以金石及其他药味，最著名者为《医学心悟》定痫丸，代表了主流治疗策略；二是金石治痫仍较为常用，但其中毒性较大者已经基本被摒弃，常用者仅限于朱砂、磁石、礞石、白矾诸味。

定痫丸是当代最为人们所熟知的治痫方剂。陆金凤[25]实施了定痫丸治疗癫痫的临床随机对照研究，结果显示定痫丸组的病情改善时间、惊厥发作次数、惊厥持续时间均优于对照组（$P<0.05$）。张明等[26]运用定痫丸治疗癫痫，以治愈、显效、好转、无效为评价指标，结果显示总有效率90%。

古方今用的柴胡加龙骨牡蛎汤所针对的主要病机仍为"气"。古代医籍较少有以柴胡类方为代表的和解少阳法治疗癫痫的记载，历版《中医内科学》教材"痫病"部分也未采用该类方剂，但在当代报道了较多相关的医家经验和临床研究[27]。根据笔者的检索，柴胡加龙骨牡蛎汤治疗痫证最早见于徐灵胎的《伤寒论类方》，"此乃正气虚耗，邪已入里，而复外扰三阳，故见症错杂，药亦随症施治，真神化无方者也"。又按云："此方能下肝胆之惊痰，以之治癫痫必效。"刘渡舟运用柴胡加龙骨牡蛎汤治疗痫证以解内外之邪热，调畅肝胆之气为宗旨，方中小柴胡汤和解少阳之邪，龙骨、牡蛎、铅丹镇肝安魂[28]。

4 金石治痫逐渐式微的趋势及其原因

4.1 丹道养生由盛而衰

金石类药物盛行与衰退跟历史上丹道养生的盛衰息息相关。丹道养生从秦汉以前追求长生不老仙药开始发展，在秦汉形成服食之风，魏晋南北朝时期备受推崇，并形成系统的理论与丹药炼制技术方法。宋代《太平御览》曰："晋朝士大夫无不服饵，皆获神效。"东晋葛洪《抱朴子·金丹》中说："夫金丹之为物，烧之愈久，变化愈妙。黄金入火，百炼不消，埋之，毕天不朽。服此二药，炼人身体，故能令人不老不死。"

表3 古代佐以金石的治痫方剂概览

方名	出处	朝代	化痰药	金石药	其他药
宁神丹	《丹溪心法》	元	陈皮、僵蚕、远志、半夏、南星、甘草、白附子、牛黄、郁金	犀角、辰砂、石膏、珍珠、金箔	天麻、人参、白术、归身、茯神、荆芥、独活、麦冬、酸枣仁、川芎、生地黄、黄连
断痫丸	《育婴家秘》	明	石菖蒲、胆南星	礞石、朱砂、铁花粉、珍珠	黄连
严氏控痫丹	《医学原理》	明	半夏、僵蚕	铁粉	川乌、全蝎、甘遂
东垣安神丸	《医学原理》	明	甘草	朱砂	黄连、生地、当归身
安神丸	《万病回春》	明	陈皮、南星、天竺黄、牛黄	珍珠、琥珀、朱砂	当归、人参、茯苓、酸枣仁、生地黄、黄连
定痫丸	《医学心悟》	清	僵蚕、贝母、半夏、胆南星、石菖蒲、陈皮、远志、甘草	辰砂	天麻、麦冬、茯苓、茯神、丹参、全蝎、琥珀
—	《方脉正宗》	清	胆星	雄黄	萆麻肉
柴胡加龙骨牡蛎汤★	《伤寒论类方》	清	半夏	铅丹、龙骨、牡蛎	柴胡、党参、大黄、桂枝、大枣、生姜、黄芩、茯神

注：★柴胡加龙骨牡蛎汤虽为古方，但其治痫的主治证为后世所发挥。

表4 当代佐以金石的治痫方剂概览

方名	医家	级别	化痰药	金石药	其他药
健脾定痫汤	刘祖贻[29]	国医大师	僵蚕、胆南星、陈皮、郁金	青礞石	黄芪、党参、白术、薏苡仁、山药、天麻、钩藤、蝉蜕、地龙、山楂
熄风定痫汤	刘祖贻[29]	国医大师	僵蚕、陈皮、郁金	珍珠母、龙骨、青礞石	天麻、钩藤、制何首乌、白芍、蝉蜕、地龙、山楂

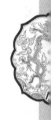

续上表

方名	医家	级别	化痰药	金石药	其他药
益肾定痫汤	刘祖贻[29]	国医大师	僵蚕、陈皮、郁金	青礞石	黄芪、制何首乌、枸杞子、淫羊藿、沙苑子、天麻、钩藤、蝉蜕、全蝎、地龙、山楂
活血定痫汤	刘祖贻[29]	国医大师	僵蚕、陈皮、郁金	青礞石	黄芪、防风、地龙、天麻、蝉蜕、川芎、全蝎、山楂
抗痫灵	张学文[30]	国医大师	郁金、僵蚕、半夏、竹沥	礞石、海浮石	丹参、山楂
裴氏定痫汤	裴正学[31]	全国名老中医	僵蚕、法半夏、胆南星、黑白二丑、石菖蒲、郁金	青礞石、白矾、海浮石	桃仁、红花、当归、白芍、生地、川芎、全蝎、蜈蚣、沉香、神曲、白胡椒
—	赵敏[32]	全国名老中医学术经验继承人	僵蚕、半夏、竹茹、石菖蒲、制天南星、陈皮、炙甘草	礞石	茯苓、炒白术、天麻、全蝎、柴胡、川芎、红花、丝瓜络、党参
熄风醒脑定痫汤	王立忠[33]	全国名老中医学术继承人导师	瓜蒌、竹茹、石菖蒲、法半夏、胆南星、郁金	磁石	生地黄、知母、黄连、天麻、蝉蜕、地龙、全蝎
愈痫灵Ⅱ号方	王净净[34]	全国名老中医学术继承人导师	石菖蒲	金礞石	全蝎、黄芪、川芎、丹参、山萸肉、熊胆粉、冰片、黄芩、党参
抗痫2号	张建夫[35]	全国名老中医学术继承人导师	半夏、僵蚕、贝母、甘草	龙骨、牡蛎	柴胡、党参、黄芩、桂枝、白芍、大黄、蝉蜕
定痫散	汪受传	全国名老中医学术继承人导师	僵蚕、胆南星	煅龙齿	全蝎、蜈蚣、鹿角片、白芍

续上表

方名	医家	级别	化痰药	金石药	其他药
阳痫汤	张舜华		石菖蒲、制远志、广郁金	石决明、代赭石、青礞石、生铁落	夜交藤、地龙、天麻、生大黄、双钩
郁金丸合二陈汤加味	邓启源[36]		半夏、陈皮、石菖蒲、甘草、郁金	朱砂、白矾	白茯苓

因金石药物易引起中毒症状,故引发了人们对金石丹药的反思。隋唐五代,丹药由养生转向疗病,促成转型的推动者首推"药王"孙思邈[37]。他对金石药物持谨慎态度,指出:"凡服食金石药饵","不知性气者,不可服也","须量自己性理所宜,不可见彼得力,我便服之"[38]。两宋金元时期由于主流社会的推动,加上民间医家实践活动和养生服食的动力,使得丹药服食从金石药转向以草木药为主。道学大师胡孚琛先生言:"魏晋时外丹黄白术皆用金石药……唐宋外丹黄白术……且参用草木药,清代外丹黄白术更趋衰微。"其中外丹是指烧炼金石药物以服饵养生之法,黄白术是指将贱金属如铜、铁、铅等点化为贵金属金银,发展出人工制造药金、药银的方术[39]。胡孚琛先生的话表明了在丹药养生中,金石药物逐渐式微,草木药品掺入其中。

由上可见,丹道养生由盛而衰、金石类药物由养生转为疗病,以及丹道服食中从金石转向草木药的历程,影响中医多个领域,并非限于痫证。

4.2 中药种类极大丰富

中药种类的极大丰富,推动了疗效与安全的再平衡。我国现存最早的药学专著《神农本草经》系统地总结了汉代以前的药学成就,按照上品、中品、下品三类共收载药物365种。梁代陶弘景所著《本草经集注》将《神农本草经》所载的365种中药和《名医别录》所载的365种中药整理在一起,共730种中药,按其自然来源分为玉石、草木、虫兽、果、菜、米食、有名未用7类。唐代苏敬等编纂了我国历史上第一部药典性官修本草《新修本草》,收录9类共844种中药。北宋唐慎微所著的《经史证类备急本草》,载药总数已达1 500余种。明代刘文泰修订的大型官修本草《本草品汇精要》,载药1 815种。明代李时珍《本草纲目》收载1 892种药物。当代由国家中医药管理局等单位编纂的《中华本草》共收载药物8 980种。中药种类不断丰富,为治痫提供了更多的选择,而其他药物一般较金石类的毒性更小。

4.3 对痫证病机认识的发展

金石治痫之式微还与对痫证病机认识的发展有关。元代之后,对痫证病机由重视"气"发展为更加重视"痰"。在"气"与"痰"二者之中,金石更擅长治"气"。

《素问·奇病论篇》中云:"人生而有癫疾者……病名为胎病,此得之在母腹中时,其母有所大惊,气上而不下,精气并居,故令子发为癫疾也。"南宋陈言在《三因极一病证方论》中指出:"癫痫病,皆由惊动……逆于脏气。"《金匮要略》风引汤创立金石治痫之范例,自此广为应用。清代医家林珮琴在《类证治裁》中指出"古方通治五痫,五痫丸、五色丸、六珍丹"。其中五色丸、六珍丹所含药味均为金石,五痫丸中亦含有朱砂、白矾、雄黄等金石药味。可见,早期多认为痫证病机以气机逆乱为主,十分重视金石药物,用以重镇降逆、镇惊安神。

元代之后,对痫证病机的认识有了新发展,从痰治痫成为主流观点。朱丹溪强调"痰",认为痫证"无非痰涎壅塞,迷闷孔窍",在治疗上"大率行痰为主……寻火寻痰,分多分少,治之无不愈者"。明代汪机在《医学原理》"丹溪治病活套"中指出"痫证多因痰结心胸之间"。明代万全《育婴家秘》中云"痫之为病,乃痰迷心窍之所致也"。明代李梴《医学入门》指出"痫有阴阳只是痰。内伤最多,外感极少。盖伤饮食,积为痰火,上迷心窍,惊恐忧怒,则火盛神不守舍,舍空痰塞"。明代龚廷贤《万病回春》中云"诸痫者,痰涎壅并然也"。清代程国彭《医学心悟》:"痫者,忽然发作,眩仆倒地,不省高下,甚则瘛疭抽搐,目斜口㖞,痰涎直流……虽有五脏之殊,而为痰涎则一,定痫丸主之。"清代张璐《医通》治痫以补肾为本、豁痰为标。在明清时期,诸多医家均认为痰为主要病机,治以化痰为主、金石为佐,方药以《医学心悟》定痫丸为代表。

5 小 结

金石类药物峻猛有毒、重坠致密、安神定惊、擅治痫证。本研究旨在探讨金石治痫昔盛今衰这一现象之原因。总结"金石治痫"的相关药物、方剂,分析其历史演变过程及成因,更加深刻地认识金石治痫之本质,掌握和发掘金石治痫的理论、经验、运用时机和要领,指导痫证的临证治疗。

《寿石轩医案》载有晚清医家赵海仙治痫经验,以熄风化痰通络为主,但当这位医家"自患痫证,已历多年,迩来愈发愈甚","根蒂过深、徒恃药饵无济也",遂"姑拟一方",所取药物为辰砂、老濂珠、黑铅、水银煅明雄四味。这位擅长治痫的晚清医家对待自身所患难治性痫证的最终治疗手段,仍为金石治痫。可见,金石类药物虽然逐渐式微,但不可否定其峻猛的功效仍有可能在今后发挥更大的治疗作用,相关经验值得进一步发掘。

参考文献

[1] 高学敏. 中药学 [M]. 北京:中国中医药出版社,2017.
[2] 国家药典委员会. 中华人民共和国药典(2020年版)[M]. 北京:中国医药科技出版社,2020.
[3] 丰云舒,董徐斌. 金石类药物在精神疾病治疗中的运用 [J]. 环球中医药,2020,13(9):1645-1650.

[4] 张美珊.《本草纲目》中金石类药物的科学性研究［C］//湖北省科学技术史学会. 2017 年湖北省科学技术史学会年会论文集. 2017：5.

[5] 吴普. 神农本草经［M］. 孙星衍, 孙冯翼, 辑. 北京：人民卫生出版社, 1982.

[6] 王明. 抱朴子内篇校释［M］. 北京：中华书局, 1980.

[7] 巢元方. 诸病源候论［M］. 宋白杨, 校注. 北京：中国医药科技出版社, 2011.

[8] 张印生, 韩学杰. 孙思邈医学全书［M］. 北京：中国中医药出版社, 2009.

[9] 杨玥, 陈静, 易娟, 等. 纳米雄黄对肺癌 A549 细胞及其肿瘤干细胞的凋亡诱导作用［J］. 中药药理与临床, 2010, 26（6）：36 – 39.

[10] 杨静, 张建军, 钟淼. 雄黄对肝癌细胞株 QGY – 7703 增殖和凋亡的影响［J］. 中外医疗, 2015, 34（2）：12 – 13.

[11] 马淑云, 高尚凤, 魏琳, 等. 雄黄抑制卵巢癌细胞株 COC_1 增殖和诱导凋亡的体外研究［J］. 现代肿瘤医学, 2013, 21（3）：492 – 495.

[12] 齐元富, 李慧杰, 聂奔. 纳米雄黄对人皮肤鳞状细胞癌 A431 细胞株增殖抑制及诱导凋亡作用的研究［J］. 中国实验方剂学杂志, 2013, 19（4）：187 – 191.

[13] 戴支凯, 黄姣娥. 雄黄诱导人胃癌 MGC – 803 细胞凋亡［J］. 时珍国医国药, 2012, 23（2）：493 – 495.

[14] 陈文雪, 张峰, 杨会钗, 等. 雄黄对荷人卵巢癌裸鼠移植瘤细胞凋亡的基础研究［J］. 肿瘤, 2007, 27（10）：787 – 790.

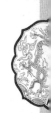

[15] 徐文峰, 金鹏飞, 徐硕, 等. 矿物中药雄黄毒性的研究进展［J］. 中南药学, 2019, 17（6）：899 – 903.

[16] 潘永. 朱砂合理应用及临床安全性的分析［J］. 中国中医药现代远程教育, 2018, 16（14）：56 – 58.

[17] 李艳艳, 熊光仲. 汞中毒的毒性机制及临床研究进展［J］. 中国急救复苏与灾害医学杂志, 2008, 3（1）：57 – 59.

[18] 陈生春. 矿物药的临床应用概况［J］. 中医药研究, 1999, 16（5）：52.

[19] 刘玉珍, 魏小维. 风引汤治疗小儿癫痫 50 例［J］. 陕西中医, 2007, 28（7）：778 – 779.

[20] 何任. 金匮方临床医案［J］. 中医学报, 2012, 27（5）：559 – 560.

[21] 寇子祥. 加味磁朱丸治痫证［N］. 中国中医药报, 2013 – 07 – 26（5）.

[22] 陈纪娟. 加味磁朱丸治疗癫痫［J］. 山东中医杂志, 1996, 15（9）：424.

[23] 张保荣. 加味白金丸治疗癫痫［J］. 河南中医, 2000, 20（5）：15 – 16.

[24] 沈阳医学院沈洲医院. 加味白金丸治疗癫痫临床研究［Z］. 2000 – 01 – 01.

[25] 陆金凤. 定痫丸在癫痫治疗中的应用及有效性分析［J］. 临床医药文献电子杂志, 2020, 7（28）：164, 166.

[26] 张明, 孙守宏, 曲崇昆. 定痫丸治疗癫痫 80 例临床观察［J］. 实用中医药杂志, 1996, 12（5）：18.

[27] 吴凯婵, 于征淼. 和解少阳法在治疗癫痫中的应用［J］. 中华中医药杂志, 2020, 35（11）：5688 – 5690.

[28] 陈明, 刘燕华, 李方. 刘渡舟临证验案精选［M］. 北京：学苑出版社, 1996.

[29] 蒋军林, 李倩, 王跃强, 等. 国医大师刘祖贻从风、痰、瘀、虚论治痫证经验［J］. 上海中医药杂志, 2021, 55（6）：21 – 22, 25.

[30] 刘绪银. 化痰熄风、化瘀通窍治疗癫痫：国医大师张学文治疗脑病经验之五［J］. 中医临床研究, 2011, 3（19）：23.

[31] 裴正学. 裴正学医学笔记 [M]. 兰州：甘肃科学技术出版社，2008.
[32] 李小娟. 赵敏教授治疗痫病经验撷英 [J]. 中医研究，2019，32（4）：48-50.
[33] 谭高峰，刘爱华. 王立忠教授治疗痫证经验 [J]. 中医研究，2014，27（11）：35-36.
[34] 张林，钟艳，赵静，等. 王净净从虚、痰、瘀、毒论治难治性癫痫经验 [J]. 中国中医药信息杂志，2018，25（8）：108-110.
[35] 张梅奎，胡龙涛，康晓妮，等. 张建夫教授治疗癫痫经验 [J]. 中国民族民间医药，2014，23（17）：126.
[36] 刘久峰，邓裔超. 邓启源老中医治疗癫狂痫经验 [J]. 辽宁中医杂志，1987，14（9）：3-4.
[37] 程志立，柳惠武，宋歌，等. 服丹养生之流变："丹""药"融一 [J]. 中华中医药杂志，2013，28（11）：3342-3345.
[38] 阮元. 宛委别藏·千金宝要 [M]. 南京：江苏古籍出版社，1988：155.
[39] 胡孚琛，吕锡琛. 道学通论（增订版）[M]. 北京：社会科学文献出版社，2004.

升降散治疗蛇串疮病案一则

徐海伦[1]　于征淼[2]

患者，女，68岁，退休教师，2022年2月25日就诊。

主诉：左前额、左颞疼痛5日。

现病史：5天前天气寒冷，吹暖气后出现左前额、左颞疼痛，持续隐痛，阵发性剧痛，影响睡眠，并逐日加重，痛处畏风，伴左眼睑内干痛、刺激感，纳可，大便常年无力排出，质软。舌淡红嫩润，苔少，脉浮数。既往脑梗死、甲状腺结节切除术等病史。痛处皮肤感觉过敏，其余体格检查无异常。颅脑CT示左侧基底节-放射冠腔隙性脑梗死，脑白质脱髓鞘改变。

中医诊断：头痛；风热湿毒上犯。

西医诊断：头痛查因，疑为带状疱疹性神经痛。

炒僵蚕10 g，蝉蜕10 g，姜黄10 g，大黄10 g（后下），川芎15 g，白芷10 g，金银花20 g（后下），野菊花10 g（后下），黄芪30 g，白芍20 g，炙甘草10 g。共6剂，每日1剂，分2次温服。

2日后左额肿胀、微红，左侧上眼睑出现数粒小疱疹，遂诊为"蛇串疮"。6日后疼痛、肿胀基本缓解，疱疹结痂。

1　辨证分析

蛇串疮是一种皮肤上出现成簇水疱，多呈带状分布，痛如火燎的急性疱疹性皮肤病。多发于一侧胸肋部。患者为退休教师，常年从事脑力劳动，所谓"骨弱肌肤盛"，加之年老体衰，常年大便无力排出而质软，说明脾气虚弱；苔少为阴虚之象，典型阴虚

作者单位：1. 广州中医药大学；2. 广州中医药大学第一附属医院。

的舌质应为红、瘦、干，本病患者为淡红嫩润，由气阴两虚所致。外感风热湿毒之邪，侵袭阳位，而致本病。

本病例表现具有特殊性：部位在头面，为阳位，为风邪所易犯；痛、肿、红明显，而水疱较少，说明热毒重，而湿邪轻；且为老年气阴两虚之体，用药须谨慎。故以升降散、金银花、野菊花疏风清热、解毒通络；川芎、白芷上行头面，活血行气，祛风止痛；黄芪补气；芍药甘草汤养阴缓急止痛。

2　开窗散热，火郁发之

升降散首载于明代龚廷贤《万病回春·瘟疫》"内府仙方"："治肿项大头病、虾蟆瘟病。"赵绍琴等[1]认为"火郁的形成，正是由于邪气阻滞气机，升降出入失常所致。……火郁之证，气机闭塞，泄越无门。若纯用寒凉之品，则易凝滞气机，使邪无出路，反成凉遏之势"，同时提出"火郁当升降"，"升"有宣发、外散之意，"降"有肃瀹通泄之功，亦是"发之"的另一种形式。升降散可"升之，散之，扬之"，以疏调气机见长，有开郁达气之效。国医大师薛伯寿[2]善用升降散，认为治疗火热郁闭升降失常者，强调清宣与清泻并举，喻之为"开窗散热"，反对一见热象即迭进苦寒之品以致冰伏。白僵蚕、蝉蜕意不在强责其汗，乃透气于外、引清气上达之意；姜黄、大黄意不在强通其便，乃凉降郁热、引浊阴下行之意。耿贤华等[3]提出蛇串疮的红、肿、热、痛症状属火邪为患，局限于某经络循行部位，故遵循火郁证辨治，以升降散治之。

3　花升如羽，轻可去实

花类药气味芳香，轻清宣散而上行，入人体上部。《神农本草经》开创了花类药物治疗皮肤病的先河，例如凌霄花、桃花治疗面疱，金银花、野菊花等清热解毒之花治疗疮疡疔毒。国医大师周仲瑛[4]认为花类中药具有轻柔、透散特质，"轻柔"是指其芳香透达、轻灵之特性，不易耗伤正气；"透散"是指其擅于疏利气机、调畅气血，多能促进气机升降出入。透邪外出，由内达外，正合《黄帝内经》"轻可去实"之意。

金银花清热解毒、散痈消肿。如脱疽之热毒深重，即可用四妙勇安汤，重用金银花为君，据《方剂学》[5]教材，其用量为90 g。再如《温病条辨》之银翘散，亦重用金银花为君，对于重症，须一日内多次服用银翘散，以增强清热解毒的效果，"病重者，约二时一服，日三服，夜一服"，此外，还应注意煎煮方法，"鲜苇根汤煎，香气大出，即取服，勿过煮"。可见，使用金银花治疗热毒，宜大量、频服以增强疗效，快煮取其香气，以达阳位。

菊花在《神农本草经》中被列为上品，分为黄菊、白菊和野菊花，黄菊疏风清热，白菊清肝明目，野菊花清热解毒。例如五味消毒饮用野菊花治疗疔疮痈疡。

4　辛透诸法，可以仿效

前言"火郁发之"，发越之品，辛温者如麻、桂、荆、防，而本案属热，当用辛凉宣透。温病属热，有多种辛凉宣透方法，例如"辛凉轻剂""辛凉平剂""辛凉重剂"

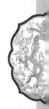

之范例。"辛凉轻剂"桑菊饮,用于本案显得病重药轻,但其芳香轻清的思路值得借鉴。"辛凉平剂"银翘散,仍守芳香轻清之旨,但辛凉透表之力强于桑菊饮,大量辛凉解毒辟秽,配以少量辛温。"辛凉重剂"白虎汤,亦有"达热出表"之意,其主治证为气分热盛。升降散本为治疗"瘟疫热郁",清宣与清泻并举,透气于外,引清气上达,凉降郁热,引浊阴下行,其辛凉发越之效力更强。故本案效仿银翘散与升降散之法。

参考文献

[1] 赵绍琴,刘景源. 谈火郁证的治疗及体会 [J]. 中医杂志,1980,21 (10):24-26.
[2] 刘文军. 薛伯寿教授应用升降散方证规律及临床传承研究 [D]. 北京:中国中医科学院,2012.
[3] 耿贤华,彭越,彭建中. 宗火郁证辨治带状疱疹的体会 [J]. 光明中医,2021,36 (4):638-640.
[4] 李柳,叶放,吴勉华,等. 周仲瑛应用花类中药经验 [J]. 中医杂志,2020,61 (3):197-200,234.
[5] 李冀. 方剂学 [M]. 2版. 北京:中国中医药出版社,2016:90.

通窍活血汤加减对后循环缺血性眩晕痰瘀阻窍证患者脑血流动力学及脑干听觉诱发电位的影响

谭 敏 张 瀛 张 丹

后循环(椎-基底动脉系统)是小脑、脑干、丘脑、枕叶、部分颞叶及上段脊髓的主要血供来源,包括椎动脉、基底动脉和大脑后动脉。后循环缺血(posterior circulation ischemia,PCI)是常见的缺血性脑血管病,好发于后循环的颈动脉系统,约为缺血性脑卒中的1/5。PCI主要发生在老年患者中,临床表现也较为复杂且多样,在主要症状为眩晕的患者中,后循环缺血比例较高[1]。后循环缺血性眩晕(PCIV)血管病理改变主要是动脉粥样硬化,椎动脉起始段和颅内段动脉狭窄或闭塞引起的低灌注,易出现部分神经功能缺损,若延误治疗,会诱发严重的脑血管事件[2]。目前西医治疗PCIV的方案较多,包括抗凝、调脂、外科治疗等,但个体疗效差异较大,远期复发率较高[3]。近年来中西医结合治疗成为临床上治疗本病的重要选择。中医学认为,眩晕为本虚标实,实为风、火、痰、瘀,虚则为气虚、阴阳之虚。且内伤所致眩晕多见,其中肝阳上亢、气血虚损、痰浊中阻为主要证型。由于现代生活压力增加,并受嗜食肥甘厚腻、长期熬夜等饮食生活习惯影响,脾阳不振,运化失司,水饮积聚为痰,或肺气失宣聚而为痰,或肾虚水泛为痰,或肝气郁结水饮内停,致气血津液运行受阻,久之成痰瘀。因此,痰瘀是导致眩晕出现的重要因素,PCIV的病机在于痰瘀阻窍。本文研究了通窍活血汤加减对PCIV痰瘀阻窍证患者脑血流动力学即脑干听觉诱发电位(BAEP)的影响,现报道如下。

作者单位:深圳市前海蛇口自贸区医院。

1 资料与方法

1.1 一般资料

研究对象为深圳市前海蛇口自贸区医院中医科 2019 年 1 月至 2020 年 1 月期间收治的 PCIV 痰瘀阻窍证患者 76 例。

病例纳入标准：①符合《中国后循环缺血的专家共识》[4]中的相关诊断标准。②经影像学诊断为椎－基底动脉系统供血不足。③中医辨证分型为痰瘀阻窍证，有胸闷、眩晕、舌质紫暗或舌底络脉瘀曲、脉涩等表现。

病例排除标准：①由脑部疾病导致的良性阵发性眩晕。②滥用神经药物。③精神异常。

随机将其分为对照组和研究组，各 38 例。对照组中有男 20 例，女 18 例；年龄 42 ~ 73 岁，平均（57.42 ± 4.14）岁；病程 2 ~ 14 个月，平均（6.54 ± 1.36）个月。研究组中有男 19 例，女 19 例；年龄 42 ~ 73 岁，平均（57.21 ± 4.11）岁；病程 2 ~ 14 个月，平均（634 ± 1.31）个月。两组一般资料比较无显著差异（$P > 0.05$），可进行对照研究。

1.2 方法

对照组采取常规西医治疗，包括口服盐酸氟桂利嗪胶囊（生产商：西安杨森制药有限公司；批准文号：国药准字 H10930003），5 mg/次，1 次/天；阿托伐他汀钙片（生产商：辉瑞制药有限公司；批准文号：国药准字 H20051408），20 mg/次，睡前；阿司匹林肠溶片（生产商：拜耳医药保健有限公司；批准文号：进口药品注册证号 J20130078），100 mg/次，1 次/天；对合并高血压、糖尿病的患者实施对症治疗。研究组使用对照组方案并联合通窍活血汤加减治疗。通窍活血汤组方：桃仁 9 g，当归 9 g，红花 9 g，赤芍 9 g，川芎 9 g，茯苓、地龙、白僵蚕各 12 g，白术 20 g，益母草 30 g，九香虫 15 g。口苦咽干、易怒，酌加钩藤、菊花、夏枯草平肝潜阳；恶心、反胃、呕吐，加生姜、柿蒂降逆止呕；乏力汗出，加黄芪、白术、党参益气固表。中药材浸泡 30 min 后，以 500 mL 水煎煮，去渣留汁，每次服 200 mL（1 剂），1 剂/天，分早晚 2 次温服。两组均连续治疗 1 个月，观察临床疗效。

1.3 观察指标

（1）采用前庭症状指数（VSI）评估治疗前后两组临床症状的轻重情况，VSI 包括 4 个单项，分值为 0 ~ 10 分，得分越高说明症状越严重[5]。

（2）对比治疗前后两组左右椎动脉、基底动脉的平均血流速度[6]。

（3）比较两组治疗前后的脑干听觉诱发电位及潜伏期各指标（包括Ⅰ波、Ⅱ波、Ⅲ波）。操作如下：使患者平卧于诊疗床，将肌电图诱发电位仪的电极牢固放置于头顶、耳后、乳头、前额，电接触阻抗保持在 5 kΩ 以内，通过对一侧耳朵进行短声波刺激，记录各波潜伏期[7]。

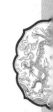

1.4 统计学处理

本研究采用 SPSS 18.0 统计软件处理数据并进行分析,计量资料用 $\bar{x} \pm s$ 表示,采用组间独立样本 t 检验和组内配对 t 检验,计数资料采用 χ^2 分析或精确检验。$P<0.05$ 为差异有统计学意义。

2 结 果

2.1 两组治疗前后 VSI 评分的对比

两组治疗前的 VSI 评分比较无显著差异($P>0.05$)。研究组治疗 1 个月后的 VSI 评分低于对照组,差异显著($P<0.05$)。详见表 1。

表1 两组治疗前后 VSI 评分的对比

(分,$\bar{x} \pm s$)

组别	VSI 评分	
	治疗前	治疗 1 个月后
对照组($n=38$)	33.22±5.54	26.23±3.22
研究组($n=38$)	33.31±5.43	16.12±2.23
t 值	0.072	15.912
P 值	0.943	<0.001

2.2 两组治疗前后椎动脉、基底动脉血流速度比较

两组治疗前左、右椎动脉,基底动脉血流速度比较无显著差异($P>0.05$)。研究组治疗 1 个月后的各项血流速度均高于对照组,差异显著($P<0.05$)。详见表2。

表2 两组治疗前后椎动脉、基底动脉血流速度的对比

(cm/s,$\bar{x} \pm s$)

组别	左椎动脉		右椎动脉		基底动脉	
	治疗前	治疗 1 个月后	治疗前	治疗 1 个月后	治疗前	治疗 1 个月后
对照组($n=38$)	29.52±3.23	34.52±3.34	30.87±3.45	35.54±3.26	40.45±4.55	44.34±4.65
研究组($n=38$)	29.61±3.44	39.33±2.76	30.56±3.22	39.43±3.33	40.34±4.55	48.23±4.55
t 值	0.118	6.843	0.405	5.146	0.120	3.686
P 值	0.907	<0.001	0.687	<0.001	0.905	<0.001

2.3 两组治疗前后 BAEP 潜伏期指标的对比

两组治疗前 BAEP 潜伏期各指标比较无显著差异（$P > 0.05$）。研究组治疗 1 个月后的 BAEP 潜伏期各指标（Ⅰ波、Ⅱ波、Ⅲ波）均低于对照组，差异显著（$P < 0.05$）。详见表 3。

表 3 两组治疗前后 BAEP 潜伏期指标的对比

（ms，$\bar{x} \pm s$）

组别	Ⅰ波		Ⅱ波		Ⅲ波	
	治疗前	治疗 1 个月后	治疗前	治疗 1 个月后	治疗前	治疗 1 个月后
对照组（$n=38$）	3.32 ± 1.14	2.56 ± 0.82	4.54 ± 1.12	3.96 ± 1.11	6.53 ± 1.34	5.87 ± 1.26
研究组（$n=38$）	3.56 ± 1.13	1.76 ± 0.81	4.14 ± 1.11	3.02 ± 0.86	6.61 ± 1.41	4.21 ± 1.11
t 值	0.922	4.279	1.564	4.127	0.254	6.094
P 值	0.360	<0.001	0.122	<0.001	0.801	<0.001

3 讨 论

后循环系统是由椎动脉、基底动脉、大脑后动脉组成的。PCI 是指由多种原因导致的后循环系统供血不足，引起持续性症状[8]。PCIV 是众多眩晕病症中的一种，是指患者由于脑血管动脉粥样硬化，进一步发展为后循环颈动脉系统栓塞，引起眩晕。主要表现为面部麻木、眩晕、头痛、乏力、呕吐、视觉障碍、短暂意识丧失、行走不稳或跌倒等。高血压、糖尿病以及吸烟、酗酒等不良生活习惯都是本病的主要危险因素。故老年人 PCIV 的发病率较高。《黄帝内经》提出"上盛下虚"而致眩晕，后刘宗厚、李梴等阐述为"下虚者乃气血也，上盛者乃痰涎风火也"。认为肾为先天之本，年老肾衰，无以化生气血，气血亏虚，清阳不升，发为眩晕；"脾为生痰之源"，脾虚津液运行受阻而为痰，加之饮食所伤，痰瘀而阻脑脉，亦可发为眩晕。现阶段，眩晕已成为困扰中老年患者的主要病症之一，严重影响生活质量。近年来，随着人们生活方式和饮食习惯的改变，眩晕的发病率不断增高，且趋于年轻化[9]。中医学认为，PCIV 的病因为脏腑功能失调，痰湿内阻，以致脉络瘀阻，为本虚标实之证，治疗原则在于祛瘀化痰、通络活血[10]。早在《金匮要略》《丹溪心法·头眩》等中医经典中就指出痰瘀是眩晕的主要病因，并提出了治疗眩晕以"治痰为先"的方法。本研究的结果显示，研究组治疗 1 个月后的 VSI 评分和 BAEP 潜伏期各指标（Ⅰ波、Ⅱ波、Ⅲ波）均低于对照组，左、右椎动脉及基底动脉血流速度均高于对照组，差异显著（$P < 0.05$）。这与顾晨晓等[11]的报道基本一致。提示采用通窍活血汤加减治疗 PCIV 痰瘀阻窍证疗效显著。方中桃仁、

红花活血通经、祛除瘀滞，加之当归、益母草、赤芍、川芎行血散瘀之力更强。原方用麝香专攻通窍开闭，解毒活血，但因名贵稀少，湖南名医彭坚教授将麝香改为九香虫，与地龙、僵蚕等虫类药合用亦有开诸窍、通经络、搜剔化瘀之效；白术、茯苓健脾渗湿利水，加之地龙、僵蚕有祛风化痰散结、祛除顽痰之功。诸药合用，共达活血化瘀、通阳开窍、止眩晕之效。

综上所述，PCIV痰瘀阻窍证患者运用通窍活血汤加减治疗，能改善脑血流动力学及BAEP，减轻临床症状，值得临床推广应用。

参考文献

［1］刘时喜，黄湲. 补中益气汤合通窍活血汤治疗后循环缺血性眩晕的疗效及对TCD及血清ox-LDL、CML水平变化［J］. 中药材，2020，43（1）：224-228.

［2］汤永全，尚磊. 活血补气祛痰汤对椎基底动脉供血不足性眩晕病患者基底动脉和椎动脉血流速度的影响［J］. 陕西中医，2019，40（12）：1690-1692.

［3］狄永良，杨志洁. 通窍活血汤联合盐酸氟桂利嗪治疗椎基底动脉供血不足性眩晕瘀血阻窍证临床研究［J］. 国际中医中药杂志，2019，41（4）：339-342.

［4］中国后循环缺血专家共识组. 中国后循环缺血的专家共识［J］. 中华内科杂志，2006，45（9）：786-787.

［5］李永森，穆哈提，吐尔斯坦. 半夏白术天麻汤合通窍活血汤治疗眩晕病痰瘀互结证56例疗效观察［J］. 内蒙古中医药，2016，35（17）：53.

［6］张道培，刘飞祥，王伟涛，等. 加味通窍活血汤对瘀血阻络证椎基底动脉延长扩张症后循环血流量和管壁剪切力的影响［J］. 中国实验方剂学杂志，2020，26（14）：35-41.

［7］王文文，魏迪，柏永全，等. 活血定眩汤对后循环缺血性眩晕痰瘀阻窍证患者脑血流动力学及脑干听觉诱发电位的影响［J］. 现代中西医结合杂志，2021，30（2）：177-180.

［8］卜秀焕，刘更，张学新，等. 补肾活血法治疗肾虚血瘀型椎-基底动脉供血不足性眩晕的临床研究［J］. 中西医结合心脑血管病杂志，2020，18（12）：1991-1994.

［9］谢永强. 升阳活血汤联合盐酸氟桂利嗪胶囊治疗后循环缺血性眩晕的临床疗效分析［J］. 世界最新医学信息文摘（连续型电子期刊），2020，20（93）：229-230.

［10］隋晓琳，牟善茂，张孟，等. 自拟化痰活血解毒汤治疗痰瘀互结兼热毒型后循环缺血性眩晕的临床研究［J］. 中国中医急症，2020，29（11）：1993-1995.

［11］顾晨晓，姚青，高娟萍. 天麻活血汤对后循环缺血性眩晕（风痰瘀阻型）患者血流动力学及外周血CGRP、sCD40L、MFG-E8的影响［J］. 辽宁中医杂志，2020，47（11）：119-122.

归脾汤合血府逐瘀汤加减治疗脑梗死后轻度认知障碍的临床疗效

李文颢[1]　吴知凡[1]　王　凯[1]　张亚亚[1]　孙晓生[1]　邝秀英[2]*

卒中后认知障碍（PSCI）是指卒中后 6 个月内出现达到认知障碍诊断标准的一系列综合征，在脑梗死患者中发病率达 30%～69.8%，严重影响神经缺损功能的康复，使患者生活质量下降，是脑梗死后残疾的重要原因[1]。PSCI 包括了 PSCI 非痴呆（PSCIND）至卒中后痴呆（PSD）的不同程度的认知障碍，PSD 患者 5 年生存率仅为 39%，1.5 年死亡率显著高于卒中后非痴呆患者，因此早期对卒中后患者进行筛查、积极预防，对改善患者预后具有重要意义[2]。现代医学目前的药物治疗仅仅局限于 PSD，对于卒中后轻度认知障碍（MCI）没有特异性的治疗药物，康复治疗的疗效也非常有限，对卒中后 MCI 逆转效果甚微，因此，探索安全有效的措施干预卒中后 MCI，逆转其进展至 PSD 具有重要的临床意义[3]。

中医将本病归为"不慧""呆痴""健忘"等范畴，其病位在脑，多为本虚标实之证，多数学者从肾虚和痰瘀论治，虽然有效，但疗效仍有待进一步提高[3]。"心者，君主之官也，神明出焉"，"任物者谓之心，心有所忆谓之意"，心气虚可导致健忘、认知障碍等神明失司症状，心脑相关，心与 MCI 关系密切，从"心"论治 MCI 应受到重视[4]。国医大师邓铁涛教授对心脾相关学说进行了发挥，二者母子相依、气血互济、经脉相贯，且心脾二脏均主意与思，《三因极一病证方论》言："脾主意与思，意为记所往事，思则兼心之所为也……今脾受病则意舍不清、心神不宁、使人健忘。"可见心脾两虚，则脑失所养，使人渐发健忘、痴呆等证[5]。结合古代论述和现代证候研究，有学者对 MCI 中医证候研究显示除肾虚、血瘀、痰浊外，心脾两虚和脾气虚也为其常见证型[6]。归脾汤源于《正体类要》，能补脾益心、益气补血，临床用于健忘等病证，有效成分药理作用包括抗氧化应激、抗炎、抗血小板凝集、免疫调节、增强记忆力等[7]，临床观察显示本方对于 PSCI 患者的智力和日常生活活动能力均有明显的改善作用[8]。血府逐瘀汤载于《医林改错》，具有活血化瘀、行气止痛之功，能减轻脑梗死神经功能的损伤，可通过突触调节，改善脑损伤认知障碍[9]。课题组重视从心脑、心脾相关论治卒中后 MCI，临床中以归脾汤合血府逐瘀汤加减治疗脑梗死后 MCI 收到了较好的临床疗效，现报道如下。

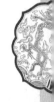

作者单位：1. 广州中医药大学；2. 广州中医药大学第一附属医院。*表示通讯作者。

1 资料与方法

1.1 一般资料

本研究采用前瞻性、随机、阳性药物平行对照、第三者评价试验设计，疗效评价者和统计人员施行盲态，治疗者不参与评价。研究经广州中医药大学第一附属医院伦理委员会批准（批号 BF20190409-02）。研究采用非劣性试验设计，根据 SAS 8.0 软件中两独立样本均数检验的样本量计算公式，双侧检验，取 $\alpha = 0.05$，$\beta = 0.20$，计算样本量每组为 52 例患者，考虑研究过程中的脱失情况，增加 20% 的样本量，每组需要 64 例。共纳入 2019 年 9 月至 2020 年 12 月本院神经科和康复科住院的 128 例符合要求的患者作为研究对象，依据 SAS 8.0 软件生成的随机数字表法分为对照组（64 例，脱落、失访 4 例，剔除 3 例，完成 57 例）和观察组（64 例，脱落、失访 6 例，剔除 1 例，完成 57 例）。两组患者一般资料比较，差异无统计学意义，具有可比性。两组患者的一般资料见表 1。

表 1 两组患者一般资料比较

组别	性别/例 男	性别/例 女	年龄 ($\bar{x} \pm s$)/岁	病程 ($\bar{x} \pm s$)/周	文化程度/例 小学	文化程度/例 中学	文化程度/例 大学	合并疾病/例 高血压	合并疾病/例 糖尿病	合并疾病/例 高脂血症
对照	34	23	63.78 ± 7.47	10.93 ± 2.71	13	30	14	39	12	43
观察	32	25	63.91 ± 7.26	11.10 ± 2.64	12	29	16	41	13	40

1.2 诊断标准

1.2.1 缺血性脑卒中（脑梗死）诊断标准 参照《中国各类主要脑血管病诊断要点 2019》[10]，有缺血性脑卒中的临床症状、体征，并经计算机断层扫描（CT）或磁共振成像（MRI）进行确诊。

1.2.2 MCI 诊断标准 参照《2018 中国痴呆与认知障碍诊治指南（五）：轻度认知障碍的诊断与治疗》[11]，患者或家属/知情人报告，或医生发现有认知损害；出现至少一个认知功能域损害的客观证据，蒙特利尔认知评估量表（MoCA）≤13 分（文盲），MoCA≤19 分（受教育年限 1～6 年者），MoCA≤24 分（受教育年限≥7 年者）定为认知功能受损；日常生活能力轻微受损，但保持独立的生活能力；未达到 PSD 诊断标准。

1.2.3 中医证候诊断标准 参考《中药新药临床研究指导原则（试行）》[12]制订，心脾两虚、血瘀阻络证辨证标准。主证为智能减退，面色㿠白，体倦思卧，头痛如刺，口唇、指（趾）甲紫暗。次证为神情淡漠，沉默寡言，心悸，气短乏力，不欲饮食，神情默默，少欢寡言或烦躁不安，语言错乱，面色晦暗，肢体麻木，不寐。舌象为舌质淡暗，苔白，舌下脉络瘀张，脉沉细涩。证型确诊依据为智能减退必备，加其他 3 项主证和 3 项次证，结合舌脉。

1.3 纳入标准

①符合缺血性脑卒中诊断标准;②缺血性脑卒中 6 个月之内出现认知功能损害,且符合 MCI 诊断标准;③符合心脾两虚、血瘀阻络证辨证标准;④年龄为 45～75 岁,不限性别;⑤患者意识清醒,获得书面知情同意书者。

1.4 排除标准

①非首次脑卒中、脑出血、短暂性脑缺血、脑外伤者;②达到 PSD 诊断标准者;③在脑中风前已经存在认知障碍、痴呆及其他精神心理疾病者;④合并心、肝、肾功能严重不全和凝血功能障碍者;⑤近 4 周服用过改善认知功能的西药者;⑥严重失语,沟通或语言表达理解障碍者,无法完成量表填写者;⑦近 4 周服用过益气健脾、养心、活血化瘀类中药者。

1.5 治疗方法

①对照组,口服红鹿参片(宁波诚年药业有限公司,国药准字 Z20040051,0.33 g/片),4 片/次,2 次/天。②观察组,口服归脾汤合血府逐瘀汤加减,药物组成为人参 10 g、黄芪 30 g、白术 15 g、当归 10 g、茯苓 15 g、龙眼肉 10 g、远志 10 g、炙甘草 10 g、桃仁 10 g、红花 5 g、川芎 10 g、银杏叶 10 g、丹参 15 g、熟地黄 30 g、益智仁 10 g。辨证加减,头晕沉或头重如裹加石菖蒲、半夏、佩兰各 15 g;神疲乏力,倦怠嗜卧加党参 20 g,红景天 10 g;爪甲色暗,舌质紫暗,舌下脉络瘀张加地龙、郁金各 10 g。饮片由广州中医药大学第一附属医院采购于康美药业股份有限公司、华润三九药业有限公司、国药集团冯了性(佛山)药业有限公司,并由该院中药房提供,饮片经黄月纯副主任中药师参照饮片生产公司提供的合格检验书进行复核,所有饮片均鉴定合格。每日 1 剂,常规水煎 2 次,分早晚两次温服。两组连续治疗 8 周。两组治疗期间不使用抗氧化剂、兴奋性氨基酸拮抗剂、胆碱酯酶抑制剂等可改善认知功能的药物。

1.6 观察指标

1.6.1 主要结局指标 认知功能评估,采用 MoCA 评分[11],MoCA 含空间与执行功能、命名、注意力等 7 个维度,共 30 个条目,总分为 30 分,大于等于 26 分为正常,得分越低说明认识功能越差。治疗前后各评价 1 次,比较治疗后认知功能恢复正常情况。

1.6.2 次要结局指标 ①记忆力评估,采用 Rivermead 行为记忆测验(RBMT)[13],RBMT 含记姓和名、脸部再认、记所藏物品等 12 个因子,总分 24 分,用于评估整体记忆功能,22～24 分为正常,评分越低表示记忆功能损害越严重。治疗前后各评价 1 次。②执行能力评估,采用连线测验 - B(TMT - B)[11],记录完成时间,时间越长,注意和执行功能越差。治疗前后各评价 1 次。③日常生活活动能力(ADL)评分,采用 Barthel 指数(BI)[11],含吃饭、穿衣、洗澡等 10 项,总分 100 分,得分越高表示日常生活活动能力越高,依赖程度越低。治疗前后各评价 1 次。④行为障碍评估，采用神经精神症状问卷（NPI），包括 NPI-1（0～36 分）和 NPI-2（0～5 分），NPI-1 评分越高表示精神行为症状越严重，NPI-2 越高表示照料者的苦恼程度越高[14]。治疗前后各评价 1 次。⑤中医证候（心脾两虚，血瘀阻络证）评分[12]，对各症状进行分级与评分，其中主证按无、轻、中、重计 0、2、4、6 分，次证计 0、1、2、3 分。治疗前后各评价 1 次。见表 2。

表 2　中医证候分级量化

症状	轻	中	重
智能减退	轻度减退	中度减退	重度减退
面色㿠白	症状不明显	症状不明显	症状重，持续时间长
体倦思卧	不耐久劳	稍劳即见，恢复慢	不劳即见
头痛如刺	症状轻，持续短，偶发	频发，但可忍受	剧痛难忍，持续时间长
唇甲紫暗	暗而有光泽	暗而稍有光泽	暗而无光泽
神情默默	症状轻，可自行缓解	有无触发均可出现，时轻时重	无触而发，持续存在
少欢寡言	症状不明显	症状不明显	症状重，持续时间长
心悸	偶发心悸	阵发心悸	心悸怔忡
气短乏力	劳作时间较长而现，休息可缓解	稍劳即见，恢复慢	不劳即见
不欲饮食	偶见	时有	经常发生
烦躁不安	症状轻，可自行缓解	有无触发均可出现，时轻时重	无触而发，持续存在
语言错乱	症状轻，可自行缓解	有无触发均可出现，时轻时重	无触而发，持续存在
面色晦暗	暗而有光泽	暗而稍有光泽	暗而无光泽
肢体麻木	症状轻，可自行缓解	时有麻木	麻木持续存在
不寐	可睡 4～5 h，易醒	入睡困难，能睡 2～3 h	彻夜难眠

1.6.3　相关机制探讨　①抗氧化应激作用，治疗前后空腹抽肘静脉血 2 mL，检测 8-羟基脱氧鸟苷（8-OHDG）、丙二醛（MDA）、氧化型低密度脂蛋白（Ox-LDL）和超氧化物歧化酶（SOD）水平，采用酶联免疫吸附测定（ELISA）检测 8-OHDG 和 Ox-LDL，采用比色法检测 SOD，采用硫代巴比妥酸法检测 MDA，试剂盒（上海雅吉生物科技公司，批号分别为 Y20741、S63028、Z8153、S47291）。②抗炎作用，治疗前后空腹抽肘静脉血 2 mL，检测同型半胱氨酸（Hcy），白细胞介素-8（IL-8），C-反应蛋白（CRP）和纤维蛋白原（FIB）水平，采用循环酶法检测 Hcy，采用 ELISA 检测 IL-8 和 CRP，FIB 采用 Clauss 法检测，试剂盒（南京建成生物公司，批号分别为 J19294、D0273、D5037、Z20089）。

1.7 疗效标准[12]

以 MoCA 评分的改善情况作为认知功能的疗效标准。疗效指数 =（治疗后得分 - 治疗前得分）/治疗前得分 × 100%。基本控制为疗效指数≥85%，显著进步为 50%≤疗效指数 < 85%，进步为 20%≤疗效指数 < 50%，无变化为疗效指数 < 20%，恶化为疗效指数 < -20%。总有效率 =（基本控制 + 显著进步 + 进步）/总例数 × 100%。

1.8 统计学方法

采用 SPSS 22.0 统计分析软件进行数据分析，计数资料采用 χ^2 检验，等级资料采用秩和检验，计量资料以 $\bar{x} \pm s$ 表示，行 t 检验，$P < 0.05$ 为差异有统计学意义。

2 结 果

2.1 两组患者认知功能疗效比较

观察组认知功能疗效总有效率为 92.98%（53/57），高于对照组的 78.95%（45/57），组间比较差异有统计学意义（$\chi^2 = 4.653$，$P < 0.05$）。见表3。

表3 两组患者认知功能疗效比较

组别	基本控制/例	显著进步/例	进步/例	无变化/例	恶化/例	总有效率/例（%）
对照	15	19	11	10	2	45（78.95）
观察	27	20	6	4	0	53（92.98）①

注：①与对照组比较，$P < 0.05$。

2.2 两组患者认知功能恢复情况比较

治疗后，观察组有 31 例患者认知功能恢复正常（MoCA≥26 分），占 54.39%（31/57），对照组有 19 例，占 33.33%（19/57），组间比较差异有统计学意义（$\chi^2 = 5.130$，$P < 0.05$）。

2.3 两组患者治疗前后 MoCA 评分、RBMT 评分和 TMT - B 比较

与本组治疗前比较，两组患者 MoCA 评分、RBMT 评分均显著升高（$P < 0.01$），TMT - B 时间显著减少（$P < 0.01$）；与对照组治疗后比较，观察组 MoCA 评分、RBMT 评分均显著升高（$P < 0.01$），TMT - B 时间显著缩短（$P < 0.01$）。见表4。

表4　两组患者治疗前后 MoCA 评分、RBMT 评分和 TMT-B 比较

($\bar{x}\pm s$, $n=57$)

组别	时间	MoCA 评分/分	RBMT 评分/分	TMT-B/s
对照	治疗前	19.22±2.48	16.89±1.76	128.31±16.79
	治疗后	24.57±2.76①	21.33±2.25①	110.38±13.34①
观察	治疗前	19.37±2.50	16.76±1.81	127.69±17.45
	治疗后	26.13±2.831②	23.42±2.191②	90.25±12.711②

注：①与本组治疗前比较，$P<0.01$；②与对照组治疗后比较，$P<0.01$（表5～表7同）。

2.4　两组患者 ADL、中医证候和 NPI 评分比较

与本组治疗前比较，两组患者 ADL 评分显著升高（$P<0.01$），中医证候、NPI-1 和 NPI-2 评分均显著下降（$P<0.01$）；与对照组治疗后比较，观察组 ADL 评分显著升高（$P<0.01$），中医证候、NPI-1 和 NPI-2 评分显著降低（$P<0.01$）。见表5。

表5　两组患者 ADL、中医证候和 NPI 评分比较（$\bar{x}\pm s$, $n=57$）

（单位：分）

组别	时间	ADL	中医证候	NPI-1	NPI-2
对照	治疗前	69.37±6.76	17.92±2.37	15.42±2.26	3.02±0.37
	治疗后	82.46±7.93①	6.48±1.54①	6.14±1.37①	1.48±0.19①
观察	治疗前	70.14±6.53	18.17±2.28	15.65±2.18	2.97±0.35
	治疗后	90.35±8.16①②	4.64±1.15①②	4.20±1.03①②	0.91±0.13①②

2.5　两组患者 8-OHDG，Ox-LDL，SOD 和 MDA 水平变化比较

与本组治疗前比较，两组患者 SOD 水平显著升高（$P<0.01$），8-OHDG、Ox-LDL 和 MDA 水平显著下降（$P<0.01$）。与对照组治疗后比较，观察组 SOD 水平显著升高（$P<0.01$），8-OHDG、Ox-LDL 和 MDA 水平显著降低（$P<0.01$）。见表6。

表6　两组患者治疗前后 8-OHDG、Ox-LDL、SOD 和 MDA 水平变化比较

($\bar{x}\pm s$, $n=57$)

组别	时间	8-OHDG/($\mu g \cdot L^{-1}$)	Ox-LDL/($ng \cdot L^{-1}$)	SOD/($U \cdot mL^{-1}$)	MDA/($\mu mol \cdot L^{-1}$)
对照	治疗前	88.65±9.36	19.17±2.24	72.94±9.65	9.65±1.72
	治疗后	64.23±8.41①	13.52±1.67①	81.06±10.39①	7.37±1.48①
观察	治疗前	90.11±10.24	19.26±2.27	70.63±8.91	9.73±1.80
	治疗后	51.45±7.32①②	10.49±1.58①②	95.41±11.78①②	5.56±1.03①②

2.6 两组患者 Hcy、IL-8、CRP 和 FIB 水平变化比较

与本组治疗前比较,两组患者 Hcy、IL-8、CRP 和 FIB 水平均显著下降($P<0.01$)。与对照组治疗后比较,观察组 Hcy、IL-8、CRP 和 FIB 水平均显著降低($P<0.01$)。见表7。

表7 两组患者治疗前后 Hcy、IL-8、CRP 和 FIB 水平变化比较

($\bar{x} \pm s$, $n=57$)

组别	时间	Hcy/(μmol·L^{-1})	IL-8/(ng·L^{-1})	CRP/(mg·L^{-1})	FIB/(g·L^{-1})
对照	治疗前	22.75±2.68	29.65±2.84	14.64±1.82	4.34±0.75
	治疗后	16.63±2.01①	17.26±2.13①	8.36±1.08①	3.47±0.56①
观察	治疗前	22.81±2.74	30.34±3.07	14.58±1.75	4.41±0.72
	治疗后	13.45±1.82①②	13.79±1.85①②	6.51±0.94①②	2.78±0.53①②

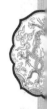

3 讨 论

目前并无针对脑梗死后 MCI 的有效措施,若不积极预防和管理,则很有可能发展为 PSD,严重影响脑卒中的康复,大大加重社会经济负担[14,15]。

《类证治裁》载:"脑为元神之府,精髓之海,实记忆之所凭也。"若肾精亏虚,髓无所生,髓消脑减,神无所归,神机失用,则记忆衰减,因此临床多以补肾填精进行治疗[16]。而脾胃为"后天之本""先天之精",需要脾胃运化生成的水谷之精充养[16]。心脾气虚,气血生化不足,则"精神离散,恒多忧虑,耳目不聪,故令心智不利而健忘"(《太平圣惠方》)[17]。明代《普济方》[4]有载:"大健忘之病,本于心虚,血气衰少,精神昏愦。故志动乱而多忘也。盖心者,君主之官,神心伤则喜忘。健忘者,陡然而忘返也。"张锡纯在《医学衷中参西录》有云:"人之神明,原在心与脑两处。"故张氏认为心脑共主神明[18]。而瘀血是引起认知功能下降的重要病理因素,中风后血停脉中,瘀阻脑络,则清窍失养,脑窍不通,神机失用,正如《伤寒论》曰:"其人喜忘者,必有蓄血。"《证治准绳》也言:"瘀血在上,令人健忘。"[17,18]可见脑梗死后 MCI 除与肾相关外,还与心脾密切相关,血瘀阻络是重要病理要素[16,17],因此治疗上采用补益心脾、活血通络之法。

本组归脾汤合血府逐瘀汤加减方,人参大补元气、健脾益肺、生津养血、益智安神,黄芪补气升阳、生津养血,与人参合用使气旺血行,瘀去络通;白术、茯苓、炙甘草健脾益气、运化湿浊,当归补血活血,远志益智安神、交通心神、祛痰,龙眼肉补益心脾、养心安神,熟地黄益精填髓、补血滋阴,益智仁温脾暖肾、固精缩尿,桃仁、红

花、川芎、丹参活血散瘀、通经止痛，银杏叶活血化瘀、通络化浊，全方共奏补益心脾、补气生血、散瘀通络、益智安神之功。药理研究显示，熟地黄有神经保护、益智、抗焦虑、抗衰老抗氧化作用，熟地黄以及复方可改善痴呆患者的记忆能力、认知功能、行为异常等[19]。益智仁具有神经保护、抗衰老、抗氧化、抗细胞凋亡、清除自由基、抑制乙酰胆碱酯酶等功效，具有较好的改善认知作用效果[20]。银杏叶具有抗氧化、抗凋亡、改善脑血流、保护神经、抑制血小板活性等多种药理活性，可起到改善记忆和认知功能障碍、改善脑缺血等作用[21]。黄芪具有抗神经炎症、抗氧化应激、抑制细胞凋亡、重建微循环、促神经修复、抗衰老、提高学习记忆能力等药理效应[22]。人参能改善认知功能、学习记忆功能，起到良好的益智作用，并具有抗焦虑、抗抑郁、神经保护、免疫调节等作用[23]。

红鹿参片由红参、鹿茸、人参茎叶总皂苷、丹参等组成，具有补益气血、活血通滞之功，用于轻、中度血管性痴呆治疗，与本研究组方的功能主治基本一致，因此选择作为对照药物。本组结果显示，治疗后观察组认知功能疗效总有效率和认知功能恢复正常率均高于对照组，MoCA、RBMT 和 ADL 评分均高于对照组，TMT-B 时间短于对照组，中医证候、NPI-1 和 NPI-2 评分低于对照组。结果提示了归脾汤合血府逐瘀汤加减治疗脑梗死后 MCI，在改善认知功能、记忆力、执行力和日常生活能力方面均优于对照组，并可减轻中医证候和精神行为症状，临床疗效优于红鹿参片。

PSCI 发病机制目前仍然不清，可能与脑神经退行性变、炎症、氧自由基损伤等机制有关[1-2]。8-OHDG、Ox-LDL 和 MDA 反映了氧化应激过度激活及人体组织氧化损伤的严重程度，SOD 是抗氧化酶，反映机体清除氧自由基的能力，研究证实 8-OHDG 和 MDA 与 PSCI 独立相关，可作为 PSCI 氧化应激生物标志物[13,24]。IL-8 具有促进炎症过程，有细胞杀伤效应，影响细胞代谢等作用，研究证实 IL-8 水平与脑梗死后认知功能损害独立相关[25]。FIB 不仅是凝血因子，且在炎症反应中也发挥着重要的作用，FIB 水平与 PSCI 发生以及严重程度相关[24]。CRP 具有直接神经毒性，并可导致内皮细胞功能紊乱，可引起认知功能，特别是记忆和执行功能下降[26]。Hcy 通过氧化应激、神经炎性反应和影响凝血纤溶过程等破坏血管内皮细胞功能，造成血管内皮损伤，并可直接导致神经毒性病理损害，使认知功能下降，参与了 PSCI 发生、发展[13]。本组资料显示，治疗后观察组 SOD 水平高于对照组，8-OHDG、Ox-LDL、MDA、Hcy、IL-8、CRP 和 FIB 水平低于对照组，结果提示了归脾汤合血府逐瘀汤加减内服可具有抗炎和抗氧化应激损伤作用，从而减轻神经元损伤，起到改善认知功能的效果。

综上所述，归脾汤合血府逐瘀汤加减治疗脑梗死后 MCI 心脾两虚、血瘀阻络证患者可显著改善认知功能，并具有抗炎和抗氧化应激损伤作用，临床疗效优于红鹿参片，值得进一步的研究与使用。但本研究为单中心、小样本的探索性研究，研究结论存在一定的局限性，仍然需要更多数据给予支持。

参考文献

[1] 秦鲁平，王诺，张萍，等．卒中后认知功能障碍的临床研究进展［J］．第二军医大学学报，2019，40（10）：1130-1134．

[2] 中国卒中学会卒中后认知障碍研究圆桌会议专家组．中国卒中后认知障碍防治研究专家共识［J］．中国卒中杂志，2020，15（2）：158-166．

[3] 孙盼盼，张敬华，虞鹤鸣．卒中后认知障碍中医研究进展［J］．辽宁中医药大学学报，2020，22（9）：114-117．

[4] 王健，林水淼．从"心"论治轻度认知障碍的思考［J］．上海中医药大学学报，2013，27（1）：24-25．

[5] 郭海英．从心脾论治老年性痴呆［J］．中华中医药杂志，2007，22（5）：293-295．

[6] 余忠海，李亚明．轻度认知障碍的中医证候研究概况及其思考［J］．时珍国医国药，2013，24（3）：689-691．

[7] 张楚洁，刘慧萍，杨璐瑜，等．归脾汤有效成分与现代药理学的关联性［J］．中成药，2020，42（6）：1553-1558．

[8] 刘黎明．归脾汤治疗脑卒中后认知功能障碍疗效观察［J］．中国实用神经疾病杂志，2012，15（9）：31-32．

[9] ZHOU J, LIU T, CUI H, et al. Xuefu Zhuyu decoction improves cognitive impairment in experimental traumatic brain injury via synaptic regulation［J］．Oncotarget，2017，8（42）：72069-72081．

[10] 中华医学会神经病学分会，中华医学会神经病学分会脑血管病学组．中国各类主要脑血管病诊断要点2019［J］．中华神经科杂志，2019，52（9）：710-715．

[11] 中国痴呆与认知障碍诊治指南写作组，中国医师协会神经内科医师分会认知障碍疾病专业委员会．2018中国痴呆与认知障碍诊治指南（五）：轻度认知障碍的诊断与治疗［J］．中华医学杂志，2018，98（17）：1294-1301．

[12] 中药新药临床研究指导原则（试行）［M］．北京：中国医药科技出版社，2002：92-96．

[13] 刘晶京，恽晓平．汉化版Rivermead行为记忆测验第3版的信度和效度［J］．中国康复理论与实践，2016，22（5）：511-513．

[14] 蒋翠蕾，赵俊杰，娄飞，等．培元通脑胶囊联合"智三针"治疗卒中后痴呆的临床观察［J］．中国实验方剂学杂志，2019，25（9）：103-108．

[15] 王瑞云，于宏丽，赵继巍，等．脑卒中后认知功能障碍的研究进展［J］．中华神经医学杂志，2017，16（11）：1129-1133．

[16] 刘立瑾，王建军，郑浩涛，等．虢周科基于"脾肾亏虚，痰瘀阻络"论治血管性轻度认知障碍经验［J］．广州中医药大学学报，2020，37（6）：1159-1163．

[17] 高利民，裴瑜，李瑞玲，等．益气温阳活血法对轻度认知功能障碍患者干预的疗效观察［J］．山东中医杂志，2018，37（1）：18-21．

[18] 薛善乐，严智慧，杨珊莉，等．基于"心脑共主神明"观察补阳还五汤联合智三针对卒中后认知障碍的临床疗效［J］．中医药临床杂志，2019，31（4）：713-716．

[19] 孙文贤，安红梅．熟地黄及其复方在老年性痴呆治疗中的作用［J］．中华中医药学刊，2014，32（4）：766-768．

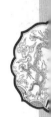

[20] 郭曼萍, 赵俊男, 施伟丽, 等. 益智仁改善认知障碍的研究进展 [J]. 中西医结合心脑血管病杂志, 2019, 17 (18): 2778-2783.

[21] 李思佳, 耿剑亮, 张悦, 等. 银杏药理作用研究进展 [J]. 药物评价研究, 2017, 40 (6): 731-741.

[22] 周龙云, 田子睿, 刘书芬, 等. 黄芪对中枢神经系统的药理作用及毒理研究现状 [J]. 中草药, 2018, 49 (20): 4935-4944.

[23] 万茜淋, 吴新民, 刘淑莹, 等. 人参皂苷参与调控神经系统功能的研究进展 [J]. 中药药理与临床, 2020, 36 (6): 230-235.

[24] 齐冬园, 刘路然. 脑卒中后认知功能障碍生物标志物的研究进展 [J]. 卒中与神经疾病, 2020, 27 (6): 856-859.

[25] NARASIMHALU K, LEE J, LEONG Y L, et al. Inflammatory markers and their association with poststroke cognitive decline [J]. International journal of stroke, 2015, 10 (4): 513-518.

[26] ZHENG F F, XIE W X. High-sensitivity c-reactive protein and cognitive decline: the English longitudinal study of ageing [J]. Psychological medicine, 2018, 48 (8): 1381-1389.

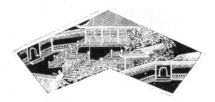

岭南内科进展（2023）

治未病 篇

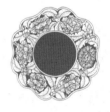

中医"气质—形质—体质"心身一体观的源流和内涵分析

许少芬[1]　侯政昆[2]*

体质现象源于《黄帝内经》，目前国内研究重体质轻气质，气质概念也始终与形质、体质概念相混淆[1]，而难以展开深入的理论研究。古籍是中医药发展历久弥新的根源，通过追溯古籍中"气质""体质""形质"等相关条文，探讨三者的概念、内涵、区别及相互关系，进一步探析中医"气质—形质—体质"心身一体观，不仅可从理论上整理、挖掘中医学思想的精华，完善病因病机学，更能在发扬中医特色和优势的同时体现生物—心理—社会医学模式的宗旨，促进中医心理学、中医心身相关疾病研究的发展。

1 "气　质"

1.1 "气质"的概念

"气质"在《汉语大词典》[2]中有4个义项：第一是指人的生理、心理等素质，是相当稳定的个性特点；第二是指风度、模样；第三是风骨，指诗文清峻慷慨的风格；第四是指气体。宋代陈自明《妇人大全良方》[3]中首次出现"气质"一词，提到："具天地之性，集万物之灵，阴阳平均，气质完备，咸其自尔。"而《类经》[4-10]中共提到7次"气质"，其中《寿夭篇》《老壮少小脂膏肉瘦之别篇》《坚弱勇怯受病忍痛不同篇》《阴阳二十五人篇》这4篇所注释的《黄帝内经》条文均为现代研究体质分类的经典出处，可见"气质"与现代所论"体质"一脉相承，"气质"属于现代"体质"理论来源之一。《医断与斥医断》提到："阴阳者。天地之气也……夫天者气而不质。地者质而不气。人则气质合焉。气阳也。质阴也。此人身阴阳显然者也。"[11]这表明"气质"为人所特有，具有天与地的特质，可分阴阳。

1.2 "气质"的分类

《灵素节注类编》提到："人之气质有阴阳五等不同，盖有太阴之人，少阴之人，太阳之人，少阳之人，阴阳和平之人。"[12]"气质"共分为太阴、少阴、太阳、少阳、阴阳和平五大类，包括性格特点及行为特征。"气质"的具体分类及表现见表1。

作者单位：1. 广州中医药大学第一临床医学院；2. 广州中医药大学第一附属医院。*表示通讯作者。

表1 "气质"按阴阳多少的具体分类及表现

"气质"具体分类	性格特点	行为特征
太阴之人	贪而不仁,下齐湛湛,好内而恶出,心和而不发,不务于时,动而后之	其状黮黮然黑色,念然下意,临临然长大,䐃然未偻
少阴之人	小贪而贼心,见人有亡,常若有得,好伤好害,见人有荣,乃反愠怒,心疾而无恩	其状清然窃然,固以阴贼,立而躁崄,行而似伏
太阳之人	居处于于,好言大事,无能而虚说,志发于四野,举措不顾是非,为事如常自用,事虽败而常无悔	其状轩轩储储,反身折腘
少阳之人	諟谛好自贵,有小小官,则高自宣,好为外交,而不内附	其状立则好仰,行则好摇,其两臂两肘则常出于背
阴阳和平之人	居处安静,无为欣欣,婉然从物,或与不争,与时变化,尊则谦谦	其状委委然,随随然,颙颙然,愉愉然

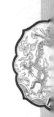

1.3 对气质学说的思考

"气质"根据不同的性格特点及行为特征将人进行分类,这种分类方法为我们提供了一个"阅读自己"的观察角度。除了外观世界,更要内观自心,做到真正的精神内守。参透中医"气质"内涵,应用现代量化技术克服主观性较强的"气质"测量,探求"气质"与心身疾病的相关性及倾向性,有利于推动医学模式的转变。

2 "形 质"

2.1 "形质"的概念

"形质"在《汉语大词典》[2]中有5个义项:第一指肉体,躯壳;第二是指外形,外表;第三指的是才具,气质;第四犹形制;第五指形式。"形质"一词最早出现于宋代《黄帝内经灵枢集注》[13],通过"然又有因于脏腑之形质。而能长寿不衰"等原条文的描述,判断此处的"形质"是指肉体、躯壳,即《汉语大词典》中的第1个义项。宋代的《妇人大全良方》、金代的《素问病机气宜保命集》和《素问要旨论》,以及元代《读素问钞》提到的"形质"亦是指肉体、躯壳。明代《类经》[14]中出现了3次"形质",认为人之形质即"人之白黑肥瘦小长",包括年龄、体型、肤色、皮肤状态等外在体征,与《汉语大词典》中的第2个义项相吻合。《灵素节注类编》[15-18]提到了4次与禀赋有关的"形质",指出"形质"是由气而成,通过"形质"可以了解人的神志行为,还可以通过观察"形质"与脉象是否相符来判断疾病的预后。总体而言,《灵素节注类编》所述之"形质"与《类经》相同,均指人的外在体征。

2.2 "形质"的分类

《灵素节注类编》载:"变化而后成形质,有金木水火土五行之分。"[18]这里提出"形质"有金木水火土五行之分,《类经图翼》及《叶选医衡》亦认为五行各具"形质"。"形质"有不同的分类标准,根据《黄帝内经》条文,可按五行分:木形之人、金形之人、土形之人、水形之人、火形之人;按年龄分:老、壮、少、小;按肥瘦分:肥者、膏者、肉者。具体各分类特征见表2。

表2 "形质"具体分类及特征表现

"形质"分类标准	具体分类	特征表现
五行	木形之人	形色:苍色;小头,长面,大肩背,直身,小手足
		性格特点:好有才,劳心,少力,多忧劳于事
	火形之人	形色:赤色;广,锐面小头,好肩背髀腹,小手足,行安地
		性格特点:疾心,行摇,肩背肉满,有气,轻财,少信,多虑见事明,好颜,急心
	土形之人	形色:黄色;圆面,大头,美肩背,大腹,美股胫,小手足,多肉,上下相称,行安地,举足浮
		性格特点:安心,好利人,不喜权势,善附人也
	金形之人	形色:白色;方面,小头,小肩背,小腹,小手足,如骨发踵外,骨轻
		性格特点:身清廉,急心,静悍,善为吏
	水形之人	形色:黑色;面不平,大头,廉颐,小肩,大腹,动手足,发行摇身,下尻长,背延延然
		性格特点:不敬畏,善欺绐人,戮死
年龄	老	五十岁以上
	壮	二十岁以上
	少	十八岁以上
	小	六岁以上
肥瘦	肥者	肉坚,皮满
	膏者	肉不坚,皮缓
	肉者	皮肉不相离

2.3 对形质学说的思考

"形质"主要是通过外在体征对人进行分类,年龄、骨度尺寸等外在体征都有具体的计算方式,可以精确地将身体的各种数据展现出来。这种分类方法是客观的,不以人的意志为改变。但当疾病影响人体气血阴阳时,"形质"的变化需要较长的时间才能显现。就临床诊疗而言,以"形质"来推测其病因病机具有一定的迷惑性。

3 "体 质"

3.1 不同时期"体质"的概念

"体质"在《汉语大词典》[2]中有4个义项:第一是体与质,形体与质地;第二是身体素质;第三是形体;第四是本质、气质。中医药发展历史悠久,为更清晰地解读医学古籍中"体质"的概念,并且"体质"一词首先在明代医书中出现,因此笔者从明代开始对不同时期和不同医家对"体质"的论述进行解读。

3.2 明代医家所认识的"体质"

明代张景岳《景岳全书》载:"矧体质贵贱尤有不同,凡藜藿壮夫及新暴之病"[19]。首次提出"体质"一词。结合张景岳在《类经》中"矧膏粱贫贱,气质本自不同"[5]的论述,明确张景岳主张的"体质"等同于"气质",即以阴阳为分类的性格特点及行为特征,与《汉语大词典》的第4个义项相吻合。而明代赵献可在《医贯》中称:"有偏阴偏阳者,此气禀也。"[20]将气禀分为太阴之人和太阳之人,并描述了这两种人对寒热的耐受情况、食饮、大便次数等。由此可以看出,虽然仍以阴阳分类,但此时"气禀"的概念已经不再是《黄帝内经》中生理性的"气质",而是病理性的,更加贴近现代体质学说中论述的"体质",与《汉语大词典》的第2个义项相吻合。

3.3 清代医家所认识的"体质"

通过检索现代文献及挖掘古籍相关内容,笔者发现强调体质现象的清代医家有叶天士、吴鞠通、章楠等,其论述主要集中在《临证指南医案》《温病条辨》《医门棒喝》3本古籍中。

叶天士《临证指南医案》提到"体质"多达52处,涉及"虚劳""咳嗽""吐血""遗精""呕吐""喘""疟""泄泻""痢""便血""痿""胃脘痛""痹""痘"等病症,其中"木火体质"出现了3次,"阴虚体质"出现了9次,"阳虚体质"出现了7次。叶天士认为,辨别体质要辨别体质的阴阳,才可以知道寒热虚实的治疗方案。吴鞠通在其著作《温病条辨》中共提到4处"体质",认为有必要审视"壮弱肥瘦,黑白青黄",以明白"体质"。除了观察外在体征,吴鞠通还通过患者服药后的临床症状来判断"体质",认为疾病消退后,人的"体质"偏颇又会显现出来。

章楠在《医门棒喝·卷之一·人身阴阳体用论》[21]中详细地论述了"体质",通过

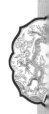

形色、脉象、目光、食饮多少将"体质"分为阳旺阴虚、阴阳俱盛、阴盛阳虚、阴阳两弱4种类型，同时他认为"体"分阴阳之体和阴阳之用。阴阳之体在出生之初就已经注定了，但阴阳之用却参差不齐，因此"体质"有偏胜。

综上，根据3位医家对"体质"的论述，笔者认为清代医家所认识的"体质"更多是指身体素质，即《汉语大词典》的第2个义项。他们通过外在体征、临床表现、用药反应来判断患者身体素质的强弱，同时提出不同身体素质相对应的患病趋向及治疗方法。

此外，同时期的《素问经注节解》《素问识》《黄帝内经灵枢集注》《灵枢识》《难经疏证》《脉诀新编》提到的"体质"概念指形体与质地，与《汉语大词典》的第1个义项相吻合，与现代体质学说所述"体质"并无相关联。

3.4 近代医家所认识的"体质"

近代医家陆晋笙关于"体质"论述最多，其所著《景景室医稿杂存》共提及13次"体质"，散现于不同篇节。在《景景室医稿杂存·坐导妇女少腹瘕块方亦各有所宜》[22]中，陆晋笙提出："体质有水、土、木、火之殊"。明确"体质"以五行分类。而在《景景室医稿杂存·疫症嗜睡》[23]中，他详细地描述了不同"体质"的人嗜睡所伴随的症状不同，"水土体质"的人"身肥，大便素溏，舌滑，不欲饮"，"木火体质"的人"身瘦长，口渴能饮，平素便结，舌糙唇红"。除了以五行分类的"体质"，他还提到"阴亏阳盛体质""阳虚体质""阴虚体质"。陆晋笙关于"体质"的论述更多的是用药治疗和疾病倾向，而鲜少描述外在特征及临床表现，因此很难定义其笔下关于"体质"的概念。

综上所述，自明清时期，"体质"指的是在生理或病理状态下，人体自身的阴阳平衡状况，与现代身体素质定义相像，表现为形态、体型、面色、舌脉、食饮习惯、二便情况。

3.5 "体质"的分类

现提取古籍中提到"体质"的医案，罗列其中关于不同"体质"类型的描述。大致有3种分类标准：阴阳、五行、寒热。具体分类及表现见表3。

表3 "体质"具体分类及表现

"体质"分类标准	具体分类	表现
阴阳	太阳之人	虽冬月身不须棉，口常饮水，色欲无度，大便数日一行
	太阴之人	虽暑月不离复衣，食饮稍凉，便觉腹痛泄泻
	阴阳平和之人	体丰肌厚；脉盛皮粗；食啖倍多
	阴虚之人	胸痞不饥；形瘦脉大便秘；肌无华泽之色，汛不行而早断；脉见细弱之形；舌紫黯以无津；形瘦色苍；竟夜汗出；目有精彩；饮食不多却能任劳；时发夜热；少餐不寐

续上表

"体质"分类标准	具体分类	表现
	阳虚之人	冬日畏寒，四肢冷，有阳微不及四末之象；面带白色；色痿腠疏；形躯丰溢，脉来微小；体丰色白；皮嫩肌松；脉大而软；食啖虽多，每生痰涎；平日恶寒喜热，惯服辛温；大便溏滑；形肥
	阳性之人	色苍赤而瘦，肌肉坚结
	阴性之人	色白而肥，肌肉柔软
	阴阳两弱之人	形瘦脉弱；食饮不多；脉形有不见滑利；目无彩；神气昏庸
五行	火形之人	夏月常以冷水灌汗；露卧石地为快；喜凉恶热；不量自己，每事争先
	木火体质	形瘦色苍；身瘦长；形容消瘦；平素便结；形瘦尖长；善怒多郁；口渴能饮；苍赤而瘦；肌肉坚实；舌糙唇红；素有湿热、肝热
	水土体质	身肥；大便素溏；舌滑；不欲饮；脉沉缓；肌肉丰盛
	金水体质	素有寒湿，肌肉柔脆，色白而肥
寒热	体质多热	形色苍黑；身体盛实；喜寒畏热
	体质多寒	频服温补药，甚觉畏冷；身体怯弱；畏寒喜热

3.6 对"体质"学说的思考

"体质"包括体型、面色、舌脉、食饮习惯、二便情况等临床症状，还包括既往的饮食偏嗜好、旧患、生活习惯等，是过去、现在甚至是未来临床表现的大集合，横向地展示身体素质情况，与临床联系最为密切，辨析"体质"有利于临床诊疗。但人体是灵活多变的，"体质"与真正的病情变化存在一定的时间差，因此不可拘泥于"体质"。

4 "气质""形质""体质"三者的区别及相互联系

4.1 区别

"气质""形质""体质"三者的研究角度不同。"气质"指的是行为特征及性格特点，更多地偏向精神心理领域。"形质"指的是外貌体征，如体型、年龄、身高，更多地偏向人的肉体、躯体。"体质"指的是人的身体素质，更多地偏向人身整体运行的机能。

"气质""形质""体质"三者的稳定性不同。"气质"虽然无形，但在父母媾形之时就已经初具模型，其稳定性最高。"形质"由"气质"形成，但随着年龄的增长，饮食习惯的形成，"形质"可慢慢发生改变，其稳定性次之。"体质"的稳定性最低。骤遇风雨或猝感寒暑，体内阴阳偏胜程度加深，则会出现不同的临床症状。正是因为"体质"的稳定性最低，对疾病的灵敏度高，因此自明清以来，"体质"与临床的联系渐为密切。在《类经·天元纪》中张景岳以火作喻，其言："盖明者光也，火之气也。位者形也，火之质也。"[4]这更是进一步说明"气质"与"形质"之别。

4.2 相互联系

形、气、神是构成人体生命的三要素，同样地，"气质—形质—体质"在人体生理功能和病理变化中起着至关重要的作用。脏腑功能、气血的运行对情绪、意识和精神活动起到物质基础的作用，而情绪、性格等反过来也影响人的身体健康，最容易被忽视的是健全肢体、强健体魄、外貌特点亦会对心理精神活动产生影响。三者间有着密切的联系，永远处于相互依存、制约等矛盾运动之中。而中医身心互动理论强调身与心的相互作用，即形与神的关系。身心互动关系的紊乱可以导致各种身心疾病，这是中医主张整体论治的基础[1]。

5 小　结

中国传统整体观是一种典型的元整体观，而不是合整体观，其思想基础是气一元论[24]。"气质""形质""体质"由人身整体—气分化而来，人是"气质""形质""体质"的基础和前提。深入探究中医"气质—形质—体质"心身一体观内涵，认识古代医家基于形神一体整体观，由气及形、由形及体地认识人体，进一步明确"气质—形质—体质"不同分类方法的内涵，有助于指导现代临床中疾病的先期诊断、治疗以及养生防范，推动疾病预测发展。

参考文献

[1] 王丹芬. 中医气质学说及中医气质量表（TCM-QZS）的初步研究［D］. 长沙：湖南中医学院，2004.
[2] 罗竹风. 汉语大词典［M］. 上海：汉语大词典出版社，1994.
[3] 裘沛然，邓铁涛，王永炎，等. 中华医典·妇人大全良方·气质生成章第七［M/CD］. 5版. 长沙：湖南电子音像出版社，2014.
[4] 裘沛然，邓铁涛，王永炎，等. 中华医典·类经·天元纪［M/CD］. 5版. 长沙：湖南电子音像出版社，2014.
[5] 裘沛然，邓铁涛，王永炎，等. 中华医典·类经·胎孕［M/CD］. 5版. 长沙：湖南电子音像出版社，2014.
[6] 裘沛然，邓铁涛，王永炎，等. 中华医典·类经·诊有十度诊有阴阳［M/CD］. 5版. 长沙：湖南电子音像出版社，2014.

[7] 裘沛然,邓铁涛,王永炎,等. 中华医典·类经·阴阳二十五人[M/CD]. 5版. 长沙:湖南电子音像出版社,2014.

[8] 裘沛然,邓铁涛,王永炎,等. 中华医典·类经·坚弱勇怯受病忍痛不同[M/CD]. 5版. 长沙:湖南电子音像出版社,2014.

[9] 裘沛然,邓铁涛,王永炎,等. 中华医典·类经·老壮少小脂膏肉瘦之别[M/CD]. 5版. 长沙:湖南电子音像出版社,2014.

[10] 裘沛然,邓铁涛,王永炎,等. 中华医典·类经·寿夭[M/CD]. 5版. 长沙:湖南电子音像出版社,2014.

[11] 裘沛然,邓铁涛,王永炎,等. 中华医典·医断与斥医断·续言[M/CD]. 5版. 长沙:湖南电子音像出版社,2014.

[12] 裘沛然,邓铁涛,王永炎,等. 中华医典·灵素节注类编·人之气质有阴阳五等不同[M/CD]. 5版. 长沙:湖南电子音像出版社,2014.

[13] 裘沛然,邓铁涛,王永炎,等. 中华医典·黄帝内经灵枢集注·本藏第四十七[M/CD]. 5版. 长沙:湖南电子音像出版社,2014.

[14] 裘沛然,邓铁涛,王永炎,等. 中华医典·类经·肥瘦婴壮逆顺之刺[M/CD]. 5版. 长沙:湖南电子音像出版社,2014.

[15] 裘沛然,邓铁涛,王永炎,等. 中华医典·灵素节注类编·禀赋源流总论[M/CD]. 5版. 长沙:湖南电子音像出版社,2014.

[16] 裘沛然,邓铁涛,王永炎,等. 中华医典·灵素节注类编·脏腑有大小强弱偏正不同[M/CD]. 5版. 长沙:湖南电子音像出版社,2014.

[17] 裘沛然,邓铁涛,王永炎,等. 中华医典·灵素节注类编·阴阳气化逆从[M/CD]. 5版. 长沙:湖南电子音像出版社,2014.

[18] 裘沛然,邓铁涛,王永炎,等. 中华医典·灵素节注类编·阴阳表里治法[M/CD]. 5版. 长沙:湖南电子音像出版社,2014.

[19] 裘沛然,邓铁涛,王永炎,等. 中华医典·景岳全书·论证[M/CD]. 5版. 长沙:湖南电子音像出版社,2014.

[20] 裘沛然,邓铁涛,王永炎,等. 中华医典·医贯·阴阳论[M/CD]. 5版. 长沙:湖南电子音像出版社,2014.

[21] 裘沛然,邓铁涛,王永炎,等. 中华医典·医门棒喝·人身阴阳体用论[M/CD]. 5版. 长沙:湖南电子音像出版社,2014.

[22] 裘沛然,邓铁涛,王永炎,等. 中华医典·景景室医稿杂存·坐导妇女少腹瘕块方亦各有所宜[M/CD]. 5版. 长沙:湖南电子音像出版社,2014.

[23] 裘沛然,邓铁涛,王永炎,等. 中华医典·景景室医稿杂存·疫症嗜睡[M/CD]. 5版. 长沙:湖南电子音像出版社,2014.

[24] 王肖阳,张芯. 元整体观视域下《黄帝内经》的"心"内涵探析[J]. 中华中医药杂志,2021,36(9):5229-5233.

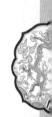

个性化膏方治疗慢性胃炎的临床研究：
498 例回顾性病例系列分析和专家访谈

侯政昆[1*]　陈瑞芳[2]　刘凤斌[1]　常少琼[2]　黄志帮[3]

  膏是中医药传统剂型之一，膏方最早见于《黄帝内经》，发展至明清时期进入成熟阶段[1]。膏方是在辨证论治基础上的合理选物，通过妥善配伍，凝练成膏，一般起滋补强身、延缓衰老、治病纠偏的作用。膏方按照不同处方方式可分为成方膏与临方膏，成方膏即历代文献记载之膏方或其他名方改为膏剂；临方膏又名个体化膏方，即医师在辨证论治的基础上结合膏剂特定组方要素开具膏方处方，并按膏方加工工艺制作而成[2]。膏方有"三小"（毒性小、反应小、用量小）、"三效"（高效、速效、长效）、"五便"（生产、运输、贮存、携带、服用均方便）特点，可有效发挥慢性病长期调治之优势[3]。

  慢性胃炎是临床常见疾病，全球约有超过一半的人口可能罹患该病[4]。传统药物治疗主要包含胃黏膜保护剂、抗酸剂、质子泵抑制剂等，但是存在易复发、症状和自身感觉脱离等缺陷[5]。因此，探寻慢性胃炎的其他替代治疗方法具有较高的临床价值，而本团队在长期的临床实践中发现膏方治疗慢性胃炎具有较好的临床疗效。遵循复杂干预的国际研究指南[6]，本团队已完成临床前研究，探索分析并建立了膏方治疗慢性胃炎的理论框架[7]。本研究拟基于真实的临床数据，提取总结个性化膏方治疗慢性胃炎不同证型的干预措施组成，并对可能的作用机制进行初步说明。本研究报告遵循"加强流行病学观察性研究报告质量的声明"[8]和《专家临证验案与经验的报告方法》[9]。

1　方　法

1.1　研究设计

采用回顾性病例系列研究和专家采访相结合的试验设计。

1.2　研究环境

病例系列研究的时间为 2013—2018 年，研究地点为广州中医药大学第一附属医院。专家调查采用面对面采访方式咨询陈瑞芳教授对研究结果和结论的意见与建议，陈瑞芳教授是全国优秀中医临床人才研修对象，在中医膏方领域具有较高的学术影响力，是本

作者单位：1. 广州中医药大学第一附属医院脾胃病科；2. 广州中医药大学第一附属医院治未病科；3. 广州中医药大学研究生院。*表示通讯作者。

次回顾性分析所有患者的主管医生。本研究资料的提取被广州中医药大学第一附属医院门诊部、医务科、网络管理科联合批准。

1.3 研究对象

1.3.1 诊断标准　当患者出现胃痛、恶心、呕吐、胃胀、嗳气、早饱、食欲下降等不适症状，和/或胃镜、病理检查提示慢性胃炎者，即诊断为慢性胃炎[10,11]。中医证型诊断标准如下。

（1）脾虚湿蕴证。主症为：①脘腹痞满或隐痛。②身重困倦。③大便黏滞或溏滞。次症为：①食少纳呆。②恶心或呕吐。③口黏口苦口臭。④神疲乏力懒言。舌脉：舌淡或有齿印，苔薄白腻；脉濡细或沉细。

（2）脾虚气滞证。主症为：①胃脘胀满或胀痛。②食欲不振或食后胀甚。次症为：①嗳气频作。②恶心或呕吐。③神疲乏力懒言。④排便无力或里急后重。舌脉：舌质淡或有齿印，苔薄白或白；脉细沉或细弦。

（3）肝胃不和证。主症为：①胃脘胀痛连胁，嗳气或矢气可缓。②脘痞不舒，烦躁易怒，情绪不遂复发或加重。次症为：①嗳气频作。②嘈杂反酸。③善太息。舌脉：舌淡红，苔薄白；脉弦或弦滑。

证型确定：具备主症和次症2项以上，症状不明显者，参考舌脉象及胃镜、病理相关检查[12-14]。

1.3.2 纳入标准　需同时满足：①年龄≥18岁；②第1诊断符合疾病和证型诊断标准。

1.3.3 排除标准　满足以下任一标准即被排除：①存在消化性溃疡、消化道肿物等其他疾病患者。②内镜发现胃黏膜重度异性增生、病理诊断恶变、胃肠道器质性疾病者。③合并痴呆、各种精神病、严重神经官能症者。④合并有心脑血管疾病、肾功能不全、造血系统等严重原发性疾病等患者。⑤重复、缺失或研究者认为无效的数据记录。

1.4 干预措施

本研究的干预措施非事先限制，且由于个体化不同，相同疾病或证型患者的用药也不完全相同。因此，本研究从电子病历系统中导出符合研究标准的既往患者的干预措施用于分析。所有药材由广州中医药大学第一附属医院门诊中药房统一提供。

1.5 检测指标和结局

本研究主要检测指标：①各证型的中药分布。②专家评议意见。次要检测指标：①疾病的证型。②药物的数量、质量。③人口社会学资料，包括性别、年龄、就诊时间。本研究未进行结局评价。

1.6 样本量

目前，病例系列研究样本量计算无统一标准或公式。

1.7 回顾性研究的统计方法

采用单因素分析、多因素分析、因子分析结相合的方法确定膏方治疗慢性胃炎不同证型的中药组成。

（1）在单因素分析中，将不同证型下使用频率≥80%的中药作为证型核心药物（设定为君药），同时对3个证型进行R×C列联表χ^2检验，提取使用频率存在显著性统计学差异的中药作为证型特异药物。

（2）将证型作为因变量，证型特异药物作为自变量，将其纳入全变量模型后进行Logistic回归分析，确定证型关键药物（设定为臣药）；然后提取使用频率超过25%的无显著性相关关系的证型特异药物设定为佐药。

（3）将未进入君药、臣药、佐药组的药物进行因子分析，预先规定主成分为3（对应2种中医证型），明确不同证型因子的药物归属，并提取与主成分相关系数超过0.7的药物作为使药。对上述统计分析的结果进行对比、归类和整理，建立不同证型下的中药组方。所有分析以$P<0.05$为有显著性意义的标准。采用SPSS 17.0软件进行统计分析。

1.8 专家采访

将通过统计分析初步建立的中药组方呈交陈瑞芳教授进行面对面专家采访，咨询问题："您对目前总结出的慢性胃炎3种证型的膏方处方有何意见和建议？"并对回答进行录音，转录文本后提取相关信息，结合前期研究进行综合分析和修改，反复重复该步骤直至无新的信息出现，并获得陈教授的最终批准。采用R软件jiebaR包进行文本分析。

2 结 果

2.1 一般资料

共收集到慢性胃炎患者931例，时间为2013年1月1日—2018年8月31日，排除其他中医证型患者143例，使用协定膏方患者290例，最终纳入使用个性化膏方患者498例，其中男性224例（45%），女性274例（55%），平均年龄（41.87±12.22）岁（最小18岁，最大87岁）。在证型方面，脾虚湿蕴证患者263例（52.8%），脾虚气滞证患者27例（5.4%），肝胃不和证患者208例（41.8%）。单个膏方的药物质量（1 508.62±863.58）g（最小701 g，最大3 880 g），药物数量（37.85±5.34）（最小24，最大61）；共使用中药196种。

2.2 收膏类药物

在膏方的组成中，具有出膏和收膏功能的药物必不可少，本研究中有13个药物具有较好的出膏和收膏功能，包括生地黄、熟地黄、枸杞子、酒黄精、阿胶、龟甲胶、鹿角胶、饴糖、红糖、冰糖、蜂蜜、木糖醇、元贞糖;另外,黄酒虽非收膏和出膏类药物,但可用于熔烊阿胶并去腥。上述药物不参与证型药物的特异性分析和归组,可根据临床实际灵活选用2～5种。

2.3 各证型药物的单因素分析

2.3.1 3个证型药物频数分析 将使用频率≥80%的中药作为证型核心药物,结果显示脾虚湿蕴证有9个药物,脾虚气滞证有17个药物,肝胃不和证有14个药物。但是,阿胶、龟甲胶、饴糖为收膏类药物,枸杞子和酒黄精因药性平和,且均有补益肝肾作用,出膏率大且为药食同源类中药,药性安全而常用之,均对疾病和证型治疗起到非核心作用,故予以删除,分别保留12个脾虚气滞证核心药物和12个肝胃不和证核心药物(见表1),并将其作为证型的君药。

表1 498例慢性胃炎患者3个证型的个性化中医膏方用药分析

序号	中药	频次(占比/%)			χ^2值	P值
		脾虚湿蕴证	脾虚气滞证	肝胃不和证		
1	白花蛇舌草	226(85.90)*	25(92.60)*	88(42.30)	110.96	<0.001
2	蒲公英	5(1.90)	5(18.50)†	2(1.00)	16.02	<0.001
3	茵陈	139(52.90)	3(11.10)	39(18.80)†	68.30	<0.001
4	北沙参	70(26.60)	21(77.80)†	73(35.10)	27.90	<0.001
5	女贞子	94(35.70)†	6(22.20)	54(26.00)	6.07	0.046
6	石斛	86(32.70)†	9(33.30)†	18(8.70)	43.76	<0.001
7	麦冬	247(93.90)*	23(85.20)*	178(85.60)*	10.03	0.005
8	柴胡	160(60.80)	13(48.10)	156(75.00)†	14.59	0.001
9	法半夏	260(98.90)*	25(92.60)*	201(96.60)*	5.62	0.053
10	白芍	133(50.60)	23(85.20)*	57(27.40)	47.62	<0.001
11	黄芩	260(98.90)*	24(88.90)*	204(98.10)*	7.93	0.019
12	黄连	245(93.20)*	24(88.90)*	148(71.20)	41.62	<0.001
13	合欢皮	200(76.00)	26(96.30)*	108(51.90)	43.25	<0.001
14	郁金	53(20.20)†	2(7.40)	22(10.60)	9.24	0.008
15	桂枝	21(8.00)	9(33.30)†	19(9.10)	13.00	0.001
16	柿蒂	18(6.80)	7(25.90)†	6(2.90)	16.22	<0.001
17	紫苏梗	35(13.30)	17(63.00)†	8(3.80)	56.57	<0.001
18	赤小豆	122(46.40)†	3(11.10)	47(22.60)	36.69	<0.001
19	淡豆豉	56(21.30)†	1(3.70)	32(15.40)	6.81	0.032
20	淡竹叶	67(25.50)†	0(0.00)	15(7.20)	35.71	<0.001

续上表

序号	中药	频次（占比/%）			χ^2 值	P 值
		脾虚湿蕴证	脾虚气滞证	肝胃不和证		
21	鸡屎藤	67（25.50）†	0（0.00）	11（5.30）	44.01	<0.001
22	龙齿	75（28.50）†	3（11.10）	36（17.30）	10.30	0.006
23	夏枯草	13（4.90）†	1（3.70）	2（1.00）	6.46	0.033
24	姜厚朴	8（3.00）	2（7.40）†	1（0.50）	7.28	0.021
25	灵芝	168（63.90）†	9（33.30）	92（44.20）	22.98	<0.001
26	关黄柏	19（7.20）	0（0.00）	42（20.20）†	21.69	<0.001
27	千斤拔	26（9.90）	2（7.40）	39（18.80）†	8.22	0.013
28	盐菟丝子	21（8.00）	4（14.80）	42（20.20）†	14.98	<0.001
29	川芎	20（7.60）	0（0.00）	30（14.40）†	8.88	0.010
30	白芷	9（3.40）	0（0.00）	21（10.10）†	9.86	0.005
31	防风	11（4.20）	0（0.00）	22（10.60）†	8.75	0.010
32	广东神曲	3（1.10）	0（0.00）	11（5.30）†	6.97	0.025
33	广藿香	0（0.00）	0（0.00）	14（6.70）†	20.50	<0.001
34	菊花	100（38.00）†	3（11.10）	60（28.80）	10.87	0.004
35	芦根	0（0.00）	0（0.00）	13（6.30）†	18.82	<0.001
36	桑叶	0（0.00）	0（0.00）	13（6.30）†	18.82	<0.001
37	太子参	127（48.30）†	9（33.30）	79（38.00）	6.09	0.047
38	紫苏叶	13（4.90）	6（22.20）†	18（8.70）	9.65	0.006
39	酒萸肉	220（83.70）*	12（44.40）	190（91.30）*	31.86	<0.001
40	首乌藤	241（91.60）*	24（88.90）*	167（80.30）*	12.83	0.001
41	丹参	259（98.50）*	25（92.60）*	187（89.90）*	17.87	<0.001
42	熟党参	141（53.60）	23（85.20）	70（33.70）	36.24	<0.001
43	乌药	178（67.70）	23（85.20）*	65（31.30）	75.13	<0.001
44	五指毛桃	128（48.70）	14（51.90）†	53（25.50）	28.75	<0.001
45	百合	28（10.60）	3（11.10）	75（36.10）†	45.79	<0.001
46	枇杷叶	115（43.70）†	3（11.10）	50（24.00）	27.13	<0.001
47	益母草	59（22.40）	1（3.70）	57（27.40）†	8.76	0.012
48	赤芍	15（5.70）	1（3.70）	44（21.20）†	27.02	<0.001
49	盐杜仲	154（58.60）	9（33.30）	184（88.50）*	70.60	<0.001

续上表

序号	中药	频次（占比/%）			χ^2 值	P 值
		脾虚湿蕴证	脾虚气滞证	肝胃不和证		
50	盐牛膝	149（56.70）	7（25.90）	181（87.00）*	74.76	<0.001
51	当归	36（13.70）	3（11.10）	59（28.40）†	16.55	<0.001
52	茯苓	140（53.20）†	2（7.40）	127（61.10）†	30.07	<0.001
53	茯神	137（52.10）	5（18.50）	169（81.30）*	67.64	<0.001
54	白术	115（43.70）†	1（3.70）	62（29.80）	25.16	<0.001
55	牡丹皮	44（16.70）	4（14.80）	96（46.20）†	51.05	<0.001
56	泽泻	23（8.70）	3（11.10）	61（29.30）†	34.31	<0.001
57	山药	120（45.60）	6（22.20）	136（65.40）†	29.06	<0.001
58	炒酸枣仁	145（55.10）	7（25.90）	173（83.20）*	61.48	<0.001
59	知母	18（6.80）	1（3.70）	52（25.00）†	32.91	<0.001
60	灯芯草	82（31.20）	3（11.10）	72（34.60）†	6.51	0.037
61	浮小麦	189（71.90）†	15（55.60）	114（54.80）	15.57	<0.001
62	醋延胡索	124（47.10）	17（63.00）†	35（16.80）	58.74	<0.001
63	桑椹	19（7.20）	1（3.70）	36（17.30）†	12.64	0.001
64	布渣叶	2（0.80）	0（0.00）	15（7.20）†	14.56	<0.001
65	连翘	0（0.00）	0（0.00）	14（6.70）†	20.50	<0.001
66	五味子	29（11.00）	1（3.70）	50（24.00）†	17.25	<0.001
67	鸡内金	8（3.00）	9（33.30）†	6（2.90）	26.82	<0.001
68	海螵蛸	114（43.30）	14（51.90）†	21（10.10）	73.84	<0.001
69	三七	2（0.80）	7（25.90）†	2（1.00）	29.16	<0.001
70	大腹皮	9（3.40）	6（22.20）†	15（7.20）	12.70	0.001
71	葛根	123（46.80）†	2（7.40）	84（40.40）	17.93	<0.001
72	陈皮	70（26.60）	16（59.30）†	62（29.80）	11.43	0.003
73	薄树芝	0（0.00）	1（3.70）†	2（1.00）	5.69	0.037
74	炒白扁豆	130（49.40）†	3（11.10）	54（26.00）	36.61	<0.001
75	川木通	1（0.40）	2（7.40）†	1（0.50）	7.76	0.016
76	龙骨	27（10.30）	7（25.90）†	36（17.30）	7.74	0.021
77	牡蛎	22（8.40）	8（29.60）†	34（16.30）	12.66	0.001
78	制佛手	63（24.00）†	4（14.80）	13（6.30）	29.47	<0.001

续上表

序号	中药	频次（占比/%）			χ^2 值	P 值
		脾虚湿蕴证	脾虚气滞证	肝胃不和证		
79	诃子	0 (0.00)	0 (0.00)	5 (2.40)†	6.34	0.046
80	核桃仁	0 (0.00)	2 (7.40)†	1 (0.50)	9.84	0.004
81	黑枣	260 (98.90)*	27 (100.00)*	201 (96.60)*	2.71	0.227
82	黑芝麻	0 (0.00)	2 (7.40)†	0 (0.00)	11.10	0.003
83	蒺藜	10 (3.80)†	0 (0.00)	1 (0.50)	5.84	0.049
84	麦芽	204 (77.60)	6 (22.20)	192 (92.30)*	66.30	<0.001
85	金樱子肉	5 (1.90)	3 (11.10)†	6 (2.90)	5.90	0.045
86	莲子	2 (0.80)	2 (7.40)†	0 (0.00)	8.68	0.008
87	蜜麻黄	0 (0.00)	0 (0.00)	5 (2.40)†	6.34	0.046
88	木蝴蝶	3 (1.10)	0 (0.00)	19 (9.10)†	17.76	<0.001
89	桑螵蛸	6 (2.30)	3 (11.10)†	0 (0.00)	12.88	0.001
90	生蒲黄	26 (9.90)	3 (11.10)†	2 (1.00)	20.39	<0.001
91	五灵脂	26 (9.90)	3 (11.10)†	2 (1.00)	20.39	<0.001
92	细辛	1 (0.40)	3 (11.10)†	7 (3.40)	12.83	0.001
93	益智	0 (0.00)	0 (0.00)	5 (2.40)†	6.34	0.046
94	淫羊藿	4 (1.50)	3 (11.10)†	7 (3.40)	7.07	0.019
95	郁李仁	79 (30.00)†	1 (3.70)	39 (18.80)	15.39	<0.001
96	皂角刺	110 (41.80)†	2 (7.40)	68 (32.70)	15.81	<0.001
97	浙贝母	25 (9.50)	1 (3.70)	36 (17.30)†	7.95	0.015
98	制吴茱萸	40 (15.20)	2 (7.40)	49 (23.60)†	7.35	0.024
99	肿节风	121 (46.00)†	5 (18.50)	91 (43.80)†	7.81	0.020
100	紫花地丁	0 (0.00)	1 (3.70)†	1 (0.50)	5.56	0.048
101	紫苏子	0 (0.00)	0 (0.00)	11 (5.30)†	15.52	<0.001
102	枸杞子	183 (69.60)	24 (88.90)*	150 (72.10)	4.67	0.094
103	熟地黄	62 (23.60)	8 (29.60)	102 (49.00)	33.44	<0.001
104	酒黄精	175 (66.50)	25 (92.60)*	188 (90.40)*	43.45	<0.001
105	阿胶	144 (54.80)	26 (96.30)*	163 (78.40)	42.73	<0.001
106	龟甲胶	180 (68.40)	23 (85.20)*	185 (88.90)*	30.06	<0.001
107	黄酒	30 (11.40)	13 (48.10)	34 (16.30)	20.01	<0.001
108	饴糖	124 (47.10)	22 (81.50)*	106 (51.00)	11.95	0.002

注：*频率超过80%进入核心药物；†根据不同证型中占比最高者归属相应证型。

2.3.2 3个证型之间的用药 χ^2 检验 结果显示有105味药物存在显著性统计差异（见表1）。除去以上已确定的核心药物和黄酒（熔烊化阿胶，去腥）、熟地黄（补肾生精），将剩余中药按照在不同证型中占比最高者归属相应证型，结果脾虚湿蕴证、脾虚气滞证、肝胃不和证分别有23、29、34个特异药物，其中石斛、茯苓、肿节风在部分证型之间比例非常接近，所以均纳入相应证型（见表1）。

2.4 各证型药物的二分类回归分析

将以上特异药物分别以各自的证型为因变量进行二分类全变量回归分析（0 = 否，1 = 是），结果显示16、6、11个药物分别与脾虚湿蕴证、脾虚气滞证、肝胃不和证存在显著性相关关系（见表2），并将其作为证型的臣药。然后，将与证型不存在显著性相关关系的特异药物，但使用频率≥25%者纳入佐药，结果显示脾虚湿蕴证、脾虚气滞证、肝胃不和证分别有7、9、6个佐药。

表2 498例慢性胃炎患者3个证型的个性化中医膏方组方的二分类回归分析

中药	常数	Wald值	P值	95%置信区间	
				下限	上限
脾虚湿蕴证					
郁金	1.48	15.21	<0.001	2.09	9.28
赤小豆	5.72	30.27	<0.001	39.69	2 333.98
淡豆豉	-4.11	19.14	<0.001	0.00	0.10
鸡屎藤	2.93	4.73	0.030	1.34	263.78
龙齿	1.67	7.34	0.007	1.59	17.83
夏枯草	2.44	7.42	0.006	1.98	65.95
菊花	-5.02	39.20	<0.001	0.00	0.03
太子参	1.23	10.70	0.001	1.64	7.11
枇杷叶	1.84	15.04	<0.001	2.49	16.02
茯苓	-1.40	15.23	<0.001	0.12	0.50
白术	1.62	13.07	<0.001	2.10	12.18
制佛手	1.94	13.73	<0.001	2.49	19.34
蒺藜	8.01	22.07	<0.001	106.42	85 040.94
郁李仁	-1.22	4.20	0.041	0.09	0.95
皂角刺	2.01	11.94	0.001	2.38	23.18
肿节风	-1.37	6.40	0.011	0.09	0.73
常量	-1.17	9.98	0.002		

续上表

中药	常数	Wald 值	P 值	95%置信区间	
				下限	上限
脾虚气滞证					
北沙参	2.96	4.97	0.026	1.43	260.06
紫苏梗	7.61	10.45	0.001	20.04	204 874.54
姜厚朴	8.25	8.93	0.003	17.06	853 097.40
五指毛桃	-2.91	6.31	0.012	0.01	0.53
鸡内金	7.50	3.88	0.049	1.04	3 133 055.55
细辛	8.00	8.21	0.004	12.53	713 290.05
常量	-11.18	16.91	<0.001		
肝胃不和证					
茵陈	-2.29	19.79	<0.001	0.04	0.28
关黄柏	2.06	4.29	0.038	1.12	55.58
盐菟丝子	1.58	5.30	0.021	1.26	18.56
百合	1.84	19.91	<0.001	2.80	14.02
当归	1.07	4.52	0.034	1.09	7.76
茯苓	0.91	6.14	0.013	1.21	5.12
灯芯草	1.26	9.30	0.002	1.57	7.93
桑椹	-2.19	5.59	0.018	0.02	0.69
五味子	1.21	4.31	0.038	1.07	10.41
浙贝母	-3.29	5.90	0.015	0.00	0.53
制吴茱萸	2.40	21.38	<0.001	3.98	30.31
常量	-2.37	23.68	<0.001		

2.5 各证型药物的因子分析

进一步删除 14 个收膏类药物，在剩余药物中进行探索性分析，主成分预设为 3 类，旋转方法为 EQUAMAX，以药物和主成分相关关系≥0.7 为纳入标准，分别得到 8、5、12 个药物对脾虚湿蕴证、脾虚气滞证、肝胃不和证有较强的相关贡献（见表 3），并将其作为相应证型的使药。

表3 498例慢性胃炎患者3个证型的个性化中医膏方组方的因子分析

中药	因子1 （肝胃不和证）	因子2 （脾虚湿蕴证）	因子3 （脾虚气滞证）	中药	因子1 （肝胃不和证）	因子2 （脾虚湿蕴证）	因子3 （脾虚气滞证）
白芷	0.70	-0.10	0.00	燀桃仁	0.08	0.84	-0.09
防风	0.77	-0.10	0.01	火麻仁	0.08	0.84	-0.09
广东神曲	0.79	-0.10	-0.03	沉香	0.07	0.90	-0.09
广藿香	0.88	-0.10	0.24	大黄	0.07	0.90	-0.09
芦根	0.91	-0.12	-0.02	广升麻	0.08	0.83	-0.02
桑叶	0.91	-0.12	-0.02	莱菔子	0.09	0.91	-0.02
苦杏仁	0.73	0.40	-0.05	酒苁蓉	0.06	0.76	-0.07
布渣叶	0.93	-0.12	-0.03	苍术	0.01	0.05	0.97
连翘	0.89	-0.12	-0.03	醋香附	0.01	0.05	0.97
桔梗	0.72	0.27	-0.03	狗脊	0.01	0.05	0.97
木蝴蝶	0.87	-0.10	-0.02	合欢花	0.01	0.05	0.97
紫苏子	0.75	-0.06	0.01	龙眼肉	0.01	0.05	0.97
槟榔	0.07	0.90	-0.09				

2.6 分析结果的初步整合

将上述单因素、多因素和因子分析的结果结合临床实践进行整合，初步确定脾虚湿蕴证有40个药物，脾虚气滞证有32个药物，肝胃不和证有41个药物（见表4）。将该方案提交陈瑞芳教授进行专家评阅。

表4 慢性胃炎3个证型个性化中医膏方组成的初步方案

项目	脾虚湿蕴证	脾虚气滞证	肝胃不和证
君药	白花蛇舌草、麦冬、法半夏、黄芩、黄连、酒萸肉、首乌藤、丹参、黑枣	白花蛇舌草、麦冬、法半夏、白芍、黄芩、黄连、合欢皮、首乌藤、丹参、熟党参、乌药、黑枣	麦冬、法半夏、黄芩、酒萸肉、首乌藤、丹参、盐杜仲、盐牛膝、茯神、炒酸枣仁、黑枣、麦芽
臣药	茯苓、白术、郁金、赤小豆、淡豆豉、鸡屎藤、龙齿、夏枯草、菊花、太子参、枇杷叶、制佛手、蒺藜、郁李仁、皂角刺、肿节风	北沙参、紫苏梗、姜厚朴、五指毛桃、鸡内金、细辛	茯苓、茵陈、关黄柏、盐菟丝子、百合、当归、灯芯草、桑椹、五味子、浙贝母、制吴茱萸

续上表

项目	脾虚湿蕴证	脾虚气滞证	肝胃不和证
佐药	炒白扁豆、葛根、女贞子、石斛、淡竹叶、灵芝、浮小麦	醋延胡索、海螵蛸、三七、桂枝、石斛、柿蒂、陈皮、龙骨、牡蛎	柴胡、山药、益母草、牡丹皮、泽泻、知母
使药	槟榔、焯桃仁、火麻仁、沉香、大黄、广升麻、莱菔子、酒苁蓉	苍术、醋香附、狗脊、合欢花、龙眼肉	连翘、广东神曲、白芷、防风、广藿香、芦根、桑叶、苦杏仁、布渣叶、桔梗、木蝴蝶、紫苏子
药物总数量	40	32	41

2.7 专家定性评阅分析

陈瑞芳教授对本方案进行了10次评阅并返回意见,将录音转录为文字,整理后得到10 031字的录音稿。文本分析结果显示词频超过2次的有198个(见图1),超过5次的有54个(见表5)。陈瑞芳教授具体建议如下。

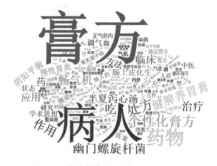

图1 慢性胃炎个性化中医膏方初步方案的专家采访分析的词云图

表5 慢性胃炎个性化中医膏方初步方案的专家采访分析(词频>5)

序号	词	频次	序号	词	频次	序号	词	频次
1	膏方	80	12	治疗	16	23	学术思想	10
2	病人	61	13	临床	15	24	中医	10
3	药物	27	14	半夏泻心汤	14	25	状态	10
4	处方	19	15	药	14	26	理论	9
5	个性化膏方	19	16	应用	14	27	研究	9
6	信息缺失	18	17	分析	13	28	医案	9
7	吃	17	18	方法	12	29	病人的	8
8	健脾养胃膏	17	19	阴阳平衡	12	30	方	8
9	幽门螺旋杆菌	17	20	肠上皮化生	11	31	人群	8
10	作用	17	21	慢性胃炎	11	32	型	8
11	畅气机	16	22	调气血	11	33	阿胶	7

续上表

序号	词	频次	序号	词	频次	序号	词	频次
34	服用	7	41	协定膏方	7	48	气虚	6
35	过程	7	42	正气存内	7	49	时间	6
36	黄芪建中汤	7	43	中药	7	50	文章	6
37	气机	7	44	案例	6	51	小柴胡汤	6
38	调	7	45	参苓白术散	6	52	邪不可干	6
39	胃炎	7	46	丹参	6	53	亚健康	6
40	效果	7	47	脾虚湿蕴	6	54	整体观	6

2.7.1 慢性胃炎的膏方整体组方 治疗应遵循"调气血、畅气机、以平为期"的学术思想，所以可用党参、黄芪、丹参以益气活血，用半夏泻心汤辛开苦降，理中焦脾胃气机，并加用小柴胡汤、四逆散共同调畅气机。同时，胃喜润恶燥，故应加阴润养血之品，多用麦冬、首乌藤。另外，半夏泻心汤之去干姜，人参易为党参，减低其温热之性，并根据各证型之不同再加减用药。

2.7.2 脾虚湿蕴证 君药组基本准确，可在纳入半夏泻心汤的前提下全部保留。臣药组应针对脾虚湿蕴证起主要的辅助治疗作用，所以可保留茯苓、白术，并将佐药中的炒白扁豆、葛根纳入该组，联合参苓白术散和葛根芩连汤，共奏健脾祛湿之效，故增加薏苡仁、山药、桔梗，并将原佐药组中的郁金、赤小豆、淡豆豉、夏枯草、菊花、制佛手纳入，增强祛湿、清热、理气等功效，余药可作为替代药物适时选用。佐药组可纳入淡竹叶、浮小麦，并联合藿香正气散化湿理气和中，故增加藿香、大腹皮、陈皮、厚朴，余药可作为替代药物适时选用。使药组中保留广升麻、莱菔子、燀桃仁、火麻仁、槟榔，以通调三焦气机，润肠通便，使邪有出路；同时，增加元贞糖、酒黄精起滋阴和收膏之用。

2.7.3 脾虚气滞证 该数据分析准确，主方合理，基本反映了本病证的学术思想和临床实际。君药组可在纳入半夏泻心汤的前提下全部保留。臣药组应针对脾虚气滞证起主要的辅助治疗作用，应以健脾理气为主，可联合黄芪建中汤、四君子汤、小柴胡汤加减，故保留臣药之北沙参、紫苏梗、姜厚朴、五指毛桃，将佐药组之桂枝纳入，增加茯苓、白术、柴胡，以共奏健脾理气之功效。原佐药组、使药组保留，并加饴糖、阿胶，起滋阴和收膏之用。

2.7.4 肝胃不和证 该数据分析基本准确，主方基本合理，但与临床实践有一定差距。君药组可在纳入半夏泻心汤的前提下全部保留。臣药组应针对肝胃不和证起主要的辅助治疗作用，应以疏肝理气和胃为主，可联合四逆散、保和丸、四君子汤加减，故保留茯苓、百合、当归，将佐药、使药组的柴胡、连翘、广东神曲纳入，增加枳实、赤芍、白术、山楂、陈皮以理气和胃。佐药组保留山药、知母，增加木香、砂仁、莱菔子、稻芽、鸡内金以增强理气消食之功效。使药组保留芦根、苦杏仁、木蝴蝶、桔梗，以宣降肺胃气机，并加饴糖、龟甲胶起滋阴和收膏之用。

2.8 最终推荐意见

综合以上分析结果,参考陈瑞芳教授的定性评阅意见,本研究最终建立了慢性胃炎3个证型的膏方组成,并基于中医学理论,将各组方的构成分为君、臣、佐、使4个部分进行拆解,并提出相应的推荐强度(见表6)。其中,君药组、臣药组、使药组之收膏药均为高度推荐,并建议固定不变,佐药组、使药组可根据临床的实践适度加减变化。

表6 慢性胃炎3个证型个性化中医膏方组成的最终方案和推荐意见

项目	脾虚湿蕴证	脾虚气滞证	肝胃不和证	推荐等级
君药	法半夏、黄芩、黄连、麦冬、首乌藤、党参、黄芪、丹参、黑枣、炙甘草、白花蛇舌草、酒萸肉	法半夏、黄芩、黄连、麦冬、首乌藤、党参、黄芪、丹参、黑枣、炙甘草、白花蛇舌草、白芍、合欢皮、乌药	法半夏、黄芩、黄连、麦冬、首乌藤、党参、黄芪、丹参、黑枣、炙甘草、麦芽、酒萸肉、盐杜仲、盐牛膝、茯神、炒酸枣仁	固定,强烈推荐
臣药	茯苓、白术、炒白扁豆、葛根、薏苡仁、山药、桔梗、郁金、赤小豆、淡豆豉、夏枯草、菊花、制佛手	北沙参、紫苏梗、桂枝、茯苓、白术、柴胡、姜厚朴、五指毛桃	茯苓、北柴胡、广东神曲、连翘、枳实、赤芍、白术、山楂、陈皮、百合、当归	固定,强烈—中度推荐
佐药	藿香、大腹皮、陈皮、厚朴、淡竹叶、浮小麦	田七、醋延胡索、海螵蛸、石斛、柿蒂、陈皮、龙骨、牡蛎	山药、木香、砂仁、知母、莱菔子、稻芽、鸡内金	中度推荐
使药	广升麻、莱菔子、燀桃仁、火麻仁	苍术、醋香附、狗脊、合欢花、龙眼肉	芦根、苦杏仁、木蝴蝶、桔梗	中度—轻度推荐
收膏药	元贞糖、酒黄精	饴糖、阿胶	饴糖、龟甲胶	固定,强烈推荐
药物总数量	37	37	40	

3 讨 论

3.1 主要发现

本研究经过临床系列病例回顾、多轮统计分析和专家定性评阅，确定了慢性胃炎脾虚湿蕴证、脾虚气滞证、肝胃不和证的膏方治疗方案，分别包含37、37、40味中药，可在临床实践中灵活加减使用。

3.2 慢性胃炎膏方组成的解释

慢性胃炎在中医学多从"胃痞""胃脘痛"立论，认为本病发病多与外感时邪、内伤虚损有关，病机多为脾胃气机升降失常而脏腑不通不荣。陈瑞芳教授创新提出"畅气机，调气血，和阴阳"的学术思想，认为气血是人体身心神活动的物质和功能基础，调节气血的生成和输布是防治疾病的根本和关键[7]。因为在现代生活环境中，人们日常面临较多的负面情绪影响，焦虑、抑郁、悲伤、思虑、惊恐等常常单方面或综合影响人们的身心健康，首先影响体内气机运行，气机不畅百病丛生，可克伐脾土见脾胃虚弱表现，或气机上逆出现呃逆嗳气等，或阳郁不达出现厥逆肢冷等；久病影响血运，出现气滞血瘀、气虚血瘀等表现，所以慢性胃炎为临床常见多发病，并多出现"脾虚—气滞—肝郁—阳郁—湿蕴—血瘀"等一系列病理变化。因此，在疾病诊疗中需时时畅气机，调气血，和阴阳。

就治疗而言，针对上述病因、病机和症状，应选甘温或甘平性味药物以补益脏腑之气，并注意理气活血，在清内热之时多用温药温化痰湿和阳郁，所以慢性胃炎的防治需寒热并用，气血同调，多选用半夏泻心汤辛开苦降，清上热，温下寒，并联合党参、黄芪、丹参3味药（孙光荣国医大师经验）以益气活血，共同组成治疗疾病的君药[15,16]。而针对不同证型，可选用相应方药治疗，如脾虚湿蕴证以脾胃虚弱和湿邪蕴结为病机，以身重困倦、大便黏滞或溏滞、恶心或呕吐、口黏口苦口臭、神疲乏力懒言等为主要表现，所以可联合使用参苓白术散、葛根芩连汤、藿香正气散，共奏健脾祛湿之效；脾虚气滞证以脾胃虚弱和肝胃气滞为病机，以胃胀、食后胀甚、嗳气、神疲乏力懒言、排便无力等为主要表现，所以可联合使用黄芪建中汤、四君子汤、小柴胡汤，以增强健脾的功效，并调畅气机郁滞；肝胃不和证以胃失和降和肝气横逆犯胃为病机，以胃脘胀痛连胁、脘痞不舒、情绪不遂复发或加重、嗳气频作、嘈杂反酸等为主要表现，所以可联合使用四逆散、保和丸、四君子汤，以疏肝理气、消食导滞和胃。同时，根据临床症状之不同，再灵活选择药物。

另外，需说明的是在膏方的组方原则中，"君臣佐使"的策略具有较好的指导意义和实用价值。王志刚[17]认为膏方大多由20～40种药物组成，可以借鉴常规中药方"君臣佐使"的组方原则；梁兴伦[18]认为个体化膏滋药中"君臣佐使"的辨识应按照针对证型将药物划分为不同功效群，再按其作用分别确定为君、臣、佐、使药物；张琪[19]在探析颜德馨国医大师的膏方治则特色时也指出组方原则以"君臣佐使"为纲，以求合力协作。因此，在本研究中也采用"君臣佐使"的组方策略并提供明确的药物组成。

3.3 膏方治疗的临床思维和实践变化

中医药干预患者的最大特点之一是个体化灵活的辨证论治，故以上推荐的药物并非对所有患者在任何时间均适用，还应该根据临床特征的不同而进行变化。

3.3.1 因时制宜 传统的膏方多在冬天应用，主要起到补养身体的功效。但是，随着理念和技术的进步，现在的膏方可在四季应用，但应注意结合气候加减用药。在春天，应注重肝气升发，且岭南地区多湿多热，加郁金、丹皮、鸡矢藤、马齿苋等，避免太过补益的药物；在夏天，多加山栀子、灯芯草、淡竹叶等清心降火药物；在秋天，以润为主，多用沙参、麦冬、百合、枇杷叶等；在冬天，以补益为主，常加六味地黄汤、生脉散、二至丸、左归丸、右归丸等。

3.3.2 因人制宜 "辨体论治，辨证论治"是膏方处方的基本原则，辨体与辨证相结合，先辨体后辨证，故在行膏方调治前，必先为患者进行中医体质辨识，再根据当时证型选方加减。湿热体质者加大黄连用量，并加蒲公英、蛇舌草、绵茵陈、薏苡仁、山栀子等清热解毒祛湿药物；阴虚体质者加麦门冬汤、沙参、石斛、女贞子、旱莲草；气郁体质者加小柴胡汤、合欢皮等。其中，气虚质、阳虚质兼夹痰湿质、瘀血质者可规范用药，而气郁质、阴虚质、湿热质者常需辨证汤药调理数周后再服膏方，可提高疗效[20]。

3.3.3 饮食 应注意配合食疗，才能更好地发挥膏方的作用。如患者服用膏方后出现咽喉不适、咽痛、便秘等上火的热象时，可以同时食用新鲜当令蔬菜瓜果，利用蔬菜瓜果的缓和清热作用去平衡膏方的温热之性，起到药食同调的作用。对于"虚不受补"者，初服膏方时可能出现咽喉不适、便秘等热象，可暂时停服膏方，同时多喝水、多食用新鲜蔬果，待热象缓解后就能继续服用膏方，整个疗程后人体的阴阳就能得到平衡。

3.3.4 情志 应注意精神调摄在膏方应用中的配合，推崇以"仁"为先，通过言语、药物等舒畅机体气机。医生应首先认识到良好的沟通、积极的心态鼓励对患者病情的促进作用，除药物之外应对患者多些沟通和安慰，对于服用膏方前有顾虑的患者，解释膏方的作用，指导服用方法，消除其顾虑，增强其治疗信心[21]。

3.4 临床应用的注意事项

首先，在慢性胃炎甚至消化系统疾病的治疗中，部分医生和患者不接受膏方，认为腹胀、腹痛等表现不应再服用滋腻药物，但临床实践证明，慢性胃炎患者尤其在康复缓解期应用膏方具有较好的效果，因为现代膏方经过药物重组，其功效已越来越多，并非局限于传统的膏滋；同时，慢性胃炎容易反复发作，患者思想负担重，认为需长期服药，但质子泵抑制剂和促胃肠动力药长期服用易带来不良反应，故膏方在此时具有较好价值。但是，需注意辨证辨病和服药细节等，通过治疗和心理安慰，提高其生活质量和精神质量，形成良性循环，促进机体气血平和。其次，本研究的临床病例大多数来自中国广东，该地区气候以湿热为主，所以基于该临床实践提取的膏方组成有较多清热祛湿类药物，而这些药物的大量应用在气候寒冷或干燥的地区或许并不完全适合，故生活在这些气候地区的患者用药还需要结合当地气候特点进行调整。再次，本研究推荐的膏方仅来源于统计学分析和专家建议，在临床中还有其他较多药物可选择，故经验丰富的临床医师可参考但不应局限于以上推荐。

3.5 研究质量评价

参照病例系列研究的质量评价标准[22,23]，本研究：①病例资料均来自一所三级甲等中医院。②目标在于通过临床数据分析和专家访谈总结膏方治疗慢性胃炎的临床经验。③清楚报告了纳入和排除标准。④由于门诊电子病历系统中患者临床结局数据缺失，本研究无明确结局定义与评价。⑤收集的数据达到预期临床和统计目标，研究结果和结论稳健。⑥患者是连续招募。⑦在结果和结论部分清楚描述了研究的主要发现。⑧按照病例数据特征对中医诊断和证型完整者进行了疾病、证型、用药的分层报告和分析。

同时，依据 Dalziel 等[22]提出的病例系列研究特征鉴定要点，本研究：①结果部分清楚描述了人口学特征。②结局特征见前描述。③方法学特征中清楚说明了样本量计算依据，研究设计为单中心回顾性设计，临床病例连续性招募，检测指标包括中药分布情况、疾病、证型、药物数量等，无明确随访时间和结局定义。

另外，依据"加强流行病学观察性研究报告质量的声明"（STROBE）[8]和《专家临证验案与经验的报告方法》[9]，本研究清晰描述了推荐要素和相关要素，研究报告质量较好。

3.6 局限性和推广性

本研究存在一些局限。首先，本研究为回顾性系列病历分析，只对治疗方案进行提取分析，未进行临床结局评价，可能给结果和结论的可靠性带来一定影响。其次，本研究未能探讨不同膏方的相互作用机制和疗效机制，可能给使用者带来困惑。但是，研究小组认为本研究为复杂性干预的第一步，即从临床实践中发现有效的病种和方案中进行信息提取，以备后续的一系列研究，如机制分析、临床试验、长期随访等，上述缺陷在未来研究中将予以重点关注。

4 结 论

研究小组在长期的临床实践中发现中医个性化膏方治疗慢性胃炎具有较好的临床疗效，本研究基于真实的临床数据分析和专家访谈提取了准确的治疗方案，首先选用半夏泻心汤辛开苦降、调畅气机，并用党参、黄芪、丹参益气活血，共同作为君药；在不同证型中，脾虚湿蕴证多联合参苓白术散、葛根芩连汤、藿香正气散加减，脾虚气滞证多联合黄芪建中汤、四君子汤、小柴胡汤加减，肝胃不和证多联合四逆散、四君子汤、保和丸加减。同时，需要"辨体—辨病—辨证"相结合，根据不同体质、证型、症状、天气、地域等灵活化裁，并注意患者的饮食管理和情绪精神调节，始终保持仁心，与患者建立保持良好的沟通和信任。本研究完善了慢性胃炎的临床诊疗方法，为后续的组方分析和临床研究提供了基础，具有较好的方法学和报告质量。

参考文献

[1] 林基伟,汪栋材,吴海滨,等. 中医膏方历史源流及现代发展状况[J]. 中成药,2018,40(11):2554-2556.

[2] 中华中医药学会. 中医养生保健技术操作规范(Ⅱ):膏方[M]. 北京:中国中医药出版社,2010:6-7.

[3] 屠执中. 颜德馨膏方精华[M]. 北京:中国中医药出版社,2009:1-2.

[4] SIPPONEN P, MAAROOS H I. Chronic gastritis[J]. Scandinavian journal of gastroenterology, 2015, 50(6):657-667.

[5] WEN Z W, LI X M, LU Q, et al. Health related quality of life in patients with chronic gastritis and peptic ulcer and factors with impact:a longitudinal study[J]. BMC gastroenterology, 2014, 14:1-10.

[6] CAMPBELL M, FITZPATRICK R, HAINES A, et al. Framework for design and evaluation of complex interventions to improve health[J]. BMJ, 2000, 321(7262):694-696.

[7] 侯政昆,陈瑞芳,常少琼,等. 陈瑞芳"调气血,畅气机,以平为期"学术思想分析[J]. 中华中医药杂志,2020,35(12):6165-6170.

[8] VON ELM E, ALTMAN D G, EGGER M, et al. The Strengthening the Reporting of Observational Studies in Epidemiology(STROBE)statement:guidelines for reporting observational studies[J]. Annals of internal medicine, 2007, 147(8):573-577.

[9] 于河,杨红,刘建平. 专家临证验案与经验的报告方法:病例系列研究的设计和质量评价[J]. 中医杂志,2008,49(5):407-410.

[10] 房静远,杜奕奇,刘文忠,等. 中国慢性胃炎共识意见(2017年,上海)[J]. 胃肠病学,2017,22(11):670-687.

[11] SUGANO K, TACK J, KUIPERS E J, et al. Kyoto global consensus report on Helicobacter pylori gastritis[J]. Gut, 2015, 64(9):1353-1367.

[12] 张声生,唐旭东,黄穗平,等. 慢性胃炎中医诊疗专家共识意见(2017)[J]. 中华中医药杂志,2017,32(7):3060-3064.

[13] 李军祥,陈誩,吕宾,等. 慢性萎缩性胃炎中西医结合诊疗共识意见(2017年)[J]. 中国中西医结合消化杂志,2018,26(2):121-131.

[14] 李军祥,陈誩,胡玲,等. 慢性非萎缩性胃炎中西医结合诊疗共识意见(2017年)[J]. 中国中西医结合消化杂志,2018,26(1):1-8.

[15] 曹柏龙,杨建宇. 医道中和:国医大师孙光荣临证心法要诀[M]. 北京:中国中医药出版社,2017:35-37.

[16] 陈瑞芳. 半夏泻心汤在岭南膏方中应用浅析[J]. 光明中医,2015,30(5):1117-1119.

[17] 王志刚. 临床膏方组方的策略与应用[J]. 山西中医,2015,31(2):50,53.

[18] 梁兴伦. 论个体化膏方中的君臣佐使[J]. 安徽中医学院学报,2010,29(3):4-6.

[19] 张琪. 颜德馨膏方治则特色探析[J]. 中医杂志,2014,55(9):736-738.

[20] 陈瑞芳. 三因制宜在岭南膏方中的应用[J]. 中国中医药现代远程教育,2014,12(14):149-150.

[21] 陈瑞芳,常少琼. 膏方调治养生的思路[J]. 新中医,2012,44(2):8-9.

[22] DALZIEL K, ROUND A, STEIN K, et al. Do the findings of case series studies vary significantly according to methodological characteristics?[J]. Health technology assessment, 2005, 9(2):Ⅲ-Ⅳ,1-146.

[23] YANG A W, LI C G, DA COSTA C, et al. Assessing quality of case series studies:development and validation of an instrument by herbal medicine CAM researchers[J]. The journal of alternative and complementary medicine, 2009, 15(5):513-522.

从肾经论治探讨中医经络运用于体检人群的中医健康管理模式

刘 津

中医经络检测技术是以经络学说为基础,运用计算机技术模拟中医临床诊断分析,形成具有中医特色的检测报告,为中医诊疗与健康管理提供参考依据。

本研究旨在通过对健康体检人群进行中医经络检测,评估体检人群健康风险的现况,分析出现异常经络的频次及具体分布情况。探讨从肾经论治干预亚健康状态人群的可行性,运用中医经络检测在中医治未病健康管理模式中提供依据,进而使中医治未病理论防治亚健康疾病更加客观。

1 资料与方法

1.1 一般资料

选取 2021 年 1 月 1 日至 2022 年 2 月 28 日的健康体检人群中行中医经络检测的人群资料 10 938 例,其中女 5 224 例,男 5 714 例,年龄 18～89 岁,平均 46.12±12.40 岁。

1.2 纳入标准

(1) 年龄在 18～89 岁的健康体检者。
(2) 检查前 2 周未接受过针灸、推拿、拔罐等影响检测结果者。
(3) 患者知情同意。

1.3 排除标准

(1) 年龄小于 18 岁或大于 89 岁者。
(2) 妊娠期或哺乳期女性患者。
(3) 全身严重器质性疾病者;有严重器官功能障碍;有结核、非特异性肠炎、溃疡病、血液病病史;严重的心脑血管疾病。
(4) 无法配合检查者,有手指缺陷不能完成次项目检查者。

作者单位:广州中医药大学第一附属医院。

1.4 方法

（1）检测仪器：身心康掌型经络检测仪（北京身心康科技有限公司，型号：SHXK-JL-200F-B/C型）。

（2）采集受测者基本信息，读取受测者身份证信息，内容包括姓名、性别、年龄等。

（3）检测方法：嘱受检者坐位、放松，双手平放于经络检测仪的掌型检测终端，充分接触掌型检测单元和传感器，手指伸直，手掌心劳宫穴对准极片，取下手指上的饰品，保持姿势固定，开始检测。

1.5 统计学处理

采用 SPSS 19.0 统计软件处理，计量资料以均数±标准差（$\bar{x} \pm s$）表示，两组做比较时采用两个独立样本的非参数检验；计数资料采用两组等级资料的非参数检验，以 $P < 0.05$ 为差异明显。

1.6 关于年龄段的划分

年龄的划分标准根据联合国世界卫生组织对年龄的划分标准的规定。将人的一生分为5个年龄段：44岁以下为年轻人，45岁至59岁为中年人，60岁至74岁为年轻老年人，75岁至89岁为老年人，90岁以上为长寿老人。

2 结 果

2.1 一般情况

10 938例体检人员中，其中男5 714例，女5 224例，各占52.24%、47.76%，比例相当（见表1）；年龄18至89岁，平均46.12±12.40岁，人群中以18～59岁人员为主，占比86.09%（见表2）；不同年龄段中的性别，略有不同（见表3）。

表1 性别

有效		频数/次	百分比/%	有效百分比/%	累积百分比/%
有效	男	5 714	52.24	52.24	52.24
	女	5 224	47.76	47.76	100.00
	合计	10 938	100.00	100.00	

表2 年龄段

	年龄段/岁	频次/次	百分比/%	有效百分比/%	累积百分比/%
有效	18～44	4 968	45.42	45.42	45.42
	45～59	4 449	40.67	40.67	86.09
	60～74	1 354	12.38	12.38	98.47
	75～89	167	1.53	1.53	100.00
	合计	10 938	100.00	100.00	

表3 年龄段与性别交叉制表

	年龄段/岁	性别	
		男/次	女/次
有效	18～44	2 574	2 394
	45～59	2 249	2 200
	60～74	778	576
	75～89	113	54
	合计	5 714	5 224

2.2 经络检查结果

按照其异常经络的频次统计，肾经异常居首位，出现异常的频次为9 505人次；其次为心经异常，出现频次为6 619人次，再次为肝经异常，出现频次为6 003人次，具体分布情况见表4。

表4 经络异常分布

		频数/次	百分比/%	个案百分比/%
总经络	肝经异常	6 003	14.40	54.90
	胆经异常	1 454	3.50	13.30
	肾经异常	9 505	22.80	86.90
	膀胱经异常	1 993	4.80	18.20
	心经异常	6 619	15.90	60.50
	小肠经异常	1 417	3.40	13.00
	肺经异常	2 319	5.60	21.20
	大肠经异常	1 533	3.70	14.00
	心包经异常	2 748	6.60	25.10
	三焦经异常	2 669	6.40	24.40
	脾经异常	2 258	5.40	20.60
	胃经异常	3 110	7.50	28.40
	总计	41 628	100.00	380.60

2.3 不同性别年龄经络分布的结果

深入分析中医经络检测的结果，发现在不同的年龄段，异常经络出现的频次排在前三位的也是肾经、心经和肝经（见表5）；不同的性别，异常经络出现的频次排在前三位的，依然是肾经、心经和肝经（见表6）。

表5 不同年龄段经络异常分布汇总

年龄段/岁	肝经异常/次	胆经异常/次	肾经异常/次	膀胱经异常/次	心经异常/次	小肠经异常/次	肺经异常/次	大肠经异常/次	心包经异常/次	三焦经异常/次	脾经异常/次	胃经异常/次
18～44	2 448	658	4 235	984	3 035	652	1 033	709	1 226	1 506	1 063	1 344
45～59	2 573	606	3 924	718	2 640	555	959	623	1 108	944	902	1 351
60～74	868	166	1 193	251	849	184	286	176	370	200	263	378
75～89	114	24	153	40	95	26	41	25	44	19	30	37
合计	6 003	1 454	9 505	1 993	6 619	1 417	2 319	1 533	2 748	2 669	2 258	3 110

表6 不同性别经络异常分布汇总

性别	肝经异常/次	胆经异常/次	肾经异常/次	膀胱经异常/次	心经异常/次	小肠经异常/次	肺经异常/次	大肠经异常/次	心包经异常/次	三焦经异常/次	脾经异常/次	胃经异常/次
男	2 803	871	4 701	957	3 399	743	1 287	656	1 669	1 749	1 128	1 565
女	3 200	583	4 804	1 036	3 220	674	1 032	877	1 079	920	1 130	1 545
合计	6 003	1 454	9 505	1 993	6 619	1 417	2 319	1 533	2 748	2 669	2 258	3 110

3 讨 论

3.1 基于本研究结果的经络异常的分布特点进行分析讨论

运用中医经络穴位理论诊断疾病的理论，自20世纪50年代以来，已经有几十年的发展历程，目前已经达到了相当高的水准，就其相关原理及理论，前人已做了比较详细的研究与论述[1-5]。作者团队前期也有经络检测评估的基础[6]，主要从体能值、阴阳比值、上/下比值、左/右比值、最大/最小值进行分析，从中可反映出现代人的生活方式及生活状态，以及人体所属经络的气血状况、阴阳比值、上下比值等情况等，也有很好的参考意义。

此次的研究，通过对符合条件的共10 938人进行分析，得出其异常的经络中，肾经异常居首位，为9 505人次，这与石果等的研究有同样的结果[7]，其次为心经和肝经,分别为 6 619 人次和 6 003 人次。不同年龄段在不同的性别中,其异常的经络排在前三位的也是肾经、心经和肝经。这一现状提示我们,在治未病干预中应引起重视和关注,对一般人群需多关注肾经、心经和肝经的调理。

3.2 治未病思想与中医健康管理模式

中医"治未病"有五层含义:一是未病先防,强调了预防疾病的重要性,"治未病"的健康理念,就是要求人们顺应自然规律,有规律地安排生活起居饮食,并调摄情志,以达到天人相应、阴平阳秘的健康状态。二是欲病救萌,欲病实质上就是人体已处于未病与已病之间的亚健康状态。三是既病防变,即根据疾病的现状及其发展规律早期发现、早期诊断、早期有预见性地合理治疗,防止疾病的发展和传变。四是病盛防危,对已盛之病应采取积极救治措施,防其逆变,阻止病势的发展,这是"治未病"思想的更深层次的体现。五是病后防复,是立足于扶助正气、强身健体、防止旧病复发。

随着现代医学模式的转变和健康观的不断发展,以预防为主的医疗模式越来越得到人们的认同。健康管理是一种对个人及群体的健康危险因素进行全方位管理以有效防止疾病的发生发展的新型的健康服务行业,而这一理念与中医治未病的思想理论极为相似[8,9]。陈颖[10]也认为治未病理念下的健康管理模式能够改善亚健康体检者的健康状态。特别是中医学强调的治未病、体质学说、经络辨识和证候辨证、养生学说等方面都体现着健康管理的思想。目前,中医特色健康管理活动正积极开展并广泛应用,为健康管理事业的发展贡献力量。

健康管理要与中医理论思想相统一。在贯彻健康管理的实践中,恰当地运用现代医学先进的研究方法和手段,不断地继承、发掘和完善中医学治未病理论,准确掌握诊断的预见性,治疗的及时性,疾病传变、转化、合病、并病的规律性,发挥治未病思想的引领作用,发挥中医药"简、便、廉、验"的优势,通过辨体施膳、辨体养神、起居调摄、运动养生、经络养生等健康手段,从源头上防止或延缓疾病的发生与恶化,有效节约卫生资源,彻底解决"看病贵""看病难"等突出社会问题,而且还可以有效提升生命质量,增强国民身体整体素质,实现社会的和谐和可持续发展,从而为人类健康事业做出更大的贡献。

3.3 中医经络检测与中医健康管理模式

如前所述,中医健康管理势在必行。但在临床实践中,很多处于亚健康状态的人在做完各种检测后并没有发现什么大的异常,可身体却或多或少会有些说不清楚的不适,而我们从事中医健康管理的人员,虽然可以根据舌脉象等来辨别,但有时也很难精准地解决人们的苦楚,所以,我们有必要把中医经络检测带入到中医健康管理模式中来。

经络检测仪在慢性病相关性研究中应用广泛[11]。刘成香[12]应用中医经络检测提供中医辨证的客观数据和体质特征,对超重者给出个体化的健康指导,能帮助超重者改变不良生活方式、减轻体重。付星等[13]发现原发性高血压病患者自律神经、阴/阳比值、

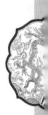

上/下比值均高于健康人，体能值低于健康人，为原发性高血压病临床辨证及诊疗提供一种新的客观稳定的中医量化指标。吴凡等[14]运用中医经络检测，给不同体质的特定人群提供了有针对性的预防方案参考，能为不同高血压病分级的患者提供有效的治疗依据。刘彦汶等[15]运用中医经络检测仪对2型糖尿病患者进行经络检测发现阴虚质和气虚质是糖尿病最常见的体质类型。而谷鑫等[16]则发现高血糖人群体质以阳虚质和阴虚质最为多见，气虚质、气郁质、痰湿质和湿热质其次。龚建强等[16]运用中医经络检测则发现脂肪肝患者脏腑多呈现上实下虚的病理状态。李迎真等[18]则研究慢性疲劳综合征与脏腑经络能量值之间的相关性，发现慢性疲劳综合征患者三焦经能量低（阳池）、膀胱经（束骨）及肾经（太溪）能量亢进。而佘姝娅等[19]则利用中医经络检测仪对失眠人群进行检测，得出失眠人群的中医体质类型及不同证型与中医经络检测仪中的体能状态、代谢状态、心肾状态、筋骨状态存在相关性。

由此可见，中医经络检测，其结果比较客观，可以反映近期的健康状况，是哪一条经络出了问题，"经络所过，主治所及"，我们期待着这一客观的依据作为参考，对亚健康状态人群进行干预指导，评估该经的阴阳虚实，"实则泻之，虚则补之"，配合着食疗药膳、调养心神、起居调摄、运动养生、经络养生等措施，以期达到很好的效果。

3.4 从肾经论治调养亚健康状态人群的中医健康管理模式

在本研究中，十二经络出现异常的频次分布情况，肾经居于首位，其次是心经和肝经；而且，在不同年龄段、不同的性别中，其异常的经络居于首位的也是肾经。

肾为先天之本，阴阳之根，临床许多疾病的发生发展都与肾有关[20]。查阅近十年从肾论治慢性非传染性疾病的文章，应用广泛。黄进[21]把非酒精性脂肪性肝病从肾论治，意义颇深，值得探讨，因肝肾两脏关系密切，在生理上母子相生，精血同源，经络相传，在病理上互相影响、疾病互传。董艺丹等[22]认为，中医心病主要是心主血脉的心血管病，但肾中精气亏损是心血管病证发生的主要病机之一，治肾是其重要治则。具体的从肾论治高血压则有不同的医家证明效果良好[23-25]。不管是从肾的生理功能、病理变化还是肾与肝脾二脏的关系等方面来论述，肾与高血压发生发展的关系密切。而从肾论治高血压病，就是通过补肾填精、滋补肝肾、温补肾阳、活血化瘀祛痰诸法调理肾脏功能以调整阴阳，并配合健脾和胃、疏肝、柔肝之法使肝脾肾功能及阴阳平衡协调。刘林等[26]则探讨老年焦虑症采用从肾论治，以期能为临床治疗提供借鉴。李婷婷等[27]则从"肺受气于肾"理论探讨从肾论治特发性肺纤维化。卫静静等[28]对刘启泉教授从肾论治慢性萎缩性胃炎的经验进行归纳总结，对临床实践具有很大的意义。

综上所述，在运用治未病理念对亚健康状态人群进行中医健康管理中，我们应当重视和关注肾经的调理，参考中医经络检测中的体能值、阴阳比值、上/下比值、左/右比值、最大/最小值，并对亚健康人群进行四诊合参，辨别其是肾阳虚还是肾阴虚等证为主，在后续的干预服务中，重视顾护肾气，采用中医特色疗法的中医健康管理，包括精神调理、四时养生、药食同补、导引、针灸、推拿、熏蒸、药浴等，以期能达到理想的效果。

参考文献

[1] 韩煜,张磊,王津生,等. 原穴的量化与中医诊断系统研究[J]. 天津中医药,2005,22(1):36-37.

[2] 刘婷婷,丁炜,魏睦新. 经络原穴导电量的研究进展[J]. 现代中西医结合杂志,2012,21(34):3865-3866.

[3] 杨晓倩,李厚臣,汤立新. 经络穴位低电阻特性的研究概述[J]. 中国中医药现代远程教育,2009,7(12):232-234.

[4] 朱亮,骆文斌,吴承玉. TDS中医经络检测仪的原理与功用[J]. 中医学报,2011,26(4):502-503.

[5] 朱颖,奚日辉. 基于无线穴位探测仪的中医经络信息检测系统[J]. 中国医疗设备,2009,24(7):21-25.

[6] 刘津,常少琼,陈瑞芳. 基于中医经络检测结果的分布探讨治未病[J]. 吉林中医药,2019,39(7):957-961.

[7] 石果,徐学功,张乐,等. 中医经络检测仪对郑州地区4 867例一般人群检测结果分析[J]. 河南中医,2020,40(11):1737-1740.

[8] 倪红梅,程羽,郭盈盈,等. 治未病思想与中医健康管理模式研究探索[J]. 南京中医药大学学报(社会科学版),2013,14(1):16-18.

[9] 尹艳,马斯佳. 中医治未病与中医健康管理体系的构建[J]. 中医药管理杂志,2021,29(20):211-213.

[10] 陈颖. 治未病理念下健康管理模式在亚健康人群中的应用[J]. 中医药管理杂志,2022,30(1):136-137.

[11] 董媛媛,谭奇纹. 中医经络检测及其临床应用的发展分析[J]. 光明中医,2022,37(3):412-415.

[12] 刘成香. 中医经络检测在体检人员体重管理中的应用[J]. 基层医学论坛,2019,23(9):1305-1306.

[13] 付星,李靖,赵新雨,等. 利用掌型中医经络检测仪观察原发性高血压经络检测的临床特点[J]. 亚太传统医药,2019,15(9):113-115.

[14] 吴凡,田立茹,刘桐伊,等. 不同高血压分级经络特性及体质研究[J]. 中国中医药科技,2020,27(1):1-4.

[15] 刘彦汶,张珂炜,吉红玉,等. 基于掌型经络检测仪探讨2型糖尿病体质与十二经络的相关性[J]. 河南中医,2020,40(1):120-122.

[16] 谷鑫,吴承玉. 240例高血糖人群中医体质类型与TDS研究[J]. 世界科学技术(中医药现代化),2014,16(3):618-624.

[17] 龚建强,刘稼,韩琦,等. 脂肪肝患者经络良导络值分析研究[J]. 中国民族民间医药,2018,27(3):15-18.

[18] 李迎真,尹建平,郝琳慧,等. 慢性疲劳综合征的经络相关性研究[J]. 中医临床研究,2017,9(5):9-11.

[19] 佘姝娅,杨茂农,陈霞,等. 失眠体质类型与经络检测仪辅助诊断的相关性研究[J]. 西部中医药,2017,30(10):122-124.

[20] 黄祥云,郭小青,谭从娥,等. 从肾生理功能探讨"从肾论治"在临床中运用[J]. 辽宁中医药大学学报,2014,16(9):139-141.

[21] 黄进. 非酒精性脂肪性肝病从肾论治刍议[J]. 江西中医药,2020,51(5):28-30.

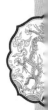

[22] 董艺丹,樊华,杨爱玲,等.心病从肾论治研究进展[J].中医研究,2021,34(1):46-50.
[23] 黄兴,寇冠军,米博,等.从肾论治高血压病[J].世界中医药,2016,11(8):1433-1436.
[24] 刘兴方,韩学杰.沈绍功从肾论治高血压病经验撷萃[J].中国中医基础医学杂志,2013,19(10):1143-1144.
[25] 卿立金,吴伟.吴伟教授从肾论治高血压病经验[J].中国中医急症,2013,22(12):2053-2054.
[26] 刘林,王冬梅,陈娟,等.从肾论治老年焦虑症的理论初探[J].现代中医临床,2021,28(6):63-66.
[27] 李婷婷,吕晓东,庞立健,等.基于"肺受气于肾"理论从肾论治特发性肺纤维化[J].中华中医药学刊,2020,38(9):68-71.
[28] 卫静静,赵蓓蓓,李京尧,等.刘启泉从肾论治慢性萎缩性胃炎经验[J].河北中医,2019,41(8):1129-1131.

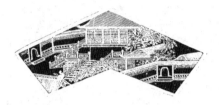

岭南内科进展（2023）

肿　　瘤

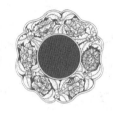

除痰散结方联合安罗替尼延长腹膜后去分化脂肪肉瘤患者生存期1例

余 玲[1] 林瑞婷[2] 陈汉锐[1] 林丽珠[1]*

腹膜后脂肪肉瘤是罕见的间叶细胞来源的恶性肿瘤,约占原发性腹膜后软组织肉瘤 41%～45%[1,2]。去分化脂肪肉瘤属高度恶性[3,4],临床表现具侵袭性,局部复发率达 80%[5],转移率20%～30%。其中腹膜后去分化脂肪肉瘤相较其他部位预后明显较差[5]。转移性肉瘤的预后较差,从一线治疗开始的中位生存期为 8～13 个月。据《2021CSCO 软组织肉瘤诊疗指南》,手术是目前公认的腹膜后脂肪肉瘤最主要的治疗方法[6]。然而,即便临床意义上的根治切除仍难以避免肿瘤的转移和复发,多次复发的肿瘤手术难度大,常难以再根治。对于不能切除或转移性去分化脂肪肉瘤患者,标准治疗包括化疗,通常在一线使用蒽环类药物,可与异环磷酰胺联合。尚无循证医学证据证实腹膜后脂肪肉瘤对放疗敏感。靶向治疗方面,在晚期或不可切除软组织肉瘤的二线靶向治疗,Ⅰ级推荐安罗替尼;哌柏西利作为腹膜后去分化脂肪肉瘤的二线治疗。我们报道 1 例腹膜后去分化脂肪肉瘤 3 次复发术后患者,通过中医药治疗,获无病生存期 17 个月,OS 长达 5 年 8 个月,旨在积累本病中医药治疗经验。

1 临床资料

1.1 病史资料

1.1.1 一般信息 患者陈某,女性,48 岁,广东云浮,2018 年 8 月 27 日来广州中医药大学第一附属医院门诊初诊,发病节气立秋。

1.1.2 病史 主诉:右腹膜后肿瘤切除术后复发,二次术后 10 个月。

现病史:患者于 2016 年 5 月开始出现反复腹胀,间中曾出现反复发热,对症处理及抗生素治疗缓解不明显。2016 年 11 月 15 日彩超示:右肾周多发实性肿块(最大约 41 mm×32 mm),考虑源于腹膜后,右侧腹腔内紧贴腹膜多发实性肿块(94 mm×39 mm×80 mm)。2016 年 11 月 17 日行右腹膜后肿物切除术,术后病理示:右肾上极、后腹膜去分化型脂肪肉瘤。术后分期:pT2N0M0,ⅢA 期。2017 年 8 月出现前胸、后背及肩部针刺样疼痛。2017 年 8 月 17 日上腹 CT:右中下腹肿瘤术后,病灶已大部分切除,右肾周筋膜增厚,其内结节灶软组织密度灶,考虑部分肿瘤残留。2017 年 10 月 26

作者单位:1. 广州中医药大学第一附属医院肿瘤中心;2. 广州中医药大学第一临床医学院。
*表示通讯作者。

日全麻下行腹膜后多发肿瘤切除＋肠系膜结节切除术＋肠粘连松解术。术中探查：腹膜后、肾周多发弥漫肿瘤，质韧，与脂肪分界不清（大者约6 cm×4.5 cm×3.5 cm），另肠系膜多发结节样肿物。术后病理：①（右腹膜后肿瘤）符合脂肪肉瘤，倾向去分化脂肪肉瘤，也符合慢性肉芽肿性炎，不排除结核可能。②（肠系膜肿物）中央干酪性坏死，不排除结核可能。分期：pT2N0M0，ⅢA期。

2017年11月21日广州市胸科医院病理会诊考虑脂肪肉瘤合并结核，结核性腹膜炎，予足疗程抗痨治疗：3HRZE/9HRE。2018年1月5日CT：右腹膜后肿瘤切除术后复发二次术后，L5椎体水平右侧腰大肌外侧结节（直径9 mm），考虑残留可能，右肾前缘多个结节状钙化灶。肝胃间隙结节状软组织（最大约6 mm×8 mm），淋巴结？腹膜转移？

刻诊：疲乏，右侧胁肋部游走性疼痛明显，时为针扎样疼痛，时为隐痛，偶有口干，纳眠差，咽中有痰，恶心欲呕，入睡困难，睡眠时长3～4小时，二便调。舌淡苔白腻，脉滑。

既往史：结核病史1年余，否认肝炎等传染病史，无高血压、糖尿病等病史，2016年11月、2017年10月行2次右腹膜后肿物切除术，否认重大外伤史，有输血史。

月经史：18岁月经初潮，月经周期28～30日，经期5～7天，49岁绝经，育有1子。

过敏史：否认药物、食物过敏史。

家族史：否认肿瘤家族史。

1.2　辅助检查

2016年11月15日彩超：右肾周多发实性肿块（最大约41 mm×32 mm），考虑来源于腹膜后，右侧腹腔内紧贴腹膜多发实性肿块（94 mm×39 mm×80 mm）。2017年8月17日上腹部平扫＋增强CT：对比2017年2月24日的CT片，右中下腹肿瘤术后，病灶已大部分切除，右肾周筋膜增厚，其内结节灶软组织密度灶，考虑部分肿瘤残留。2017年10月13日中大肿瘤医院病理会诊示：右肾上极、后腹膜去分化型脂肪肉瘤。2018年1月5日复查CT：右腹膜后肿瘤切除术后复发二次术后，L5椎体水平右侧腰大肌外侧结节（直径9 mm），考虑残留可能，右肾前缘多个结节状钙化灶。肝胃间隙结节状软组织（最大约6 mm×8 mm），性质待定，淋巴结？腹膜转移？

1.3　中西医诊断与诊断依据

中医诊断：肉瘤（痰湿凝聚证）。依据：患者中年女性，主因"右腹膜后肿瘤切除术后复发二次术后10个月"，属中医"肉瘤"范畴。患者气机郁滞，津聚成痰，停留局部，形成肿块，经久不消，久则血脉瘀滞，气滞痰结，故胸胁满闷不舒，舌淡苔白腻，脉滑为痰湿之征。

西医诊断：右腹膜后去分化脂肪肉瘤术后复发（T3NxM1，Ⅳ期）。依据：患者彩超、CT发现腹膜后肿物，经影像学检查及两次手术病理确诊为腹膜后去分化脂肪肉瘤。诊断明确，无须鉴别。

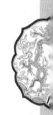

1.4 干预措施

第一阶段（2018年8月—2018年12月）：初诊（2018年8月27日），辨为痰湿凝聚证，治以健脾化痰，软坚散结，予自拟除痰散结方加减，药用土鳖5 g、桃仁10 g、当归10 g、红豆杉6 g、龙葵30 g、肿节风30 g、山慈菇15 g、半枝莲30 g、黄芪30 g、法半夏15 g、陈皮10 g、竹茹15 g、香附10 g、鸡内金10 g、山楂15 g、酸枣仁25 g、远志10 g、甘草6 g，每日1剂，水煎服，服用14天。

二诊（2018年12月27日）患者胁肋部疼痛，胃眠较前好转。舌淡苔薄黄，脉数。故去山楂、陈皮、半夏、当归、远志、竹茹等品，加强化痰散结之力，加清热解毒之蒲公英、化痰散结之地龙、瓜蒌皮、浙贝、预知子。

第二阶段（2019年1月—2020年8月）：2019年1月17日CT示右中下腹膜后肿瘤复发（37 mm×34 mm），肝肾间隙及肝右叶外缘新见多发转移灶（17 mm×15 mm）。诊断：右腹膜后去分化脂肪肉瘤术后复发转移（T3NxM1，Ⅳ期）。2019年2月25日予安罗替尼12 mg联合除痰散结方。因足底脱皮伴疼痛，2019年8月29日调整安罗替尼剂量为8 mg。为提高疗效，2020年4月20日调整安罗替尼剂量为12 mg，中药内服方加皮疹外洗方外洗患处，佐白鲜皮、地肤子、金银花、苦参、蒲公英、黄柏、丹皮、薄荷、冰片等宣肺凉血解毒之品。

2020年6月17日CT：脂肪肉瘤术后改变，右中下腹部肿块，大小约72 mm×74 mm，较前增大，考虑右中下腹膜后复发肿物较前进展，肝肾间隙外缘新发转移灶。2020年8月停服安罗替尼。

第三阶段（第三次手术，2020年9月—2022年4月）：2020年9月9日CT示右腹膜后脂肪肉瘤二次术后复查，右侧肝肾隐窝、右侧腹腔、右肾内下缘、右髂窝多发异常密度影（较大者位于右髂窝85 mm×63 mm），考虑脂肪肉瘤术后复发，范围较前明显增大。肝胃间隙数个结节灶（6 mm×8 mm），较前相仿，淋巴结？腹膜转移？肝内胆管—肝总管—胆总管普遍扩张、积气，原因待定。2020年9月10日行腹膜后肿物切除+右肾切除+右肾上腺切除+膈肌修补+肠粘连松解术+右半结肠切除术。术后病理：右肾+右肾周肿物脂肪肉瘤，符合去分化脂肪肉瘤，未见明确脉管内癌栓及神经束侵犯。右侧肾上腺、膈肌表面肿物考虑为肿瘤细胞，十二指肠表面肿物考虑为脂肪源性肿瘤。右半结肠+右半结肠周围肿物符合脂肪肉瘤，局部呈去分化脂肪肉瘤改变。免疫组化：EMA（-），CD34（脂肪样区域），S-100脂肪样区域（+），SMA（少量+），Desmin（-），WT1（-），Ki-67（约50%）。分子检测：MDM2扩增（阳性），CDK4扩增（阳性），DDIT3基因断裂（阴性）。

2021年3月24日CT：①符合脂肪肉瘤术后改变，未见明确肿瘤复发及转移灶；右肾切除术后改变，升结肠-肝曲区域肠壁稍增厚、强化。②肠道积气，较前相仿；考虑肝S4小囊肿，肝S7/8段交界区血管瘤。肝S5肝内胆管小结石，胆囊小结石，同前。十二指肠球部炎症较前减轻。盆腔少量积液。③右中肺及双下肺少许纤维灶。右肺尖微小结节。主动脉硬化。升主动脉瘤样扩张。肿瘤标志物正常。

2021年11月8日患者前额畏风，偶有胸部、腹部抽搐感，休息后可缓解，纳眠可，二便调。处方：土鳖 5 g、桃仁 10 g、莪术 15 g、当归 10 g、龙葵 30 g、半枝莲 30 g、重楼 9 g、蒲公英 15 g、白英 20 g、地龙 10 g、壁虎 6 g、蜈蚣 3 g、水蛭 10 g、鳖甲（先煎）20 g、香附 10 g、附子（先煎）10 g、酸枣仁 25 g、甘草片 6 g。

2022 年 1 月 10 日近半月，呕吐胃内容物 3 次，右季肋部隐痛，前额畏风，偶有胸部、腹部抽搐感，休息后可缓解，无口干口苦，无胃胀，无反酸打嗝，纳差眠可，二便调。舌红苔白腻，脉滑数。上方去桃仁、酸枣仁、莪术、白英、重楼、蒲公英，加肿节风、川芎、预知子、延胡索以活血化瘀行气，救必应缓解止痛，鸡内金、南山楂、法半夏、陈皮消食和胃。

2022 年 2 月 14 日右季肋部隐痛较前好转，前额畏风，偶有胸部、腹部抽搐感，休息后可缓解，纳差眠可，二便调。原方加川楝子 15 g 疏肝理气，牛膝 15 g、杜仲 15 g 补益肝肾。

2022 年 2 月 15 日 CT：①符合脂肪肉瘤术后改变，未见明确肿瘤复发及转移灶。右肾切除术后改变。升结肠-肝曲区域肠壁稍增厚、强化，较前相仿。②十二指肠球部炎症较前相仿。③右中肺及双下肺少许纤维灶。右肺尖微小结节，较前相仿，建议随诊。主动脉硬化。升主动脉瘤样扩张。

2022 年 3 月 23 日前额、后背畏风，偶有胸腹部抽搐感，休息后可缓解，纳眠一般，二便调。去当归、延胡索、救必应、鸡内金、山楂、牛膝，加藿香、厚朴、香附醒脾开胃。

1.5 疗效转归

患者第三次术后于 2020 年 9 月至今已 1 年 8 个月，总生存期已达 5 年 8 个月，仍继续门诊中医药维持治疗，见图 1。

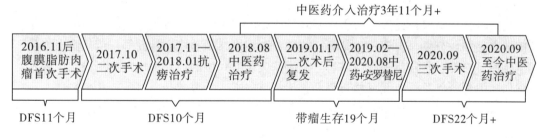

图 1　患者生存期时间图

2　临证体会

本案患者患晚期腹膜后去分化脂肪肉瘤，为不可治愈性的罕见恶性肿瘤，经历 3 次复发，3 次手术切除，缺乏有效药物，预后差。第一次于术后 9 月复发，第二次于术后 10 个月复发，患者求助中医药治疗。经中医药联合安罗替尼分子靶向治疗抗复发转移，患者获 19 个月带瘤生存期，第三次术后获得超过 22 个月无病生存期，目前随访未见复发转移，总生存期已 5 年 8 个月，远超文献报道的 8～13 个月。

软组织肉瘤多归于中医的"筋瘤""石疽""肉瘤""脂瘤"等范畴。中医古籍出现类似软组织肉瘤描述的有"六瘤者，随气凝结皮肤之中，忽然肿起，状如梅李，皮软而光，渐如杯卵"；"瘤则有六，骨瘤、脂瘤、气瘤、肉瘤、脓瘤、血瘤，亦不可决溃，肉瘤尤不可治，治则杀人"（《证治准绳》）。

中医认为气血津液的运化失常是肉瘤发病的关键环节，而痰饮、瘀血、癌毒互结是肉瘤发病的病因病机。饮食失调，或情志抑郁，或感受外邪，或素体气虚，可致气机失调，无力运化水湿，津液停聚而成痰；气为血之帅，气虚气滞无以行血，血行瘀滞而成瘀。痰、瘀二者均为阴邪，同气相求，常常相兼为病。痰瘀互结，病久化热，聚而成毒。朱丹溪云："自气成积，自积成痰，痰挟瘀血，遂成窝囊。"痰、瘀二者均为阴邪，同气相求，常常相兼为病。痰瘀互结，病久化热，聚而成毒。华佗《中脏腑·卷中·论痈疽疮肿》曰："痈疽疮肿之所作，皆五脏六腑蓄毒不流则生矣。"由此可见，痰、瘀、毒三者乃肉瘤形成发展的病理基础。

金元四大家之一朱丹溪强调肿瘤病机中痰的因素。《丹溪心法》谓："痰之为物，随气升降，无所不到。""凡人身上、中、下有块者，多是痰。"在治疗上有痰则治痰，但治痰必求其本，指出："治痰法，实脾土，燥脾湿，是治其本也。"并指出"善治痰者，不治痰而治气，气顺则一身津液亦随气而顺矣"。朱丹溪倡导治痰以治病，但反对过用峻利药，指出"治痰用利药过多，致脾气虚，则痰易生而多"。朱氏以二陈汤为治痰的基本方，他认为："二陈汤……一身之痰都管治，如要下行，加引下药，再上加引上药。"并且根据痰的不同性质和部位加用不同的药物，对后世医家在治疗方法上颇有指导意义。

基于以上对肉瘤病因病机的认识，林丽珠教授以"痰瘀互结"的辨证思路治疗软组织肉瘤，以辨证论治为核心，重视辨证与辨病相结合，以祛瘀解毒、化痰散结法为基本治疗大法，灵活运用药对，临床疗效显著。

临证时，林丽珠教授擅用活血化瘀之品如莪术、土鳖虫、桃仁、当归、三棱等；化痰散结之品如肿节风、山慈菇、龙葵、桔梗、法半夏、瓜蒌皮、地龙等；清热解毒之品如半枝莲、白英、蒲公英等治疗肉瘤。使用频次居前6位的药对为土鳖虫与桃仁、莪术与桃仁、山慈菇与龙葵、红豆杉与莪术、茯苓与白术、肿节风与龙葵。

同时，林丽珠教授辨治软组织肉瘤攻邪不忘扶正，攻补兼施，临证上兼有脾气虚者，伍以茯苓、白术、黄芪等健脾益气药；肾精亏虚者，则予山茱萸、女贞子、墨旱莲、熟地黄、淫羊藿等补肾填精、滋阴补阳之品。

对于本例患者服用安罗替尼之后出现手足综合征的不良反应，林丽珠教授以宣肺凉血解毒为治疗原则，结合中药特色的外治法外洗患处。在之后的随访中，患者足底脱皮伴疼痛的症状明显好转。

中药中药治疗通过调和平衡脏腑功能、平衡阴阳气血、扶正抑瘤，改善患者症状和减轻抗肿瘤治疗的副反应，提高生活质量，延长生存期。中医药作为腹膜后肉瘤治疗的辅助手段，可实现"带瘤生存"的目的，延缓术后复发时间。本例患者虽术后复发，但经中医药联合安罗替尼治疗，局部手术治疗，患者的总生存期已逾5年余，生活如常人，临床疗效显著。

参考文献

[1] TAGUCHI Y, TAKASHIMA S, TANAKA K. A case of phenytoin intoxication caused by interaction between phenytoin and capecitabine [J]. Brain and nerve, 2015, 67 (2): 213-217.

[2] DEMETRI G D, YON MEHREN M, JONES R L, et al. Efficacy and safety of trabectedin or dacarbazine for metastatic liposarcoma or leiomyosarcoma after failure of conventional chemotherapy: results of a phase Ⅲ randomized multicenter clinical trial [J]. Journal of clinical oncology, 2016, 34 (8): 786-793.

[3] GOECKENJAN G, SITTER H, THOMAS M, et al. Prevention, diagnosis, therapy, and follow-up of lung cancer [J]. Pneumologie, 2011, 65 (8): e51-e75.

[4] MANSFIELD S A, POLLOCK R E, GRIGNOL V P, et al. Surgery for abdominal well-differentiated liposarcoma [J]. Current treatment options in oncology, 2018, 19 (1): 1-8.

[5] ZAMBO I, VESELÝ K. WHO classification of tumours of soft tissue and bone 2013: the main changes compared to the 3rd edition [J]. Česko-slovenská patologie, 2014, 50 (2): 64-70.

[6] YUAN X L, LIU Y, XIANG W L, et al. Pathological features of 102 cases of liposarcoma and analysis of recurrent cases [J]. 临床与病理杂志, 2019, 39 (8): 1628-1633.

基于潜在类别分析的 EGFR-TKI 相关性皮疹的中医证候特征研究

林洁涛[1]　张　晶[1]　朱　珂[2]　郑心婷[1]　孙玲玲[1]　余　玲[1]　陈汉锐[1]　林丽珠[1*]

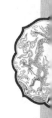

2020 年全球癌症年报显示，全球新诊断癌症人数高达 1 930 万例，其中因为癌症死亡人数预计可达 1 000 万人，其中肺癌依然是全球造成死亡人数最多的癌症[1]。在我国，肺癌的发病率和死亡率仍然稳居首位[2]。表皮生长因子受体酪氨酸激酶抑制剂（epidermal growth factor receptor inhibitors，EGFR-TKIs）是合并有 EGFR 突变的非小细胞肺癌（non-small cell lung cancer，NSCLC）的首选治疗方案。由其独特的作用机制，导致 EGFR-TKIs 相关性皮疹的发生，主要表现为痤疮样皮疹、甲沟炎等，严重影响患者的生活质量[3,4]。既往研究证明，辨证使用中医药外洗或内服的方法在 EGFR-TKIs 相关性皮疹的治疗方面有独特的疗效[5]。辨证论治是中医治疗的精髓，对于皮疹的外治法同样需要辨证。

潜在类别分析是一种建立在概率分布原理和对数线性模型基础之上，引入了因子分析与结构方程模型的思想而形成的分析方法，是在变量与潜在变量均为分类变量时探讨变量间的内在联系，可应用于疾病分型和中医证候的研究[6,7]。其目的是利用 1 个或多个分类的潜在变量来解释所观察的分类变量间的关系，最终以最少的潜在分类数来解释显在变量间的关联程度。本研究以症状为显在变量，而证候是潜在变量，对症状在皮损

作者单位：1. 广州中医药大学第一附属医院肿瘤中心；2. 广州中医药大学第一附属医院皮肤科。* 表示通讯作者。

的外观、虚实和其他合并症状（瘙痒、疼痛）等方面的规律进行分析，有利于我们对EGFR-TKIs 证型的深入理解。

1 资料

1.1 研究对象

本研究基于"外用消疹止痒方治疗表皮生长因子受体酪氨酸激酶抑制剂（EGFR-TKIs）相关面部皮疹的开放性、单臂多中心研究"（临床研究注册号：ChiCTR1900024461；广州中医药大学第一附属医院伦理委员会批件文号：NO. K【2019】026）项目，利用其基线资料的 123 例患者数据进行深入挖掘和分析。

1.2 纳入标准

①组织学或细胞学确诊为 NSCLC 的受试者，EGFR 基因突变阳性。②服用 EGFR-TKIs 药物，出现面部皮疹者或甲沟炎者。③年龄≥18 岁，性别不限。④受试者知悉自身病情，自愿签署书面知情同意书。⑤预期寿命≥3 个月，愿意遵守协议，能按医嘱使用药物，并接受被规律随访。⑥依从性好，能够自己或在协助下完成问卷。⑦东部肿瘤合作组体力评分（the eastern cooperative performance status scale，ECOG PS 评分）为 0～3 分。⑧所有患者在入组前 14 天内的实验室检查的值必须符合下列标准。a. 血常规检查：（筛查前 14 天内未输血、未使用 G-CSF、未使用药物纠正）血红蛋白≥90 g/L；中性粒细胞计数绝对值≥1.5×10^9/L；血小板计数≥100×10^9/L；白细胞计数≥4.0×10^9/L 并且≤15×10^9/L；b. 生化检查：（筛查前 14 天内未输血或白蛋白）谷草转氨酶（AST）和谷丙转氨酶（ALT）≤1.5 倍正常上限（upper limits of normal，ULN）（如存在肿瘤肝转移，≤5 倍 ULN）；碱性磷酸酶（ALP）≤2.5 倍 ULN（如存在肿瘤骨转移，≤5 倍 ULN）；总胆红素（TBiL）≤1.5 倍 ULN；白蛋白（ALB）≥30 g/L；血肌酐（Cr）≤1.5 倍 ULN，同时肌酐清除率（CrCL）≥60 mL/min（Cockcroft-Gault 公式）；活化部分凝血活酶时间（APTT）≤1.5 倍 ULN，同时，国际标准化比值（INR）或凝血酶原时间（PT）≤1.5 倍 ULN（未接受抗凝治疗）。

1.3 排除标准

①3 个月内接受放疗、化疗、靶向治疗及免疫治疗，以及既往接受放疗、化疗、靶向治疗及免疫治疗中曾出现皮疹受试者。②1 年内有生育计划以及已经怀孕或哺乳期女性。③治疗前 14 天内使用可能影响试验结果的药物，如局部使用抗生素、类固醇药物，或其他局部治疗；治疗前 7 天内使用任何全身性抗生素治疗。

2 方法

2.1 资料收集

本研究收集患者的人口学特征（包括性别、年龄、民族），临床资料（疾病诊断，病理类型，既往史、过敏史、靶向药物服用情况）。治疗评价指标包括：①在治疗前的基线、第1周、第2周。患者面部皮疹情况评分。研究人员在用照相机对每位患者正面以及左右两侧约与矢状面呈45°角处各拍摄1张面部清晰照片。②使用皮肤指数-16调查问卷（Skindex-16）和皮肤病生活质量指数（dermatology life quality index，DLQI）对患者生活质量（quality of life，QoL）进行评分以评价患者的生存质量；瘙痒数字评价量表（numeric rating scale，NRS）、疼痛数字评价量表（numeric rating scale，NRS）、用药疗效满意度。③安全性指标等。所有临床试验数据全部录入EDC系统，建立数据库。

2.2 潜在类别分析方法

2.2.1 皮疹数据编码规则　编码规则参考《EGFR-TKI不良反应管理专家共识》提到的中医药辨证治疗内容。[5] 通过皮疹的形态分：辨皮损，包括辨形态、辨颜色、辨光泽、辨渗液；辨虚实：实证，虚证；辨症状：痛、痒。根据是否存在设定：1=是；2=否。具体编码内容，见表1。

表1　皮疹表现及编码

变量名	取值编码	意义	变量名	取值编码	意义
V1		丘疹	V5		脓疱
	1	是		1	是
	2	否		2	否
V2		丘疹伴渗液	V6		结节
	1	是		1	是
	2	否		2	否
V3		红斑	V7		结痂
	1	是		1	是
	2	否		2	否
V4		水疱	V8		脱屑
	1	是		1	是
	2	否		2	否

续上表

变量名	取值编码	意义	变量名	取值编码	意义
V9		色红并压之褪色	V19		虚证—夹痰
	1	是		1	是
	2	否		2	否
V10		色红但压之不褪色	V20		瘙痒—风痒
	1	是		1	是
	2	否		2	否
V11		色淡白	V21		瘙痒—湿痒
	1	是		1	是
	2	否		2	否
V12		色红鲜润	V22		瘙痒—热痒
	1	是		1	是
	2	否		2	否
V13		色泽晦暗	V23		瘙痒—血虚风燥
	1	是		1	是
	2	否		2	否
V14		干型皮损	V24		疼痛—寒邪
	1	是		1	是
	2	否		2	否
V15		湿性皮损	V25		疼痛—热邪
	1	是		1	是
	2	否		2	否
V16		实证—湿热	V26		疼痛—痰凝
	1	是		1	是
	2	否		2	否
V17		实证—瘀毒	V27		疼痛—血瘀
	1	是		1	是
	2	否		2	否
V18		虚证—夹风			
	1	是			
	2	否			

2.2.2 数据管理及统计 对于连续型变量,将列出患者例数、均数、标准差。对于分类变量,将以频数表的形式(频数和百分数)列出。$P < 0.05$ 连续变量,使用 Kruskal Wallis 秩和检验得出,如计数变量有理论数 <10,用 Fisher 精确概率检验得出。

潜在类别分析是一种潜变量分析法,目的是利用潜类别解释多个显在分类变量之前的关系,并使各潜类别内部的外显变量之间满足局部独立要求。潜在类别分析过程包括模型参数化、参数估计、模型识别、模型评价、潜在分类和结果解释。

(1)概率参数化。潜类别模型(latent class model,LCM)的概率参数化(probabilistic parameterization)包括两种类型的参数:潜在类别概率(latent class probabilities)和条件概率(conditional probabilities)。

如果现有 A、B、C 三个外显变量,分别具有 I、J、K 个水平,其彼此之间相互独立。若存在一具有 T 个潜类别的潜变量 X,其不仅可以解释 A、B、C 三者间的关系,且在 X 的每个类别中,能够维持 A、B、C 这三个外显变量的局部独立性,即为 LCA。

潜在类别概率表示当观察变量局部独立时,潜变量 X 在第 t 个水平的概率,即从样本中随机选取的观察对象属于潜在类别 t 的概率。条件概率表示属于第 t 个潜在类别的个体对观察变量 A 的第 i 个水平作答的概率。

(2)参数估计与模型拟合。LCM 主要采用最大似然法(maximum likelihood,ML)进行参数估计,其迭代过程最常用的有 EM(expectation-maximization)算法。

模型适配检验方法主要有 Pearson χ^2、似然比卡方(G^2)以及信号评价指标;其中,赤池信息准则(Akaike information criterion,AIC)、贝叶斯信息准则(Bayesian information criterion,BIC)和校正的 BIC(aBIC)均越小表明适配度越好。

(3)潜在分类。在确定最优模型以后,应依据贝叶斯理论将所有观察值分类到适当的潜在类别中,来说明观察值的后验类别属性。结果以 BIC 最小为标准。依据中医证候(中医症状、体征),对各种潜在类别依据其下各项目的条件概率特点进行潜类别解释。

本研究中统计分析使用 EmpowerStats(www.empowerstats.com)和 R 语言软件的 poLCA package 进行数据分析。

3 结 果

3.1 123 例患者一般资料

123 例患者中男性 63 例,女性 60 例;平均年龄(54.83 ± 12.45)岁,从开始用药到出现皮疹的时间平均(13.49 ± 9.43)天;临床分期[非小细胞肺部 TNM 分期(8th)]:Ⅲb 期 24 例,Ⅳa 期 1 例,Ⅳb 期 98 例;基因检测结果:EGFR – 19 del 突变 47 例,EGFR L858R 突变 56 例,HER – 2 或其他非经典突变 8 例,不能提供具体基因报告 12 例;使用阿法替尼者 55 例,厄洛替尼 21 例,吉非替尼 16 例,埃克替尼 15 例,奥希替尼 14 例,达克替尼 2 例。将患者根据使用 EGFR-TKIs 情况分为第一代(吉非替尼、厄洛替尼、埃克替尼)、第二代(阿法替尼、达克替尼)、第三代(奥希替尼),各代患者一般资料详见表 2，$P<0.05$ 则代表两组间无统计学差异。

表 2　123 例 EGFR-TKIs 相关性皮疹患者一般资料情况（$\bar{x}\pm s$）

项目	总计 （123 例）	第一代 （52 例）	第二代 （57 例）	第三代 （14 例）	P 值
年龄/岁，$\bar{x}\pm s$	54.83 ± 12.45	51.88 ± 12.46	56.75 ± 10.85	57.93 ± 16.61	0.075
用药到出现皮疹的时间/天，$\bar{x}\pm s$	13.49 ± 9.43	13.62 ± 11.17	13.65 ± 8.36	12.36 ± 6.52	0.894
性别/例（%）					0.958
男性	63 (51.22)	26 (50.00)	30 (52.63)	7 (50.00)	
女性	60 (48.78)	26 (50.00)	27 (47.37)	7 (50.00)	
分期/例（%）					0.736
Ⅲb 期	24 (19.51)	10 (19.23)	10 (17.54)	4 (28.57)	
Ⅳa 期	1 (0.81)	0	1 (1.75)	0	
Ⅳb 期	98 (79.67)	42 (80.77)	46 (80.70)	10 (71.43)	
基因突变/例（%）					0.042
EGFR – 19 del	47 (38.21)	22 (42.31)	19 (33.33)	6 (42.86)	
EGFR L858R	56 (45.53)	27 (51.92)	22 (38.60)	7 (50.00)	
具体不详	12 (9.76)	3 (5.77)	8 (14.04)	1 (7.14)	
HER – 2 或其他非经典突变	8 (6.50)	0	8 (14.04)	0	
皮疹类型/例（%）					
丘疹	123 (100.00)	52 (100.00)	57 (100.00)	14 (100.00)	—
脓疱	60 (48.78)	28 (53.85)	29 (50.88)	3 (21.43)	0.107
红斑	48 (39.02)	17 (32.69)	27 (47.37)	4 (28.57)	0.203
湿疹	1 (0.81)	0	1 (1.75)	0	0.558

注：第一代 EGFR-TKIs 为吉非替尼、厄洛替尼、埃克替尼；第二代 EGFR-TKIs 为阿法替尼、达克替尼；第三代 EGFR-TKIs 为奥希替尼。

3.2　123 例患者皮疹表现情况

对 123 例患者的临床表现，按皮疹外观、虚实、瘙痒、疼痛等进行分类，具体列表见表 3。从数据可以看出，第二代 EGFR-TKIs 以丘疹伴渗液、水疱、脓疱、呈湿热或夹痰夹瘀为主要表现。第三代 EGFR-TKIs 所导致的皮疹及以上的特征明显少于第二代 EGFR-TKIs。而第一代 EGFR-TKIs 所致皮疹则介于两者之间。

表3 123例EGFR-TKIs相关性皮疹患者皮疹表现特征

临床表现				总计/例（%）(123例)	第一代/例（%）(52例)	第二代/例（%）(57例)	第三代/例（%）(14例)	P值
辨皮损	辨形态	丘疹						0.341
			是	114（92.68）	49（94.23）	51（89.47）	14（100.00）	
			否	9（7.32）	3（5.77）	6（10.53）	0（0.00）	
		丘疹伴渗液						0.011
			是	34（27.64）	9（17.31）	17（29.82）	8（57.14）	
			否	89（72.36）	43（82.69）	40（70.18）	6（42.86）	
		红斑						0.673
			是	81（65.85）	32（61.54）	39（68.42）	10（71.43）	
			否	42（34.15）	20（38.46）	18（31.58）	4（28.57）	
		水疱						0.013
			是	21（17.07）	5（9.62）	10（17.54）	6（42.86）	
			否	102（82.93）	47（90.38）	47（82.46）	8（57.14）	
		脓疱						0.063
			是	53（43.09）	19（36.54）	24（42.11）	10（71.43）	
			否	70（56.91）	33（63.46）	33（57.89）	4（28.57）	
		结节						0.525
			是	55（44.72）	21（40.38）	26（45.61）	8（57.14）	
			否	68（55.28）	31（59.62）	31（54.39）	6（42.86）	
		结痂						0.612
			是	33（26.83）	12（23.08）	16（28.07）	5（35.71）	
			否	90（73.17）	40（76.92）	41（71.93）	9（64.29）	
		脱屑						0.334
			是	28（22.76）	13（25.00）	14（24.56）	1（7.14）	
			否	95（77.24）	39（75.00）	43（75.44）	13（92.86）	
辨颜色		色红并压之褪色						0.257
			是	77（62.60）	34（65.38）	32（56.14）	11（78.57）	
			否	46（37.40）	18（34.62）	25（43.86）	3（21.43）	
		色红但压之不褪色						0.887
			是	56（45.53）	25（48.08）	25（43.86）	6（42.86）	
			否	67（54.47）	27（51.92）	32（56.14）	8（57.14）	

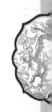

续上表

临床表现			总计/例（%）(123例)	第一代/例（%）(52例)	第二代/例（%）(57例)	第三代/例（%）(14例)	P值
辨光泽	色淡白						0.297
		是	13（10.57）	5（9.62）	8（14.04）	0（0.00）	
		否	110（89.43）	47（90.38）	49（85.96）	14（100.00）	
	色红鲜润						0.086
		是	81（65.85）	40（76.92）	33（57.89）	8（57.14）	
		否	42（34.15）	12（23.08）	24（42.11）	6（42.86）	
	色泽晦暗						0.289
		是	39（31.71）	14（26.92）	22（38.60）	3（21.43）	
		否	84（68.29）	38（73.08）	35（61.40）	11（78.57）	
辨渗液	干型皮损						0.452
		是	43（34.96）	15（28.85）	23（40.35）	5（35.71）	
		否	80（65.04）	37（71.15）	34（59.65）	9（64.29）	
	湿性皮损						0.063
		是	39（31.71）	11（21.15）	21（36.84）	7（50.00）	
		否	84（68.29）	41（78.85）	36（63.16）	7（50.00）	
辨虚实	实证	湿热					0.014
		是	46（37.40）	15（28.85）	21（36.84）	10（71.43）	
		否	77（62.60）	37（71.15）	36（63.16）	4（28.57）	
		瘀毒					0.978
		是	41（33.33）	17（32.69）	19（33.33）	5（35.71）	
		否	82（66.67）	35（67.31）	38（66.67）	9（64.29）	
	虚证	血虚夹风					0.148
		是	39（31.71）	12（23.08）	23（40.35）	4（28.57）	
		否	84（68.29）	40（76.92）	34（59.65）	10（71.43）	
		血虚夹痰					0.014
		是	40（32.52）	12（23.08）	19（33.33）	9（64.29）	
		否	83（67.48）	40（76.92）	38（66.67）	5（35.71）	

续上表

临床表现			总计/例（%）(123例)	第一代/例（%）(52例)	第二代/例（%）(57例)	第三代/例（%）(14例)	P值
其他症状	辨痒	风痒					0.967
		是	27 (21.95)	12 (23.08)	12 (21.05)	3 (21.43)	
		否	96 (78.05)	40 (76.92)	45 (78.95)	11 (78.57)	
		湿痒					0.022
		是	48 (39.02)	16 (30.77)	22 (38.60)	10 (71.43)	
		否	75 (60.98)	36 (69.23)	35 (61.40)	4 (28.57)	
		热痒					0.103
		是	48 (39.02)	20 (38.46)	19 (33.33)	9 (64.29)	
		否	75 (60.98)	32 (61.54)	38 (66.67)	5 (35.71)	
		血虚风燥					0.962
		是	32 (26.02)	13 (25.00)	15 (26.32)	4 (28.57)	
		否	91 (73.98)	39 (75.00)	42 (73.68)	10 (71.43)	
	辨痛	寒邪					0.324
		是	11 (8.94)	4 (7.69)	7 (12.28)	0 (0.00)	
		否	112 (91.06)	48 (92.31)	50 (87.72)	14 (100.00)	
		热邪					0.277
		是	60 (48.78)	27 (51.92)	24 (42.11)	9 (64.29)	
		否	63 (51.22)	25 (48.08)	33 (57.89)	5 (35.71)	
		痰凝					0.144
		是	36 (29.27)	12 (23.08)	17 (29.82)	7 (50.00)	
		否	87 (70.73)	40 (76.92)	40 (70.18)	7 (50.00)	
		血瘀					0.945
		是	35 (28.46)	14 (26.92)	17 (29.82)	4 (28.57)	
		否	88 (71.54)	38 (73.08)	40 (70.18)	10 (71.43)	

3.3 潜类别模型分析结果

使用潜类别分析模块对123例患者数据进行拟合得到4个类别的人群。根据得到拟合信息可知，当潜类别数为3时，BIC最小（BIC=3 657.74），结合临床实际，可选择包含3个潜类别的模型作为较为理想的模型，见表4。

表 4 潜类别模型的拟合结果

类别数	最大似然比	参数	残差自由度	AIC	BIC
1	−1 949.73	27	96	3 953.46	4 029.39
2	−1 713.09	55	68	3 536.18	3 690.85
3	−1 629.16	83	40	3 424.33	3 657.74
4	−1 585.72	111	12	3 393.45	3 705.60

3.4 各潜在类别人群的特征和中医辨证分型

在模型参数化之后，可以得到 3 个潜在类别人群。其临床表现的特征见表 5，进而根据各项目的条件概率（conditional probabilities）特点进行潜类别解释，结合中医基础理论，参考国家标准《中医临床诊疗术语 第 2 部分：证候》[8]，对 3 个不同类别进行辨证分型。类别 1（Class 1）的皮疹表现为：皮损干燥，颜色淡暗或色泽晦暗，伴瘙痒等表现，符合中医辨证的阴虚内热证或病程较久，可夹有瘀血证。类别 2（Class 2）的皮疹表现为：皮损为丘疹伴渗液，伴有红斑，皮疹颜色红鲜润，伴有结节、脓疱等表现，符合中医辨证的湿热痰结证。类别 3（Class 3）的皮疹表现为：红斑，色鲜红，压之褪色等表现，符合中医辨证的肺经风热证。

表 5 按 3 个类别划分的临床表现特征

临床表现		Class 1/例（%）	Class 2/例（%）	Class 3/例（%）	P 值
丘疹					0.043
	是	39（90.70）	45（100.00）	30（85.70）	
	否	4（9.30）	0（0.00）	5（14.30）	
丘疹伴渗液					<0.001
	是	2（4.70）	30（66.70）	2（5.70）	
	否	41（95.30）	15（33.30）	33（94.30）	
红斑					<0.001
	是	16（37.20）	38（84.40）	27（77.10）	
	否	27（62.80）	7（15.60）	8（22.90）	
水疱					<0.001
	是	2（4.70）	16（35.60）	3（8.60）	
	否	41（95.30）	29（64.40）	32（91.40）	
脓疱					<0.001
	是	10（23.30）	36（80.00）	7（20.00）	
	否	33（76.70）	9（20.00）	28（80.00）	

续上表

临床表现		Class 1/例（%）	Class 2/例（%）	Class 3/例（%）	P值
结节					<0.001
	是	17（39.50）	35（77.80）	3（8.60）	
	否	26（60.50）	10（22.20）	32（91.40）	
结痂					0.03
	是	12（27.90）	17（37.80）	4（11.40）	
	否	31（72.10）	28（62.20）	31（88.60）	
脱屑					0.062
	是	15（34.90）	7（15.60）	6（17.10）	
	否	28（65.10）	38（84.40）	29（82.90）	
色红并压之褪色					<0.001
	是	3（7.00）	40（88.90）	34（97.10）	
	否	40（93.00）	5（11.10）	1（2.90）	
色红但压之不褪色					<0.001
	是	31（72.10）	19（42.20）	6（17.10）	
	否	12（27.90）	26（57.80）	29（82.90）	
色淡					<0.001
	是	13（30.20）	0（0.00）	0（0.00）	
	否	30（69.80）	45（100.00）	35（100.00）	
色红鲜润					<0.001
	是	12（27.90）	38（84.40）	31（88.60）	
	否	31（72.10）	7（15.60）	4（11.40）	
色泽晦暗					<0.001
	是	31（72.10）	6（13.30）	2（5.70）	
	否	12（27.90）	39（86.70）	33（94.30）	
干型皮损					0.007
	是	23（53.50）	11（24.40）	9（25.70）	
	否	20（46.50）	34（75.60）	26（74.30）	
湿性皮损					<0.001
	是	2（4.70）	31（68.90）	6（17.10）	
	否	41（95.30）	14（31.10）	29（82.90）	

续上表

临床表现		Class 1/例（%）	Class 2/例（%）	Class 3/例（%）	P 值
实证—夹湿					<0.001
	是	4（9.30）	34（75.60）	8（22.90）	
	否	39（90.70）	11（24.40）	27（77.10）	
实证—瘀毒					<0.001
	是	20（46.50）	19（42.20）	2（5.70）	
	否	23（53.50）	26（57.80）	33（94.30）	
虚证—夹风					0.01
	是	21（48.80）	11（24.40）	7（20.00）	
	否	22（51.20）	34（75.60）	28（80.00）	
虚证—夹痰					<0.001
	是	7（16.30）	32（71.10）	1（2.90）	
	否	36（83.70）	13（28.90）	34（97.10）	
瘙痒—风痒					0.02
	是	9（20.90）	5（11.10）	13（37.10）	
	否	34（79.10）	40（88.90）	22（62.90）	
瘙痒—湿痒					<0.001
	是	4（9.30）	39（86.70）	5（14.30）	
	否	39（90.70）	6（13.30）	30（85.70）	
瘙痒—热痒					<0.001
	是	4（9.30）	32（71.10）	12（34.30）	
	否	39（90.70）	13（28.90）	23（65.70）	
瘙痒—血虚风燥					0.002
	是	18（41.90）	4（8.90）	10（28.60）	
	否	25（58.10）	41（91.10）	25（71.40）	
疼痛—寒邪					0.233
	是	6（14.00）	4（8.90）	1（2.90）	
	否	37（86.00）	41（91.10）	34（97.10）	
疼痛—热邪					<0.001
	是	7（16.30）	39（86.70）	14（40.00）	
	否	36（83.70）	6（13.30）	21（60.00）	

续上表

临床表现		Class 1/例（%）	Class 2/例（%）	Class 3/例（%）	P值
疼痛—痰凝					<0.001
	是	3（7.00）	27（60.00）	6（17.10）	
	否	40（93.00）	18（40.00）	29（82.90）	
疼痛—血瘀					<0.001
	是	23（53.50）	12（26.70）	0（0.00）	
	否	20（46.50）	33（73.30）	35（100.00）	

3.5　123例皮疹患者中医证候的后验概率

后验概率分析可以将每个患者进行相应的分类，概率最大者则属于该类别。对所有患者进行分类，按患者顺序列举前5例患者及最后5例患者的数据见表6。第一例患者，Class 3的后验概率最高为1，因此该患者归属于Class 3。其他患者的亦根据后验概率进行分组。最终得到患者的分类结果是：阴虚内热证43人（占34.96%）；湿热痰结证45人（占36.59%）；肺经风热证35人（占28.45%）。不同代数的EGFR-TKIs药物在证候分布上亦存在差异，从表7中的数据可以看出，第一代靶向药物以阴虚内热和肺经风热证最为常见（32.69%和38.46%），第二代靶向药物以阴虚内热证和湿热痰结证为主（分别为40.35%和35.09%），第三代靶向药物以湿热痰结证最为常见（71.43%）。

表6　123例EGFR-TKIs相关性皮疹患者中医证候的后验概率

患者编号	分组	Prob. 1	Prob. 2	Prob. 3
1	3	0.00	0.00	1.00
2	1	1.00	6.00×10^{-4}	0.00
3	2	0.00	1.00	1.00×10^{-4}
4	2	0.00	1.00	3.00×10^{-4}
5	3	0.10	0.00	0.90
119	2	3.00×10^{-4}	1.00	0.00
120	3	1.00×10^{-4}	0.00	1.00
121	1	1.00	0.00	0.00
122	2	0.08	0.92	0.00
123	2	0.00	1.00	0.00

表7 3个潜在类别（证候）分布

EGFR-TKIs	Class 1/例（%） （阴虚内热证）	Class 2/例（%） （湿热痰结证）	Class 3/例（%） （肺经风热证）	P
	43（34.96）	45（36.59）	35（28.45）	
靶向药物				0.025*
第一代	17（32.69）	15（28.85）	20（38.46）	
第二代	23（40.35）	20（35.09）	14（24.56）	
第三代	3（21.43）	10（71.43）	1（7.14）	

注：*计数变量有理论数<10，P值用Fisher精确概率检验得出。

4 讨 论

表皮生长因子受体（EGFR）在多种实体肿瘤中都存在过表达，同时也在正常的皮肤组织中表达，如表皮角质形成细胞、皮脂腺细胞和毛囊的外根鞘等皮肤及其附属器等。因此，在临床使用过程中，EGFR-TKI最常见的不良反应就是PRIDE综合征，主要表现为痤疮样皮疹（papulopustular rash，P）和甲沟炎（paronychia，P）、毛发异常（regulatory change in hair，R）、瘙痒（itching，I）、皮肤干燥（dryness，D）[4]。

从根本上讲，EGFR-TKI引起的皮疹/痤疮样皮疹与寻常痤疮两者在临床表现和组织病理学特征方面都存在不同。寻常痤疮的病因是毛囊存在不同深度的炎症，并在此基础上继发其他的炎症反应所造成的，在临床表现上，初发皮肤损害常为白头或黑头粉刺，或伴有炎性丘疹、结节和囊肿，常伴有疼痛，多发生在皮脂溢出部位；而EGFR-TKIs相关性皮疹表现形态单一，以丘疹和（或）脓疱疹为主，时常伴有瘙痒或疼痛。[9]而在毒性方面，目前第一、二、三代EGFR-TKI各不相同。一项网络荟萃分析（Network meta-analysis）比较这三代EGFR-TKIs的不良反应谱。[3]结果显示了每一种EGFR-TKI均具有其毒性的倾向性。例如：使用奥希替尼更容易出现白细胞减少、中性粒细胞减少和间质性肺炎；使用达可替尼容易出现厌食、贫血、皮肤干燥、脱发等；使用阿法替尼则皮疹、腹泻、口腔炎、甲沟炎、瘙痒等的发生率偏高；使用厄洛替尼发生疲劳的概率较高；使用吉非替尼则容易导致恶心、呕吐、便秘、转氨酶升高等。

EGFR-TKIs相关性皮疹作为一种新的病症，需要完善中医基础理论来指导临床应用。目前各医家对EGFR-TKIs相关性皮疹做了理论分析和辨证分型。如蒋益兰教授认为可辨证为风盛热毒证、湿毒蕴肤证、热毒入营证、气阴两虚证等。[10]《EGFR-TKI不良反应管理专家共识》将皮疹患者分为肺经风热、肠胃湿热、阴虚内热、瘀热痰结四证进行辨证论治。[5]以上均是基于医家个人经验所得。辨证论治是对望闻问切四诊进行收集资料，结合症状、体征，通过中医理论的综合分析，辨清疾病的发生、发展，并给予精准的治疗手段。《诸病源候论·疮诸病·头面身体诸疮候》认为"肺主气，候于皮毛；脾主肌肉。气虚则腠膜开，为风湿所乘；内热则脾气温，脾气温则肌肉生热也。湿热相搏，故头面身体皆生疮"，说明皮疹的病位在肺，与脾胃相关，风、湿、热是三大相关病理因素。林丽珠教授认为 EGFR-TKIs 相关性皮疹的发病病机是阴虚血燥在内，而毒邪结聚在外，而不同的药物及病程不同，则表现出兼夹湿热、痰湿或血瘀[11,12]。本研究利用潜在类别分析法对皮疹类型进行分类，一共分出肺经风热型、湿热痰结型、阴虚内热型等3个常见证型，正好印证了皮疹发病的基本病理和病机。药毒较轻者，邪犯肺经及肌表，皮疹表现较轻，主要以红斑为主，色鲜红，压之褪色，丘疹量少，或伴有瘙痒，此时属于肺经风热表现。而药毒邪气较盛，损伤脾胃，湿热内生，结聚肌肤，形成结节；热毒结聚，损伤津液，灼液成脓，故见脓疱，此时当辨证为湿热痰结型。病程日久，毒邪渐弱，此时亦或阴液耗伤，皮损干燥、颜色淡暗或色泽晦暗，或者夹血瘀，此时辨证为阴虚内热。如此分为三种证型，符合中医辨证的病因病机，而且有充分数据支持，方便中西医同行使用，具有重要的临床意义。

潜在类别分析模型是根据个体在外显指标上的反应模式即不同的联合概率来进行参数估计的统计方法。潜类别分析与因子分析、聚类分析等方法对比有多方面的优点，例如对潜变量的类别不做过多要求，可以呈多项式分布。而且潜在类别模型是以个体作为中心，聚类标准和结果的检验更合理。因此近年来这项技术广泛应用于科研领域用于探索疾病的亚型[6]。目前在其他疾病对中医证型进行分析[13,14]，但在 EGFR-TKIs 相关性皮疹上暂未见报道。本研究利用潜在类别模型对 EGFR-TKIs 相关性皮疹患者的中医证候进行辨证，以探讨显在变量（中医症状）和潜在变量（中医证候）之间的内在联系，利用最少的潜在分类来解释显变量的关联程度。通过潜变量分类方法分辨出 EGFR-TKIs 相关性皮疹的不同证型。本研究的不足之处在于研究中未采集患者的舌象和脉象信息，在使用潜类别分析的证型中并未纳入其中，可在今后的研究中进行验证。

中医辨证论治是根据外在的四诊进行高度总结。通过四诊得到患者的症状、体征等信息是外在的表面表象，而复杂的组合规律是潜在于其中，通过数学模型将其呈现出来是值得我们深入探索的方向。

参考文献

[1] BRAY F, FERLAY J, SOERJOMATARAM I, et al. Global cancer statistics 2018：GLOBOCAN estimates of incidence and mortality worldwide for 36 cancers in 185 countries [J]. CA：A cancer journal for clinicians, 2018, 68 (6)：394 – 424.

[2] FENG R M, ZONG Y N, CAO S M, et al. Current cancer situation in China：good or bad news from the 2018 Global Cancer Statistics? [J]. Cancer communications, 2019, 39 (1)：22.

[3] ZHAO Y, CHENG B, CHEN Z S, et al. Toxicity profile of epidermal growth factor receptor tyrosine kinase inhibitors for patients with lung cancer：a systematic review and network meta-analysis [J]. Critical reviews in oncology/hematology, 2021, 160：103305.

[4] LACOUTURE M E, LAI S E. The PRIDE (Papulopustules and/or paronychia, Regulatory abnormalities of hair growth, Itching, and Dryness due to Epidermal growth factor receptor inhibitors) syndrome [J]. British journal of clermatology, 2006, 155 (4)：852 – 854.

[5] 胡洁，林丽珠，骆肖群，等. EGFR-TKI 不良反应管理专家共识 [J]. 中国肺癌杂志，2019，22 (2)：57 – 81.

[6] 王家鹏,陈金军.潜类别分析在疾病分类中的应用[J].广东医学,2019,40(S1):223-226,229.

[7] LAZARSFELD P F, HENRY N W. Latent structure analysis [M]. New York: Houghton Mifflin, 1968: 46-68.

[8] 国家市场监督管理总局,国家标准化管理委员会.中医临床诊疗术语 第2部分:证候[S].北京:中国标准出版社,2021:130-259.

[9] BALAGULA Y, LACOUTURE M E, COTLIAR J A. Dermatologic toxicities of targeted anticancer therapies [J]. The journal of supportive oncology, 2010, 8 (4): 149-161.

[10] 邹思,蒋益兰,杨晓.蒋益兰教授治疗肺癌EGFR-TKI相关性皮疹经验拾萃[J].中医药导报,2018,24(6):25-27.

[11] 余国芳,林丽珠.林丽珠辨治表皮生长因子受体抑制剂相关皮疹的经验探析[J].世界科学技术(中医药现代化),2009,11(5):758-763.

[12] 林瑞婷,林洁涛,林丽珠.表皮生长因子酪氨酸激酶抑制剂相关皮疹的中医药治疗研究进展[J].广州中医药大学学报,2021,38(1):217-222.

[13] 周涛,赵枫朝,陶丽新,等.肝炎中医辨证分型研究中潜在类别模型的应用[J].中国预防医学杂志,2013,14(9):646-649.

[14] 张恒艳,叶建州,周也,等.潜类别结构方程在中医证候演变分析中的运用概述[J].时珍国医国药,2018,29(10):2476-2477.

基于数据的中医药治疗大肠癌的组方规律分析

綦向军[1] 陈新荣[1] 莫嘉浩[2] 李珮馨[2] 蔡梦怡[3]
蓝婉宁[1] 陈汉锐[4] 陈壮忠[4] 陈国铭[1] 林丽珠[4]*

大肠癌主要包括结肠癌和直肠癌,是一种常见的消化道恶性肿瘤。《2020年癌症统计报告》显示,大肠癌为全球第三大好发恶性肿瘤,致死率为全球第二[1],并且近年来我国大肠癌的发病率和死亡率呈上升趋势[2]。手术是大肠癌的主要治疗方式,但即使是施行根治性手术的患者仍有约45%出现复发[3],采用多学科综合的诊疗模式预防术后的复发和转移是早期大肠癌的治疗关键。在我国,中医药被广泛运用于大肠癌患者,中医药的术后调理与放疗、化疗、生物靶向乃至免疫治疗的联合运用是我国大肠癌临床的特色之一。目前,已有相当可观的循证医学证据表明,中医药有助于延长大肠癌患者的生存期,减少转移复发[4-6],但在这些研究中,鲜有对大肠癌方剂的组方规律进行深入探究,而现有的大肠癌用药规律研究多局限于名医经验的整理[7,8],对于大型肿瘤方剂辞典或肿瘤成药数据库的挖掘仍然是欠缺的。因此,本研究拟通过收集并分析《肿瘤方剂大辞典》《肿瘤良方大全》《中国药典》《卫生部药品标准中药成方制剂》以及《国家中成药标准汇编》中的大肠癌方剂,探讨治疗大肠癌方剂的成方规律,以期为中医药治疗大肠癌的临床应用提供借鉴与参考。

作者单位:1.广州中医药大学第一临床医学院;2.广州中医药大学第二临床医学院;3.广州中医药大学护理学院;4.广州中医药大学第一附属医院肿瘤科。*表示通讯作者。

1 资料与方法

1.1 资料来源

资料来源于《肿瘤方剂大辞典》[9]、《肿瘤良方大全》[10]、《中国药典》[11]、《卫生部药品标准中药成方制剂》[12]以及《国家中成药标准汇编》[13]。

1.2 纳入标准

①方剂的主治为大肠癌、肠癌、结肠癌、直肠癌或结直肠癌。②方剂有明确的组成、剂量、用法用量。

1.3 排除标准

①组成重复的方剂。②组方中含有西药的方剂。③只叙述方名，未具体罗列中药组成与剂量的方剂。④方剂中含有食材（非药食两用者）的食疗方。

1.4 资料预处理及提取

1.4.1 资料预处理 首要参考2020年版《中国药典》，若该版本药典未收录，则参考往届版本，若药典未收录，则参考人民卫生出版社全国高等中医药教材唐德才主编的《中药学》以及《中华本草》对中药名称进行规范。药名规范示例："红藤"→"大血藤"，"云苓"→"茯苓"。

1.4.2 资料提取 制定资料提取表，于Microsoft Excel 2010录入方药信息，录入内容主要包括各个方剂的具体药物和用量；由双人录入数据，确保录入数据准确无误。

1.5 统计学分析

1.5.1 频次统计 将所得方剂数据运用Microsoft Excel 2010计算出用药频次，将每味中药用药频次进行降序排序，并将频次统计结果导出。

1.5.2 关联规则分析 通过设置合适的支持度、置信度以提取核心中药组合；支持度表示该药物组合出现频次占方剂总量的百分比；置信度表示前项药物出现时，后项药物出现的概率；提升度反映关联规则中前项中药与后项药物的相关性，提升度＞1且越高表明正相关性越高，提升度＝1说明没有相关性，提升度＜1且越低说明负相关性越高[14]。

为了更好地总结不同治则下的用药规律，本研究对关联规则进行了如下探索：通过前期的大肠癌中医文献综述，本研究将大肠癌方剂的主要治则归纳为祛邪（即抗癌解毒）、扶正、化瘀、祛湿，根据频次统计结果以及整体的关联规则分析结果，提取出能够体现相应治则的核心中药，并据此进行方剂的筛选与分类，将所得方剂与治则相匹配，分别进行关联规则可视化。此外，不少中药在中医系统中尤适用于肠道疾病，如败酱草、地榆、槐花，本研究对包含上述中药的方剂进行了关联规则分析以探究肠道特色

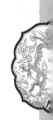

中药在大肠癌中的运用。

本研究拟运用SPSS Clementine 12.0软件所提供的Apriori板块进行关联规则分析以及R4.0.2软件中的arules包、arulesViz包进行关联规则可视化。

1.5.3 聚类分析 聚类分析是将数据分类到不同的类或者簇这样的一个过程，所以对象在同一个簇中有较大的相似性，而不同簇间的对象有较大的相异性[15]。聚类分析主要应用于探索性研究，用于中医药成方规律的研究，是目前常用的中医药数据挖掘方法之一。本研究拟运用SPSS 18.0软件进行聚类分析。

1.5.4 因子分析 因子分析是从数据变量群中提取共性因子的统计方法，因子分析的主要目的是探索数据变量群中无法直接测量到的隐性变量，因子分析用于中医药成方规律的研究，亦为目前常用的中医药数据挖掘方法之一。本研究拟运用SPSS 18.0软件采用主成分分析法进行因子分析。

2 结 果

2.1 纳入方剂结果

严格根据纳入标准及排除标准，最终筛选纳入285个大肠癌方剂。

2.2 药物频次统计结果

285个大肠癌方剂共涉及412种中药，对所有中药进行频次统计并将频次≥16的中药进行降序排列，共得到高频中药43种，其中抗癌解毒药20味，活血化瘀药5味，补气药4味，理血药4味，理气药4味，利水渗湿药3味，泻下药1味，平肝熄风药1味，收涩药1味，见表1。

表1 大肠癌方剂中药频次统计

药物	频数/次	药物	频数/次	药物	频数/次	药物	频数/次
白花蛇舌草	78	丹参	30	木香	24	鸡血藤	19
半枝莲	61	茯苓	30	石见穿	24	守宫	19
败酱草	56	苦参	30	重楼	24	金银花	18
薏苡仁	51	白英	29	菝葜	22	仙鹤草	18
黄芪	42	大黄	29	莪术	22	厚朴	17
当归	37	八月札	27	野葡萄藤	22	夏枯草	17
地榆	37	陈皮	27	甘草	21	贯众	16
大血藤	35	马齿苋	26	白头翁	20	诃子	16
槐花	35	凤尾草	25	赤芍	20	黄芩	16
白术	32	党参	24	黄连	20	藤梨根	16
枳壳	31	黄柏	24	山豆根	20		

2.3 关联规则分析

基于 SPSS Clementine 12.0 软件 Apriori 板块,将支持度设置为 7.5%,置信度为 60%,最大前向数由 1 增至 5,直至不再产生新的频繁项集,分别提取中药药对关联规则和中药药组关联规则,得到药对关联规则 25 条,见表 2。所得规则提升度均 >1,表明各个规则前后项之间均存在关联性。

根据频次统计结果以及关联规则分析结果针对不同治则提取对应的核心中药结果如下。祛邪(抗癌解毒):白花蛇舌草、半枝莲;扶正:黄芪、白术、党参;化瘀:当归、大血藤;祛湿:薏苡仁、茯苓、苦参。经筛选后得到抗癌解毒方剂 91 条,扶正方剂 60 条,化瘀方剂 80 条,祛湿方剂 82 条。中药特色肠道用药提取如下:败酱草、地榆、槐花,共筛选得 80 条方剂。分别对所筛得的方剂进行关联规则可视化,通过数据预读,不断调整支持度至关联规则网络图稳定,最终将支持度设定为 10%,置信度设置为 50%,绘制支持度前 60 的关联规则网络图,见图 1。

表 2 大肠癌方剂药对关联规则分析

后项	前项	支持度/%	置信度/%	提升度/%
白花蛇舌草	半枝莲	21.40	63.93	2.34
苦参	大血藤	12.28	62.86	5.97
半枝莲	大血藤	12.28	62.86	2.94
白花蛇舌草	大血藤	12.28	62.86	2.30
茯苓	白术	11.23	71.88	6.83
白术	茯苓	10.53	76.67	6.83
大血藤	苦参	10.53	73.33	5.97
半枝莲	苦参	10.53	66.67	3.11
白花蛇舌草	苦参	10.53	76.67	2.80
丹参	八月札	9.47	62.96	5.98
大血藤	八月札	9.47	70.37	5.73
半枝莲	八月札	9.47	62.96	2.94
白花蛇舌草	八月札	9.47	70.37	2.57
野葡萄藤	凤尾草	8.77	68.00	8.81
半枝莲	凤尾草	8.77	76.00	3.55
白花蛇舌草	凤尾草	8.77	64.00	2.34
半枝莲	重楼	8.42	83.33	3.89
白花蛇舌草	木香	8.42	75.00	2.74
凤尾草	野葡萄藤	7.72	77.27	8.81
半枝莲	野葡萄藤	7.72	81.82	3.82
苦参	菝葜	7.72	68.18	6.48
八月札	菝葜	7.72	72.73	7.68
大血藤	菝葜	7.72	72.73	5.92
半枝莲	菝葜	7.72	68.18	3.19
白花蛇舌草	菝葜	7.72	81.82	2.99

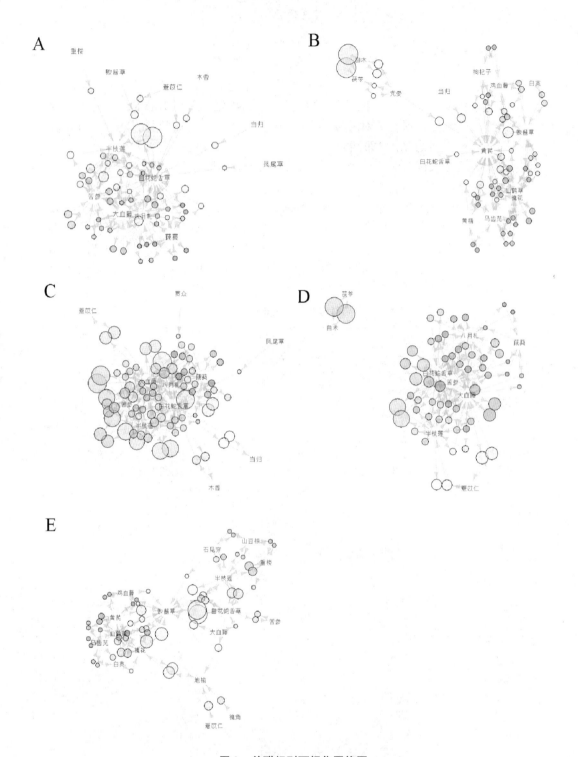

图 1 关联规则可视化网络图

[A. 祛邪（抗癌解毒）方剂可视化，B. 扶正方剂可视化，C. 化瘀方剂可视化，D. 祛湿方剂可视化，E. 肠道特色用药方剂可视化]（注：节点大小代表支持度，节点面积越大，支持度越高；节点颜色代表提升度，颜色越深，提升度越高）

2.4 聚类分析

运用 SPSS 18.0 软件对提取的 285 个方剂中所用频次 ≥16 次的 43 味中药进行聚类分析，采用系统聚类法中的二分类变量资料的 Ochiai 算法，生成树状聚类图，见图 2。得到 6 类用药聚类组合，见表 3。

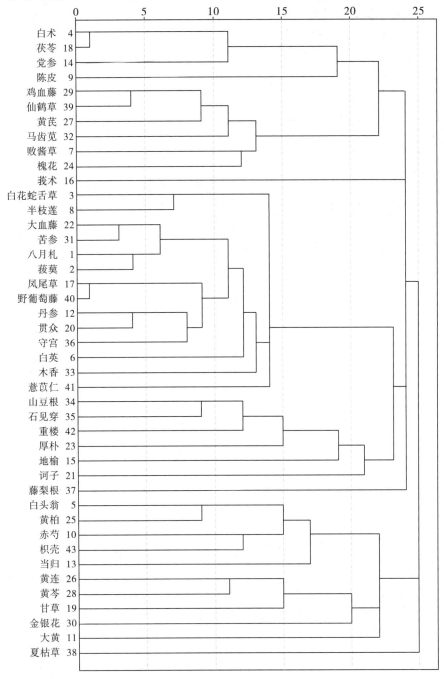

图 2　大肠癌方剂聚类分析树状图

表3 大肠癌方剂聚类分析树状图药组提取结果

No.	组成
C1	白术、茯苓、党参
C2	鸡血藤、仙鹤草、黄芪、马齿苋、败酱草、槐花
C3	白花蛇舌草、半枝莲、大血藤、苦参、八月札、菝葜、凤尾草、野葡萄藤、丹参、贯众、守宫、白英、木香、薏苡仁
C4	山豆根、石见穿
C5	白头翁、黄柏、赤芍、枳壳
C6	黄连、黄芩、甘草

2.5 因子分析

运用SPSS 18.0软件对频次≥16的药物进行因子分析，统计分析得到KMO的值为0.729，Bartlett's球状检验的F值为5 730.709，$P=0.000$（$P<0.001$），说明研究数据存在内在因子结构，适合进行因子分析。采用主成分分析法，进行方差最大化旋转，特征根大于1时，用药累计贡献率为68.45%，设置载荷系数最小绝对值为0.4，共提取10个公因子，见表4。

表4 大肠癌方剂因子分析

公因子	中药	公因子	中药
F1	八月札、菝葜、白花蛇舌草、白英、半枝莲、丹参、凤尾草、贯众、大血藤、苦参、木香、守宫、野葡萄藤、薏苡仁	F6	陈皮、诃子、山豆根
F2	白英、败酱草、槐花、黄芪、鸡血藤、马齿苋、仙鹤草	F7	甘草、黄柏、黄连、黄芩、金银花
F3	白头翁、赤芍、黄柏、马齿苋、木香、枳壳	F8	半枝莲、凤尾草、藤梨根、野葡萄藤、重楼
F4	白术、党参、茯苓	F9	大黄、丹参
F5	地榆、厚朴、山豆根、石见穿、薏苡仁、枳壳	F10	莪术、地榆

3 讨论

中医并无"大肠癌"的病名，根据大肠癌的临床表现及特点，可归属于中医"脏毒""肠覃""肠积""积聚""肠风"等范畴，散见于历代中医古籍中，其病位在大肠，与脾胃密切相关。近现代医家对大肠癌的病因病机进行了深入的研究与探讨，国医大师周岱翰教授认为脾肾亏虚、气血不足为大肠癌发病之本，湿热、火毒、瘀滞为标，治疗上以"通利"为要务[16]；周仲瑛教授认为脏腑功能紊乱，脾胃虚弱，滋生癌毒，癌毒是大肠癌发生发展的关键因素，贯穿大肠癌的病程[17]；徐景藩教授认为大肠癌的核心病机为正气亏虚，气滞、血瘀、湿热、邪毒是主要的病理因素[18]，而何任教授在临证中则谨守"不断扶正，适时祛邪，随证治之"的治疗原则[19]。因此，对于大肠癌而言，究其病因为本虚标实，正气亏虚，脾胃虚弱为本，滋生湿、热、瘀、毒等病理产物于肠中互结为标，故临床多以此立论，辨证施治。

3.1 高频中药分析

频次统计结果显示，用药频次在16次以上的中药有43味，其中出现频次较高的前10味中药为：白花蛇舌草、半枝莲、败酱草、薏苡仁、黄芪、当归、地榆、大血藤、槐花、白术。其中前4味均可划分为抗癌解毒药，频次最高的中药为白花蛇舌草，性甘、微苦、微寒，功擅清热解毒，兼能活血祛瘀，现代药理学研究表明，白花蛇舌草中含有多种抗肿瘤成分，如2,7-二羟基-3-甲基蒽醌、槲皮素、熊果酸等，可以发挥抑制肿瘤生长、浸润和转移，抑制肿瘤血管生成，调节免疫等作用[20]，此外，白花蛇舌草注射液的临床研究表明，相较于单纯西医治疗，加用白花蛇舌草注射液可以改善大肠癌患者的近期疗效以及提高卡氏评分（kamofsky perform status，KPS）分数[21]。半枝莲与白花蛇舌草的功效相似，功擅抗癌解毒，常与白花蛇舌草相须为用。败酱草，性辛、苦，功能清热解毒，消痈排脓，祛瘀止痛，是治疗肠痈腹痛的要药，且常与薏苡仁同用，如《金匮要略》中记载的肠痈基本方"薏苡附子败酱散"。而薏苡仁，性甘淡，微寒，功擅健脾渗湿，《名医别录》记载"利肠胃，消水肿"。以薏苡仁的有效成分制成的康莱特注射液已广泛运用于临床，现有研究表明康莱特注射液联合FLOFX4方案可以显著改善大肠癌患者的KPS评分以及免疫功能[22]。在高频中药中，活血化瘀药所占比例仅次于抗癌解毒药，而在活血化瘀药中又以藤类药所占比重大，大血藤和鸡血藤为活血化瘀药的代表，其中大血藤苦、平，归大肠经，为肠痈要药，长于清热解毒、消瘀止痛，同时可引诸药入肠道血分，周仲瑛教授及王禹堂教授在大肠癌临证中均常用[17,23]。黄芪、当归、白术、党参、甘草均为补虚药，黄芪、白术重在补脾益气，党参则气阴双补，当归功擅补血养血，体现了气阴并重的特点。六腑以通为用，故理气药的配伍必不可少，高频中药中的枳壳、陈皮、木香、厚朴均可行肠道滞气。因此，高频中药的功效分布规律及具体应用初步体现了大肠癌方剂以抗癌解毒药为主，兼顾益气扶正、活血化瘀、理气通滞的特点。

3.2 关联规则及其可视化网络分析

根据中药关联规则分析，药对关联规则中半枝莲—白花蛇舌草的支持度最高，二者功效相似，常以药对形式出现在各种抗癌方和经验用方中[24]。同时，二者亦与苦参、八月札、菝葜等抗癌解毒药相须为用，这与孙桂芝教授运用清热解毒法治疗大肠癌的常用中药相合[25]。同时可以观察到上述中药构成抗癌解毒方剂关联规则网络图（图1A）

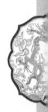

中的规则密集分布区，而参与构成外围区域的中药主要有木香、薏苡仁，提示抗癌解毒的同时尚需兼顾祛湿、理气。而在核心区域中，除抗癌解毒药以外，存有一味大血藤，大血藤与苦参、半枝莲、白花蛇舌草之间的支持度、置信度一致，反映出抗癌解毒的同时活血化瘀的重要性。而苦参—大血藤的提升度为三者之中最高，提示两者的关联性最大，苦参中的苦参碱具有显著的抗肿瘤功效，利用苦参所开发的中成药复方苦参注射液抗肿瘤功效显著，关于复方苦参注射液的网状 Meta 分析表明其可以提高结肠癌含化疗方案的有效率且疗效仅次于得力生注射液[26]，此外，苦参功擅清热燥湿，可用于湿热蕴结肠胃，腹泻或下痢脓血，与大血藤配伍，两药合用则湿瘀同治。大血藤为化瘀方剂的核心中药，对比化瘀方剂关联规则网络图（图1C）以及抗癌解毒方剂关联规则网络图（图1A），二图在中药组成上相似，互为佐证，反映出毒瘀同治的特点。扶正方剂关联规则网络（图1B）以黄芪为核心，重在健脾益气，或配伍党参益气生津，另加白术、茯苓健脾祛湿，或配伍枸杞子、黄精，补肾益精，与前述国医大师的经验相符，或配伍当归、鸡血藤补血活血，或配伍仙鹤草、槐花养血止血，值得注意的是在该网络中较少使用抗癌解毒药，仅白花蛇舌草、白英，且支持度较低，表明在扶正之时应减少攻邪之品的使用。祛湿关联规则网络（图1D）中，白术与茯苓在祛湿关联规则网络中独立存在，白术—茯苓与茯苓—白术具有较高的支持度，两条规则在支持度与置信度上有着较小的差异，但二者提升度相同，茯苓甘淡渗湿，白术补气健脾、燥湿利水，共奏健脾祛湿的功效，而同样可以发挥除湿功效的薏苡仁、菝葜、苦参则与大批抗癌解毒药相配伍，体现湿毒并治的特点。败酱草、地榆、槐花三者均为肠道要药，其中败酱草为肠痈要药，地榆、槐花为便血要药，以三味中药为核心构成的关联规则网络（图1E）可以败酱草为节点切割为2类。其中一类以白花蛇舌草、半枝莲为主，发挥抗癌解毒功效；另一类则以黄芪、仙鹤草为主，发挥补虚扶正的功效。因此三味中药在适症之时可作为大肠癌方剂配伍的基础，并酌情联合攻邪或扶正。

3.3 聚类分析及因子分析

聚类分析结果和因子分析结果与关联规则结果存在明显的差异，这也提示了运用多种数据挖掘的分析方法进行统计的必要性[27]。聚类分析与因子分析的结果存在一定的相似性。C1 与 F4 组成相同，均为白术、茯苓、党参，与白术—茯苓药对所体现的关联规则相比，此处配伍党参符合四君子汤的组成，周岱翰教授治疗肠癌属脾肾亏虚者往往运用四君子汤进行加减[16]，此处配伍党参，而非延用原方的人参，究其原因可能在于与人参相比，党参兼能养阴生津，又与徐景藩教授对大肠癌的认识相合，徐景藩教授认为中晚期肠癌患者往往气阴两伤，气血双亏，更应重视益气养阴[18]。C2 的基础上配伍白英即为 F2，该组合攻补兼施，黄芪补脾益气，仙鹤草虽重在止血，但同样兼具补虚之效，槐花为治疗便血的要药，马齿苋具有清热解毒止痢的作用[28]，故推测该组合可运用于大肠癌下痢便血者。C3 与 F1 组成相同，即八月札、菝葜、白花蛇舌草、白英、半枝莲、丹参、凤尾草、贯众、大血藤、苦参、木香、守宫、野葡萄藤、薏苡仁，该组合中以白花蛇舌草、野葡萄藤、菝葜、苦参、半枝莲、凤尾草抗癌解毒，重楼敛肠解毒止血，八月札、木香、薏苡仁理气化湿导滞，丹参、守宫活血祛瘀散结，守宫为动物药,与植物药相比,动物药搜邪能力更强,故全方以攻邪为主,发挥抗癌解毒、理气化瘀的作用,对大肠癌病程中的毒、湿、瘀等病理产物进行全面调理。C5 的基础上配伍马齿苋和木香即为 F3,该组合中白头翁为治疗热毒血痢的要药,黄柏功擅清利下焦湿热,赤芍清热凉血、散瘀止痛,木香行气止痛,枳壳宽肠行气,木香—枳壳相配符合六腑以通为用的特点,达到"通利"肠道的目的,遵循急则治其标的原则,该组合可运用于大肠癌并发腹痛滞下,脏毒脓血、肠道梗阻者。C6 基础上配伍金银花即为 F6,该组成中金银花有清热解毒、疏散风热的作用,可治疗肠痈腹痛,兼能凉血止痢,黄连、黄芩、黄柏三黄配伍峻除湿热。

综上,本研究通过对《肿瘤方剂大辞典》《肿瘤良方大全》《中国药典》《卫生部药品标准中药成方制剂》以及《国家中成药标准汇编》中关于中医治疗大肠癌方剂进行数据挖掘分析,初步探讨了大肠癌方剂的用药规律和配伍特点如下:参与组成大肠癌方剂的中药种类主要有抗癌解毒药、扶正补虚药、理血药、祛湿药。抗癌解毒以白花蛇舌草—半枝莲构成的药对以及由苦参—大血藤—半枝莲构成的药组为组方基础,抗癌解毒的同时常联用化瘀药,如大血藤、当归,以及祛湿药,如薏苡仁、茯苓,体现出毒瘀、湿毒并治的特点;扶正补虚以黄芪、白术为核心组成,发挥益气健脾燥湿的功效,兼顾补肾益精,如黄精、枸杞子,补血活血,如当归、仙鹤草、鸡血藤,同时应注重减少抗癌解毒药的使用。肠道要药的配伍反映出有适症则用适药,酌情祛邪或扶正的原则。聚类分析与因子分析得到了更多的潜在中药的配伍,但其所反映的治则与前述相仿。本研究在一定程度上可为临床大肠癌方剂组方以及成药开发提供一定的参考,但在临床实践中仍需审慎辨证,酌情运用。

参考文献

[1] SIEGEL R L, MILLER K D, JEMAL A. Cancer statistics, 2020 [J]. CA Cancer J Clin, 2020, 70 (1): 7.

[2] 国家卫生健康委员会. 中国结直肠癌诊疗规范(2020 年版)[J]. 中华外科杂志, 2020, 58 (8): 561.

[3] WILHELMSEN M, KRING T, JORGENSEN L N, et al. Determinants of recurrence after intended curative resection for colorectal cancer [J]. Scand J Gastroenterol, 2014, 49 (12): 1399.

[4] LIU S S, SHI Q, LI H J, et al. Right-and left-sided colorectal cancers respond differently to traditional Chinese medicine [J]. World J Gastroenterol, 2017, 23 (42): 7618.

[5] 戚益铭, 吴霜霜, 沈敏鹤, 等. 扶正中药联合化疗对Ⅲ-Ⅳ期结直肠癌患者生存期影响的 Meta 分析 [J]. 中华中医药学刊, 2014, 32 (12): 2835.

[6] 郭凯波, 严卿莹, 阮善明, 等. 中医药联合化疗预防Ⅱ~Ⅲ期结直肠癌术后复发转移的 Meta 分析 [J]. 广州中医药大学学报, 2017, 34 (4): 617.

[7] 石晓兰, 潘树芳, 禹雯琦, 等. 基于数据挖掘的范忠泽治疗大肠癌用药规律研究 [J]. 上海中医药杂志, 2018, 52 (11): 19.

[8] 李潇潇. 尤松鑫教授辨治结直肠癌临床经验及学术思想研究 [D]. 南京: 南京中医药大学, 2019.

[9] 赵建成, 等. 肿瘤方剂大辞典 [M]. 北京: 中医古籍出版社, 2009.

［10］张民庆. 肿瘤良方大全［M］. 合肥：安徽科学技术出版社，1994.

［11］国家药典委员会. 中华人民共和国药典：一部［S］. 北京：中国医药科技出版社，2020.

［12］中华人民共和国卫生部药典委员会. 中华人民共和国卫生部药品标准 中药成方制剂：第十三册［M］. 北京：中华人民共和国卫生部药典委员会，1997.

［13］国家食品药品监督管理局. 国家中成药标准汇编［S］. 北京：人民卫生出版社，2002.

［14］李家辉，周忠眉. 关联分类及其改进算法综述［J］. 科技通报，2018，34（8）：140.

［15］陈学进. 数据挖掘中聚类分析的研究［J］. 计算机技术与发展，2006，16（9）：44.

［16］邬晓东，管艳. 周岱翰治疗大肠癌的中医临证思路［J］. 广州中医药大学学报，2015，32（2）：366.

［17］张锡磊，霍介格. 国医大师周仲瑛从脾虚胃弱、湿热浊瘀论治大肠癌的经验［J］. 江苏中医药，2018，50（1）：16.

［18］郑浩，陆为民. 国医大师徐景藩治疗大肠癌经验［J］. 湖南中医杂志，2015，31（2）：20.

［19］何若苹，徐光星，顾锡冬. 国医大师何任辨治肠癌经验［J］. 上海中医药杂志，2012，46（9）：1.

［20］王骁，范焕芳，李德辉，等. 白花蛇舌草的抗癌作用研究进展［J］. 中国药房，2019，30（10）：1428.

［21］李雪. 白花蛇舌草注射液治疗结直肠癌的临床观察与动物实验研究［D］. 济南：山东中医药大学，2018.

［22］丁蓉，霍介格，张玉，等. 康莱特注射液联合FOLFOX4方案治疗晚期大肠癌20例［J］. 世界华人消化杂志，2012，20（29）：2851.

［23］韩冬，程培育，杨中. 王禹堂诊治大肠癌经验［J］. 中医杂志，2018，59（9）：736.

［24］欧水平，王森，陈灵，等. 白花蛇舌草—半枝莲药对配伍研究分析［J］. 中国中医基础医学杂志，2015，21（2）：215.

［25］赵杰. 孙桂芝教授论治肿瘤学术思想及从气血津液辨治大肠癌临床经验研究［D］. 北京：中国中医科学院，2017.

［26］吴驻林，谭婉君，潘沙沙，等. 中药注射液联合含奥沙利铂化疗方案治疗大肠癌的网状Meta分析［J］. 中国实验方剂学杂志，2017，23（13）：203.

［27］綦向军，陈腾宇，张兆萍，等. 名老中医治疗遗精用药规律的探究［J］. 中国中药杂志，2019，44（6）：1266.

［28］熊祎虹，邓超，白文，等. 马齿苋醇提取物对结肠癌细胞及其干细胞体外增殖作用的机理研究［J］. 北京中医药大学学报，2018，41（1）：39.

PD-1介导的肿瘤免疫治疗的系统回顾及中医药联合的研究展望

陈芝强[1] 林丽珠[2]

恶性肿瘤一直是世界性难题,根据美国癌症学会官方期刊发表的《2018年全球癌症统计报告》数据显示,我国癌症发病率(380.4万/1 800万)、死亡率(229.6万/960万)均为全球第一,恶性肿瘤造成的死亡占居民全部死因的23.91%[1,2]。肿瘤的传统治疗方式包括手术、放疗、化疗、生物靶向治疗等,但均有各自的局限性,效果差强人意。随着对肿瘤免疫认识的加深,肿瘤的免疫疗法取得了突破性的进展,并在2013年被《Science》评选为年度突破[3]。PD-1/PD-L1是肿瘤免疫研究的热点之一,现有研究对PD-1/PD-L1的结构、功能、机制以及肿瘤微环境的影响等方面进行了深入研究,亦有部分学者研究了中医药在PD-1/PD-L1通路中的调控作用。本研究据此对PD-1介导的肿瘤免疫治疗进行了系统回顾。

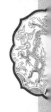

1 肿瘤的免疫逃逸

生物体内细胞更新与死亡的动态平衡有赖于免疫系统的严格监控。免疫系统通过固有免疫或适应型免疫识别并清除发生突变而恶性增殖的细胞,从而介导肿瘤的发生、发展、侵袭、转移等过程。然而,由于免疫系统功能的缺陷或缺失,仍有部分突变细胞产生免疫逃逸,进展为肿瘤[4]。

肿瘤细胞的特征包括恶性增殖、抵抗细胞死亡、诱导血管生成以及侵袭和转移等[5]。癌细胞在细胞生物功能失调的过程中不断表达正常细胞所不具备的肿瘤新抗原[6]。在正常情况下,免疫系统可以识别肿瘤新抗原并发动一系列免疫事件清除癌变细胞,Chen等用癌症免疫周期(the cancer-immunity cycle)的概念对这该系列事件进行了描述[7]:首先,癌细胞生成的新抗原被树突状细胞(dendritic cells,DCs)等抗原提呈细胞(antigen-presenting cell,APC)捕获并加以处理为主要组织相容性复合体(major histocompatibility complex,MHC)以供下游细胞识别;其次,DCs将MHC-Ⅰ类和MHC-Ⅱ类分子上捕获的肿瘤新抗原呈递给T淋巴细胞,从而启动和激活T淋巴细胞的特异性抗原反应;最后,T淋巴细胞聚集并浸润肿瘤细胞,通过T淋巴细胞受体(T cell receptor,TCR)与MHC-Ⅰ结合,进而特异性识别并清除癌细胞;死亡的癌细胞将再次释放抗原供DCs识别,完成免疫循环。值得一提的是癌症免疫周期的实现受到一系列刺激性和抑制性信号的调节,如免疫检查点蛋白PD-1/PD-L1、

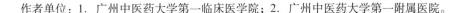

作者单位:1. 广州中医药大学第一临床医学院;2. 广州中医药大学第一附属医院。

CTLA-4/B7-1提供抑制性信号,而CD28/B7-1、IL-2等可提供刺激性信号[8,9]。

肿瘤免疫逃逸是指肿瘤细胞通过各种机制逃避免疫系统的识别和攻击进而生长和转移的现象,是肿瘤生存和发展的策略之一[10]。肿瘤可以通过多种方式产生免疫逃逸,但大体可以分为2类:①肿瘤的发展进化诱导免疫耐受;②免疫系统效应细胞的激活抵抗[11]。

2 T淋巴细胞的活化

肿瘤的免疫识别很大程度上取决于T细胞对肿瘤特异性或肿瘤相关抗原的识别[11]。T细胞的活化需要2个独立的信号,T细胞活化的双信号模型最早由Kevin Lafferty提出[12,13]。T细胞活化的第1个信号即T细胞受体与APC加工形成的MHC复合体相结合,当T细胞受体与MHC复合物识别后,T细胞中会出现一系列细胞信号,这些信号将会激活T细胞代谢的关键——丝氨酸-苏氨酸激酶途径,进而启动T细胞的增殖、分化[14];然而,第1个信号并不足以使T细胞正常活化。第2个信号即一系列的共刺激或共抑制信号,相较于第一信号,第二信号将决定T细胞后期活性[15]。

典型的共刺激分子是未活化的原始T细胞上的CD28分子,CD28与B7-1/B7-2结合可诱导T细胞的进一步活化以及IL-2的产生[16]。若T细胞仅接受第一信号则会进入一种慢性失活状态[17]。

与CD28不同,T细胞上尚存在一类共抑制分子,阻止T细胞的激活,如细胞毒性T淋巴细胞抗原-4(cytotoxic T-lymphocyte antigen-4,CTLA-4)是一个关键的共抑制受体,同样可以与B7-1/B7-2结合,且亲和力强于CD28,通过这种竞争性的结合可以使得T细胞仅接受第一信号而失活[17]。CTLA-4的抑制作用是多途径的,有研究表明CTLA-4的与T细胞的结合可导致TCR信号通路去磷酸化[18]。此外,CTLA-4缺陷型小鼠在出生后2~3周死于自身免疫反应[19,20],提示CTLA-4在调节免疫稳态和T细胞耐受方面发挥着重要的作用。基于上述认识,免疫学家意识到CTLA-4的阻断可产生抗肿瘤的免疫效应[21]。据此,CTLA-4成为第一个被靶向的免疫检查点受体,针对CTLA-4所设计的两种抗体:ipilimumab(中文译名:伊匹单抗)和tremelimumab(中文译名:替西木单抗),其中ipilimumab在黑色素瘤患者的2个Ⅲ期临床研究中显著提高了总生存率[22,23]。CTLA-4抗体的成功研制为其他免疫检查点疗法的研究提供了先例[21],以程序性死亡受体-1及其配体-1(PD-1/PD-L1)通路为靶点的单克隆抗体是继CTLA-4的肿瘤免疫检查点疗法的巨大突破,本研究将对此进行详细阐述。

3 PD-1/PD-L1信号通路

PD-1通过与其配体PD-L1和PD-L2结合向T细胞传递抑制信号,调节T细胞活化、耐受,对维持自身免疫耐受,保护组织免受自身免疫反应损伤具有十分重要和意义,但该途径亦被肿瘤细胞运用而产生免疫逃逸[24]。其中,PD-1/PD-L1途径近年被证实是介导T细胞耗竭所致肿瘤免疫逃逸的重要的共抑制分子途径。

PD-1信号通路在肿瘤免疫中的认识与运用十分曲折。起初免疫学家发现PD-1缺陷的小鼠拥有更高的自身免疫疾病发病率[25,26]，在Chen等对PD-L1的研究中发现，相较于正常组织，PD-L1在人类各种肿瘤细胞表面大量表达[27-29]，随着对PD-1/PD-L1功能研究的深入，直到2006年，第一个针对该通路的临床试验启动[30]。此外，IFN-γ被发现可以上调不同肿瘤细胞表面的PD-L1，于此，肿瘤微环境对肿瘤免疫逃逸的作用得到了广泛的关注与认可[31]。

3.1 PD-1/PD-L1的结构及其表达

程序性死亡受体-1（programmed death-1，PD-1，CD279）最先由Ishida等于1992年发现，并证实可以介导细胞凋亡[32]。随后的相关研究表明PD-1是一种含有288个氨基酸的跨膜蛋白，由2q37.3染色体上的PDCD1基因编码[33]，PD-1包含免疫球蛋白V样结构区、跨膜结构区和细胞内结构区，而细胞内结构区包含免疫受体酪氨酸抑制基序（immunoreceptor tyrosine-based inhibitory motif，ITIM）以及免疫受体酪氨酸开关基序（immunoreceptor tyrosine-based switch motif，ITSM）[34,35]。PD-1仅在活化的T细胞中表达，如效应T细胞、调节T细胞，当TCR信号被激时，PD-1将迅速被诱导并大量表达，此外，B淋巴细胞、自然杀伤细胞、树突状细胞中亦有表达[33,36,37]。

PD-1拥有程序性死亡配体-1（programmed death-ligand 1，PD-L1，CD274，B7-H1）和程序性死亡配体-2（programmed death-ligand 2，PD-L2，CD273，B7-DC）2个配体，均可在肿瘤细胞中表达，但根据目前研究仅PD-1/PD-L1信号通路表现出明显的临床活性，PD-L2或可参与PD-1介导的T细胞抑制，但PD-L2在肿瘤细胞上的表达较少，且尚无确切证据表明PD-1双抗优于PD-1/PD-L1单抗[38-40]。

PD-L1首先由Dong等发现，即B7-H1分子，而Gordon Freeman等证实了该分子即为PD-1的配体之一[41,42]。PD-L1与PD-1具有相似的结构，即免疫球蛋白V样结构区、跨膜结构区、细胞内结构区以及免疫球蛋白C样结构区，由9p24.1染色体上的8号外显子CD274基因编码，主要表达于T细胞、巨噬细胞和树突状细胞、单核细胞等[41,43,44]，PD-L1在肿瘤细胞中显著高表达，被认为是肿瘤免疫逃逸的重要因素。Ⅰ型和Ⅱ型干扰素（IFNs）均可显著上调PD-L1的表达，对人PD-L1启动子的分析表明，PD-L1的表达依赖于IFN调节因子-1（interferon regulatory factor-1，IRF-1）结合位点[45]。一些早期的研究表明，PD-L1的表达与JAK2以及PI3K-Akt等信号通路有关[46,47]。

3.2 PD-1/PD-L1的免疫抑制机制

PD-1/PD-L1可以通过多种途径介导免疫抑制作用，其中，PD-1/PD-L1介导的T细胞衰竭是免疫抑制作用发挥的主要方式。T细胞活化后大量表达PD-1并与PD-L1结合后使PD-1分子位于胞质区的ITIM和ITSM被Src家族酪氨酸激酶磷酸化，并招募胞内的酪氨酸磷酸酶（SHPs），SHPs去磷酸化下游通路，导致下游PI3K/Akt通路失活，进而下调细胞存活基因Bcl-xl的表达，导致T细胞凋亡；此外，RAS/MEK/ERK信号通路亦被PD-1的激活所抑制，从而阻断细胞周期进展[48-50]；SHPs还可使

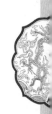

得 zeta 链相关蛋白激酶 70（ZAP70）和蛋白激酶 C-θ（PKC-θ）失活，二者均为 T 细胞活化及 IL-2 生成所必需的活性物质[51,52]；Dong 等发现肿瘤相关的 PD-L1 可以刺激外周血 T 细胞产生 IL-10 介导免疫抑制[41]；PD-L1 可以诱导原始的 $CD4^+$ T 细胞转化为 iTreg（induced T regulatory）细胞，并通过维持这种转换抑制 T 细胞的正常功能，该途径的发生同样与 PI3K/Akt、ERK 等通路的失活有关[53]。上述机制可以导致 T 细胞生存、增殖和细胞因子分泌能力障碍，终至 T 细胞失活耗竭[54]。

PD-1 同样能抑制 B 细胞的活化。与对 T 细胞的抑制相似，抑制作用发生于 PD-1 与 PD-L1 结合后，PD-1 分子的 ITSM 上的 2 个酪氨酸被磷酸化，SHP-2 分子被募集到 PD-1 的 C-末端并被磷酸化。磷酸化的 SHP-2 可以使 SyK 和 Igα/β 等 BCR 信号分子去磷酸化，导致下游 PI3K、PLCγ2 和 ERK 分子去磷酸化，导致细胞内 Ca^{2+} 转运障碍和生长周期停滞[55]，与此同时，B 细胞分泌抗体的功能也被抑制[56,57]。

PD-L1 作为肿瘤细胞的一种受体，上述机制成为肿瘤细胞的"分子屏障"，阻止效应免疫细胞对肿瘤细胞的杀伤[31]。

3.3 肿瘤微环境在 PD-1/PD-L1 介导的肿瘤逃逸中的作用

肿瘤微环境（tumor microenvironment，TME）是肿瘤发生、发展和转移过程中所处的内环境，主要包括肿瘤细胞、血管系统、细胞外基质、其他非肿瘤细胞以及细胞的分泌产物。微环境中的非肿瘤细胞主要包括基质细胞、成纤维细胞、脂肪细胞、血管内皮细胞，以及免疫细胞（T 细胞、B 细胞、NK 细胞、肿瘤相关巨噬细胞等），细胞分泌产物主要有生长因子、细胞因子、趋化因子等[58]。这些细胞和细胞因子在肿瘤微环境中发挥着促进或抑制肿瘤生长的作用，如间充质细胞和成纤维细胞可以分泌肝细胞生长因子、成纤维生长因子、基质金属蛋白酶 2（MMP2）和趋化因子 CXCL12 等促进肿瘤细胞的生存和侵袭[59,60]；并使得血管内皮细胞产生新的血管，为肿瘤细胞提供营养[61]。

肿瘤微环境在 PD-1/PD-L1 通路中同样扮演着重要的角色。PD-1/PD-L1 途径介导的肿瘤免疫逃逸被描述为"适应性抵抗"，即 T 细胞识别肿瘤抗原 MHC 复合物在淋巴器官被激活后，肿瘤特异性效应 T 细胞（effector T cell，Teff）进入肿瘤部位成为肿瘤浸润淋巴细胞（tumorinfiltrating lymphocytes，TILs）。TILs 识别肿瘤抗原后，产生 IFN-γ 等分子，促进 PD-L1 在肿瘤微环境中的表达。PD-L1 与 PD-1 结合后，向 T 细胞传递抑制信号，向肿瘤细胞传递抗凋亡信号，导致 T 细胞功能失活耗竭，肿瘤细胞得以生存[31]。

3.3.1 肿瘤微环境对 PD-1 表达的调控
PD-1 的表达受到了严格的调控，在未活化的 T 细胞中基本不表达，仅在 TCR 接受信号后被迅速诱导，但活化的 T 细胞进入肿瘤环境后 PD-1 可以再次被诱导。IL-12 和 IL-6 在转录因子 FOXO1 和 NF-κB 的协助下可以通过改变 PD-1 基因的染色质结构和激活 STAT3/STAT4 来增强 PD-1 的转录[62,63]。巨噬细胞上的 PD-1 可被 IFN-α 所诱导，通过激活 JAK/STAT 信号通路形成 P48/STAT1/STAT2 复合物与 PD-1 启动子上的 ISRE 位点结合，从而增强 PD-1 的转录[64]，此外，IFN-α 尚可与 TCR 信号协同促进 PD-1 的表达[65]。肿瘤微环境对 PD-1 的作用尚未完全明确，与 PD-1 调控有关的文献亦有待补充。

3.3.2 肿瘤微环境对 PD-L1 表达的调控　肿瘤微环境可以通过多种机制诱导 PD-L1 的表达，增强 PD-1/PD-L1 的通路的信号传递，抑制肿瘤微环境中的细胞毒性 T 淋巴细胞活化，促进免疫逃逸，参与到该过程中的主要分子有 IFN-γ、TNF-α、细胞生长因子、低氧、外泌体等[54]。

在本研究中仅详述 IFN-γ 对 PD-L1 表达的调控作用。IFNs 是一种生物活性糖蛋白，具有抗病毒、抗菌、抗肿瘤等活性，IFN-γ 属于 II 型 IFN 家族，主要由 CD8$^+$ T 细胞、NK 细胞以及巨噬细胞分泌，IFN-γ 曾一度被认为具有抗肿瘤活性[66]。然而，随着对 IFN-γ 研究的深入，免疫学家逐渐了解到 IFN-γ 对肿瘤免疫逃逸的促进作用。最为直接的证据来自对黑色素瘤患者的临床研究，接受 IFN-γ 辅助治疗的黑色素瘤患者相较于未接受辅助治疗患者预后差[67]。同样的，在 1 项晚期卵巢癌患者的临床试验中，接受 IFN-γ + 卡铂/紫杉醇方案的患者总生存时间低于单用卡铂/紫杉醇的患者[68]。这些研究表明了 IFN-γ 拥有促进肿瘤生存的潜在机制。直到 IFN-γ 被证明可以诱导 PD-L1 的表达，当 IFN-γ 与受体结合时，形成的二聚体改变了受体构象，促进了 JAK2 的磷酸化和活化[69]。

IFN-γ 促进 PD-L1 表达的机制可以因肿瘤而异。在胃癌细胞中，IFN-γ 通过 JAK2/STAT1/IFR-1 信号通路诱导 PD-L1 表达[70]；在肺癌细胞中，JAK/STAT3 和 PI3K-Akt 是主要的机制途径[71]；在骨髓瘤细胞则通过 MEK/ERK 信号途径以及 Toll 样受体信号[46]。认识并了解 PD-L1 在肿瘤微环境中的表达有助于 PD-1/PD-L1 途径疗效机制的完善。

3.4　中医药在 PD-1/PD-L1 介导的肿瘤免疫逃逸中的运用探讨

中医药作为一种重要的补充与替代医学手段被广泛运用于各种肿瘤的治疗，现有研究表明，中医药不仅可以缓解肿瘤患者的临床症状，提高患者的生活质量，而且可以降低放疗、化疗的副作用，延长患者的生存期[72]。近年来随着肿瘤免疫研究的兴起，肿瘤的免疫治疗已从单纯的辅助治疗发展为最有效的方法之一，成为继手术治疗、放疗、化疗以及生物靶向治疗后的又一重大突破。中药对肿瘤细胞的起效机制是十分复杂的，许多中药活性成分具有细胞毒作用，这可能是其作用机制之一。中药的免疫调节能力亦不容忽视，通过增强免疫系统的抗肿瘤免疫功能和改善免疫微环境来抑制肿瘤细胞的生存和转移是中药介导肿瘤免疫的策略[73]。

3.4.1 中药单体/复方对 PD-1/PD-L1 通路的调控　目前对于中药干预 PD-1/PD-L1 的研究很少，但一些中药单体或中药复方已经表现出调控 PD-1/PD-L1 的潜力。动物实验表明黄芪多糖可以抑制黑色素瘤小鼠瘤体的生长，并降低 PD-L1 和 PD-L2 的表达[74]；在弥漫大 B 细胞淋巴瘤的体外实验中，人参皂苷 Rg3 与 PD-1 抑制剂体外连用可以促进 T 细胞的增殖，降低 T 细胞的凋亡率，恢复 T 细胞的活性，且显著优于 PD-1 单药抑制组[75]；虫草素可以促进肿瘤相关 CD4$^+$ T 细胞的增殖，并抑制 PD-1 的表达，促进其分泌功能[76]；消瘰丸具有体外降低 CD4$^+$ T 细胞 PD-1 表达的作用，而促进 CD8$^+$ T 细胞 PD-1 表达，并且，消瘰丸与 PD-L1 阻滞剂的联合使用所产生的阻滞作用强于单用 PD-L1 阻滞剂[77]；健脾化瘀方可以上调肝癌术后小鼠的

miR-570，进而阻断 PD-1/PD-L1 通路，减少术后的复发与转移[78]；肺积方和黄芪甲苷对肺癌小鼠肿瘤微环境的研究表明，二者能显著下调微环境中的 Treg 比例并增加 CTL 比例，并对 PD-1/PD-L1 通路具有一定的阻滞作用[79]；黄芪、金银花、野菊花、甘草、鬼针草、半枝莲中药提取液灌胃的小鼠脾脏淋巴细胞 PD-1 表达显著降低[80]；芪玉三龙汤被证实可以通过降低肿瘤细胞中 PD-1/PD-L1 的转录水平，进而抑制 Lewis 肺癌小鼠的肿瘤生长[81]；葛根芩连汤通过重塑肠道微生物菌群增强了 PD-1 阻滞剂在结直肠癌中的作用[82]。

3.4.2 中药对 Treg 细胞的调控　T 细胞是在 PD-1/PD-L1 介导的肿瘤免疫逃逸的核心，而调节性 T 细胞（regulatory T cell，Treg）是 PD-L1 外周耐受的关键因素之一[53]。Treg 细胞可以显著抑制效应 T 细胞的活性并抑制自身免疫反应的发生，Treg 细胞可以分为自然发生（nTreg）和诱导产生（iTreg）两种类型。其中 iTreg 可被 PD-L1 持续诱导，PD-L1 可以通过磷酸化 Akt、mTOR、S6 以及下调 EKR2 并上调 PTEN，增强和维持 Foxp3 的表达和 iTreg 细胞的抑制作用[53,83]。因此目前针对 Treg 的治疗措施或可在 PD-1/PD-L1 通路中起效。

许多中药的有效成分具有抑制 Treg 细胞活性的作用。黄芪多糖可以抑制肝癌微环境中 Treg 细胞的增殖，且具有剂量/时间依赖性，黄芪多糖还可通过 CXCR4/CXCL12 途径阻断 SDF-1 及其受体，从而抑制 Treg 细胞的迁移[84]；甘草多糖可以显著下调 H22 荷瘤小鼠微环境中 Treg 细胞的比例，降低 Treg 细胞中 Foxp3 的表达，从而抑制肿瘤生长[85]；灵芝多糖可以增加效应 T 细胞/Treg 细胞的比例，从而解除 Treg 细胞对效应 T 细胞的抑制[86]；紫锥菊能减少 $CD4^+CD25^+Foxp3^+$ Treg 细胞的数量，减弱其抑制作用，增强抗原呈递细胞的呈递功能，从而间接抑制 Treg 细胞的功能[87]。

4　总　结

PD-1/PD-L1 通路介导的肿瘤免疫逃逸已经成为抗肿瘤研究的热点，本研究对 PD-1/PD-L1 通路的研究进行了系统回顾，对 PD-1/PD-L1 研究历程中的一些关键结论及假说进行了总结。PD-1/PD-L1 的抑制剂现阶段已经取得了一定的疗效，但仍不够理想。此外，PD-1/PD-L1 的免疫逃逸机制有待进一步深入研究，尤其是肿瘤微环境在当中发挥的作用。中药对肿瘤免疫调节具有很大的潜力，但其有效成分及具体作用机制尚未完全阐明，且目前对 PD-1/PD-L1 的研究十分匮乏，有必要进一步深入研究。

参考文献

[1] 郑荣寿，孙可欣，张思维，等. 2015 年中国恶性肿瘤流行情况分析[J]. 中华肿瘤杂志，2019，41（1）：19-28.

[2] BRAY F, FERLAY J, SOERJOMATARAM I, et al. Global cancer statistics 2018：GLOBOCAN estimates of incidence and mortality worldwide for 36 cancers in 185 countries[J]. CA Cancer J Clin，2018，68（6）：394-424.

[3] COUZIN-FRANKEL J. Cancer immunotherapy [J]. Science, 2013, 342 (6165): 1432-1433.
[4] 汤钊猷. 现代肿瘤学 [M]. 上海: 上海医科大学出版社, 1993.
[5] HANAHAN D, WEINBERG R A. Hallmarks of cancer: the next generation [J]. Cell, 2011, 144 (5): 646-74.
[6] DESRICHARD A, SNYDER A, CHAN T A. Cancer neoantigens and applications for immunotherapy [J]. Clin Cancer Res, 2016, 22 (4): 807-812.
[7] CHEN D S, MELLMAN I. Oncology meets immunology: the cancer-immunity cycle [J]. Immunity, 2013, 39 (1): 1-10.
[8] FRANCISZKIEWICZ K, BOISSONNAS A, BOUTET M, et al. Role of chemokines and chemokine receptors in shaping the effector phase of the antitumor immune response [J]. Cancer research, 2012, 72 (24): 6325-6332.
[9] CHEN D S, IRVING B A, HODI F S. Molecular pathways: next-generation immunotherapy-inhibiting programmed death-ligand 1 and programmed death-1 [J]. Clinical cancer research, 2012, 18 (24): 6580-6587.
[10] JIANG X J, WANG J, DENG X Y, et al. Immunotherapy targeted to immune checkpoint: a revolutionary breakthrough in cancer therapy [J]. Progress in Biochemistry and Biophysics, 2018, 45 (11): 1178-1186.
[11] DRAKE C G, JAFFEE E, PARDOLL D M. Mechanisms of immune evasion by tumors [J]. Advances in immunology, 2006, 90: 51-81.
[12] BRETSCHER P, COHN M. A theory of self-nonself discrimination [J]. Science, 1970, 169 (3950): 1042-1049.
[13] LAFFERTY K J, CUNNINGHAM A J. A new analysis of allogeneic interactions [J]. Aust J Exp Biol Med Sci, 1975, 53 (1): 27-42.
[14] NAVARRO M N, CANTRELL D A. Serine-threonine kinases in TCR signaling [J]. Nat Immunol, 2014, 15 (9): 808-814.
[15] OK C Y, YOUNG K H. Checkpoint inhibitors in hematological malignancies [J]. J Hematol Oncol, 2017, 10 (1): 103.
[16] COYLE A J, GUTIERREZ-RAMOS J C. The expanding B7 superfamily: increasing complexity in costimulatory signals regulating T cell function [J]. Nat Immunol, 2001, 2 (3): 203-209.
[17] KALEKAR L A, SCHMIEL S E, NANDIWADA S L, et al. $CD4^+$ T cell anergy prevents autoimmunity and generates regulatory T cell precursors [J]. Nat Immunol, 2016, 17 (3): 304-314.
[18] QURESHI O S, ZHENG Y, NAKAMURA K, et al. Trans-endocytosis of CD80 and CD86: a molecular basis for the cell-extrinsic function of CTLA-4 [J]. Science, 2011, 332 (6029): 600-603.
[19] TIVOL E A, BORRIELLO F, SCHWEITZER A N, et al. Loss of CTLA-4 leads to massive lymphoproliferation and fatal multiorgan tissue destruction, revealing a critical negative regulatory role of CTLA-4 [J]. Immunity, 1995, 3 (5): 541-547.
[20] WATERHOUSE P, PENNINGER J M, TIMMS E, et al. Lymphoproliferative disorders with early lethality in mice deficient in Ctla-4 [J]. Science, 1995, 270 (5238): 985-988.
[21] BU X, YAO Y, LI X. Immune Checkpoint blockade in breast cancer therapy [J]. Adv Exp Med Biol, 2017, 1026: 383-402.
[22] ROBERT C, THOMAS L, BONDARENKO I, et al. Ipilimumab plus dacarbazine for previously untreated metastatic melanoma [J]. N Engl J Med, 2011, 364 (26): 2517-2526.

[23] HODI F S, O'DAY S J, MCDERMOTT D F, et al. Improved survival with ipilimumab in patients with metastatic melanoma [J]. N Engl J Med, 2010, 363 (8): 711-723.

[24] KEIR M E, BUTTE M J, FREEMAN G J, et al. PD-1 and its ligands in tolerance and immunity [J]. Annu Rev Immunol, 2008, 26: 677-704.

[25] NISHIMURA H, NOSE M, HIAI H, et al. Development of lupus-like autoimmune diseases by disruption of the PD-1 gene encoding an ITIM motif-carrying immunoreceptor [J]. Immunity, 1999, 11 (2): 141-151.

[26] NISHIMURA H, OKAZAKI T, TANAKA Y, et al. Autoimmune dilated cardiomyopathy in PD-1 receptor-deficient mice [J]. Science, 2001, 291 (5502): 319-322.

[27] HIRANO F, KANEKO K, TAMURA H, et al. Blockade of B7-H1 and PD-1 by monoclonal antibodies potentiates cancer therapeutic immunity [J]. Cancer Res, 2005, 65 (3): 1089-1096.

[28] DONG H, STROME S E, SALOMAO D R, et al. Tumor-associated B7-H1 promotes T-cell apoptosis: a potential mechanism of immune evasion [J]. Nat Med, 2002, 8 (8): 793-800.

[29] CHEN L. Co-inhibitory molecules of the B7-CD28 family in the control of T-cell immunity [J]. Nat Rev Immunol, 2004, 4 (5): 336-347.

[30] WANG J, YUAN R R, SONG W R, et al. PD-1, PD-L1 (B7-H1) and tumor-site immune modulation therapy: the historical perspective [J]. Journal of hematology & oncology, 2017, 10 (1): 34.

[31] CHEN L, HAN X. Anti-PD-1/PD-L1 therapy of human cancer: past, present, and future [J]. J Clin Invest, 2015, 125 (9): 3384-3391.

[32] ISHIDA Y, AGATA Y, SHIBAHARA K, et al. Induced expression of PD-1, a novel member of the immunoglobulin gene superfamily, upon programmed cell death [J]. The EMBO journal, 1992, 11 (11): 3887-3895.

[33] AGATA Y, KAWASAKI A, NISHIMURA H, et al. Expression of the PD-1 antigen on the surface of stimulated mouse T and B lymphocytes [J]. International immunology, 1996, 8 (5): 765-772.

[34] EL FIRAR A, VOISIN T, ROUYER-FESSARD C, et al. Discovery of a functional immunoreceptor tyrosine-based switch motif in a 7-transmembrane-spanning receptor: role in the orexin receptor OX1R-driven apoptosis [J]. The FASEB Journal, 2009, 23 (12): 4069-4080.

[35] DAERON M, JAEGER S, DU PASQUIER L, et al. Immunoreceptor tyrosine-based inhibition motifs: a quest in the past and future [J]. Immunological reviews, 2008, 224 (1): 11-43.

[36] KEIR M E, BUTTE M J, FREEMAN G J, et al. PD-1 and its ligands in tolerance and immunity [J]. Annu Rev Immunol, 2008, 26: 677-704.

[37] NISHIMURA H, AGATA Y, KAWASAKI A, et al. Developmentally regulated expression of the PD-1 protein on the surface of double-negative (CD4-CD8-) thymocytes [J]. Int Immunol, 1996, 8 (5): 773-780.

[38] SUN C, MEZZADRA R, SCHUMACHER T N. Regulation and function of the PD-L1 checkpoint [J]. Immunity, 2018, 48 (3): 434-452.

[39] YEARLEY J H, GIBSON C, YU N, et al. PD-L2 expression in human tumors: relevance to anti-PD-1 therapy in cancer [J]. Clin Cancer Res, 2017, 23 (12): 3158-3167.

[40] ZOU W, WOLCHOK J D, CHEN L. PD-L1 (B7-H1) and PD-1 pathway blockade for cancer therapy: mechanisms, response biomarkers, and combinations [J]. Sci Transl Med, 2016, 8 (328): 328rv4.

[41] DONG H, ZHU G, TAMADA K, et al. B7 - H1, a third member of the B7 family, co - stimulates T - cell proliferation and interleukin - 10 secretion [J]. Nat Med, 1999, 5 (12): 1365 - 1369.

[42] FREEMAN G J, LONG A J, IWAI Y, et al. Engagement of the PD - 1 immunoinhibitory receptor by a novel B7 family member leads to negative regulation of lymphocyte activation [J]. J Exp Med, 2000, 192 (7): 1027 - 1034.

[43] BUTTE M J, KEIR M E, PHAMDUY T B, et al. Programmed death - 1 ligand 1 interacts specifically with the B7 - 1 costimulatory molecule to inhibit T cell responses [J]. Immunity, 2007, 27 (1): 111 - 122.

[44] COLLINS M, LING V, CARRENO B M. The B7 family of immune - regulatory ligands [J]. Genome Biol, 2005, 6 (6): 223.

[45] LEE S J, JANG B C, LEE S W, et al. Interferon regulatory factor - 1 is prerequisite to the constitutive expression and IFN - gamma - induced upregulation of B7 - H1 (CD274) [J]. FEBS Lett, 2006, 580 (3): 755 - 762.

[46] LIU J, HAMROUNI A, WOLOWIEC D, et al. Plasma cells from multiple myeloma patients express B7 - H1 (PD - L1) and increase expression after stimulation with IFN - γ and TLR ligands via a MyD88 - , TRAF6 - , and MEK - dependent pathway [J]. Blood, 2007, 110 (1): 296 - 304.

[47] PARSA A T, WALDRON J S, PANNER A, et al. Loss of tumor suppressor PTEN function increases B7 - H1 expression and immunoresistance in glioma [J]. Nat Med, 2007, 13 (1): 84 - 88.

[48] CHEMNITZ J M, PARRY R V, NICHOLS K E, et al. SHP - 1 and SHP - 2 associate with immunoreceptor tyrosine - based switch motif of programmed death 1 upon primary human T cell stimulation, but only receptor ligation prevents T cell activation [J]. The Journal of Immunology, 2004, 173 (2): 945 - 954.

[49] PARRY R V, CHEMNITZ J M, FRAUWIRTH K A, et al. CTLA - 4 and PD - 1 receptors inhibit T - cell activation by distinct mechanisms [J]. Mol Cell Biol, 2005, 25 (21): 9543 - 9553.

[50] PATSOUKIS N, SARI D, BOUSSIOTIS V A. PD - 1 inhibits T cell proliferation by upregulating p27 and p15 and suppressing Cdc25A [J]. Cell Cycle, 2012, 11 (23): 4305 - 4309.

[51] SHEPPARD K - A, FITZ L J, LEE J M, et al. PD - 1 inhibits T - cell receptor induced phosphorylation of the ZAP70/CD3ζ signalosome and downstream signaling to PKCθ [J]. FEBS letters, 2004, 574 (1 - 3): 37 - 41.

[52] BAUER B, BAIER G. Protein kinase C and AKT/protein kinase B in $CD4^+$ T - lymphocytes: new partners in TCR/CD28 signal integration [J]. Molecular immunology, 2002, 38 (15): 1087 - 1099.

[53] FRANCISCO L M, SALINAS V H, BROWN K E, et al. PD - L1 regulates the development, maintenance, and function of induced regulatory T cells [J]. The Journal of experimental medicine, 2009, 206 (13): 3015 - 3029.

[54] JIANG X, WANG J, DENG X, et al. Role of the tumor microenvironment in PD - L1/PD - 1 - mediated tumor immune escape [J]. Mol Cancer, 2019, 18 (1): 10.

[55] OKAZAKI T, MAEDA A, NISHIMURA H, et al. PD - 1 immunoreceptor inhibits B cell receptor - mediated signaling by recruiting src homology 2 - domain - containing tyrosine phosphatase 2 to phosphotyrosine [J]. Proceedings of the National Academy of Sciences, 2001, 98 (24): 13866 - 13871.

[56] HAAS K M. Programmed cell death 1 suppresses B - 1b cell expansion and long-lived IgG production in response to T cell-independent type 2 antigens [J]. The Journal of Immunology, 2011, 187 (10):

5183-5195.

[57] XIA Y, MEDEIROS L J, YOUNG K H. Signaling pathway and dysregulation of PD1 and its ligands in lymphoid malignancies [J]. Biochimica et Biophysica Acta (BBA) - Reviews on Cancer, 2016, 1865 (1): 58-71.

[58] QUAIL D F, JOYCE J A. Microenvironmental regulation of tumor progression and metastasis [J]. Nat Med, 2013, 19 (11): 1423-1437.

[59] HANAHAN D, COUSSENS L M. Accessories to the crime: functions of cells recruited to the tumor microenvironment [J]. Cancer Cell, 2012, 21 (3): 309-322.

[60] WANG M, ZHAO J, ZHANG L, et al. Role of tumor microenvironment in tumorigenesis [J]. J Cancer, 2017, 8 (5): 761-773.

[61] HANAHAN D, FOLKMAN J. Patterns and emerging mechanisms of the angiogenic switch during tumorigenesis [J]. Cell, 1996, 86 (3): 353-364.

[62] BALLY A P, TANG Y, LEE J T, et al. Conserved region C functions to regulate PD-1 expression and subsequent CD8 T cell memory [J]. The Journal of Immunology, 2017, 198 (1): 205-217.

[63] AUSTIN J W, LU P, MAJUMDER P, et al. STAT3, STAT4, NFATc1, and CTCF regulate PD-1 through multiple novel regulatory regions in murine T cells [J]. J Immunol, 2014, 192 (10): 4876-4886.

[64] CHO H Y, LEE S W, SEO S K, et al. Interferon-sensitive response element (ISRE) is mainly responsible for IFN-alpha-induced upregulation of programmed death-1 (PD-1) in macrophages [J]. Biochim Biophys Acta, 2008, 1779 (12): 811-819.

[65] TERAWAKI S, CHIKUMA S, SHIBAYAMA S, et al. IFN-α directly promotes programmed cell death-1 transcription and limits the duration of T cell-mediated immunity [J]. The Journal of Immunology, 2011, 186 (5): 2772-2779.

[66] HA A, KZ M. IFN-γ, IL-17 and TGF-β involvement in shaping the tumor microenvironment: The significance of modulating such cytokines in treating malignant solid tumors [J]. Cancer cell international, 2011, 11: 33.

[67] MEYSKENS F L, JR., KOPECKY K J, TAYLOR C W, et al. Randomized trial of adjuvant human interferon gamma versus observation in high-risk cutaneous melanoma: a Southwest Oncology Group study [J]. J Natl Cancer Inst, 1995, 87 (22): 1710-1713.

[68] ALBERTS D S, MARTH C, ALVAREZ R D, et al. Randomized phase 3 trial of interferon gamma-1b plus standard carboplatin/paclitaxel versus carboplatin/paclitaxel alone for first-line treatment of advanced ovarian and primary peritoneal carcinomas: results from a prospectively designed analysis of progression-free survival [J]. Gynecol Oncol, 2008, 109 (2): 174-181.

[69] GRAYFER L, BELOSEVIC M. Molecular characterization, expression and functional analysis of goldfish (Carassius aurutus L.) interferon gamma [J]. Dev Comp Immunol, 2009, 33 (2): 235-246.

[70] MOON J W, KONG S-K, KIM B S, et al. IFNγ induces PD-L1 overexpression by JAK2/STAT1/IRF-1 signaling in EBV-positive gastric carcinoma [J]. Scientific reports, 2017, 7 (1): 17810.

[71] ZHANG X, ZENG Y, QU Q, et al. PD-L1 induced by IFN-γ from tumor-associated macrophages via the JAK/STAT3 and PI3K/AKT signaling pathways promoted progression of lung cancer [J]. International journal of clinical oncology, 2017, 22 (6): 1026-1033.

[72] GOSS P E, STRASSER-WEIPPL K, LEE-BYCHKOVSKY B L, et al. Challenges to effective cancer control in China, India, and Russia [J]. Lancet Oncol, 2014, 15 (5): 489-538.

[73] WANG Y S, ZHANG Q F, CHEN Y C, et al. Antitumor effects of immunity – enhancing traditional Chinese medicine [J]. Biomed Pharmacother, 2020, 121: 109570.

[74] 王洁茹, 王金英, 张婷婷, 等. 黄芪多糖调节黑色素瘤小鼠 PD – 1/PD – Ls 分子表达的研究 [J]. 上海中医药大学学报, 2014, 28 (5): 74 – 79.

[75] 郭奕维, 郭秀臣, 张静波, 等. 人参皂苷 Rg3 增强 PD – 1 抑制剂对弥漫大 B 细胞淋巴瘤免疫治疗作用的体外研究 [J]. 中医药学报, 2018, 46 (5): 24 – 29.

[76] 安青, 何立巍, 吴红雁, 等. 虫草素通过调节 CD4⁺T 淋巴细胞 PD – 1 受体促进肿瘤免疫及机制研究 [J]. 南京中医药大学学报, 2018, 34 (5): 495 – 498.

[77] 刘群英, 张博, 李海燕, 等. 消瘰丸治疗淋巴瘤基于 PD – 1/PD – L1 信号通路的机制研究 [J]. 天津中医药, 2018, 35 (5): 370 – 375.

[78] 苏乐. 健脾化瘀方通过 miRNA – 570 调控 B7 – H1/PD – 1 通路防治肝癌术后复发的体内机制 [D]. 广州: 广州中医药大学, 2017.

[79] 杜文沛. 肺积方和黄芪甲苷干预 IDO 及肺癌微环境免疫逃逸作用研究 [D]. 上海: 华东理工大学, 2016.

[80] 王英泽, 曹晴晴, 王晨晨, 等. 一种中药复方对小鼠脾脏淋巴细胞 PD – 1/PD – L1 表达的影响 [J]. 河北科技大学学报, 2019, 40 (1): 32 – 37.

[81] ZHANG X X, TONG J B, L I Z G. Qiyusanlong decoction inhibits the level of PD – 1/PD – L1 in mice bearing Lewis lung carcinoma [J]. Chinese journal of cellular and molecular immunology, 2016, 32 (6): 770 – 774.

[82] LV J, JIA Y, LI J, et al. Gegen Qinlian decoction enhances the effect of PD – 1 blockade in colorectal cancer with microsatellite stability by remodelling the gut microbiota and the tumour microenvironment [J]. Cell death & disease, 2019, 10 (6): 415.

[83] FONTENOT J D, RASMUSSEN J P, WILLIAMS L M, et al. Regulatory T cell lineage specification by the forkhead transcription factor foxp3 [J]. Immunity, 2005, 22 (3): 329 – 341.

[84] QIANG L, BAO J M, LI X L, et al. Inhibiting effect of Astragalus polysaccharides on the functions of CD4⁺ CD25highTreg cells in the tumor microenvironment of human hepatocellular carcinoma [J]. Chinese medical journal, 2012, 125 (5): 786 – 793.

[85] HE X, LI X, LIU B, et al. Down – regulation of Treg cells and up – regulation of TH1/TH2 cytokine ratio were induced by polysaccharide from Radix Glycyrrhizae in H22 hepatocarcinoma bearing mice [J]. Molecules, 2011, 16 (10): 8343 – 8352.

[86] LI A, SHUAI X, JIA Z, et al. Ganoderma lucidum polysaccharide extract inhibits hepatocellular carcinoma growth by downregulating regulatory T cells accumulation and function by inducing micro RNA – 125b [J]. Journal of translational medicine, 2015, 13 (1): 100.

[87] KIM H R, OH S K, LIM W, et al. Immune enhancing effects of Echinacea purpurea root extract by reducing regulatory T cell number and function [J]. Natural product communications, 2014, 9 (4): 551, 514.

基于外泌体探讨中医药治疗肝癌的研究进展

李寒寒[1]　向尚[1]　陈汉锐[2]*

肝细胞癌（hepatocellular carcinoma，HCC）是全球最常见的恶性肿瘤之一，其恶性程度高、发展快且预后差，全球死亡率位于所有肿瘤中的第3位，在中国的死亡率位于全世界第2位[1,2]。近年来，化学治疗、靶向治疗、免疫治疗、中医药治疗、介入、手术和肝移植等使HCC的生存期有所延长，但是总体上来看，HCC患者的预后仍然很差，5年生存率低于16%[3]。随着国内对中医药发展的大力支持，许多中成药在经过了临床上长期的实践之后，表现出对HCC患者生存时间的延长、生存质量的提高、不良反应的减少等作用，成为防治肿瘤一大手段[4-8]。

外泌体（exosomes）是由细胞以外分泌形式释放到细胞外的纳米级小囊泡，直径在30～150 nm之间，内含多种生物活性分子（如蛋白质、核酸、非编码RNA等），在细胞之间进行运输和传递信号[9]，来调节细胞之间的微环境[10]和机体的免疫应答[11]。如今，外泌体在肿瘤治疗和诊断等领域已经取得了一些突破，但外泌体具体的生物学作用尚未完全阐明。中医药作为多途径、多靶点、多效应的治疗方式，可以与外泌体调控HCC发生发展的机制相联系，为中医药治疗HCC的研究机制提供新的理论依据和方向。

1　外泌体在HCC进展中发挥作用

外泌体与靶细胞膜表面受体结合并启动下游信号，通过所内含的来自母体细胞的多种生物活性成分在HCC微环境形成、增殖、免疫应答、耐药及侵袭转移等过程中发挥重要作用[12-14]。同时，外泌体根据来源不同可分为肿瘤细胞来源的外泌体和其他细胞来源的外泌体，这些不同来源的外泌体可发挥促进和抑制HCC的双重作用[15]。

1.1　重构肿瘤微环境

HCC的发展高度依赖于其招募的基质微环境，在肝癌微环境中，外泌体可作为细胞间传递信息的载体，对肿瘤微环境的形成发挥着巨大的作用，Shihua Wang等人[16]的研究表明，在小鼠异种移植模型中，HCC细胞来源的包含蛋白的外泌体可以被癌旁的脂肪细胞内化，成为外脂肪细胞，产生促炎性细胞因子，招募更多的巨噬细胞，为肿瘤进展创造一个有利的微环境，促进肿瘤生长。此外，肝癌细胞分泌的包裹miR-103的外泌体作用于内皮细胞，直接抑制VE-Cadherin（VE-Cad）、p120-catenin（p120）

作者单位：1. 广州中医药大学；2. 广州中医药大学第一附属医院。*表示通讯作者。

和 Zonula occludens 1（ZO－1）的表达来减弱内皮连接完整性，形成利于转移的微环境，促进肿瘤细胞迁移[17]。同样，由 CD90⁺肝癌细胞释放含 H19 LncRNA 的外泌体，调节内皮细胞，促进血管生成和细胞间黏附来影响其肿瘤微环境[18]。Faisal A. Alzahrani 等人[19]研究肝癌干细胞和骨髓间充质干细胞释放的外泌体长期对 HCC 进展的影响及相关的潜在机制，发现注射肿瘤干细胞外泌体的大鼠，肿瘤数量和面积增加。并且通过各种机制减少凋亡、增加血管生成活性、增强转移性和侵袭性，诱导上皮－间充质转化（epithelial-mesenchymal Transition，EMT）。在注射骨髓间充质干细胞外泌体后，这些功能和分子变化均被逆转。一些正常肝细胞分泌的外泌体 SENP3－EIF4A1（lncRNA），转移到 HCC 细胞中，海绵 miR－9－5p 使 ZFP36 的表达水平上升，降低癌细胞的增殖和迁移能力以及体内肿瘤的生长，显著阻碍 HCC 细胞的恶性行为[20]。

1.2 影响肿瘤细胞转移

转移是肿瘤相关性死亡的最重要因素之一，在临床中，绝大多数癌症相关死亡都是转移后引起的[21]。局部浸润周围组织是肿瘤转移必要的初始步骤。在癌症研究中，EMT 被认为启动癌细胞运输的关键机制。高转移性 MHCC97H 细胞的外泌体，通过 MAPK/ERK 信号通路诱导低侵袭性的肝癌细胞发生 EMT，从而增加其迁移、趋化性和侵袭性，促进肿瘤细胞转移[22]。HCC 分泌的内含 miR－1247－5p 的外泌体，其中的 miRNA 可被 DNA 甲基化，在 HCC 肿瘤中表达下调，机制在于外泌体中 miR－1247－5p 可通过靶向 HepG2 细胞中 Wnt3 蛋白的，进一步抑制 Wnt/β－catenin 通路下游蛋白 β－catenin 的表达，从而影响 HepG2 细胞的增殖和侵袭[23]。高转移癌细胞来源的包含 miR－1247－3p 的外泌体，通过降低其靶点 B4GALT3 表达来激活 NF－κB 信号通路，将成纤维细胞转化为癌症相关成纤维细胞（cancer-associated fibroblasts，CAFs），CAFs 通过分泌 IL－6 和 IL－8 促进肿瘤的发展，增强肝癌肺转移[24]。CAF 自身分泌的外泌体在肿瘤的迁移中也可发挥作用，研究表明[25]，CAFs 衍生的包含 miR－320a 外泌体，与相应的肝癌患者癌旁成纤维细胞（PAFs）相比，含量显著降低，miR－320a 通过外泌体转移到 HCC 细胞中，直接与下游靶点 PBX3 结合，从而抑制 HCC 细胞的增殖、迁移和转移，抑制 MAPK 通路的激活。

1.3 介导肿瘤细胞免疫应答

肿瘤细胞来源外泌体，能够调节 T 细胞、B 细胞等多种免疫细胞介导的免疫反应，来实现肿瘤免疫逃逸。外泌体是肿瘤侵袭和转移的重要因素。研究表明，肝癌细胞释放的外泌体通过 STAT3 通路上调巨噬细胞 PD－L1 的表达，同时增加分泌的细胞因子数量（IL－6、IL－1β、IL－10、TNF－α 等）来抑制肿瘤微环境中的免疫状态[26]。肿瘤细胞来源的外泌体将多种肿瘤抗原传递给树突状细胞（dendritic cells，DCs）处理后，触发 DCs 产生有效的免疫反应，使原位 HCC 小鼠的肿瘤免疫微环境得到显著改善，表现为肿瘤部位 T 淋巴细胞数量增加，干扰素－γ 水平升高，白细胞介素－10 和肿瘤生长因子－β 水平下降。并且异位和原位肝癌小鼠的肿瘤生长也均受到显著抑制[27]。在姚琳芳等人的最新研究中发现，HCC 血浆外泌体中高表达的 Gal-9 可促进 NK 细胞表面 Tim-3 表达，并通过 MAPK 信号通路诱导 NK 细胞凋亡，抑制其对肿瘤细胞的杀伤力，有效介导肿瘤细胞免疫逃逸[28]。DC 来源的包含甲胎蛋白（AFP）外泌体能够有效地刺激原始 T 细胞增殖，诱导 T 细胞活化成为抗原特异性细胞毒性 T 淋巴细胞（CTLs），从而表现出抗肝癌的免疫反应。此外，经外泌体致敏的 DC 前体似乎更有效地触发受主要组织相容性复合体 I 类（MHC I）限制的 CTL 反应，并使 DC 能更充分利用少量抗原，最大限度地激活抗 HCC 的特异性免疫反应[29]。

1.4 调控 HCC 耐药

肿瘤产生外泌体相关性耐药一般通过两种方式实现：一是外泌体将关键耐药蛋白和 RNA 传递给其他细胞，诱导并增强其耐药；二是外泌体可以吞噬药物分子并将其排泄到细胞外，降低细胞内药物浓。ABCB1 是一种膜转运蛋白，属于 ATP 结合盒（ABC）家族，是多药耐药发生过程中最重要的因素。ABCB1 通过外泌体在细胞间转移，从而赋予敏感肝癌细胞耐药表型。Tang[30]等人证实 HepG2 顺铂耐药细胞的外泌体可以将 ABCB1 转移到各种顺铂敏感细胞，包括 SMMC-7721 和 Huh7 细胞。Safaei[31]等也发现，顺铂耐药肿瘤细胞分泌的外泌体比顺铂敏感细胞多 2.6 倍的铂。另外，CAFs 来源的外泌体可向 HCC 细胞传递 circZFR，抑制 STAT3/NF-κB 通路，促进 HCC 对铂的耐药[32]。

2 中医药与外泌体相关机制研究

在国内，中医药长久以来都在 HCC 发生发展的各个阶段起着重要作用，与西医治疗联合以控制症状、预防复发转移及延长生存时间。然而目前对于中医药的防治肝癌的机制并不明确。外泌体是研究肿瘤发生发展的新热点、新方向，随着对人们对外泌体作用机制的深入挖掘，逐渐发现中医药也调控外泌体来干预 HCC 进展，这不仅为解释中医药作用机制提供了新方向，并更进一步发挥中医药在治疗 HCC 的优势。

健脾化瘀方是目前肝癌领域研究的较广泛和深入的方剂之一，以白术、丹参、蚤休、茵陈、茯苓、半枝莲、地锦草等药物组成，发挥益气健脾、活血化瘀、清热解毒的功效。原有研究已经证明，健脾化瘀方可通过诱导凋亡、抑制 EMT、抑制细胞增殖、抑制肿瘤新生血管生成等多种机制来控制肝癌进展[33-36]。冯坤良等人[36]在前人基础上探讨了健脾化瘀方通过外泌体对肝癌细胞迁移、侵袭及 EMT 的影响，发现经过健脾化瘀方处理的肝癌细胞所分泌的外泌体能重新进入肝癌细胞并发挥抑制作用，使肿瘤细胞 E-cadherin 蛋白表达上调，N-cadherin 及 Vimentin 蛋白表达下调，EMT 水平降低，从而抑制肝癌进展。另一项对健脾化瘀方研究同样也表明，EMT 诱导的 HCC 细胞中分离的外泌体经其处理后，可以逆转外泌体原本对其他培养的 HCC 细胞的迁移、侵袭和 EMT 的促进作用，对 HCC 的抗肿瘤作用部分是通过下调外泌体介导的细胞间 miR-23a-3p 转移，随后阻断其下游 Smad 信号通路来发挥作用的[37]。

研究表明,白藜芦醇[38]这种植物化学物质可通过对肝癌细胞外泌体的调节抑制肝癌细胞增殖、迁移以及 EMT:白藜芦醇一方面通过下调 Rab27a 抑制肝癌外泌体的分泌,进而抑制肝癌进展;另一方面,白藜芦醇处理的外泌体通过诱导肝癌细胞自噬和抑制 Wnt/β-catenin 通路的活化进而抑制肝癌进展。

改良艾痛消方是一种从 15 种特定植物和动物化合物中所提取的药物,可以抑制来自 HCC 细胞的包含 CD63 和 Alix 的外泌体的释放和表达,从而影响肝癌细胞的增殖、侵袭和迁移。已证明通过诱导肝癌细胞凋亡、细胞周期阻滞和阻断外泌体释放来发挥抗癌作用[39]。

3 总结与展望

外泌体由有复杂而多样的物质构成,在 HCC 中,其与肿瘤发生和肿瘤微环境的重塑,以及增殖、转移、血管生成、免疫逃逸和耐药等方面都密切相关。本研究概述了近年来外泌体在 HCC 中常见的作用机制,基本从调节外泌体自身表达和其包含的生物活性分子等两种方面展开。目前中医药针对外泌体的研究也多表现在这两个方面。在癌症治疗中,外泌体作为理想载体的探索正在进行中[40,41],外泌体与中药和方剂的结合,更加有益于有效成分的精准靶向。由于外泌体是一个新兴领域,虽然外泌体的各种生理性和功能越来越多地被人们所发现和研究,但就现在而言,外泌体与受体细胞相互连接和作用的了解仍然非常有限。因为外泌体自身的特殊性,研究的难度也是不容置疑,现在没有确切的分离方法和实时成像技术来可视化不同亚型胞外囊泡的释放过程,所以外泌体和其他胞外囊泡的区分难以做到。

中药和方剂以其多途径、多靶点、多效应的特点与外泌体在调控肝癌进展的多程序过程不谋而合,彰显着得天独厚的优势。在 HCC 中,中医药与外泌体相关的研究需要大量前期工作的支撑和更加深入地探索中医药干预 HCC 机制与外泌体之间的关系,以此为中医药在 HCC 的干预机制研究上提供新思路。

参考文献

[1] SUNG H, FERLAY J, SIEGEL R L, et al. Global cancer statistics 2020:GLOBOCAN estimates of incidence and mortality worldwide for 36 cancers in 185 countries [J]. CA Cancer J Clin,2021,71 (3):209-249.

[2] CAO W, CHEN H D, YU Y W, et al. Changing profiles of cancer burden worldwide and in China:a secondary analysis of the global cancer statistics 2020 [J]. Chin Med J (Engl),2021,134 (7):783-791.

[3] XIA C, DONG X, LI H, et al. Cancer statistics in China and United States,2022:profiles, trends, and determinants [J]. Chin Med J (Engl),2022,135 (5):584-590.

[4] 胡泽玉,杨清瑞,周铖,等. 肝癌化疗耐药机制及中药干预研究进展 [J]. 中国实验方剂学杂志,2022,28 (14):254-261.

[5] 李华伟, 游佳, 张涛. 槐耳治疗原发性肝癌的基础和临床研究进展 [J]. 中药药理与临床, 2022, 38 (1): 224-229.

[6] 姚依勋, 龚亚斌. 中医药防治肝癌复发转移的研究进展 [J]. 中国中医基础医学杂志, 2021, 27 (5): 871-875.

[7] 姜兰, 李华成, 邵志林, 等. 膈下逐瘀汤加减方辅助治疗中重度气滞血瘀型肝癌疼痛患者的临床观察 [J]. 时珍国医国药, 2020, 31 (7): 1668-1669.

[8] 张广唱, 武哲丽, 李杰斌. 四君子汤治疗肝癌的临床研究进展 [J]. 辽宁中医杂志, 2015, 42 (1): 218-220.

[9] CHEN R, XU X, TAO Y, et al. Exosomes in hepatocellular carcinoma: a new horizon [J]. Cell Commun Signal, 2019, 17 (1): 1.

[10] 尹昆利, 李明, 魏续福, 等. 外泌体在肝细胞癌肿瘤微环境中作用的研究进展 [J]. 中华肝胆外科杂志, 2022, 28 (4): 305-309.

[11] BRYNIARSKI K, PTAK W, JAYAKUMAR A, et al. Antigen-specific, antibody-coated, exosome-like nanovesicles deliver suppressor T-cell microRNA-150 to effector T cells to inhibit contact sensitivity [J]. J Allergy Clin Immunol, 2013, 132 (1): 170-181.

[12] SUN F, WANG J Z, LUO J J, et al. Exosomes in the oncobiology, diagnosis, and therapy of hepatic carcinoma: a new player of an old game [J]. Biomed Res Int, 2018, 2018: 2747461.

[13] SHEDDEN K, XIE X T, CHANDAROY P, et al. Expulsion of small molecules in vesicles shed by cancer cells: association with gene expression and chemosensitivity profiles [J]. Cancer Res, 2003, 63 (15): 4331-4337.

[14] 罗业浩, 许栋涵, 吕挺, 等. 外泌体在肝细胞癌发生发展中的作用及潜在临床价值 [J]. 临床肝胆病杂志, 2022, 38 (3): 693-698.

[15] 周秋君, 魏申誉, 柴世牵, 等. 外泌体在影响肝细胞癌免疫反应中所起的双重作用 [J]. 浙江医学, 2021, 43 (16): 1795-1798.

[16] WANG S, XU M, LI X, et al. Exosomes released by hepatocarcinoma cells endow adipocytes with tumor-promoting properties [J]. J Hematol Oncol, 2018, 11 (1): 82.

[17] FANG J H, ZHANG Z J, SHANG L R, et al. Hepatoma cell-secreted exosomal microRNA-103 increases vascular permeability and promotes metastasis by targeting junction proteins [J]. Hepatology, 2018, 68 (4): 1459-1475.

[18] CONIGLIARO A, COSTA V, LO D A, et al. CD90+ liver cancer cells modulate endothelial cell phenotype through the release of exosomes containing H19 lncRNA [J]. Mol Cancer, 2015, 14: 155.

[19] ALZAHRANI F A, EL-MAGD M A, ABDELFATTAH-HASSAN A, et al. Potential effect of exosomes derived from cancer stem cells and MSCs on progression of DEN-Induced HCC in rats [J]. Stem Cells Int, 2018, 2018: 8058979.

[20] WANG J, PU J, ZHANG Y, et al. Exosome-transmitted long non-coding RNA SENP3-EIF4A1 suppresses the progression of hepatocellular carcinoma [J]. Aging (Albany NY), 2020, 12 (12): 11550-11567.

[21] ECCLES S A, WELCH D R. Metastasis: recent discoveries and novel treatment strategies [J]. Lancet, 2007, 369 (9574): 1742-1757.

[22] CHEN L, GUO P, HE Y, et al. HCC-derived exosomes elicit HCC progression and recurrence by epithelial-mesenchymal transition through MAPK/ERK signalling pathway [J]. Cell Death Dis, 2018, 9 (5): 513.

[23] FANG T, LV H, LV G, et al. Tumor-derived exosomal miR-1247-3p induces cancer-associated fibroblast activation to foster lung metastasis of liver cancer [J]. Nat Commun, 2018, 9 (1): 191.

[24] CHU Y, FAN W, GUO W, et al. MiR-1247-5p functions as a tumor suppressor in human hepatocellular carcinoma by targeting Wnt3 [J]. Oncol Rep, 2017, 38 (1): 343-351.

[25] ZHANG Z, LI X, SUN W, et al. Loss of exosomal miR-320a from cancer-associated fibroblasts contributes to HCC proliferation and metastasis [J]. Cancer Lett, 2017, 397: 33-42.

[26] CHENG L, LIU J, LIU Q, et al. Exosomes from melatonin treated hepatocellular carcinoma cells alter the immunosupression status through STAT3 pathway in macrophages [J]. Int J Biol Sci, 2017, 13 (6): 723-734.

[27] RAO Q, ZUO B, LU Z, et al. Tumor-derived exosomes elicit tumor suppression in murine hepatocellular carcinoma models and humans in vitro [J]. Hepatology, 2016, 64 (2): 456-472.

[28] 姚琳芳, 王菊英, 苏明, 等. 高表达Gal-9的肝癌血浆外泌体诱导自然杀伤细胞功能失调的机制研究 [J]. 中国免疫学杂志, 2022, 38 (6): 698-702.

[29] LI J, HUANG S, ZHOU Z, et al. Exosomes derived from rAAV/AFP-transfected dendritic cells elicit specific T cell-mediated immune responses against hepatocellular carcinoma [J]. Cancer Manag Res, 2018, 10: 4945-4957.

[30] TANG Z, HE J, ZOU J, et al. Cisplatin-resistant HepG2 cell-derived exosomes transfer cisplatin resistance to cisplatin-sensitive cells in HCC [J]. PeerJ, 2021, 9: e11200.

[31] SAFAEI R, LARSON B J, CHENG T C, et al. Abnormal lysosomal trafficking and enhanced exosomal export of cisplatin in drug-resistant human ovarian carcinoma cells [J]. Mol Cancer Ther, 2005, 4 (10): 1595-1604.

[32] Zhou Y, Tang W, Zhuo H, et al. Cancer-associated fibroblast exosomes promote chemoresistance to cisplatin in hepatocellular carcinoma through circZFR targeting signal transducers and activators of transcription (STAT3) / nuclear factor-kappa B (NF-kappa B) pathway [J]. Bioengineered, 2022, 13 (3): 4786-4797.

[33] 潘宇, 王瑞平, 凌博凡, 等. 健脾化瘀方对肝癌HepG2细胞生物行为学的影响 [J]. 辽宁中医药大学学报, 2011, 13 (10): 57-59.

[34] 郑东升, 郑小伟, 国佳. 健脾疏肝活血方对H22肝癌小鼠瘤组织VEGF-C基因表达的影响 [J]. 浙江中医药大学学报, 2011, 35 (1): 66-68.

[35] 凌博凡, 侯茜, 邹玺, 等. 健脾化瘀方对肝癌耐药细胞P-糖蛋白的影响 [J]. 中华中医药杂志, 2015, 30 (7): 2577-2580.

[36] 冯坤良, 陈清莲, 谢春凤, 等. 健脾化瘀方体外通过外泌体影响肝癌细胞的迁移、侵袭及上皮间质转化 [J]. 中药新药与临床药理, 2021, 32 (12): 1745-1751.

[37] XIE C F, FENG K L, WANG J N, et al. Jianpi Huayu decoction inhibits the epithelial-mesenchymal transition of hepatocellular carcinoma cells by suppressing exosomal miR-23a-3p/Smad signaling [J]. J Ethnopharmacol, 2022, 294: 115360.

[38] 童垄. 白藜芦醇介导的外泌体抑制肝癌进展的机制研究 [D]. 十堰: 湖北医药学院, 2021.

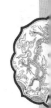

[39] HUANG M B, GAO Z, XIA M, et al. Improved Aitongxiao prescription (I-ATXP) induces apoptosis, cell cycle arrest and blocks exosomes release in hepatocellular carcinoma (HCC) cells [J]. Int J Physiol Pathophysiol Pharmacol, 2022, 14 (2): 90-113.

[40] DU J, WAN Z, WANG C, et al. Designer exosomes for targeted and efficient ferroptosis induction in cancer via chemo-photodynamic therapy [J]. Theranostics, 2021, 11 (17): 8185-8196.

[41] SULLIVAN R, MARESH G, ZHANG X, et al. The emerging roles of extracellular vesicles as communication vehicles within the tumor microenvironment and beyond [J]. Front Endocrinol (Lausanne), 2017, 8: 194.

岭南内科进展（2023）

名医传承篇

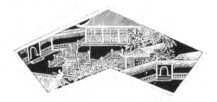
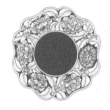

何炎燊教授用柴胡温胆汤治热病心法

彭剑虹　宁为民

何炎燊教授生前是广东省东莞市中医院名誉院长，国务院授予的全国第一批名老中医专家，全国著名中医临床家。何教授1922年出生于东莞市，自学成医，1942年开始以术问世，他擅治温病，又专于杂病。何教授从医78年来，兢兢业业，勤于笔耕，俱收并蓄，待用无遗。笔者多次聆听何教授教诲，并验之临床，深感何教授学术思想的宝贵。我们追忆何教授，不但学习他的医德医风，更要反复研习何教授的医案及医话。现整理何教授在热病治疗方面用柴胡温胆汤的心法，以启发临床。

1　溯本求源

对于柴胡温胆汤药物的组成，其说法不一。柴胡温胆汤最早见于《医宗金鉴·幼科杂病心法要诀》[1]："感冒病时触惊异，心惊胆怯睡不安。身热烦躁面青赤，疏解散与凉惊丸。和以柴胡温胆剂，宁神定志效通仙。"其组方是以单味柴胡合温胆汤，而成柴胡温胆汤，治疗小儿感冒夹惊，病虽退，尚觉心惊不寐者。现代医家大部分认为柴胡温胆汤当以小柴胡汤合温胆汤为合方，治疗少阳阳明合病胆胃不和证。

小柴胡汤由张仲景所创，始见于《伤寒论》[2]第96条："伤寒五六日，中风，往来寒热，胸胁苦满，嘿嘿不欲饮食，心烦喜呕，或胸中烦而不呕，或渴，或腹中痛，或胁下痞硬，或心下悸、小便不利，或不渴，身有微热，或咳者，小柴胡汤主之"。为和解少阳枢机之总方。温胆汤为祛痰祖方，主治胆郁痰扰证。最早见于孙思邈《备急千金要方·胆虚寒》[3]的温胆汤，组成为"半夏、竹茹、枳实各二两，橘皮三两，生姜四两，甘草一两"，症见胆虚寒症："病苦眩厥痿，足指不能摇，躄不能起，僵仆，目黄，失精，眗眗。"其后，南宋时期的陈无择著《三因极一病证方论》[4]，将温胆汤中的生姜用量减至五片，增大枣一枚、茯苓一两半，用治"大病后，虚烦不得眠"，使原温胆汤的药性由偏温转为偏凉。罗东逸评此方："且以驱邪，且以养正，三焦平而少阳平，三焦正而少阳正，胆家有不清宁而和者乎？和即温也，温之者实凉之也。"[5]临床常用陈无择的温胆汤。

2　柴胡温胆汤在临床上的应用

柴胡温胆汤的组成主要有柴胡、黄芩、半夏、陈皮、竹茹、枳实、茯苓。方中，柴胡味苦性寒，轻清升散，善于疏散少阳半表之邪，既能疏肝解郁，又能开解气分之结，

作者单位：广州中医药大学东莞医院。

解表而和里，黄芩味苦性寒，善清肺胃气分之热，使半里之邪内撤，又可燥湿泻火解毒。二药配对，一升一降，一疏一清，和解表里。半夏、陈皮辛温，降逆和胃，理气化痰；竹茹苦寒，清热化痰，除烦止呕；枳实行气消痰，使痰随气下。此四药辛开苦降、宣畅降逆，调肺、胃、肠、三焦之气机。再加上茯苓渗下以健脾利湿，通行三焦之气机及水道。故柴胡温胆汤合方可疏散半表半里之邪，调畅三焦，使邪气达表，三焦通调。临床上应用广泛，较多用于胃肠道系统疾病、植物神经功能紊乱、更年期综合征、癫痫、耳鸣、失眠等，有良好效果[6]。梅国强教授曾就柴胡温胆汤的应用，归纳了痰热上扰清窍、痰热上犯心窍、湿热下注、湿热阻滞胆腑、胰腺病从少阳论治、痰热阻于胸膈等六个方面用药法度[7]。其病机基本归纳为少阳枢机不利，三焦湿热阻滞。

3　何炎燊教授的用药心法

何炎燊教授自幼跟随东莞宿儒李仲台先生学习，在名师的熏陶下，遍读四书五经、诸子百家、汉乐府、魏晋南北朝骈文及唐诗宋词等，培养了阅读古籍的能力，为其后自学中医打下基础。他21岁悬壶济世，把伤寒温病作为学习重点，熟读《伤寒论》，但没有成为固执仲景方的"经方派"；探究温病，也没有成为徒尚轻灵的"时方派"。他认为温病学说是伤寒论的发展和补充，在热病治疗中主张"寒温合流"[8]。此种思想在何教授应用柴胡温胆汤的医案医话中窥见一斑。

叶天士《温热论》认为："……气病有不传血分，而邪留三焦，犹之伤寒中少阳病也。彼则和解表里之半，此则分消上下之势，随证变法，如近时杏、朴、苓等类，或如温胆汤之走泄。"[9]何教授师其义，谓温胆汤可广泛应用于"邪留三焦"之杂病，不独治温病也。此方主要作用在于"走泄"二字。所谓"走"，是用半夏、橘皮之辛香流动以舒展气机；所谓"泄"有两义：一是竹茹、枳实之微苦清泄以撤热邪，一是茯苓之淡渗以泄湿邪。因三焦乃决渎之官，水道出焉；又为元气之别使，身中气机上下出入之道路；且少阳相火，又流行三焦。故三焦有邪，多出现气滞、水停、热郁之病机，故叶天士用走泄之品以分消其上下之势也。上下分消，邪势得松，可冀战汗而解。并谓此法体现了叶氏心思灵巧之处，是从《伤寒论》推理而得。《伤寒论》第101条，服汤后有"蒸蒸而振，却发热汗出解"[10]，是战汗透邪之最早描述。而第230条更阐明柴胡汤能战汗透邪之理："上焦得通，津液得下，胃气因和，身濈然汗出而解。"[11]何教授认为，分消走泄与和解少阳理无二至，唯叶氏畏忌柴胡不用耳。何教授常于温胆汤中，加柴胡疏透少阳，黄芩苦寒泄热，人参（太子参或西洋参）扶持正气，而去姜枣之温，治热邪留于半表半里者有良效[12]。

4　临床举例

4.1　登革热病例

黄某，女，31岁，工人。1985年10月初患登革热，中西医治疗1周未效，16日来门诊，患者面色晦滞，寒热往来（37.5 ℃～39 ℃），头痛身重，肢酸，胸胁苦满，口苦干呕，心烦懊，大便艰涩，脉滞数，苔黄白腻，已用西药5天，兼服三石汤。其夫谓发热持续，恐出白疹（即肠伤寒之俗称），何教授谓此"外邪夹湿，滞留三焦，见症虽似肠伤寒，然治之得宜，未必缠绵也"。予柴胡温胆汤合栀豉汤复方：柴胡、半夏、黄芩各15 g，茯苓、竹茹各20 g，焦栀、香豉、枳实各10 g，陈皮、甘草各5 g。上午煎服，下午药渣再煎1次。药后汗出热降症减，而腹隐痛，下溏便3次，伴里急后重，此里湿假大肠为出路也。前方去香豉加黄连10 g，葛根20 g，即合葛根芩连汤意。第三天腹痛止，大便转好，热亦退净，唯舌苔仍腻，肢体仍倦，胃纳仍钝，改用王氏暑益气汤出入，又3日而安。

病案分析：在20世纪80年代，东莞地区登革热流行，由于病发于秋，乃有伏暑、兼寒、夹湿之各种不同类型。经何教授治疗200例，按伤寒温疫之法治之，皆获速效。此例登革热邪不即解，出现半表半里之证。即叶天士云："邪留三焦，亦如伤寒中少阳病也。"叶天士《幼科要略》[13]有"柴胡劫肝阴，葛根竭胃汁"之说，后温病家之宗叶天士者，畏柴葛如虎，多改用青蒿，如蒿芩清胆汤。何教授认为此乃智者一失。他认为青蒿长于芳化及除阴分之热，和解少阳之力远不及柴胡，且柴胡"能于顽土中疏理滞气"[14]，则又非青蒿之所能。此例外邪夹温，流连三焦，胶着不解，又屡进三石汤寒凉冰伏，湿更难堪。故用柴胡温胆，旋转枢机，合栀、豉宣其陈腐郁结，使半表之邪从外解而汗出热降，半里之邪下泄。再合葛根芩连汤升散余邪，撤热燥湿，表里之邪便得清矣。

4.2 急性肾盂肾炎病例

夏某，女，31岁。患者于2005年10月26日来诊，自述低热缠绵3个月，每天早晨体温正常，下午2时至晚上8时体温37.5 ℃左右，微恶寒，汗出，眩晕，眼睛胀痛，灼热，四肢倦怠，间或咳嗽，齿痛，腰酸。胃纳、二便正常。2005年8月和9月先后做胸部X线检查均提示左上肺继发型肺结核。2005年10月8日血常规检查正常，尿常规检查提示尿蛋白阴性，红细胞Ca 200，白细胞Ca 125，镜检红细胞（＋＋＋），镜检白细胞（＋＋），管型阴性。B超提示肝、胆、脾、双肾正常。当地医院诊断为急性肾盂肾炎。予抗生素治疗不效。其人形体中等，面色潮红，精神疲倦，声低气怯。舌体嫩，舌质淡红不华，舌苔薄黄，脉弦数。此乃肺肾阴虚，脾气虚弱，湿热内蕴，秽浊毒邪侵入膀胱。湿性重浊黏腻，与热胶合则如油入面，留恋难解。正虚邪恋，病势更是缠绵难愈。湿热之邪稽留少阳三焦气分，故寒热往来，脉弦数。治宜和解少阳，分消走泄，清热利湿解毒，益气扶正。拟柴胡温胆汤加减：太子参20 g，柴胡15 g，黄芩15 g，半夏10 g，茯苓20 g，生甘草5 g，陈皮5 g，竹茹15 g，白茅根30 g，白花蛇舌草25 g，扁豆花15 g，枳壳15 g，积雪草25 g。2剂。

再诊：昨天午后体温下降至37.2 ℃，发热持续时间短，仅2小时。恶寒罢，汗出减，精神好转，面色仍潮红，自觉四肢肌肉瞤动。舌体嫩，舌质淡红不华，舌苔黄厚腻，脉弦数象减。此乃少阳枢机得以旋转，而舌苔由薄黄转为黄厚腻，非病势加重，正如王孟英所说"湿热发出，苔变厚腻"，实为湿热之邪有出路之征象，故仍守前方加减：柴胡15 g，半夏15 g，黄芩15 g，茯苓20 g，生甘草5 g，竹茹15 g，白茅根30 g，白花蛇舌草25 g，扁豆花15 g，枳壳15 g，冬瓜仁25 g，石斛15 g，太子参20 g。2剂。

三诊：昨天体温恢复正常，面色潮红消退，无咳嗽，四肢倦怠、肌肉䀮动消失，精神、胃纳、二便正常。舌体嫩，舌质淡红不华，舌黄腻苔退薄，脉细缓。实验室检查：尿常规检查提示尿蛋白质阴性，白细胞 Ca 80，红细胞 Ca 25，镜检红细胞（+），镜检白细胞（+）。目下湿热渐退，法当扶正祛邪，益气健脾，补肾阴，清热解毒利湿。拟四君子汤合六味地黄丸加减以善后：太子参15 g，山药25 g，茯苓15 g，陈皮5 g，生甘草5 g，干地黄15 g，牡丹皮10 g，泽泻10 g，白花蛇舌草20 g，薏苡仁20 g，川萆薢20 g，白茅根25 g，积雪草25 g，石斛15 g。5剂。前方随症加减治疗10天，患者诸恙悉退，尿常规复查正常。

医案分析：此例充分体现中医辨证论治之特点。西医诊断为急性肾盂肾炎，化验检查红细胞（+++），白细胞（++），若临床思维为西医诊断及化验单所左右，必然用凉血及清解肾经炎症之苦寒药，必然不效。而中医辨证，脉弦数，舌苔薄黄，下午低热，微恶寒，头目不清，乃湿热稽留少阳三焦甚明，故用柴胡温胆汤分消走泄，和解少阳，数剂而缠绵3个月之低热全退。然后根据患者脾肾素虚，而用滋肾健脾之法，稍佐清热祛湿极平和之品调理而愈。

5 体 会

由以上病案可见，何教授善用柴胡温胆汤治热病，在热病辨治中，主张寒温合流。何教授曾言辨舌苔的独特经验：凡舌苔或白或黄，舌中心较厚，向边尖渐薄者，乃邪在半表半里，此说历验不爽[15]。何教授辨治此方核心病机为少阳三焦枢机不利，痰热或湿热稽留。柴胡温胆汤以柴胡汤中柴胡、黄芩和解半表半里之邪，温胆汤之枳实、竹茹、茯苓上下前后分消，增强了"和法"功效，确为临床效方，其组方精当，配伍巧妙，用之得当，疗效卓著，其中的医学道理值得我辈临床仔细体会。

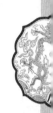

参考文献

[1] 吴谦. 医宗金鉴 [M]. 郑金生，整理. 北京：人民卫生出版社，2006：97.

[2][9][10][11] 林慧光. 中医九大经典 [M]. 北京：中国中医药出版社，2012：536，752，544，567.

[3] 孙思邈. 千金方（备急千金要方）[M]. 长春：吉林人民出版社，1994：217.

[4] 陈无择. 三因极一病证方论 [M]. 北京：中国中医药出版社，2007：161.

[5] 罗美. 古今名医方论 [M]. 北京：中国中医药出版社，1994：31.

[6] 刘海清，历淑芬，侯田培，等. 柴芩温胆汤临床应用举隅 [J]. 江西中医药，2009，40（5）：40 – 41.

[7] 程方平. 梅国强运用柴胡温胆汤辨治手足少阳同病学术思想 [J]. 湖北中医杂志，2010，32（2）：22 – 24.

[8] 马凤彬. 何炎燊 [M]. 2版. 北京：中国中医药出版社，2013：205 – 218.

[9] 何炎燊. 何炎燊医著选集 [M]. 马凤彬，整理. 广州：广东高等教育出版社，2002：409.

[10] 叶天士. 临证指南医案 [M]. 徐灵胎，评. 上海：上海科学技术出版社，1959：740.

[11] 徐灵胎. 神农本草经百种录 [M]. 北京：中国医药科技出版社，2017：11.

[12] 马凤彬. 何炎燊医案集 [M]. 北京：人民卫生出版社，2009：305 – 307.

何世东运用中医药治疗慢性阻塞性肺疾病稳定期经验介绍

黄海燕　何世东

何世东系广州中医药大学教授、硕士研究生导师，全国名老中医药专家传承工作室建设项目专家，国家中医药管理局第三批全国老中医药专家学术经验继承工作指导老师，从事临床、科研、教学50年。何世东教授自1993年开始注重对慢性阻塞性肺疾病稳定期的治疗，经多年临证实践发现，中医药治疗可降低慢性阻塞性肺疾病患者症状急性加重的发生率，改善临床症状，提高患者生活质量。现将何世东教授治疗慢性阻塞性肺疾病稳定期的经验总结介绍如下。

慢性阻塞性肺疾病是一组具有气流受限特点的肺部疾病，特征为持续存在气流受限，呈进行性发展。因患病人数多，死亡率高，社会经济负担重，慢性阻塞性肺疾病已成为一个重要的公共卫生问题[1-3]。慢性阻塞性肺疾病患者处于稳定期，症状虽然缓解但仍持续存在，肺功能尚未恢复，炎症反应持续存在，极易出现疾病急性加重。中外医家均认为稳定期合理治疗可以减少发病次数，改善或增强活动耐量，预防疾病继续进展，降低死亡率[4,5]。

1 病因病机

慢性阻塞性肺疾病属中医咳嗽、喘证、肺胀范畴。肺系疾患初起时，以咳、喘为表现。因患者对疾病认识不足，常常延误治疗，病情反复，日久致胸部膨满、胀闷如塞、喘咳上气，即为肺胀。《灵枢·胀论》曰："肺胀者，虚满而喘咳。"《丹溪心法·咳嗽》曰："肺胀而咳，或左或右不得眠，此痰挟瘀血碍气而病。"中医学认为，慢性阻塞性肺疾病的病因为六淫之邪侵袭、七情所伤、先天不足等，其病位在肺，病机为本虚标实。本虚主要为肺、脾、肾三脏之虚损，标实为痰、饮、血瘀内阻[6]。

疾病初期的咳嗽、咯痰等症状盖因外邪侵袭，肺气宣降失常所致。久病则肺气虚损，气不布津，津聚生痰，痰从寒化而为饮。痰饮伏于肺间，易为外邪引动，上逆阻塞气道，致病情反复发作。痰饮内阻，损及于肺，复因肺朝百脉，可致血瘀，终成痰瘀互阻，肺虚卫外更弱，外邪易入，子盗母气，致脾土虚弱，脾虚生湿，聚为痰浊，上责于肺，病势深入，耗伤肾气，摄纳无权，呼吸短促难续，动则更甚；肾虚亦影响津液之输化，亦对肺气升降不利。故三脏之虚可致喘促难愈，气喘日益加重。

慢性阻塞性肺疾病患者急性加重期表现为咳嗽、咯痰、气短和喘息等呼吸道症状较日

作者单位：南方医科大学珠江医院。

常加重，痰量增多，痰质黏稠或见脓痰，可伴有发热等，此阶段病机以邪实为主；稳定期患者咳、喘、痰等症状稳定或基本恢复到急性加重前的状态，此阶段病机以本虚为主。

2 慢性阻塞性肺疾病稳定期治疗

2.1 改善肺、脾、肾三脏之虚

研究显示，中医药防治慢性阻塞性肺疾病具有一定的临床效果，稳定期使用补益肺肾、健脾补肾等中药可改善慢性阻塞性肺疾病患者的肺功能，提升患者第1秒用力呼气容积（FEV1）、用力肺活量（FVC）和FEV1/FVC水平，降低患者炎症因子水平，提高患者免疫能力[7,8]。何世东教授治疗慢性阻塞性肺疾病稳定期虚证有其特点。

2.1.1 肺气虚证　慢性阻塞性肺疾病稳定期肺气虚证表现为易感冒，气息短促，自汗恶风，咯痰白稀，舌淡、苔润白，脉细、沉、弱。治疗可用玉屏风散加味，重用黄芪。如气阴虚者，常咽干微痛，口干，舌质稍红、少苔，可用生脉散合玉屏风散加味。

2.1.2 脾气虚证　慢性阻塞性肺疾病稳定期脾气虚证表现为神疲纳呆，食少脘腹胀，肌肉消瘦无力，便溏或排便无力，舌体胖大、齿痕，苔白腻。治疗可用陈夏六君合理中汤。

2.1.3 肾气虚证　慢性阻塞性肺疾病稳定期肾气虚证表现为喘息，气短，动则咳喘加重；神疲，乏力，腰膝酸软，耳鸣作眩，或面目虚肿；畏寒肢冷，小便频数、夜尿多；脉沉细。治疗可用金匮肾气丸或人参蛤蚧散加减。

以上三证往往同时存在或互见，临证应细心辨证施治。何世东教授认为，虽然肺气虚在临床中表现多见，但稳定期治疗应着重于脾、肾。脾气虚则水谷生化乏源，上不能滋养肺脏，下难以填补肾脏，故改善肺气虚弱，宜培土生金。肾为先天之本，藏真阴寓元阳，脾之健运，有赖于肾阳的温煦；肾主纳气，气根于肾而归于肺。肺气虚日久，补脾难以生效时，当补肾气，为补火生土之法。稳定期补虚治疗显效者，亦可根据患者本虚表现，辨证使用归脾丸、附子理中丸、金匮肾气丸等中成药，以提高患者的治疗依从性。

2.2 兼以化痰降逆

慢性阻塞性肺疾病患者肺功能为渐进性损害，久病患者即使在稳定期仍有咳、痰、喘等症状，此为痰饮内阻，肺气不降。有医家提出慢性阻塞性肺疾病患者不论病情如何变化，总存在痰饮为患，只是痰饮在各个阶段，虚实程度、主次不同[9]。

何世东教授宗"脾为生痰之源，肺为贮痰之器，肾为生痰之本"之义，强调稳定期在补虚的同时，应兼以化痰降逆。然而稳定期化痰用药不同于急性发作期，应以健脾化痰为主，不可过于温燥或寒凉，以免损及肺阴脾阳。

2.3 减少危险因素，欲病先防

慢性阻塞性肺疾病发病的主要危险因素有吸烟、空气污染、个体宿主易感性等，因此应告知患者戒烟，避免空气污染，调寒暑避外邪。呼吸道感染是慢性阻塞性肺疾病发病和急性加重的临床常见原因。患者暴露于感染因素中，初始仅表现为流涕、痰量增多，或伴低热、恶寒，进而可演变为慢性阻塞性肺疾病急性加重。

何世东教授指出，慢性阻塞性肺疾病患者有外感表现，但喘咳未引发加重，此为"欲病"，应及时医治，以防微杜渐，避免病情反复。外邪侵袭时，极易引动患者之痰饮宿根而发病，此时治疗不可仅用解表，应以解表散寒，温肺化饮。治以小青龙汤加减，如平素有黄痰者，可加用桑白皮、浙贝母以清化痰热。

2.4 改善营养不良状态

慢性阻塞性肺疾病合并营养不良的患病率为10%～60%[10,11]。有研究显示，营养不良是慢性阻塞性肺疾病急性加重和病死率升高的独立危险因素[12]。摄入不足，能量消耗增加是导致慢性阻塞性肺疾病患者营养不良的主要原因。缺氧、二氧化碳潴留、抗菌药物及支气管扩张药物均可损伤胃肠黏膜，右心功能不全可引起胃肠道瘀血，这些因素会影响患者食欲及消化吸收功能，最终导致营养摄入不足。气道阻塞导致气道阻力增加，肺组织弹性减退导致肺过度通气，膈肌回缩能力下降使得呼吸肌做功增加，能量消耗增高[13]。

何世东教授认为，补脾健运可改善患者的营养不良，可予四君子汤加减以改善患者的胃肠功能。抗生素、激素使用易损伤患者胃阴，可予太子参、石斛以补益胃之气阴；食欲不佳者，可予鸡内金消食健胃，或莱菔子消食除胀，兼以降气化痰。纠正民间肉蛋生痰的错误认识，鼓励患者进食，合理补充富含蛋白类的食物，以改善体质，提高机体免疫力。

3 病案举例

谢×，男，73岁，2016年3月28日初诊。反复咳嗽咯痰、气喘20年余。患者自20年前开始，每于受凉或季节交替时出现咳嗽，咯白色黏痰，每次持续1～2个月，无咯血，无胸闷胸痛，无潮热盗汗。症状发作时多于当地社区门诊就诊，口服西药为主治疗（具体不详），后可缓解。于缓解期中，上楼梯3～4层可出现明显气喘，平素日常生活可自理。自2010年始，咳嗽、气喘渐行加重，日常活动受限。每年秋末冬初急性加重3～4次，需住院治疗，出院后不能规范使用吸入剂。2016年3月因症状急性加重，于外院治疗，肺部CT显示双肺肺气肿，右下肺叶多发支气管柱状扩张。肺功能提示重度混合性通气功能障碍。经治疗，患者症状有所减轻，给予支气管扩张剂吸入及止咳化痰等药物口服。就诊时诉咳嗽，咯白黏痰。安静状态下有气喘，活动后加剧，常有夜间喘咳不能平卧。形体消瘦，面暗无华，舌暗，苔白腻，脉弦滑。辨证属寒饮犯肺。治以温肺化饮、降逆平喘。处方：麻黄、细辛各3 g，干姜、陈皮、五味子、炙甘草各5 g，桂枝、白芍、法半夏、苦杏仁、紫苏子、莱菔子、黄芩各15 g，茯苓20 g。共5剂，每天1剂，水煎，取汁400 mL，分早、晚2次服。

二诊：患者自诉服5剂药后，咳喘减轻，痰白，痰量较前增多且易咯出，夜间咳喘减轻，可平卧，自汗，乏力，舌淡红，苔白，脉弦滑。治以益气固表、补肾纳气、化痰止咳。处方：黄芪 30 g，白术 25 g，防风、白芍、山萸肉、紫菀、茯苓、法半夏、补骨脂各 15 g，陈皮、五味子、炙甘草各 5 g，细辛 3 g。共 7 剂，每天 1 剂，水煎，取汁 400 mL，分早、晚 2 次服。

三诊：患者稍咳，少痰，痰白，活动后仍有气喘。诉平素纳食少，食后腹胀。大便 2～3 天 1 次，质软量少，排解无力。舌淡红、苔薄白，脉弦滑。治以健脾化痰、补肾纳气。处方：白术 25 g，黄芪 20 g，山药、茯苓、法半夏、补骨脂、山萸肉、枸杞子、灵芝各 15 g，陈皮、五味子、炙甘草各 5 g。

此后每周复诊，以上方为基础调理方随症加减，如口干、苔黄者，加太子参、石斛各 20 g；纳少、便溏、畏寒者，加党参 20 g，肉桂 3～5 g，黄芪增至 25～30 g。

2016 年岁末，受凉外感 1 次，改以小青龙汤加减，服药 4 剂后，外感症状消失，未出现咳喘加重。经用补脾肾化痰降气法服药调理 1 年后，症状明显好转，时有咳嗽，少痰，日常活动无气喘。一般生活自理，但不耐劳作。因服用中药有效，患者未再进行西药治疗。

2018 年始，间隔 2～3 个月复诊。无服中药汤剂时，口服中成药归脾丸及金匮肾气丸。2019 年始至笔者撰稿时，仅出现感冒 2 次，症状轻，自服感冒药，2～3 天则愈，未引发咳喘，无咳嗽、咯痰症状。现日常生活可自行料理，可行骑车等体力活动。

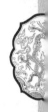

按语：本案患者因呼吸道疾病延治失治，进展为慢性阻塞性肺疾病，总因气候变化反复出现咳喘急性加重。西药治疗仅可短时缓解症状，但不能减少急性发作次数，患者肺功能障碍不断加重。首诊时，患者以咳喘上气为主症，舌暗、苔白腻，脉弦滑，以痰饮内盛为标。何世东教授以小青龙汤温肺化饮，加苦杏仁、紫苏子、莱菔子以降逆平喘。因症见痰黏，故加黄芩以防辛温化热。患者服首方 5 剂后咳喘已有明显减轻，痰量增多且易咯出，是为肺之肃降功能恢复，能驱邪外出。此后邪实程度减轻，本虚表现明显，症见消瘦、乏力、自汗、活动后气喘、纳少腹胀等。何世东教授治以扶正祛邪，扶正多以山萸肉、补骨脂、五味子补肾纳气，以白术、茯苓健脾燥湿；黄芪味甘性温，归肺、脾经，为补益肺脾气之要药，故为何世东教授所喜用。驱邪以干姜、细辛化饮，陈皮、法半夏、紫苏子化痰降逆。随诊期间，恰当把握扶正与祛邪之度，临证灵活加减用药。随着人体正虚得到纠正，"正气存内，邪不可干"。患者坚持服药，故未再出现因气候变化或上呼吸道感染诱发疾病急性加重的情况；同时，机体对日常活动的耐受性逐渐提高，此为肺功能好转之表现。经 2 年余治疗，患者恢复如常人。

4 结 语

何世东教授根据本虚标实的病机特点，在慢性阻塞性肺疾病稳定期施以补肺、脾、肾三脏之虚，兼化痰降逆治疗。针对慢性阻塞性肺疾病易患因素，运用中医药进行欲病先防；同时以补脾健运之法，改善患者营养不良状态。通过系统的中医药治疗，减少慢性阻塞性肺疾病患者症状急性加重发病次数，改善临床症状，提高患者生活质量。

参考文献

[1] GBD 2016 DALYs and HALE Collaborators. Global, regional, and national disability-adjusted life-years (DALYs) for 333 diseases and injuries and healthy life expectancy (HALE) for 195 countries and territories, 1990－2016: a systematic analysis for the Global Burden of Disease Study 2016 [J]. The lancet, 2017, 390 (10100): 1260－1344.

[2] GBD 2016 Disease and Injury Incidence and Prevalence Collaborators. Global, regional, and national incidence, prevalence, and years lived with disability for 328 diseases and injuries for 195 countries, 1990－2016: a systematic analysis for the Global Burden of Disease Study 2016 [J]. The lancet, 2017, 390 (10100): 1211－1259.

[3] GBD 2016 Causes of Death Collaborators. Global, regional, and national age-sex specific mortality for 264 causes of death, 1980－2016: a systematic analysis for the Global Burden of Disease Study 2016 [J]. The lancet, 2017, 390 (10100): 1151－1210.

[4] 陈亚红. 2019年GOLD慢性阻塞性肺疾病诊断、治疗及预防全球策略解读 [J]. 中国医学前沿杂志 (电子版), 2019, 11 (1): 1－14.

[5] 中华医学会, 中华医学会杂志社, 中华医学会全科医学分会, 等. 慢性阻塞性肺疾病基层诊疗指南 (2018年) [J]. 中华全科医师杂志, 2018, 17 (11): 856－870.

[6] 中华中医药学会内科分会肺系病专业委员会. 慢性阻塞性肺疾病中医诊疗指南 (2011版) [J]. 中医杂志, 2012, 53 (1): 80－84.

[7] 黄明儒, 钟天耀, 周琪, 等. 关于慢性阻塞性肺疾病的中医中药治法研究概述 [J]. 湖北中医杂志, 2019, 41 (8): 59－63.

[8] 吕俊, 何晓凤, 余小萍. 慢性阻塞性肺疾病稳定期中医药治疗研究进展 [J]. 中医临床研究, 2018, 10 (9): 61－64.

[9] 徐倍琪, 陆城华, 薛鸿浩, 等. 从痰论治慢性阻塞性肺疾病的中医药研究进展 [J]. 山东中医杂志, 2018, 37 (1): 80－82, 85.

[10] AKNER G, LARSSON K. Undernutrition state in patients with chronic obstructive pulmonary disease: A critical appraisal on diagnostics and treatment [J]. Respiratory medicine, 2016, 117: 81－91.

[11] SEHGAL I S, DHOORIA S, AGARWAL R. Chronic obstructive pulmonary disease and malnutrition in developing countries [J]. Current opinion pulmonary medicine, 2017, 23 (2): 139－148.

[12] HOONG J M, FERGUSON M, HUKINS C, et al. Economic and operational burden associated with malnutrition in chronic obstructive pulmonary disease [J]. Clinical nutrition, 2017, 36 (4): 1105－1109.

[13] 张静, 王衍富. 慢性阻塞性肺疾病患者能量代谢与营养不良研究进展 [J]. 医学与哲学, 2016, 37 (1): 58－61.

刘小虹教授治疗肺病学术思想及经验

张妙芬[1] 詹少锋[2] 黄慧婷[2] 刘小虹[2]*

刘小虹教授系广东省名中医，博士生导师，广东省重点专科广州中医药大学第一附属医院呼吸与危重症医学科学术带头人，从事医疗、教学与科研工作30余年，对中医药防治呼吸系统疾病"理、法、方、药"进行了系统研究，在慢性阻塞性肺疾病（简称慢阻肺）、支气管扩张、哮喘、各种慢性咳嗽等疾病的诊治方面取得了一定的成就。刘小虹教授既坚持学有渊源、继承前贤，又重视兼收并蓄、开拓创新。在临证辨治上，重视审证求因、治病求本。在审因辨治方面思路开阔，善于采用寻根探源、证因合参的方法审明标本。此外，刘教授还善于结合岭南中医特色，博采众长，形成了自成一格的学术思想。现系统阐述如下。

1 基于培土生金法调治慢性肺病

培土生金法基于五行理论，以五脏为中心，意为通过调补脾胃达到补益肺气、治疗肺病之目的[1]。培土生金法最早可溯源于《黄帝内经》。经云："中央生湿……脾生肉，肉生肺。"简明阐述了五脏相生关系。《灵枢·经脉》从经络的角度阐明肺脾二脏相互联系："肺手太阴之脉，起于中焦，下络大肠，环循胃口，上膈属肺"，"脾足太阴之脉……上膈，挟咽，连舌本，散舌下"。这为培土生金法提供理论依据。肺胀由多种慢性肺系疾病反复发作、迁延不愈而成，其病机为本虚标实，病位在肺，与脾、肾相关，其脏腑传变模式以肺脾传变最为常见[2]。现代医学研究亦证实慢阻肺患者常常伴有胃肠功能紊乱及肠道菌群失调，脾胃吸收功能障碍[3]。

慢阻肺患者的管理重点在于稳定期的日常调护，中医药辨证施治尤为重要[4]。刘小虹教授强调慢阻肺患者稳定期需提高其抵抗力，以减少急性加重次数，正气存内，方可抵御邪气。根据五脏相生关系，脾为肺之母，补土生金，通过健脾益气恢复脾胃纳运功能，"脾气散精，上归于肺"，使肺脏获得水谷精微之濡养，肺气得利，宣发肃降功能正常，则咳、痰、喘自止。基于此，刘教授在临床上强调顾护中焦脾胃，自拟"肺康方"（由五指毛桃、太子参、茯苓、白术、杏仁、紫苏子等组成）治疗慢阻肺稳定期肺脾气虚型患者疗效显著，并成功研制院内制剂"肺康颗粒"，使众多临床患者受益。肺康颗粒经临床研究证实，其能够有效改善慢阻肺患者症状、肺功能，且可在一定程度上调节患者的免疫功能[5]。

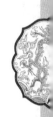

作者单位：1. 广州中医药大学第一临床医学院；2. 广州中医药大学第一附属医院。*表示通讯作者。

2 重视"内外合邪"的致病特点

人体内在环境的平衡协调以及外在环境的和谐统一,是生命赖以生存的基础。疾病的发生与脏腑、气血津液功能的失常以及外界环境非时之气的入侵密切相关,内外合邪共同致病,即"邪之所凑,其气必虚"[6]。内邪既包括抗御病邪之正气的盛衰,还包括"伏邪",现代医学之肿瘤、结石、病原微生物以及病理产物之痰液等,均可视为"伏邪"[7]。

肺通过鼻咽部直接与外界沟通,肺叶娇嫩易受外邪侵袭;肺主治节,与全身各脏腑通过血脉相联系,最易受他脏累及。肺为贮痰之器,有形与无形之痰最易伏藏肺内,遇邪而触发,或咳或喘。典型代表如哮病,李中梓在《证治汇补》言其"内有壅塞之气,外有非时之感,膈有胶固之痰,三者相合,闭拒气道,搏击有声,发为哮病"。且哮病症状倏忽来倏忽去,发作之前常伴有鼻痒、喷嚏时作,或是皮肤瘙痒、起疹,喉间哮鸣如吹笛声,符合风邪"善行而数变"之特点。刘教授既尊崇朱丹溪所言之"专注于痰",又认为风邪亦是发病的重要诱因,主张风邪引动伏痰是哮喘发病之核心病机,提出了祛风化痰平喘之法,未发作时则以扶正气为要,扶正以祛邪,善用五指毛桃、白术、太子参培土生金,即发以攻邪气为急,用防风、紫菀、苏叶、款冬花祛风化痰止咳,分期论治,灵活化裁射干麻黄汤(麻黄、射干、地龙、紫菀、法半夏、杏仁、桔梗、细辛、甘草)作为科室治疗哮喘的协定处方,对于改善寒哮发作期患者的咳嗽、喘息等症状效果显著[8]。

3 主张"肺鼻咽同治"

肺脏通过鼻咽直接与外界相接触,即鼻咽为肺之门户,三者通过经脉相互络属。《灵枢·经脉》云:"大肠手阳明之脉……络肺,下膈,属大肠……上挟鼻孔。"其在生理及病理上关系密切。在生理上,"肺气通于鼻,肺和则鼻能知香臭矣",肺主气,司呼吸,其宣发肃降功能正常,则鼻窍通利,呼吸顺畅;鼻窍通畅,肺气亦和,恰如《严氏济生方》云:"鼻者,肺之所主,职司清化,调适得宜,则肺脏宣畅,清道自利"。反之,若肺失其节,布散津液功能失调,聚而成痰,痰液随上逆之肺气阻于鼻咽部,可发为鼻渊,甚则鼻衄等,若鼻咽为邪气所阻,亦可波及肺脏,气机升降失调,常见咳嗽、咯痰等。

上气道咳嗽综合征是慢性咳嗽的常见原因之一,患者除了咳嗽、咯痰外,常伴有鼻塞、鼻腔分泌物增多及鼻后滴流感[9]。刘小虹教授认为本病病位在肺,亦不离鼻咽二窍,提倡"肺鼻咽同治",以疏风宣肺利窍为基本治法,同时亦分清主次,层次分明[10]:咳嗽咯痰为主,则用三叶汤加减,以人参叶、枇杷叶、龙脷叶清肺止咳为君,杏仁、浙贝母、紫菀、款冬花、牛蒡子、桔梗、木蝴蝶疏风化痰止咳为臣,甘草调和诸药为使;若以鼻塞流涕为主症则予鼻炎方加减,荆芥、防风疏风达表,苍耳子、辛夷花宣通鼻窍,杏仁、浙贝母、半夏化痰,桔梗、牛蒡子利咽,佐以菖蒲开窍、菊花清热,并可制约风药燥热之性；咽痒、咽部异物感明显则用玄麦甘桔汤为底，加杏仁、浙贝母止咳化痰，岗梅根、菊花清热利咽。处方虽异，但不离疏风宣肺利窍之总则。

4　善辨湿浊痰瘀之邪

　　肺为华盖、水之上源，其生理特性为主宣发肃降，宣散水谷精微若雾露之溉，以濡养内在脏腑及外在皮肤，通调水道以助津液畅行三焦之道。若肺失宣肃，津液停聚成湿，湿久化浊成痰，阻滞气机，气不行则血停，滞留成瘀，日久湿浊痰瘀则胶着缠绵，相互助长。肺为娇脏，吐故纳新，本为清肃之地，不容邪气侵犯，今湿浊痰瘀等实邪盘踞，故而出现咳嗽、痰多、胸闷、喘促等肺气不利诸症。刘小虹教授认为湿浊痰瘀既是呼吸系统疾病的病理产物，同时亦是关键致病因素，特别是慢性呼吸系统疾病的中后期，如慢性阻塞性肺疾病、支气管扩张症。患者常诉痰多，查舌象见苔白腻，舌质紫黯或伴舌下络脉迂曲扩张等。刘小虹教授常以千金苇茎汤为底，酌加宣肺化痰、活血化瘀之品，屡试屡验。此外如肺结节，患者主观症状并不典型，偶有咳嗽伴或不伴有咯痰，或时有胸闷等，但患者多见舌苔白腻，刘教授谓此类患者多为湿浊体质，内环境失调，最易长结节，甚至变生瘤癌。治疗上刘教授从湿浊痰瘀着手，常以温胆汤为基础方，灵活化裁成温胆散结方，加用枳壳、桔梗，一升一降，恢复肺脏之气机，顺应其性；浙贝母、杏仁、桃仁化痰行瘀，肿节风、山海螺解毒散结，并佐以鸡内金、薏苡仁调理脾胃，顾护后天之本，健脾以运药。

5　善用岭南道地药材

　　《神农本草经》记载药有"土地所出，真伪新陈……"，最早强调了道地药材的重要性。《本草经集注》进一步强调道地药材的重要性："诸药所生，皆有境界。多出近道，气力性理，不及本邦。所以疗病不及往人，亦当缘此故也。"《新修本草》强化了道地药材的概念："窃以为动植形生，因方舛性，春秋节变，感气殊功。离其本土，则质同而效异。"一方水土养一方人，一方草药治一方病，在同样气候、地理环境中生长的药材对于本地人的体质亦相适应，治疗效果也更佳[11]。

　　刘小虹教授根据岭南地区独特的地理环境、气候以及岭南人体质特点，因时、因地、因人制宜，在临床用药方面灵活运用岭南道地药材。在流行性感冒的治疗上，刘小虹教授认为单纯清热疏风解表不能完全祛邪，由于气候湿热，患病之时常常易夹杂湿热之邪，故治疗上须清热透邪与宣肺化湿并举，总结出临床验方岗藿抗感汤。该方以岭南特色用药广藿香、岗梅根为君药芳香化湿、清热解毒，金银花、连翘、荆芥、防风、羌活疏风解表，佐以人工牛黄、柴胡退热解毒[12]。此外，若痰黏难咯则以猫爪草化痰散结；肺气不利时以枇杷叶、龙脷叶清肺化痰以止咳，药性清轻，正合"治上焦如羽"之意；若咽痛咽痒则用岗梅根、木蝴蝶清热解毒利咽；夏季纳差、口中黏腻则以广藿香、佩兰醒脾化湿开胃等；肺脾气虚者，刘教授常弃温燥之党参，喜用五指毛桃，此药亦名南芪，补而不燥，老少皆宜。

6　坚持内外同治

中医治疗方法种类繁多，各具特色，但不外乎内治法和外治法。内治法以中药汤剂内服为主，在中医理论指导之下亦可再细分，《医学心悟》将其分为"汗、吐、下、和、温、清、消、补"八法。外治法是指通过药物等直接作用于体表或病变部位的治疗方法，亦是中医辨证施治的体现，如穴位贴敷、针灸、中药熏洗、中药离子导入法、超声雾化等[13]。在治疗呼吸系统疾病方面，刘教授坚持中药内服的同时，鼓励别具特色的中医外治法，如常于冬春季节发病的"冬病"之哮喘可在三伏天进行穴位贴敷，慢阻肺稳定期患者亦可在夏季肌肉注射"喘可治"注射液，临床试验表明其可改善患者症状，提高免疫力[14]。此外，刘小虹教授常予肺结节患者穴位贴膏，将生姜、细辛、延胡索、白芥子等研碎后做成膏状外涂大椎、肺俞等穴位，具有温通行络、攻毒散结之功效[15]。上述均是刘教授内外同治思想的体现。

7　长于药膳食疗

药膳是在中医理论的指导下采用药食结合的方法，寓医于食，既有较高的营养价值，又可发挥防病治病的作用[16]。药膳食疗学历史悠久，最早在《周礼·天官》就有关于"食医"的记载。《黄帝内经》云："谷肉果菜，食养尽之，无使过之，伤其正也。"强调了日常饮食应合理分配，在膳食配伍原则上提倡"五谷为养，五果为助，五畜为益，五菜为充，气味合而服之，以补精益气"，并提出"药以祛之，食以随之""食宜同法"等准则。

刘小虹教授提倡药食同源理论，推崇孙思邈"安身之本，必资于食"，"夫为医者，当须洞晓病源，知其所犯，以食治之。食疗不愈，然后命药"之中医治疗特色，并结合岭南地区特殊的地理环境及物产特点，因时、因地、因人制宜，注重整体，辨证施膳。如慢性咽炎患者，刘教授建议日常可用青橄榄炖瘦肉，其汤液具有利咽化痰、生津止渴之功效；夏季气候炎热多湿，田基黄或鸡骨草便是岭南人煲汤常备之品；体虚者，刘教授建议以清补为要，可加茯苓、薏苡仁、五指毛桃，既可祛湿又能健脾益气。药膳食疗取材方便，较中药汤剂可口，患者依从性高，便于长期服用，可以作为日常养生调摄之法。

8　强调"形神合一"

《灵枢·天年》曰："血气已和，营卫已通，五藏已成，神气舍心，魂魄毕具，乃成为人。"《素问·上古天真论篇》亦强调："形与神俱，而尽终其天年，度百岁乃去。"两者均阐明形神统一之重要性。形乃指以五脏为中心的躯体功能正常，狭义之神可为思维意识或精神状态，形神合一既是《黄帝内经》所述生命观，也是心身统一论的理论基础[17]。强调形神合一，践行心身同治为刘小虹教授又一重要学术思想。刘教授注重情志因素对疾病发生发展的影响，认为慢性呼吸系统疾病与患者的心理因素密切相关，故在望闻问切的过程中细心体察患者的情绪问题，在建立相互信任的基础之上，积极耐心沟通、疏导，针对不同的患者给出针对性的日常养生调护方法。如建议慢阻肺患者站桩、打八段锦、练太极拳等，既可以改善肺功能、强身健体，也可达舒展心情、放松身心的效果。

9 推崇"五脏应时"理论

"五脏应时"理论最先见于《黄帝内经》。经云："五脏应四时，各有收受。"如春应肝、心应夏、脾应长夏、肺应秋、肾应冬，强调人体脏腑功能与自然界四时阴阳变化相适应，体现了天人合一的中医整体观[18]。在不同的时令，受邪与主时之脏关系密切，疾病的发生与五脏主时生理节律相应，并具有"四时五脏"相对应的脏腑发病规律[19]。

《素问·咳论篇》记载："乘秋则肺先受邪，乘春则肝先受之，乘夏则心先受之，乘至阴则脾先受之，乘冬则肾先受之。"秋风一起，慢阻肺、支气管扩张症、哮喘以及肺炎等患者便明显增加，肺喜润而恶燥，秋天气候干燥，易伤肺津耗肺气，影响其正常的宣发肃降，故出现咳、痰甚至喘等症。秋季人体免疫机能降低，多种肺系疾病发病率明显提高[20]，故刘小虹教授常劝诫有肺病基础的患者在夏末秋初之时切忌贪凉饮冷，酌添衣防寒保暖，同时适当锻炼，改善肺功能。在日常养生方面，《素问·四气调神大论篇》记载了顺时养生法："春三月，此谓发陈……夜卧早起，广步于庭……此春气之应，养生之道也。逆之则伤肝，夏为寒变，奉长者少…… 冬三月，此谓闭藏……早卧晚起，必待日光……此冬气之应，养藏之道也。逆之则伤肾，春为痿厥，奉生者少。"人应随季节变化调整日常作息，顺应天时，有利于预防疾病的发生。在疾病治疗方面，用药也随季节相应变化，如春天木气生发，故治咳须兼潜降，常用前胡、杏仁、海浮石；夏季多炎热，用药宜凉，可用沙参、知母、元参；秋燥当令，治宜清润，可用浙贝母、百合、枇杷叶；冬季多风寒，常用桂枝、麻黄、紫苏叶等温散之品。

临证30余载，刘小虹教授主张并始终坚持着"行师古而不泥古，融古贯今"的理念，常言凡病之起，必有其因，求其阴阳盛衰之偏颇，求其发病起源之由来，并结合岭南特色，形成了别具一格的肺病诊疗学术思想，为杏林后辈开拓了疾病诊疗的临床思路。

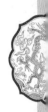

参考文献

[1] 毛峪泉, 吴蕾, 林琳. "培土生金"治法的历史源流及其发展初探 [J]. 中医杂志, 2016, 57 (10): 815 - 818.

[2] 陈远彬, 吴蕾, 于旭华, 等. "培土生金"中医理论溯源及治疗慢性阻塞性肺疾病的古籍文献研究 [J]. 辽宁中医杂志, 2019, 46 (6): 1193 - 1196.

[3] NIJHOLT W, BEEK L T, HOBBELEN J, et al. The added value of ultrasound muscle measurements in patients with COPD: an exploratory study [J]. Clinical nutrition ESPEN, 2019, 30: 152 - 158.

[4] 唐万云, 曾玉英, 汪秀玲, 等. 益气活血方治疗慢性阻塞性肺疾病稳定期疗效及对患者肺功能、炎症因子的影响 [J]. 陕西中医, 2020, 41 (11): 1576 - 1579, 1583.

[5] 杨柳柳, 刘小虹, 张伟, 等. 肺康方联合西药治疗慢性阻塞性肺疾病稳定期肺脾气虚证临床观察 [J]. 新中医, 2018, 50 (7): 79-83.

[6] 张保平, 范萍. 内外合邪理论在咳病治疗中的应用举隅 [J]. 国医论坛, 2020, 35 (5): 62-64.

[7] 何绍奇. 读书析疑与临证得失 [M]. 2版. 北京: 人民卫生出版社, 2005: 105-110.

[8] 钟亮环, 刘小虹, 单丽囡, 等. 射麻止喘方对寒哮发作期患者主要症状、体征影响的临床研究 [J]. 新中医, 2012, 44 (3): 18-19.

[9] 李英会, 张瑾, 杨环玮, 等. 加味取渊汤治疗痰热郁肺型上气道咳嗽综合征疗效及对患儿免疫功能和血清 IL-6、TNF-α 水平的影响 [J]. 陕西中医, 2020, 41 (3): 308-311.

[10] 洪海都, 张天鸽, 黄艾丝, 等. 刘小虹辨治鼻后滴流综合征经验 [J]. 广州中医药大学学报, 2019, 36 (8): 1259-1262.

[11] 徐浩, 吴之易, 王圣隆, 等. 论道地药材的成因及发展现状 [J]. 中华中医药杂志, 2021, 36 (4): 1793-1797.

[12] 洪榆. 岗藿抗感汤治疗流行性感冒的临床疗效观察 [D]. 广州: 广州中医药大学, 2016.

[13] 张响响, 刘世敏, 李艺, 等. 中医外治法相关感受器的研究概述 [J]. 中华中医药杂志, 2020, 35 (12): 6233-6235.

[14] 郑文江, 彭紫荆, 张天鸽, 等. 喘可治注射液穴位注射治疗慢性阻塞性肺疾病稳定期的 Meta 分析及试验序贯分析 [J]. 中药新药与临床药理, 2019, 30 (6): 725-732.

[15] 洪海都, 刘城鑫, 吴鹏, 等. 刘小虹辨治肺结节中医特色探析 [J]. 中国中医基础医学杂志, 2020, 26 (4): 539-541.

[16] 朱建平, 邱泽锐, 邹茜, 等. 中医药膳常见应用价值分析 [J]. 湖南中医杂志, 2021, 37 (4): 119-120, 160.

[17] 王庆其. 《黄帝内经》文化专题研究 [M]. 上海: 复旦大学出版社, 2014: 88.

[18] 张和韡, 马淑然, 田甜. 关于五脏应时理论内涵的探讨 [J]. 中华中医药杂志, 2016, 31 (5): 1764-1766.

[19] 刘声, 刘晓燕, 郭霞珍. "四时五脏阴阳" 理论探寻 [J]. 辽宁中医杂志, 2012, 39 (6): 1032-1033.

[20] 杨超. 肺应秋理论对预防肺系疾病的相关性研究进展 [J]. 齐齐哈尔医学院学报, 2015, 36 (4): 550-552.

国医大师杨春波治疗脾胃湿热阴损证经验

姚柱豪 谢秋雨 骆云丰*

杨春波教授（以下尊称杨老）系全国第三届国医大师、脾胃病名家，临床善治脾胃湿热证。杨老在多年对脾胃湿热的研究及临床实践中，发现湿热之邪常可导致阴津损伤而成湿热阴损证，因其程度上不及阴虚明显，杨老命之阴损证，又因其病性矛盾，治疗难免掣肘，纯滋阴则助湿留邪，徒清利则阴分迭伤。杨老对于此类病证常能因病制宜，屡屡奏效。兹总结杨老治疗脾胃湿热阴损证的经验，以飨读者。

作者单位：福建中医药大学附属第二人民医院。*表示通讯作者。

1 湿热阴损证的病因病机演化

1.1 湿热本邪伤阴

杨老曾对福建地域特点与饮食习惯进行分析,发现湿热的产生有饮食以及地域气候内外两方面因素,此即吴鞠通所言:"湿之入中焦,有寒湿,有热湿,有自表传来,有水谷内蕴,有内外相合。"《素问·异法方宜论篇》言:"东方之域……海滨傍水","南方者……阳之所盛处也……雾露之所聚也"。[1]闽地处东南沿海,为"雾露所聚"之地,且常年气温颇高,火热弛张,湿与热相互交结侵犯人体,此为地域气候所致。又福建人嗜食海鲜、茶酒,过则损伤中焦,导致纳运失调,水谷不化进而酿生湿热之邪,此为饮食所致。两者共同导致福建患病人群多湿热。

在杨老看来,湿热既生,有湿偏盛、热偏盛及湿热皆盛之分,但均可导致阴液损伤,如《温病条辨·中焦篇》第43条述:"湿之入中焦……其中伤也,有伤脾阳,有伤脾阴,有伤胃阳,有伤胃阴,有两伤脾胃……伤脾胃之阴者,十居一二。"[2]热偏盛及湿热皆盛者,热邪本就灼阴耗液,此易于理解;而湿盛者则通过阻滞气机,壅遏阳气,进而蕴热耗阴,或湿邪困阻脾胃,运化不及,影响阴分充养而受损。不仅如此,杨老观察发现,不少患者有过度劳累和熬夜等不良生活习惯,或兼有消渴,本就阴液不足,在此基础上再感受湿热,内外相合之湿热相互促进,损伤阴分,出现湿热阴损证。

1.2 湿热致病伤阴

湿热之邪通过内外途径侵犯人体后,除湿热直接伤阴外,杨老亦注重湿热致病二次伤阴。如当湿热犯中,扰乱中焦气机,导致清阳不升,浊阴失降,可出现频繁呕吐,从而可进一步引起胃中津液丢失,出现消谷善饥、口干不多饮、舌红干少苔等胃阴虚证的表现;杨老认为湿热蕴于中焦可蒸盛迫津外泄而为汗,若汗出过多则可进一步导致津液丢失,出现口干、咽干、干咳、舌尖红等阴伤证的表现,正如叶桂言:"救阴不在血,而在津与汗。"[3]汗为阴液,止汗便是养阴,过耗则伤阴;湿热产生于中焦而可下注下焦,若湿热下趋肠腑,扰乱肠腑,导致便溏腹泻,而持续腹泻可进一步导致肠中阴津丢失,出现不知饥、纳呆腹胀、唇干红等脾阴虚证的表现;若湿热下注膀胱,可致尿频,日久可进一步引起津液损耗,出现潮热盗汗、腰酸、尿道口干涩等肝肾阴虚之证。

1.3 湿热误治伤阴

杨老认为,治疗湿热的关键在于祛湿,而祛湿法一般有燥湿、渗湿、化湿等不同,但均有损阴之弊。如燥湿法有寒温之别,对于湿热证热盛者用寒苦燥湿之黄连、苦参、龙胆草,湿盛者则配伍辛温燥湿之苍术、草果、豆蔻,若药物用量过大,方药燥性突出,则燥湿的同时可以伤阴;渗湿法以泽泻、通草、薏苡仁之属为多,渗湿药多兼利水,渗利过度常导致津液过分流失而伤及阴液;化湿法则多用辛香走窜之藿香、佩兰、厚朴、砂仁之类,方中芳香药物过多堆砌使用则可化燥伤阴。另外,湿热壅遏气机,处

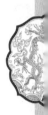

方用药常配伍理气药，而药多辛温，如陈皮、防风、厚朴、半夏等，不仅如芳香之品化燥伤阴，而且温性助热耗阴，亦常有伤阴的情况出现。

不仅如此，由于湿热证候繁杂多怪，正如吴鞠通在《温病条辨·上焦篇》中记述："头痛恶寒，身重疼痛……胸闷不饥，午后身热，状若阴虚，病难速已……汗之则神昏耳聋……下之则洞泄。"可见湿温病识证较难，导致误汗、误下，终致坏病。杨老亦认为，湿热病常有类似表证的表现，如身痛、恶寒，但此为湿热之邪壅遏阳气，使人体之阳外达受限而不能温分肉所致，倘若误用辛温的麻黄、桂枝等发汗解表，则可徒伤津液及助长热势，进一步损伤阴津；湿热中阻，胃脘满闷似有形之邪阻滞，若误用芒硝、大黄攻下，可致洞泄伤及阴津。另外，叶桂言"湿盛则阳微"，湿邪偏盛时可见困乏、怕冷等"虚寒"的表现，若妄用温补，可致热邪内蕴，进而伤阴。

2 湿热阴损证的审证及治疗

2.1 审证

对于湿热证的审证判断，应以脾胃为中心但不囿于脾胃，而应有整体观念。杨老总结出舌苔黄腻、胃脘闷胀、食欲不振、大便溏为主要症状表现[4]，小便黄、口苦而黏、口渴喜温饮、身热不扬为次要表现，并可兼不同脏腑的症状，如泛溢肌肤则可见水肿、湿疹等；熏肺则可见胸闷、咳嗽；扰窍则头重、耳鸣、目冒；蒸肝胆则右胁胀痛及黄疸等。其中，舌苔黄腻是金标准，为湿热证必见之候[5]。

而湿热伤阴所出现的阴损证，杨老临证时有肺阴伤、脾阴伤、胃阴伤、肾阴伤之别。其中肺阴虚以津液布散障碍为主，偶见肃降不及，症见咽干燥不适、口渴，或兼干咳、大便滞下；脾阴虚以运化不及为主，症为食欲减退、不知饥、纳后饱胀、口唇干红；胃阴虚以阳明中焦燥热多见，症见上腹轻度烧灼感、消谷易饥、干呕反酸、大便干、舌尖红；肾阴虚以滋养不足、阴虚阳浮为主，症见腰膝酸软、头晕、烘热汗出、颧红等。

临床上阴损证候常为湿热之邪所蒙，不见上述典型表现，故在辨证过程中除结合上述症状，杨老更着重从舌象入手。他认为阴损本质为津液绝对的不足，故在舌象上必有相应体现。其典型舌象主要有以下三点：舌质粗、裂纹舌、苔不全（剥苔偏苔之属）。此三者可表明正阴不足的存在。裂纹舌、苔不全的表现众所周知，唯舌质粗鲜有记述，此乃杨老常用的特色舌诊，其表现为因阴液不足，舌体失平润所出现的舌体颗粒感（舌乳头）突出而干，呈现粗糙的状态，往往表现在舌尖，三者可单独或共同出现，以审阴伤。

2.2 治疗

对于湿热证的治疗，杨老根据湿热的特性，结合多年临床经验，总结出清热化湿、淡渗利湿、芳香化湿、苦燥利湿、健脾利湿等诸多方法，曾将诸法合一，创造经验方清化饮（茵陈、黄连、佩兰、扁豆、薏苡仁、赤芍、白豆蔻），临床应用多在此基础上灵活加减。

正是因为湿热证有伤阴之虞，故而杨老在临证处方配伍的药物选择上时刻提防阴液耗伤。如对健脾益气药物的选择，杨老一般选择太子参益气兼能顾阴，阴虚重者常选西洋参，若湿热较重又确有气阴不足而需要补益者，杨老常选用绞股蓝补益而不助邪亦不伤阴；对于健脾化湿药物，杨老常选用白扁豆，健脾利湿而不伤阴，其中对于湿偏重者，选漂白术，健脾利湿，炒白术因其燥伤阴，除治疗泄泻时，鲜有应用，而对于温燥化湿药物苍术，杨老更是较少选用；对于淡渗利湿药物，常选用利湿热而不伤阴的药物，如薏苡仁、猪苓、芦根、天花粉等；对于寒苦燥湿药物，因其性寒能清，故为化湿方中必备配伍，又因其易化燥伤阴，杨老对苦寒药物每方仅用1～2味，且在药量上有所限制，如黄连用量不超过3 g，黄芩用量不超过4.5 g。对于湿热证热邪偏重者，杨老常在清化、芳化的基础上加一些甘寒之品，如蒲公英等，既能清热又不化燥；对于湿偏重者，湿重黏滞，滋阴难免滞邪，芳香开浊之品又多燥，杨老则仿达原饮用白芍、甘草相配，取其酸甘化阴，以此制衡芳燥药物如草果、苍术等，可以避免香燥伤阴。

而对于阴液已经虚损而又有湿热的情况，杨老秉承"间者并行，甚者独行"[6]的治疗原则，在临床上区分湿热及阴虚偏颇，灵活调整药物的比重。杨老认为，湿热阴损之证本质是正虚邪实，单独扶正或祛邪难以两全其美，故杨老在处理湿热阴损证时，提出苦寒清化、甘淡（寒）补益的治疗思路，重点着眼于舌苔的厚薄，以此来判断湿热的盛衰，从而决定补阴的比重。如苔黄厚者为湿热邪盛，治以清化饮方为主，稍伍养阴药，补益的同时可防阴分进一步损伤，待后期苔退邪减，方可渐增补阴药；对于苔薄或少，属于阴损较明显者，杨老仍以清化饮为底方，减苦寒之茵陈及芳燥之佩兰以减少伤阴，而增甘淡渗湿或气阴同补之味，如茯苓、芦根、扁豆等防湿邪再生，在此基础上再加重补阴的力量，处方整体上逐步转为补阴。在具体搭配养阴药方面，杨老根据脏腑不同选药1～3味，如肺阴虚用沙参、麦冬，脾阴虚用山药，胃阴虚用玉竹、石斛，肾阴虚加黄精、枸杞子等；亦常搭配益气养阴之品，药物如绞股蓝、太子参等集动静于一体，可避免气动助热、阴静凝湿的缺点。就整体来说，杨老更注重脾阴与肾阴的补益，因肾阴是真阴之根，脾阴是后天生化之本，脾肾阴分充足，则余脏阴津便源头不断；且脾肾气化与人体津液代谢尤为密切，脾肾壮实则气达津化，湿邪易除，故杨老用太子参、黄精、石斛的频率更高。

3　验案举隅

患者某，男，56岁，2021年4月12日初诊。主诉：胃脘不适3月余。现病史：患者3月前伤酒食后出现胃脘部闷胀不适，自行服用"多潘立酮"等有所改善，但多食即胀，现来就诊。诊见：胃脘不适，饱食后为胀闷，纳差，不知饥，口干喜凉饮，口不苦，眠可，大便3日1次，质中，小便可。舌淡红尖稍粗，少裂，苔薄黄少腻干，脉细弦缓。辅助检查：2021年4月6日电子胃镜示慢性萎缩性胃炎伴糜烂、胆汁反流。病理：胃窦小弯重度萎缩。西医诊断：慢性萎缩性胃炎（重度）。中医诊断：胃痞。辨证：湿热阴损、气血郁滞。治法：养胃清化、调气散瘀。方药：茵陈12 g，生扁豆12 g，黄连3 g，薏苡仁15 g，莪术10 g，佩兰10 g，砂仁4.5 g，赤芍10 g，玉竹10 g，枳壳 10 g，杏仁 6 g。10 剂，日 1 剂，水煎，早晚分服。

二诊（2021 年 4 月 26 日）：服药后患者胃纳较前增加，知饥可，脘胀减轻，多食仍胃脘痞闷。现口干苦，夜寐浅（5～6 h），多梦，时有心悸，乏力，腰酸，大便两日一行，顺畅质软，夜尿 1 次。舌尖粗质红苔根少，脉细弦。治法：养胃益肾、散瘀安神、清化补气。处方：太子参 12 g，生扁豆 12 g，黄连 3 g，丹参 10 g，炙甘草 3 g，枳壳 10 g，砂仁 4.5 g，赤芍 10 g，琥珀 3 g，茯苓 10 g，北沙苑 12 g。14 剂，日 1 剂，水煎，早晚分服。

三诊（2021 年 5 月 14 日）：服上药后患者整体症状明显改善，舌转淡红苔薄，守方 14 剂善后。

> **按语：** 首诊杨老认为，患者素有胃病，多食则胃脘胀闷不适，观其舌脉，考虑湿热蕴结中焦日久，内伤阴分，故以清化饮为主方，苦寒清化湿热，配以玉竹一味，既不碍湿热病邪的去除，又可防正阴的进一步受损。二诊湿热之邪渐退，虚象尽显，故去苦寒之茵陈，存少量黄连续治湿热，转以甘淡补益、清化为主。初诊时无明显的兼夹症状，杨老认为湿热之邪蒙蔽疾病的显性症状，故参考舌象，辄投清化饮去除湿热蒙绕，二诊湿热邪减而显性症状外露，以虚证为主，故增补脾肾。在虚实夹杂诊治过程中，杨老始终把握阴虚以及湿热的偏颇，灵活调整处方的主攻点，以收全效。

4 小　结

综上所述，杨春波教授对于湿热阴损证的审证及治疗用药思路有独特的见解，尤其是辨证的全面性、用药的精确性、配伍的灵活性值得我们学习并加以实践。

参考文献

[1] 田代华. 黄帝内经素问 [M]. 北京：人民卫生出版社，2005：24 - 25.
[2] 吴瑭. 温病条辨 [M]. 南京中医药大学温病学教研室，整理. 北京：人民卫生出版社，2005：41.
[3] 叶桂，薛雪. 温热论 湿热论 [M]. 张志斌，整理. 北京：人民卫生出版社，2007：17.
[4] 黄恒青，柯晓，杨永昇. 杨春波论医集 [M]. 北京：科学出版社，2014：233 - 234.
[5] 黄恒青. 杨春波脾胃病十讲 [M]. 北京：科学出版社，2019：39.
[6] 田代华，刘更生. 灵枢经 [M]. 北京：人民卫生出版社，2005：66 - 67.

国医大师洪广祥"以补助攻,留人治病"原则辨治晚期肺癌经验

许越淇[1] 莫丽莎[2] 柯诗文[2] 吴泽南[1] 邱明亮[2]
朱国双[1] 李少峰[2] 徐磊[2] 肖航[1] 刘良徛[2*]

肺癌是常见的恶性肿瘤之一,以咳嗽、胸痛、发热、咯血等为主要临床表现。其发病率和病死率均高居恶性肿瘤首位,严重危害人类健康[1]。肺癌的隐匿性很强,早期常因无明显症状而容易漏诊,故很多患者待有症状来就诊时已到疾病中晚期。大部分晚期肺癌患者无法通过手术根治,而单纯靶向治疗仅适用于具有敏感基因突变的患者;单纯化疗虽能杀死肿瘤细胞,但破坏了自身免疫系统功能[2]。化疗联合靶向治疗是目前大部分肺癌患者的主要治疗手段[2]。但即便接受该治疗手段,仍有部分患者对疗效不满意。患者常因治疗费用高,不良反应大,效果不显著而放弃。

洪广祥教授(以下尊称洪老)根据多年临床经验,认为中医药在晚期肺癌治疗中有独特优势。他强调正虚邪实是晚期肺癌的病机特点,烟毒、邪毒、痰湿是晚期肺癌的病理要素,并提出"以补助攻,留人治病"治疗原则。在此指导下,洪老将扶正法贯穿治疗始终,通过"以补助攻"来"留人治病"[3]。因正盛则可祛邪,正虚则邪恋;邪去则正安,祛邪即扶正。现将洪老"以补助攻,留人治病"的思想总结如下。

1 "以补助攻,留人治病"的理论基础

"以补助攻"治则来源于"攻补兼施"中医理论[4]。早在《黄帝内经》就有关于攻补兼施法的论述,如《素问·六元正纪大论篇》云:"大积大聚,其可犯也,衰其太半而止,过者死。"《金匮要略》对于五劳虚极之证,强调须注重脾胃生机,并提出"缓中补虚"的攻补兼施治则。张景岳在《景岳全书》中云:"凡脾肾不足及虚弱失调之人……俱当察其缓急。"该论述体现了张景岳依据病势缓急和体质强弱而裁定的攻补之法,并突出积聚治疗应注意攻补的时机与分寸。李中梓的《医宗必读》在分期论治基础上,明确提出"屡攻屡补,以平为期",这正是攻补兼施法的精华所在[5]。

1.1 正虚邪实是晚期肺癌的根本病机

晚期肺癌因虚致病、因虚致实。洪老强调正虚是其产生的前提[6]。正虚是因年老体衰,肺气耗损;或因劳累过度,耗伤肺气阴;或由七情所耗而致。正虚邪侵,气机不畅,血行积滞,结而成块。标实为烟毒、邪毒、痰湿互患。洪老强调烟毒、邪毒、痰湿

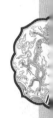

作者单位:1. 江西中医药大学;2. 江西中医药大学附属医院。*表示通讯作者。

是晚期肺癌产生的必要条件[7]，现从以下3点进行阐述：①烟毒内阻。洪老认为烟和酒乃辛热之品，长期大量吸烟、喝酒与肺癌发病有所关联。长期吸烟，热灼阴津，致肺阴不足；气随阴亏，烟毒内蕴，滞留肺窍，阻塞气道，而致痰瘀互结，瘤块乃成。②邪毒侵肺。中医把对人体有明显伤害的内在因素或外来因素，统称为毒邪。洪老认为肺易受邪侵，环境中有毒物质如粉尘、工业废气等，可通过呼吸道损害肺部，致使气滞血瘀，毒瘀互结，形成肿块。③痰湿聚肺。洪老认为脾主运化，脾虚不运，津液失布，致湿聚生痰，留于肺脏，停痰留饮，进而气血瘀阻，毒聚邪留，郁结胸中，渐成肿块。

1.2 血瘀是晚期肺癌的基本病理改变

肺为"娇脏"，不耐寒热，常因邪侵致宣发肃降功能失常。肺气瘀阻，不能输布津液，则聚津成痰；痰阻气机，气机不畅致血瘀，长期肺部脉络瘀阻致肺癌发生。因此，瘀既是邪毒蕴肺的重要病因，又是正虚导致邪毒与其胶结形成恶性肿瘤的病理产物，故有"血瘀而成窠"的理论[8]。洪老通过临床实践证明，晚期肺癌患者均有不同程度的舌暗、瘀斑、舌下静脉延伸扩张及其他血瘀的征象和症状[9]。肺主气，朝百脉。人体气血津液的正常运行均靠气的推动。若晚期肺癌患者气滞血瘀，必会影响肺津输布，肺不布津则津液停聚，郁积不行而化痰。痰浊阻肺，肺气受阻则加重血瘀。往复循环，病情严重而形成窠囊，故有"痰夹瘀血遂成窠囊"的理论[9]。

1.3 脾胃受损，元气耗伤是晚期肺癌的中心环节

李东垣在《脾胃论》中提到："脾胃之气既伤，而元气亦不能充，诸病之由生也。"他认为脾胃为元气之源，元气又是人体之本，脾胃伤则元气衰，元气衰则疾病生。而晚期肺癌形成为正虚所致，故治疗过程中必须顾护脾胃，不损气血，做到祛邪而不伤正。脾胃的功能失调又是重要致病因素，脾胃亏虚会加重晚期肺癌患者咳嗽、咯痰的症状，影响疾病的预后。因此，晚期肺癌虽病在肺，但与脾胃密切相关，故洪老强调晚期肺癌从脾胃论治是有充分理论依据的。根据"脾为后天之本，气血生化之源"和"有胃气则生，无胃气则死"的理论，洪老认为只有脾胃气盛才能体健无疾。一旦脾胃气弱、正气亏虚，则百病皆至。

1.4 晚期肺癌治疗重在"以补助攻，留人治病"

晚期肺癌治疗时要权衡机体与肺癌的关系，即理清整体与局部之间的关系。不可攻其一点，毁其全面。治疗上坚持"以补助攻，留人治病"的原则，分清主次，详审邪正盛衰，辨清虚实及其多少。洪老提出晚期肺癌应抓住正虚为本、邪实为标的纲领。他认为采用攻补兼施法治疗时，应辨证使用攻补之法，切忌一味攻伐。正邪不两立，祛邪忌伤正。攻伐太过是晚期肺癌治疗的最大误区。由于肺癌形成时间长，病因病机复杂，待患者来就诊时，大多已经历过放化疗和西药治疗。此时患者正气已伤，在治疗过程中若一味采用攻邪药抗癌散结而不顾扶正气，其抗病能力反而下降，患者常因正气衰败而加速死亡。因此，只攻不补不仅不能抗癌，反而影响疗效，甚至出现严重后果。此时，扶正补益就成为治疗的关键。但所谓的扶正补益也并非一味地补。若一味补益，则有助

长邪气之弊，导致邪气更胜。邪气不祛，病难痊愈。因此，只有合理补益才能提高患者的抗癌能力，才能提高机体对抗癌药物的耐受力与敏感性。

洪老提出在使用"补益"法的过程中，应将"健脾气、保胃气"贯穿治疗的全过程。一切有损于脾胃功能的药物均当慎用。应用扶正祛邪之法，注重正气调养，调补脾胃之气。要掌握补而不壅、温而不燥、兼以醒脾、补运结合的原则。晚期肺癌的治疗只有在脾胃之气健旺的情况下，才能使得正气充盛，邪气自去，进而确保后续治疗能继续进行。故洪老提出标本兼治之"以补助攻，留人治病"原则来治疗晚期肺癌。

2 "以补助攻，留人治病"理论的临床应用

洪老根据晚期肺癌临床证候的规律和特点，将该病分为瘀血阻肺、痰浊瘀结、肺脾气虚、气阴两虚4个证型进行辨证论治[10]。从临床实践看，每个证型都属虚实夹杂，不同点在于虚实的轻重程度，且瘀血、脾虚贯穿疾病始终。

2.1 瘀血阻肺证

此证常以瘀血症状为主，兼有脾虚的表现。临床表现为咳嗽、咯痰，或兼血痰；胸闷气憋，胸痛有定处；食少，乏力，消瘦。患者面色黧黯，舌质紫黯或有瘀斑，舌下静脉粗大怒张。治以化瘀消癥，兼以扶正健脾，方选桂枝茯苓丸合四君子汤加减。洪老认为该型患者脾虚表现是以脾胃功能减退为主，故用四君子汤益气健脾。若瘀血症状较重，则酌加苏木、郁金活血行气祛瘀，鬼箭羽破血通经，猫爪草、瓜蒌皮散结，鳖甲软坚散结。

2.2 痰浊瘀结证

此证常以痰瘀症状为主，兼有脾气亏虚的表现。临床表现为咳嗽、咯痰，痰质黏稠，痰白或黄白相兼，胸闷气憋，胸部闷痛；食少，乏力，消瘦；舌苔黄腻或黄厚腻，脉弦或弦滑。患者舌体多有瘀血征象。治以祛痰化瘀，兼以扶正健脾，方选桂枝茯苓丸合补中益气汤加减。洪老认为该型患者有痰湿表现，且气虚症状明显，故合补中益气汤扶正健脾而祛痰。若痰瘀程度较重，则酌加土鳖虫破血通经，黄药子化痰散结，海蛤壳化痰，天浆壳清肺化痰散瘀，薏苡仁下利肠胃而渗湿；若痰瘀化热则加葶苈子泻肺热，猫爪草清热解毒散结，浙贝母、鱼腥草上清痰郁之热。

2.3 肺脾气虚证

此证常以肺脾亏虚症状为主，兼有痰瘀互结的表现。临床表现为咳嗽、咯痰，咳嗽无力；面色萎黄，消瘦，食少，神倦乏力，气短。患者舌体亦常有瘀血征象。治以补益肺脾，兼以祛痰行瘀，方选补元汤合桂枝茯苓丸加减。补元汤是洪老经验方，该方是在补中益气汤基础上加锁阳、山萸肉。洪老认为该型患者多肺脾虚，肺脾虚即宗气虚，宗气与元气又密不可分。故用补元汤补益宗气，此方还有助于补肾气，从而有助于元气的化生与滋养。若痰瘀症状明显，则酌加鬼箭羽破血，牡荆子化痰湿，天浆壳化痰散瘀，猫爪草解毒散结，川芎行气活血，薏苡仁祛湿排脓。

2.4 气阴两虚证

此证常以气阴两虚症状为主，兼有血瘀的表现。肺癌之正虚往往偏重于气阴亏虚，特别是中晚期肺癌患者。临床表现为干咳无痰或少痰，或痰夹血丝，低热，手足心热，盗汗，气短，口干；常伴有头昏耳鸣，消瘦，食少，神倦乏力；大便干结，舌红黯，苔少或无苔，脉象细数或细弦。治以益气养阴，兼以祛瘀消癥，方选生脉散、益胃汤合桂枝茯苓丸加减。洪老认为肺癌发展到晚期易引起胃阴受损，故用益胃汤来滋养胃阴，合用生脉散来生津敛汗。若气阴虚程度较重者，则酌加北沙参、麦冬养阴，黄芪、太子参、生晒参益气，天冬、百合、麦冬、玉竹、黄精滋阴润肺，山药、旱莲草滋肝肾之阴。

3 验案举隅

患者某，男，73 岁，2005 年 3 月 1 日初诊。主诉：右下肺腺鳞癌切除术后 4 月余。患者 2004 年做健康体检，胸片示右下肺阴影，怀疑占位性病变。经某医院进一步检查确诊为右下肺腺鳞癌，并于 2004 年 10 月底行肿瘤切除术，未行放化疗。既往史：2001 年 1 月因心肌梗死行冠状动脉支架植入术，2 型糖尿病病史 10 年。初诊症见：右胸明显紧束感，偶尔隐痛，胸闷。形体消瘦，气短，动则更甚，咳嗽，咯少量白痰，胃纳可。面色及舌质暗红，舌苔薄白，脉虚细略弦。西医诊断：右下肺腺鳞癌切除术后。中医诊断：肺癌，证属肺脾气虚。治宜补益元气、散瘀通络。方用补元汤（经验方）合桂枝茯苓丸加减。处方：黄芪 30 g，党参 30 g，白术 15 g，炙甘草 10 g，当归 10 g，柴胡 10 g，升麻 10 g，陈皮 15 g，锁阳 15 g，山萸肉 15 g，桂枝 10 g，茯苓 15 g，桃仁 10 g，赤芍 20 g，牡丹皮 10 g，薤白 10 g，胡颓子根 20 g，肉苁蓉 15 g，胡芦巴 10 g。30 剂，日 1 剂，水煎早晚分服。

二诊（2005 年 4 月 1 日）：诉气短乏力改善，病情稳定。患者口服中药后，怕冷、乏力和气短症状改善。2005 年 4 月 1 日复查胸部 CT，提示肺癌切除术后，未发现肿瘤转移，患者治疗信心倍增。守上方继服 5 个月，煎服法同前。

三诊（2005 年 9 月 5 日）：诉气短乏力仍有，偶有胸闷。复查胸片示手术致胸膜肥厚，未见新病灶。继守原方调理 6 个月。

四诊（2006 年 4 月 2 日）：患者活动后胸闷气短症状仍有，但未加重，纳眠可，二便平，生活能自理。再次复查胸片，未见新病变，病情稳定。效不更方，嘱患者继续坚持服用上方 3 个月扶正抗癌。

后患者病情稳定，生活质量较前明显好转。

按语：患者为高龄癌症术后，因年老体弱而未行放化疗，故求中医治疗。根据四诊，洪老认为该患者属肺脾气虚证，方用补元汤合桂枝茯苓丸加减。补元汤为洪老经验方，功善补益宗气、补脾强肺、补肾壮元。桂枝茯苓丸化瘀消癥，洪老常将其用于内科范围的瘀血证，并与扶正调理方药配合治疗恶性肿瘤。合用牡丹皮增加活血祛瘀之效，用薤白通阳散结；胡颓子根消积；肉苁蓉与胡芦巴增加补肾扶阳之功。从整个治疗过程看，初诊气虚症状明显；二诊气短乏力改善，故守方不动；三诊时虽胸膜增厚，但总体情况仍与前相似，故效不更法；四诊复查示未见新病灶，病情稳定，患者生活质量较好，故保持处方大局稳定。洪老重点关注到患者元气虚弱和瘀滞脉络的因素，"以补助攻"为主线，结合患者实际情况，将补益宗气和散瘀通络之法结合。他始终坚持"以补助攻，留人治病"的治疗原则，力争获得"扶正以祛邪"的最佳效果。

4 小 结

洪老认为，晚期肺癌病机总属本虚标实，治疗上应遵循"以补助攻，留人治病"的原则，将"健脾气、保胃气"，贯穿于"补"的全过程。只有脾胃功能强健，才能促进气血生化，培育正气，增强机体抵抗力，控制并缩小肿瘤，最终达到"人瘤共存，长期存活"的目的。在治疗过程中，当仔细辨别正邪的力量对比，谨守病机，把握虚实变化，寓攻于补，灵活应用扶正祛邪之法，维持生机，提高生活质量，延长生存期。通过"以补助攻"来"留人治病"。

参考文献

[1] 邓宇，郝博，耿庆. 小细胞肺癌治疗现状及展望［J］. 临床外科杂志，2020，28（7）：696 – 699.

[2] 林小峰，陈龙. 晚期非小细胞肺癌化疗现状及进展［J］. 广西医科大学学报，2019，36（5）：850 – 855.

[3] 谢旭. 留人治病：中医治疗肿瘤探析［J］. 黑龙江中医药，2012，41（3）：5 – 7.

[4] 陈建华. 孙桂芝教授治疗肿瘤攻补兼施的学术思想［J］. 中华中医药杂志，2011，26（2）：288 – 291.

[5] 郭宇轩，曾柏荣，王理槐.《医宗必读》攻补兼施法对肿瘤证治的贡献［J］. 河北中医，2021，43（1）：147 – 150.

[6] 潘芳，刘睿翃，耿嘉玮，等. 辨标本虚实论治肿瘤的临床思维方法探讨［J］. 北京中医药，2020，39（7）：717 – 720.

[7] 洪广祥. 原发性支气管肺癌中医药治疗的探讨［J］. 江西中医药，1995，26（6）：2 – 5.

[8] 尚娟，叶丽红. 肺癌试从瘀论治［J］. 江西中医学院学报，2009，21（5）：17 – 19.

[9] 洪广祥. 中医药治疗晚期原发性肺癌的体会［J］. 中华中医药杂志，1989，4（6）：42 – 43.

[10] 刘良徛. 国医大师洪广祥医论医话［M］. 北京：中国中医药出版社，2020：131 – 140.

国医大师张志远治疗便秘的临证经验

潘琳琳[1,2]　相宏杰[3]　李文华[1]　刘桂荣[1*]

中医关于便秘的最早记载，现多认为出自汉代马王堆医书《阴阳十一脉灸经》中的"水与闭同则死"。《黄帝内经》中的"大便难""后不利""隔肠不便""肠中不便""前后不通""前后痛涩"，《伤寒杂病论》中的"阴结""阳结""脾约"，《诸病源候论》中的"秘难""秘涩"皆为便秘的相关称谓[1]，"便秘"一词则首见于清代《杂病源流犀烛·大便秘结源流》。关于便秘的病因病机，《诸病源候论·大便难候》云："大便难者，由五脏不调，阴阳偏有虚实，谓三焦不和，则冷热并结故也。"指出人体正常的排便与五脏有密切关系。刘完素在《素问玄机原病式》中指出："风、热、火，同阳也；燥、湿、寒，同阴也……热燥在里，耗其津液，故大便秘结，消渴生焉。"即指出了六淫侵袭，热燥在里，阴津不足，大肠津亏也是产生便秘的原因。中医诊疗便秘具有特色优势，可以从整体调节脏腑机能和气血阴阳，从而恢复肠道的传输功能[2]。张志远教授（以下尊称张老）认为外感邪气，或饮食、情志、劳逸失调皆会耗伤气血津液，导致阴阳失衡，脏腑功能失司，进而使大肠传导不利，诱发便秘。张老临证治疗便秘主张辨清寒热虚实，对证施治，常以清热润燥治疗实热型便秘，温阳散寒治疗脾肾虚寒型便秘，疏肝理脾治疗肝郁脾约型便秘，或益气滋阴治疗气阴两虚型便秘。

1　古方化裁治疗便秘

1.1　大、小承气汤化裁治疗实热型便秘

《素问·举痛论篇》云："热气留于小肠，肠中痛，瘅热焦渴，则坚干不得出，故痛而闭不通矣。"即指出热则焦灼津液，使肠中阴液不足，大肠传导失司而产生便秘。大、小承气汤自古至今便用来治疗实热而引发的便秘，张老在继承先贤、尊重古方的基础上，通过对这两个方子进行灵活化裁，进一步增强了治疗效果。

小承气汤适用于阳明腑实中期，小热小实证之便秘。张老临床对于伤寒、温病，凡热性疾患大便多日不下，若尚未燥结，常投小承气汤加槟榔、生首乌，防止水谷精微未被吸收而大量泻出；若舌苔老黄、干燥、上生芒刺，则加入芒硝，发挥其泻下、清火之长。此外，此方对于胃肠道气体充积、蠕动较慢、粪体下行困难者，张老组方时强调应突出枳壳的主导地位，厚朴居次，大黄居末，再加入旋覆花行气消积，用量为枳壳30 g、厚朴20 g、大黄3 g、旋覆花10 g，连用3～6天便可见效。

作者单位：1. 山东中医药大学中医学院；2. 山东中医药大学中医药创新研究院；3. 山东第一医科大学第一附属医院。*表示通讯作者。

大承气汤一般用于阳明腑实极期,大热大实证之便秘。《医方考》云:"伤寒阳邪入里,痞满燥实坚全俱者,急以此方主之。"张老认为阳明病高热伤阴,津液匮乏,燥邪缠身,故治疗时须考虑急下存阴,清热散邪,用大承气汤峻下热结。常在方中加入甘草补中护正,缓大黄、芒硝攻下之力,使诸药合用既不耗气伤血,又可润滑肠道,从而利于燥便下行,排出火热之邪,达到补泻双取、扶正祛邪的目的。此外,张老补充,在清热过程中,可加入石膏增强方力。使用该方一般水煎分3次服,6 h 一次,以大便下行3次为度,尔后停药,效果甚佳。

1.2 医案举隅

2006 年 7 月,张老于山东济南诊一便秘患者,口渴、壮热、烦躁、汗出体温不降,舌苔黄厚且干,小溲短赤,脉搏洪滑,腹内胀痛,六日没有排便。张老根据患者诸症,认为其属实热型便秘,欲授予大承气汤,然患者叔父乃当时名医,强烈提出少开芒硝,防止大破元气。张老遂投大黄 20 g、枳壳 15 g、厚朴 15 g、芒硝 6 g,另添甘草 15 g、石膏(包煎)60 g,水煎分3次服,日饮1剂,共3剂。二诊(服药3天后)时,患者反馈服药后没有排便,身热未退。张老遂在原方基础上将芒硝升至 15 g,水煎服,6 h 1次,1剂分3回啜之。三诊时,患者反馈服用 1 剂后,泻出粪、尿半盆,体温下降。遂减量又服1剂,症状悉愈。

按语:张老根据患者口渴、壮热、高温、烦躁、苔黄厚干、脉洪滑、小溲短赤、腹胀痛、多日大便不行等症状,诊断其乃阳明腑实证、大热大实证之便秘,宜用大承气汤加味治之。方中大黄泻热通便,荡涤肠胃;芒硝滋水增液、润燥软坚,可助大黄泻热通便,二药同用可增强峻下热结之力;枳壳、厚朴降气消积,畅利谷道,可助大黄与芒硝推荡积滞,畅通腑气。此外,张老又在方中加入甘草益气和中,调和诸药;加入石膏清热泻火,除烦止渴。然而初诊时,因患者家属要求降低方中芒硝的用量,使患者服药后症状没有改善。张老认为芒硝软坚散结,可助热邪秽物下行,凡大便燥结,必须应用,大黄虽为君药,可通下积聚秽物,但若不加入芒硝,则功效会大减。故二诊时张老又将芒硝的用量升至 15 g,充分发挥其泻下通便、润燥软坚之功,乃获良效。

2 古方新用治疗便秘

2.1 四逆散加味治疗肝郁脾约型便秘

2.1.1 理论探讨 《金匮要略浅注补正》云"肝主疏泄大便,肝气既逆,则不疏泄,故大便难",即指出便秘与肝失疏泄有关。《脾胃论·脾胃胜衰论》载"肝木妄行,胸胁痛,口苦舌干,往来寒热而呕,多怒,四肢满闭,淋溲便难,转筋,腹中急痛,此所不胜乘之也",即指出若肝木乘脾,肝郁脾约,疏泄不及,则会导致气机不畅,大肠通降功能失常而引发便秘。张老亦认为肝脾失和是导致便秘的重要因素,临证治疗因肝

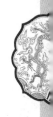

郁气滞、肝脾不和而导致的便秘，主张从疏肝理脾、生津敛阴入手，常以四逆散为基础方加味进行治疗，从而达到调和肝脾、透邪解郁的目的。在运用此方时，张老强调要突出白芍的地位，用量一般在 20～40 g，以发挥其敛阴柔肝之效，燥结严重者可根据情况加入大黄、芒硝泻下攻积。

2.1.2 医案举隅 2002 年 9 月，张老于山东济南诊一主诉为便秘的女性患者，其性刚易怒、暴躁，稍有不悦便要发泄，近日常感胸闷、胁痛、腹中胀满，大便干 7 天未行，脉弦，舌红有瘀点。张老根据患者诸症，诊断其属肝郁脾约型便秘，即以四逆散加大黄予之，投柴胡 15 g、枳壳 15 g、白芍 15 g、大黄 6 g、甘草 6 g，水煎分 3 次服，日饮 1 剂，共 3 剂。二诊时，患者自述症状缓解，但粪便仍干燥，张老遂将白芍剂量增至 30 g，嘱其继续服药巩固数剂。三诊时，患者告之大便已恢复正常。

> **按语：** 此患者情志不畅，情绪难控，并出现胸闷、胁痛、腹胀、便干等症状，此乃肝郁气滞，肝脾不和，疏泄失司，从而使大肠气机不畅，主降功能异常而引起的便秘。故张老投以四逆散，以发挥诸药疏肝解郁、行气消滞之效，又佐以少量大黄泻下攻积。起初张老所开处方虽有效果，但不明显，患者大便仍有燥结，因此张老进行调方，增大白芍的剂量，以抑制肝火过旺、肝阳上亢，增水熄焚，发挥其核心作用。白芍酸凉养阴、濡润肠道，其通便功能在《伤寒论》真武汤方后的"下利者去芍药"就有体现，《名医别录》亦记载白芍可"利大小肠"，并且治脾约便秘的麻子仁丸中亦含有半斤白芍，故张老效法古方，重用白芍治疗便秘，软坚散结，助大便下行，效果颇佳。

2.2 炙甘草汤治疗气阴两虚型便秘

2.2.1 理论探讨 炙甘草汤原是《伤寒杂病论》中一则治疗心动悸、脉结代的方子，具有益气滋阴、通阳复脉之效，但沈金鳌在《伤寒论纲目》中却载"津液内枯……不过虚热二字。热胜于虚者，乃炙甘草汤症也"，即指出了炙甘草汤可用于治疗热盛阴虚之证。张老认为便秘与阴虚内热有关，阴虚内热则耗伤津液，水津亏乏，津伤不行则可致燥，导致便秘。炙甘草汤为益气滋阴方，而便秘多因气血津液生化无源，阴亏津枯肠燥所致，故用炙甘草汤可滋阴养血、生津润燥，消除滞结之患[3]。张老在运用此方时，一般突出生地黄、阿胶和麦冬 3 味药的用量，以充分发挥其益气、生津和滋阴之效。

2.2.2 医案举隅 1998 年 8 月，张老于山东泰安新泰诊一暑温患者，其体温虽降，但身体消瘦、乏力、精神不振，大便干结数日不下，舌红少苔，脉虚数。患者之前已服大量增液汤，排出羊屎状粪粒数枚，尔后又不排便，凡 3 次，未再好转，遂找张老救治。张老根据患者诸症，诊断此为气阴两虚型便秘，遂投以炙甘草汤：党参 20 g、生地黄 30 g、阿胶（烊化）20 g、麦冬 20 g、麻子仁 15 g、桂枝 6 g、炙甘草 10 g、生姜 6 片、大枣 10 枚（擘开），水煎分 3 次服，日饮 1 剂，共 3 剂。二诊时，患者自述服药 1 剂后，便排便通畅，遂将方改为两日 1 剂，再巩固服用数剂。三诊时，患者自述服用 10 天后，大便已完全恢复正常。

按语： 此患者之前患暑温，后又出现乏力、精神不振、大便干结数日不下等症状，可辨证其为典型的气阴两虚而导致的便秘。张老认为调理阴虚津亏、肠内燥结而引发的便秘，不能只治标而盲目泻下，当固正保本，壮水制火，重视"补养"二字，恢复身体机能。炙甘草汤标本双医，益气滋阴，恰可发挥其效。张老方中重用生地黄、麦冬、阿胶清凉滋补、润肺滑肠之效，并将党参亦推至主位，和生地黄、麦冬、阿胶平分秋色，发挥其益气养血、和胃生津的功能；大枣补益心脾、生气血，麻子仁润肠泻热、行气通便，均可对症治疗。但张老指出炙甘草虽可补气生血，但不宜多投，否则易出现中满、小便短小、颜面浮肿等症状，影响病情。此外，张老方中还用了少量桂枝、生姜等辛热药，可以发挥活血通络和温阳的作用，促使津液宣发，推动机体阴得阳升，泉源不竭，助一臂之力。

2.3 桂枝加厚朴杏子汤加减治疗脾肾虚寒型便秘

2.3.1 理论探讨 《杂病广要·脾胃病》云"脾虚血燥，易饥易饱，大便燥难"，即指出脾胃功能受损，脾失健运，津亏肠燥则大便困难。《杂病源流犀烛·大便秘结源流》亦云"大便秘结，肾病也……肾主五液，津液盛，则大便调和"，即指出排便功能是否正常与肾脏关系密切。因此，脾主运化水液，肾司二便，脾运正常则中气健旺，大肠传导有序，肾气化正常，则大便自通[4]；若肾阳虚衰无法温煦脾阳，则会导致阴寒内生，无法推动气血津液运行濡润肠道，从而使胃肠阻滞，日久则大便秘结不通[5,6]，故治宜温补脾肾之阳以散阴寒。桂枝加厚朴杏子汤原是《伤寒论》调理哮喘的一则方剂，常用于治疗太阳病表未解，下之微喘，但是张老通过灵活化裁，充分发挥了方中诸药温阳散寒、行气除满的作用。张老临床治疗脾肾虚寒所致的便秘，伴有脘腹冷痛胀满者，常投以桂枝加厚朴杏子汤治疗，服至大便恢复正常为止。

2.3.2 医案举隅 1963年4月，张老于山东中医学院诊一学生之父，五六日大便1次，外排困难，甚至肛裂溢血，腹内胀满，脘腹冷痛，舌苔白滑有齿痕，脉沉细。此症状已有两年之久，苦不堪言，服大黄、芒硝诸药才可排出少量大便，尔后依然难解。张老据患者诸症，诊断其属脾肾虚寒型便秘，即授予桂枝加厚朴杏子汤：桂枝10 g，肉桂10 g，白芍45 g，厚朴15 g，杏仁15 g（去皮尖），炙甘草6 g，干姜6片，大枣10枚（擘开），水煎分3次服，日饮1剂，连服5天。二诊时，患者自述服药5剂后，大便干结症状消失，排便通畅，可达1～2日一行，无不良反应。

按语： 《景岳全书》云："凡下焦阳虚，则阳气不行，阳气不行不能传送，而阴凝于下，此阳虚而阴结也。"此患者大便数日不行，排便困难，且有腹内胀满、脘腹冷痛之症，张老认为胀满乃脾胃亏虚运化不力所生，冷痛乃肾阳不足温煦不力所致，故诊断其乃脾肾虚寒型便秘，治宜温补脾肾，故投以桂枝加厚朴杏子汤。方中桂枝温阳散寒，治疗中焦虚寒；肉桂温补脾肾，散寒止痛；厚朴行气祛湿，除满消滞；白芍补血敛阴，杏仁开痹润肠，炙甘草、干姜、大枣益气、温中、散

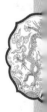

寒，诸药配伍可达到温补脾肾以治本、润肠通便以治标的目的。观此方，张老亦重用白芍，将白芍一味用至45 g，充分发挥其滋阴润肠之效，临床治疗效果良好，信而有征。

3 创制新方治疗便秘

《素问·灵兰秘典论篇》云："大肠者，传导之官，变化出焉。"《脾胃论》云："大肠主津……受胃之荣气，乃能行津液于上焦，灌溉皮肤，充实腠理。"肠道润滑是大肠发挥主津功能和传化糟粕的前提，大肠传导失司是导致便秘的重要因素[7]。张老继承家学，在其父创制的八味润肠丸基础上进行了改良，制成一则治疗大肠传导失司所致便秘的成熟组方，含生地黄100 g、麦冬100 g、芦荟50 g、绞股蓝100 g、杏仁50 g、西洋参50 g、当归50 g、何首乌100 g，碾末，水泛为丸，每次50 g，日2～3服。诸药配伍可气血双补、壮水增液、清火涤肠、软坚散结，不会因泻下而耗伤气血津液，殃人性命，经过多年临床实践验证，效果突出。

4 小 结

张老临证辨证用药，灵活运用脏腑用药式，据证立方，以方率药，巧于化裁活用古方，善于创制新方治疗便秘。张老临证对于实热型便秘、肝郁脾约型便秘、气阴两虚型便秘、脾肾虚寒型便秘和大肠传导失司所致便秘，治疗时注重辨清证型，和调脏腑以补益气血阴阳，从而实现治病求本的目的，其临证关于便秘的诊疗思想和用药经验对后世医家具有重要的启发和借鉴意义。

参考文献

[1] 张中原. 脐疗治疗便秘的古今文献研究 [D]. 济南：山东中医药大学，2012.

[2] 李文林，谢松，曾莉，等. 中医临床及专利文献中的慢性便秘方药分析 [J]. 中华中医药杂志，2012，27（7）：1823 - 1825.

[3] 田静彬，王宝梅. 炙甘草汤加味治疗药源性便秘60例 [J]. 河南中医，2014，34（7）：1226 - 1227.

[4] 吕冠华. 从脾肾论治习惯性便秘的思路与方法 [J]. 辽宁中医杂志，2021，48（7）：57 - 59.

[5] 何春燕，卢业娥，黄娟，等. 附桂温中散烫熨穴位治疗虚寒型便秘的护理研究 [J]. 中外医学研究，2013，11（20）：117 - 118.

[6] 刘天天. 温阳通腑汤治疗慢传输型便秘（阳虚型）的临床观察 [D]. 郑州：河南中医药大学，2018.

[7] 隋楠，田振国，鞠宝兆. 基于大肠主津理论应用助阳通便膏方治疗功能性便秘 [J]. 中华中医药杂志，2019，34（1）：168 - 170.

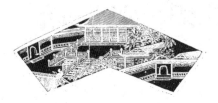

岭南内科进展（2023）

外 治 法 篇

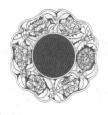

回阳益心膏贴敷神阙穴辅助治疗慢性心力衰竭的规格标准化研究

陈恩妮[1] 吴杰毅[2] 谭晓慧[1] 陈全娣[1] 刘俊艳[1] 吴 辉[1] 周 丹[1]

慢性心力衰竭（chronic heart failure，CHF）是各种心血管疾病的最终结果，近年来CHF治疗领域取得了长足的进展，但CHF患者的病死率和再住院率仍居高不下[1]。据估计，全球成年人心力衰竭患病率为1%～3%，约643万例心力衰竭患者，而我国的心力衰竭患病人数约为890万例[2-4]。作为一种慢性进展性疾病，CHF治疗的重点更多在于缓解症状，而非治愈[5]。中医适宜技术由于其"简、便、廉、验"的特点，逐渐得到了CHF症状管理领域的重视[6]。中药穴位贴敷是药物经皮吸收并刺激穴位以发挥药理作用、治疗疾病的外治法[7]，在辅助治疗CHF方面已有相关的循证医学证据的支持[8]。回阳益心膏是由广州中医药大学第一附属医院心血管内科基于多年临床实践所研发的特色外用膏剂，是用于辅助治疗CHF的特色中医外治技术。前期研究表明，回阳益心膏穴位贴敷联合常规西药治疗可改善主观症状及客观生理指标，从而提高患者的生活质量[9,10]。但目前针对CHF穴位贴敷规格的标准化研究仍有待探索[6]。因此，本研究拟分析不同规格的回阳益心膏贴敷神阙穴对CHF患者的疗效差异，以期为完善该药的研发及应用标准化提供循证依据。

1 资料与方法

1.1 一般资料

选取2020年8月—2022年3月在广州中医药大学第一附属医院心血管内科住院的107例CHF患者为研究对象。

因膏剂规格差异的特殊性而无法对研究实施者及患者设盲，本研究为减少偏倚，按照随机数字表法，在其中随机选取一个数字并往后连续取107个随机数，将随机数除以组数3，按余数0、3、6分组，若各组样本量不均衡，则继续往后选取随机数直至各组均衡。研究人员将依次抄下随机数字及分组信息，装入不透光的信封内密封保存，并按照患者住院就诊顺序依次发放信封，患者按信封提示分别进入对照组（35例）、试验A组（37例）、试验B组（35例）。研究实施过程中疗效评价人员与数据分析人员均不知晓患者分组情况。3组患者性别、年龄、美国纽约心脏病协会（NYHA）心功能分级等

作者单位：1. 广州中医药大学第一附属医院；2. 广州中医药大学护理学院。

一般资料比较,差异均无统计学意义($P>0.05$),见表1。本研究经广州中医药大学第一附属医院伦理委员会审批通过,伦理批准号:ZYYECKYJ【2020】081。

表1 三组CHF患者的一般资料比较

项目	对照组($n=35$)	试验组A($n=37$)	试验组B($n=35$)	H/χ^2值	P
性别/例(%)				1.036	0.596
男	17(48.57)	22(59.46)	20(57.14)		
女	18(51.43)	15(40.54)	15(42.86)		
年龄(岁)/$M(P_{25},P_{75})$	76.00 (58.00,83.00)	74.00 (67.00,79.00)	74.00 (66.00,78.00)	0.946	0.690
NYHA心功能分级/例				5.249	0.487
Ⅰ级	0	2	0		
Ⅱ级	6	9	7		
Ⅲ级	22	16	17		
Ⅳ级	7	10	11		

1.2 纳入标准

①符合《中国心力衰竭诊断和治疗指南2018》[11]中CHF诊断标准。②NYHA心功能分为Ⅰ~Ⅳ级。③年龄≥18岁。④有基本的沟通能力。⑤知情同意、签署同意书并自愿参与本研究者。

1.3 排除标准

①高血压急症、急性心力衰竭、急性心肌梗死、严重心律失常者。②合并严重肝肾功能不全、恶性肿瘤、重度营养不良、造血系统疾病、糖尿病、传染病活动期、严重精神障碍无法交流者。③妊娠或哺乳期妇女。④神阙穴的皮肤存在破损、过敏、感染或过敏、瘢痕体质者。

1.4 剔除或中止标准

①依从性差,或已纳入其他临床试验,且合并使用可能会影响本研究治疗措施者。②试验数据或资料存在缺失者。③出现肝肾功能进行性损害、严重皮肤过敏及其他的严重不良反应而中止研究者。

1.5 治疗方法

①对照组:参照《中国心力衰竭诊断和治疗指南2018》[11]给予常规的西医基础治疗,包括血管紧张素转换酶抑制剂/血管紧张素Ⅱ受体拮抗剂/血管紧张素受体脑啡肽酶抑制剂、β受体阻滞剂、醛固酮受体拮抗剂等,以及参照国家规划教材《内科护理学

(第 6 版)》[12]给予密切监测生命体征、出入量、用药不良反应等和体位管理、饮食指导、运动指导等常规护理。②试验组 A：在常规药物治疗与护理的基础上，予回阳益心膏（常规规格[10]：直径 1.5 cm，厚 1.5 cm）贴敷神阙穴，每次贴敷 4 小时，每日 1 次，以 7 日为一个疗程。③试验组 B：在常规药物治疗与护理的基础上，予回阳益心膏（试验规格：直径 3.5 cm，厚 1.5 cm）贴敷神阙穴，贴敷时长、频率、疗程同试验组 A。

1.6 观察指标

①中医证候评分参照 2002 年《中药新药临床研究指导原则》（第 1 版）[13]中的"中药新药治疗心力衰竭的临床研究指导原则"制定。中医证候评分依据临床症状的严重程度分别评定为：无（0 分）、轻度（2 分）、中度（4 分）及重度（6 分），评分越低说明症状程度越轻。中医证候评分分别于干预前后给予评定。②匹兹堡睡眠质量指数量表（pittsburgh sleep quality index，PSQI）由 BUYSSE 等[14]编制，刘贤臣等[15]汉化修订，包含入睡时间、睡眠时间、睡眠质量、睡眠效率、睡眠障碍、催眠药物应用及日间功能障碍 7 个维度 18 个条目。采用 Likert 4 级评分法，得分范围为 0～21 分，得分越高说明睡眠质量越差。PSQI 分别于干预前后给予患者自评。该量表 Cronbach's α 系数为 0.867。③简明健康调查量表（the mos 36 - item short form health survey，SF - 36）由 Brazier 等[16]编制，李鲁等[17]汉化修订，包含生理机能、生理职能、躯体疼痛、一般健康状况、精力、社会功能、情感职能、精神健康 8 个维度 36 个条目。量表采用极差变换法，得分越高说明生活质量越好。SF - 36 分别于干预前后给予患者自评。该量表 Cronbach's α 系数为 0.761。

1.7 安全性评价

在治疗期间及治疗后，记录患者出现脐周皮肤瘙痒、潮红、皮疹、破损、疼痛、肿胀等不良反应的出现时间、严重程度、处理措施等。

1.8 质量控制方法

本研究由 4 名心血管内科护士共同实施。广州中医药大学第一附属医院已构建较为完善的中药穴位贴敷技术的标准化实施流程，研究者在试验开展前已遵照标准化流程已对 4 名实施者进行穴位定位、中药穴位贴敷等相关的培训及考核，以减少偏倚。

1.9 统计学方法

采用 SPSS 25.0 软件进行统计分析。计量资料经正态性检验不符合正态分布者，采用中位数和第 25、75 百分位数 [$M(P_{25}, P_{75})$] 进行统计描述；多组组间得分比较采用 Kruskal - Wallis 检验，并采用 Bonferroni 法进行多重比较；组内前后得分比较采用 Wilcoxon 检验。计数资料采用频数、构成比表示，采用 χ^2 检验进行比较。以 $P < 0.05$ 为差异有统计学意义。

2 结　果

2.1 中医证候评分

治疗前,三组患者中医证候评分差异无统计学意义($P>0.05$),具有可比性。治疗后,三组患者中医证候评分差异有统计学意义($H=14.321$,$P<0.001$);多重比较结果显示,试验组 B 与对照组中医证候评分差异有统计学意义($P<0.001$);试验组 B 与试验组 A 以及试验组 A 与对照组的中医证候评分差异均无统计学意义(均 $P>0.05$)。三组患者治疗前后中医证候评分比较差异均有统计学意义(均 $P<0.001$),见表2。

表2　三组患者治疗前后中医证候评分比较

组别	例数/例	治疗前(分)/$M(P_{25},P_{75})$	治疗后(分)/$M(P_{25},P_{75})$	Z 值	P
对照组	35	18.00(16.00,22.00)	6.00(4.00,10.00)	-5.176	<0.001
试验组 A	37	18.00(11.00,24.00)	4.00(2.00,8.00)	-5.239	<0.001
试验组 B	35	16.00(12.00,22.00)	4.00(2.00,6.00)*	-5.167	<0.001
H 值		1.324	14.321		
P		0.516	0.001		

注:* 与对照组相比,$P<0.001$。

2.2 PSQI 评分

治疗前,三组患者 PSQI 评分差异有统计学意义($P<0.05$);多重比较结果显示,试验组 A 与对照组 PSQI 评分差异有统计学意义($P<0.05$);试验组 B 与试验组 A 以及试验组 A 与对照组 PSQI 评分差异均无统计学意义(均 $P>0.05$)。治疗后,三组患者 PSQI 评分差异有统计学意义($H=14.008$,$P=0.001$);多重比较结果显示,试验组 B 与对照组 PSQI 评分差异有统计学意义($P=0.001$);试验组 B 与试验组 A 以及试验组 A 与对照组的 PSQI 评分差异均无统计学意义(均 $P>0.05$)。三组患者治疗前后 PSQI 评分比较差异均有统计学意义(均 $P<0.001$)。因三组患者治疗前 PSQI 评分不具有可比性,进一步比较治疗前后 PSQI 评分的差值,差异有统计学意义($P<0.01$);多重比较结果显示,试验组 B 与试验组 A 治疗前后 PSQI 评分的差值比较差异有统计学意义($P=0.003$);试验组 A、试验组 B 与对照组治疗前后 PSQI 评分的差值比较差异均无统计学意义(均 $P>0.05$),见表3。

表3 三组患者治疗前后PSQI评分比较

组别	例数/例	治疗前(分)/$M(P_{25},P_{75})$	治疗后(分)/$M(P_{25},P_{75})$	差值(分)/$M(P_{25},P_{75})$	Z值	P
对照组	35	14.00(11.00,15.00)	11.00(8.00,12.00)	-2.00(-4.00,-2.00)	-5.117	<0.001
试验组A	37	11.00(8.00,14.50)	9.00(6.00,11.50)	-2.00(-3.00,-1.00)	-4.728	<0.001
试验组B	35	11.00(8.00,15.00)	7.00(5.00,10.00)*	-4.00(-5.00,-2.50)#	-5.020	<0.001
H值		6.463	14.008	11.224		
P		0.039	0.001	0.004		

注：*与对照组相比，$P=0.001$；#与试验组A相比，$P=0.003$。

2.3 SF-36评分

治疗前，三组患者SF-36评分差异无统计学意义（$P>0.05$），具有可比性。治疗后，三组患者SF-36评分差异有统计学意义（$H=13.699$，$P=0.001$）；多重比较结果显示，试验组B与对照组SF-36评分差异有统计学意义（$P=0.001$）；试验组B与试验组A以及试验组A与对照组的SF-36评分差异均无统计学意义（均$P>0.05$）。三组患者治疗前后SF-36评分比较差异均有统计学意义（均$P<0.001$），见表4。

表4 三组患者治疗前后SF-36评分比较

组别	例数/例	治疗前(分)/$M(P_{25},P_{75})$	治疗后(分)/$M(P_{25},P_{75})$	Z值	P
对照组	35	379.50(354.00,410.00)	403.50(376.50,438.30)	-3.792	<0.001
试验组A	37	450.50(346.00,571.00)	475.00(370.00,572.60)	-2.137	<0.001
试验组B	35	397.50(364.50,522.00)	561.50(419.00,695.00)*	-4.563	<0.001
H值		3.882	13.699		
P		0.144	0.001		

注：*与对照组相比，$P=0.001$。

2.4 安全性评价

三组患者在试验过程中均无不良反应发生。

3 讨 论

3.1 中医学对 CHF 的认识

在中医学理论中,CHF 最早可追溯到《金匮要略·水气病脉证并治》中的"心水者,其身重而少气,不得卧,烦而躁,其人阴肿"。其病机多为本虚标实,以心阳亏虚或兼心阴亏虚为本,瘀血水湿痰饮为标,治法治则以益气、活血、利水、养阴、化痰及温阳为主[18]。回阳益心膏是岐黄学者、国家中医临床研究基地(心衰病)负责人、广州中医药大学第一附属医院冼绍祥教授在 30 余年的 CHF 中医诊疗、科研工作中,及其提出的"气虚血瘀水停"总病机和益气活血利水治法的基础之上所研发的特色外用制剂[19],由巴戟天、淫羊藿、细辛、毛冬青等药物调配而成,具有温通心肾、回阳固本、活血利水等功效[9]。前期研究已初步验证回阳益心膏穴位贴敷临床疗效及安全性[9,10],但其不同规格的量效关系尚不明确。基于此,本研究在 CHF 患者常规用药、护理过程中,加用不同规格的回阳益心膏进行神阙穴贴敷,观察常规规格与试验规格的回阳益心膏对 CHF 患者的疗效差异,区别于既往研究仅单纯观察穴位贴敷对 CHF 的疗效影响。

3.2 试验组 B 规格的回阳益心膏贴敷神阙穴可增强疗效

本研究结果表明,在常规的西医药物治疗及护理的基础上,采用试验规格的回阳益心膏贴敷神阙穴,能够产生更为明显的疗效。经治疗后,试验组 A、试验组 B 的中医证候、PSQI 及 SF-36 评分均优于治疗前(均 $P<0.001$);试验组 B 的中医证候评分、SF-36 评分及治疗前后 PSQI 评分差值均优于对照组(均 $P<0.01$)。究其原因,穴位贴敷使回阳益心膏直接作用于人体的特定穴位,利用药物直接刺激相应的穴位与经络以平衡阴阳、畅通气血,从而改善患者的睡眠质量;同时,更大规格的贴敷药物又通过透皮吸收直接进入血液循环,避免了肝脏首过效应的影响,增强回阳益心膏益气回阳、活血利水之效[20],减少呼吸困难、咳嗽、水肿等不适症状,提高其生活质量。此外,也可能与本研究选取了神阙穴作为治疗穴位有关。神阙穴,又名脐中、气舍、命蒂,齐永教授所提出的"脐全息"论认为,神阙穴通过奇经八脉与人体十二正经相连,联系全身各部,可在脐全息图对应的身体结构部位施以治疗[21]。神阙穴不仅是人体腹壁皮肤最薄弱之处,最有利于贴敷药物的渗透吸收,而且作为奇经八脉与十二正经的"枢纽",沟通人体五脏六腑、四肢百骸,于此处贴敷回阳益心膏,能够帮助药物直接归经[22],加之试验规格的贴敷药物规格增大、药量增多,进一步促进药效的提升。从现代医学角度而言,其作用机制可能与抑制交感神经兴奋、抑制肾素—血管紧张素—醛固酮系统激活、缓解氧化应激、延缓心脏重构进展等多方面相关,今后需进一步加以验证[23]。

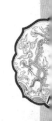

3.3 本研究的局限性与展望

本研究为单中心研究，且在样本代表性、观察时间、观察指标等方面存在一定的不足，回阳益心膏穴位贴敷的量效关系及其作用机制有待进一步探究。因此，未来应开展多中心、大样本、多维度评价的随机、安慰剂对照试验进一步分析回阳益心膏贴敷神阙穴辅助治疗CHF的多层次、多靶点、多通路疗效机制，并完善其穴位贴敷方案，以期实现治疗方案的标准化与治疗效果的最大化。

综上，直径3.5 cm，厚1.5 cm的回阳益心膏贴敷神阙穴辅助治疗CHF能够有效改善患者的临床症状、睡眠质量并提高其生活质量，且无不良反应，值得推广应用，并提示需重视穴位贴敷用药规格与疗效的关系。

参考文献

[1] 王志燕，陈晨，吕强，等. 2021年ESC急慢性心力衰竭诊断与治疗指南解读 [J]. 中华心血管病杂志，2021，49（12）：1252 – 1255.

[2] BECHER P M, LUND L H, COATS A J S, et al. An update on global epidemiology in heart failure [J]. Eur Heart J, 2022, 43 (32): 3005 – 3007.

[3] GROENEWEGAN A, RUTTEN F H, MOSTERD A, et al. Epidemiology of heart failure [J]. Eur J Heart Fail, 2020, 22 (8): 1342 – 1356.

[4] 中国心血管健康与疾病报告编写组. 中国心血管健康与疾病报告2021概要 [J]. 中国循环杂志，2022，37（6）：553 – 578.

[5] KOSHY A O, GALLIVAN E R, MCGINLAY M, et al. Prioritizing symptom management in the treatment of chronic heart failure [J]. ESC Heart Fail, 2020, 7 (5): 2193 – 2207.

[6] 陆娜，焦晓民. 中医外治法治疗慢性心力衰竭的研究进展 [J]. 实用中医内科杂志，2021，35（12）：63 – 66.

[7] 薛晴，丛竹凤，向泽栋，等. 近十年中药穴位贴敷制剂研究评述 [J]. 中国中医基础医学杂志，2022，28（5）：785 – 791.

[8] 黄庞宁，吴辉，褚庆民，等. 中药穴位敷贴辅助治疗慢性心力衰竭临床疗效的Meta分析 [J]. 中西医结合心脑血管病杂志，2020，18（18）：2948 – 2954.

[9] 黄庞宁，杨慧芳，刘素丽，等. 回阳益心膏穴位敷贴治疗慢性心力衰竭的临床研究 [J]. 中西医结合心脑血管病杂志，2022，20（6）：967 – 970.

[10] 刘素丽. 回阳益心膏穴位敷贴治疗慢性心力衰竭阳气亏虚血瘀证临床研究 [D]. 广州：广州中医药大学，2021.

[11] 中华医学会心血管病学分会心力衰竭学组，中国医师协会心力衰竭专业委员会，中华心血管病杂志编辑委员会. 中国心力衰竭诊断和治疗指南2018 [J]. 中华心血管病杂志，2018，46（10）：760 – 789.

[12] 尤黎明，吴瑛. 内科护理学 [M]. 6版. 北京：人民卫生出版社，2017：164 – 166.

[13] 中药新药临床研究指导原则（试行）[M]. 北京：中国医药科技出版社，2002：77.

[14] BUYSSE D J, REYNOLDS C F, MONK T H, et al. The pittsburgh sleep quality index: a new instrument for psychiatric practice and research [J]. Psychiatry Res, 1989, 28 (2): 193 – 213.

[15] 刘贤臣，唐茂芹，胡蕾，等. 匹兹堡睡眠质量指数的信度和效度研究 [J]. 中华精神科杂志，1996（2）：103 – 107.

[16] BRAZIER J E, HARPER R, JONES N M, et al. Validating the SF-36 health survey questionnaire: new outcome measure for primary care [J]. BMJ, 1992, 305 (6846): 160-164.

[17] 李鲁, 王红妹, 沈毅. SF-36健康调查量表中文版的研制及其性能测试 [J]. 中华预防医学杂志, 2002 (2): 38-42.

[18] 史君, 王星, 赵慧辉, 等. 近20年慢性心力衰竭中医现代临床用药规律分析 [J]. 北京中医药大学学报, 2020, 43 (10): 841-848.

[19] 袁天慧, 吴辉, 杨忠奇, 等. 慢性心力衰竭中医辨证思考 [J]. 中国中西医结合杂志, 2022, 42 (3): 355-359.

[20] 佟泉金, 崔秀珍. 穴位贴敷在慢性心力衰竭患者中的应用与进展 [J]. 光明中医, 2021, 36 (8): 1368-1370.

[21] 齐永. 脐针疗法、脐全息与脐诊法 [J]. 中国针灸, 2004 (10): 70-75.

[22] 梁冰雪, 袁天慧, 闫翠, 等. 浅谈脐疗的中医内涵 [J]. 中华中医药杂志, 2018, 33 (10): 4329-4332.

[23] 赵雪, 戴国华. 中医药多靶点干预慢性心力衰竭 [J]. 中医学报, 2021, 36 (6): 1217-1221.

电针治疗气虚血瘀型慢性心力衰竭的临床观察

冯文岳[1,2,3]　王羽晴[1,2,3]　冼绍祥[2,3,4]　叶桃春[2,3,4]*

慢性心力衰竭（chronic heart failure, CHF）是多种原因导致心脏结构和/或功能的异常改变，使心室收缩和/或舒张功能发生障碍，从而引起的一组复杂临床综合征，主要表现为呼吸困难、疲乏和液体潴留[1]。由于CHF患者年龄偏大，且常合并多种疾病，长期口服药物治疗不可避免会引起多种不良反应，还会导致患者依从性降低，因此，寻求一种更为有效安全、简便易行、易于接受的外治法，可为CHF的治疗提供更多的选择。电针疗法是传统针刺与电刺激的结合，通过外加电流持续刺激穴位、经络，能长时间地运针，且刺激量控制更加精确，提高针刺效率及疗效[2]。本研究采用电针疗法治疗气虚血瘀型慢性心力衰竭，取得显著疗效，现将研究结果报道如下。

1 对象与方法

1.1 研究对象及分组

选取2021年6月—2022年1月在广州中医药大学第一附属医院病房住院治疗的明确诊断为气虚血瘀型慢性心力衰竭的患者为研究对象，按随机数字表将患者随机分为观

作者单位：1. 广州中医药大学第一临床医学院；2. 广州中医药大学岭南医学研究中心；3. 广东省普通高校慢性心力衰竭中医药防治重点实验室；4. 广州中医药大学第一附属医院。*表示通讯作者。

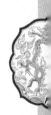

察组和对照组。截至入组结束时间，共纳入70例患者，其中观察组33例，对照组37例。本研究获医院伦理委员会审议通过，伦理号：JY【2021】055。

1.2 诊断标准

1.2.1 西医诊断标准 CHF诊断参照《中国心力衰竭诊断和治疗指南2018》[1]分类及诊断标准制定。①有基础心脏病病史。②典型心衰的症状和/或体征。③B型利钠肽（B-type natriuretic peptide，BNP）>35 ng/L或N末端B型利钠肽原（N-terminal pro-B-type natriuretic peptide，NT-proBNP）>125 ng/L。④根据超声心动图的左室射血分数（left ventricular ejection fraction，LVEF）分为3类：LVEF<40%为射血分数降低的心力衰竭（heart failure with reduced ejection fraction，HFrEF），LVEF介乎40%~49%为射血分数中间值的心力衰竭（heart failure with mid-range ejection fraction，HFmrEF），LVEF≥50%为射血分数保留的心力衰竭（heart failure with preserved ejection fraction，HFpEF）。

1.2.2 中医辨证标准 心衰病气虚血瘀证参照2014年的《慢性心力衰竭中医诊疗专家共识》[3]制定。主症：气短、喘息；乏力；心悸。次症：倦怠懒言，活动易劳累；自汗；语声低微；面色、口唇紫暗。舌脉：舌质暗（或有瘀斑、瘀点或舌下络脉迂曲青紫），苔薄白，脉沉、细、涩或虚无力。具备主症2项，次症2项，结合舌脉，即可诊断气虚血瘀证心衰病。

1.3 纳入标准

①符合上述诊断标准，NYHA心功能Ⅱ～Ⅲ级。②年龄40~85岁之间，性别不限。③病情相对稳定，接受基础口服药物治疗。④自愿参加本研究并签署知情同意书的患者。

1.4 排除标准

①急性心力衰竭或CHF急性失代偿期患者。②合并有严重心肺疾病、肝肾功能不全、急性脑血管意外、严重感染等严重原发病或并发症的患者。③高血压患者血压控制不理想。④糖尿病患者血糖控制不理想。⑤妊娠或哺乳期妇女。⑥对金属过敏、心脏起搏器植入状态者。

1.5 剔除标准

①不符合纳入标准而误入者。②随机分组后无任何记录者。③纳入观察组后未曾接受电针治疗者。④接受治疗后无任何可评价记录者。

1.6 治疗方法

1.6.1 对照组 给予抗心衰口服药物治疗，包括利尿剂、醛固酮受体拮抗剂、β受体阻滞剂、肾素—血管紧张素系统抑制剂、达格列净、伊伐布雷定、洋地黄类药物等，根据患者病情不同选择单联或多联用药。

1.6.2 观察组 在对照组口服药物治疗的基础上，同时给予电针疗法治疗。采用华佗牌一次性无菌针灸针（苏州医疗用品厂有限公司，规格：0.25 mm × 25 mm、0.30 mm × 40 mm），穴位选取：双侧内关、神门、足三里、血海、丰隆、阴陵泉穴。具体操作如下：患者取仰卧位，针刺局部常规消毒，内关、神门穴直刺 0.5～0.8 寸，足三里、血海、丰隆、阴陵泉穴直刺 1～2 寸。直刺进针后医者手下有沉紧、滞涩感，患者有明显的酸胀感为得气，得气后于针柄处连接华佗牌 SDZ - Ⅱ型治疗仪（苏州医疗用品厂有限公司），同侧血海与阴陵泉、同侧足三里与丰隆分别连接电针仪正负极。采用疏密波，强度以出现针刺部位肌肉跳动且患者能够承受为宜，一般设置 2 mA。每次治疗 30 min，每日 1 次，(7±1) 次为 1 个疗程。考虑心衰患者平均住院时长约为 1 周，治疗 1 个疗程后进行疗效评价。

1.7 观察指标

1.7.1 NYHA 心功能分级 心功能分级参照美国纽约心脏病学会（NYHA）心功能分级方案制定。NYHA 心功能分级法：Ⅰ级：活动不受限，日常体力活动不引起明显的气促、疲乏或心悸；Ⅱ级：活动轻度受限，休息时无症状，日常活动可引起明显的气促、疲乏或心悸；Ⅲ级：活动明显受限，休息时可无症状，轻于日常活动即可引起显著的气促、疲乏、心悸；Ⅳ级：休息时也有症状，人和体力活动均会引起不适。

1.7.2 中医证候积分 中医证候积分包括心悸、气短、疲倦乏力等 14 个心衰主要证候，每个证候按无症状、轻度、中度、重度分别计分，总积分为各证候得分之和。

1.7.3 生活质量评分 生活质量评分采用堪萨斯城心肌病问卷（KCCQ）及明尼苏达州心功能不全生命质量量表（MLHFQ）评估，二者均为 CHF 患者生活质量评估的常用量表[4]，量表评分为各条目评分之和。

1.8 疗效评价标准

NYHA 心功能疗效判定：心力衰竭症状基本得到控制或心功能提高 2 级别以上者为显效；心功能提高 1 级为有效；心功能提高不足 1 级为无效；心功能降低 1 级或以上为恶化。疗效评价采用尼莫地平法，总有效率 = [（显效病例数 + 有效病例数）÷ 总病例数] × 100%。

1.9 安全性评价

观察 2 组患者治疗期间不良反应的发生情况，以及生命体征和治疗过程中出现的不良反应、并发症与针刺局部皮肤情况。

治疗期间记录相关不良反应，并给予相应的处理。不良反应的处理：①晕针：若患者出现头晕、恶心、出冷汗等不适，立即停止针刺，并起出全部针灸针，使患者平卧于治疗床上，轻者给予温开水或糖水后可恢复正常，重者可艾灸百会、关元、气海等穴即可恢复。②滞针：由于精神紧张导致滞针者，可循按周围皮肤，若仍不能缓解者，可在针刺腧穴旁再针刺一针；由于单向捻转导致滞针者，需向反方向捻回，或用刮柄法、弹柄法使肌纤维回释。③血肿：针孔出血者用消毒干棉球压迫止血；出血量少而局部青紫肿胀不明显者可自行消退，可不行处理；出血量多，局部青紫肿胀面积较大者，可先做冷敷止血，24 小时后再做热敷，以促使局部瘀血消散吸收。

1.10 统计方法

采用 SPSS 24.0 统计软件进行数据的统计分析。计量资料采用均数 ± 标准差（$\bar{x} \pm s$）表示，对符合正态分布的数据，组间比较采用两独立样本 t 检验，同组治疗前后比较采用配对样本 t 检验；不符合正态分布的数据则采用非参数检验。计数资料采用率或构成比表示，组间比较采用卡方检验；等级资料组间比较采用 Ridit 分析。以 $P<0.05$ 表示差异有统计学意义。

2 结 果

2.1 2组患者基线资料比较

观察组 33 例患者中，男性 23 例，女性 10 例；年龄 41～84 岁，平均年龄（65.45 ± 11.22）岁；NYHA 心功能分级：Ⅱ级 8 例，Ⅲ级 23 例。对照组 37 例患者中，男性 24 例，女性 13 例；年龄 40～84 岁，平均年龄（68.95 ± 10.91）岁；NYHA 心功能分级：Ⅱ级 9 例，Ⅲ级 28 例。2 组患者的年龄、性别、NYHA 心功能分级等一般情况比较，差异均无统计学意义（$P>0.05$），表明 2 组患者的基线特征基本一致，具有可比性。

2.2 2组患者 NYHA 心功能疗效比较

表 1 结果显示：观察组显效率为 51.52%（17/33），有效率为 48.48%（16/33），总有效率为 100.00%（33/33）。对照组显效率为 40.54%（15/37），有效率为 59.46%（22/37），总有效率为 100.00%（37/37）。2 组患者 HYHA 心功能疗效比较，差异无统计学意义（$P>0.05$），说明 2 组疗法均能改善 CHF 患者 NYHA 心功能分级，且 2 组疗效相当。

表 1 2 组气虚血瘀型慢性心力衰竭患者 HYHA 心功能分级疗效比较

组别	例数/例	显效/例（%）	有效/例（%）	无效/例（%）	恶化/例（%）	总有效/例（%）
观察组	33	17（51.52）	16（48.48）	0（0.00）	0（0.00）	33（100.00）
对照组	37	15（40.54）	22（59.46）	0（0.00）	0（0.00）	37（100.00）

2.3 2组患者治疗前后中医证候积分比较

表 2 结果显示：治疗前，2 组患者的中医证候积分比较，差异无统计学意义（$P>0.05$）。治疗后，2 组患者的中医证候积分均明显改善（$P<0.01$），且观察组在改善中医证候积分方面明显优于对照组，差异有统计学意义（$P<0.01$）。

表2 2组患者治疗前后中医证候积分比较（$\bar{x}\pm s$，分）

组别	例数/例	治疗前	治疗后
观察组	33	8.00 ± 3.39	2.33 ± 1.56[①②]
对照组	37	9.16 ± 3.18	3.45 ± 1.77[①]

注：①$P<0.01$，与同组治疗前比较；②$P<0.01$，与对照组治疗后比较。

2.4 2组患者治疗前后KCCQ评分比较

表3结果显示：治疗前，2组患者的KCCQ评分比较，差异无统计学意义（$P>0.05$）。治疗后，2组患者的KCCQ评分均明显改善（$P<0.01$），且观察组在改善KCCQ评分方面明显优于对照组，差异有统计学意义（$P<0.01$）。

表3 2组患者治疗前后堪萨斯城心肌病问卷（KCCQ）评分比较（$\bar{x}\pm s$，分）

组别	例数/例	治疗前	治疗后
观察组	33	51.02 ± 12.26	75.76 ± 6.49[①②]
对照组	37	47.72 ± 12.92	68.18 ± 9.68[①]

注：①$P<0.01$，与同组治疗前比较；②$P<0.01$，与对照组治疗后比较。

2.5 2组患者治疗前后MLHFQ评分比较

表4结果显示：治疗前，2组患者的MLHFQ评分比较，差异无统计学意义（$P>0.05$）。治疗后，2组患者的MLHFQ评分均明显改善（$P<0.01$），且观察组在改善MLHFQ评分方面明显优于对照组，差异有统计学意义（$P<0.05$）。

表4 2组患者治疗前后明尼苏达州心功能不全生命质量量表（MLHFQ）评分比较（$\bar{x}\pm s$，分）

组别	例数/例	治疗前	治疗后
观察组	33	56.12 ± 14.76	30.61 ± 10.26[①②]
对照组	37	60.49 ± 12.84	35.84 ± 10.72[①]

注：①$P<0.01$，与同组治疗前比较；②$P<0.05$，与对照组治疗后比较。

2.6 2组患者的不良反应情况比较

在治疗过程中，2组患者均未出现任何严重心血管事件及并发症，监测生命体征均在安全范围内，观察组未出现晕针、滞针、血肿等不良反应以及针刺局部皮肤反应，提示2组治疗方法整体具有良好的安全性。2组患者治疗期间均未出现明显不良反应，2组患者的不良反应发生率比较，差异无统计学意义（$P>0.05$）。

3 讨 论

研究报道，我国心衰患病率为0.9%，发病率为0.7%～0.9%，每年新发心衰患者约为50万例[5]。随着我国人口老龄化进程，可预测未来我国CHF的发病趋势将显著增长。CHF是各种心血管疾病发展的最终结局，即使其治疗策略在不断更新和优化，但随着CHF病程的发展及心功能的下降，CHF患者症状日渐严重，再住院率和病死率居高不下，患者生活质量严重受损，因此，寻求一种更为安全、有效、便捷的治疗手段尤为重要。

电针疗法是中医外治法的重要组成部分，利用针具和电刺激作用于特定穴位，通过经络传导而作用于机体，充分体现中医学的整体观念。近年来，不少针对电针疗法治疗心系疾病的临床及基础研究均证实电针对心系疾病的临床疗效确切。黄琼艳等[6]进行电针内关联合参芪扶正注射液治疗CHF的临床研究，结果表明，电针内关联合参芪扶正注射液能改善CHF患者血管内皮功能和心功能，明显减轻炎症反应，疗效显著。Ma L等[7]研究电针对CHF大鼠的影响，发现电针能有效抑制CHF大鼠交感神经激活，从而改善CHF大鼠的心功能及心脏重塑。

中医认为，慢性心衰为本虚标实之证，本虚以气虚为主，标实以血瘀为主[8]。心气不足，心失所养，则见心悸；心肺气虚，则见气短、疲倦乏力；脾肾气虚，脾不制水，肾失主水，水湿潴留，则见面肢浮肿；气虚血瘀，血滞于脉，则见口唇青紫，颈脉青筋暴露，舌质紫暗或有瘀斑。治疗当补虚泻实，以益气活血化瘀为法。

本研究观察组选取内关、神门、足三里、血海、丰隆、阴陵泉为主穴。①内关为手厥阴心包经之络穴，具有疏通经脉、调和气血的功效，主治心包、心系诸疾，素有"心胸内关谋"之说，是心脏的保健要穴。诸多临床试验[9-11]均证实，针刺内关对CHF治疗效果确切，具有提升心功能、改善症状及生活质量的作用。②神门为手少阴心经之原穴、输穴，具有宁心定悸、益气通络之功效，主治心脑疾病，近年来临床研究[12-14]显示，针刺神门治疗CHF疗效显著，其机制考虑与改善心功能、改善心肌缺血状态、抑制炎症反应等相关。③足三里为足阳明胃经之合穴，又是胃之下合穴，属土经土穴，具有补中益气、扶正培元的功效，是补益保健要穴，临床试验[15-17]也证实，足三里对CHF治疗具有肯定作用。④血海为足太阴脾经要穴之一，具有活血化瘀、补血养血的功效，瘀血是心衰基本病机及病理因素之一，存在于心衰发展的各个阶段，因此，化瘀法治疗心衰具有重要的学术地位[18]。⑤阴陵泉为足太阴脾经之合穴，具有利水消肿、理气活血的功效，最常用于治疗运化失常所致的水液代谢疾病，如水湿肿胀、小便不利等。⑥丰隆为足阳明胃经之络穴，具有化湿涤痰、理气宽胸之功效，是化痰要穴，也是针灸治疗CHF的常用穴位。诸多临床研究[16,17,19]证实，丰隆治疗CHF疗效肯定。可见本研究取穴总体起到益气活血、利水化痰之功效。

中医证候积分采用症状分级量化评估CHF患者症状轻重，积分越高，症状越重。KCCQ评分一定程度上反映出心衰患者活动耐量和生活质量，得分越低，生活质量越差。MLHFQ是特异性CHF生活质量自测量表，评分越高，生活质量越差。本研究结果提示：观察组显效率为 51.52%（17/33），有效率为 48.48%（16/33），总有效率为 100.00%（33/33）。对照组显效率为 40.54%（15/37），有效率为 59.46%（22/37），总有效率为 100.00%（37/37）。2 组患者 HYHA 心功能疗效比较，差异无统计学意义（$P>0.05$）。治疗后，2 组患者的中医证候积分均明显改善（$P<0.01$），且观察组在改善中医证候积分方面明显优于对照组，差异有统计学意义（$P<0.01$）。治疗后，2 组患者的 KCCQ 评分均明显改善（$P<0.01$），且观察组在改善 KCCQ 评分方面明显优于对照组，差异有统计学意义（$P<0.01$）。治疗后，2 组患者的 MLHFQ 评分均明显改善（$P<0.01$），且观察组在改善 MLHFQ 评分方面明显优于对照组，差异有统计学意义（$P<0.05$）。2 组患者治疗期间均未出现明显不良反应，2 组患者的不良反应发生率比较，差异无统计学意义（$P>0.05$）。结果表明，电针联合药物治疗效果优于单纯药物治疗，能有效缓解临床症状，提高生活质量。

综上所述，电针治疗气虚血瘀型慢性心力衰竭，可明显改善患者的临床症状，提高患者的生活质量，临床效果显著，值得在临床进一步推广应用。

参考文献

[1] 中华医学会心血管病学分会心力衰竭学组，中国医师协会心力衰竭专业委员会，中华心血管病杂志编辑委员会. 中国心力衰竭诊断和治疗指南 2018［J］. 中华心血管病杂志，2018，46（10）：760 - 789.

[2] 曹炀，徐爱民，邢鲁栋，等. 针刺手法电针仪的创新原理及其特点［C］//中国针灸学会. 中国针灸学会针灸器材专业委员会成立 20 周年暨 2009'国际针灸器材学术研讨会论文集. 中国上海，2009：58 - 68.

[3] 毛静远，朱明军. 慢性心力衰竭中医诊疗专家共识［J］. 中医杂志，2014，55（14）：1258 - 1260.

[4] 马琛明，刘文娴. 心力衰竭患者生活质量研究的现状［J］. 心血管康复医学杂志，2009，18（1）：78 - 80.

[5] 王宙，周琳，刘洋，等. 慢性心力衰竭的流行病学研究现状及其防治研究进展［J］. 中国循证心血管医学杂志，2019，11（8）：1022 - 1024.

[6] 黄琼艳，潘朝锌. 电针内关联合参芪扶正注射液对慢性心力衰竭患者血管内皮功能、炎症因子、心功能的影响［J］. 现代中西医结合杂志，2020，29（15）：1679 - 1682.

[7] MA L，CUI B，SHAO Y，et al. Electroacupuncture improves cardiac function and remodeling by inhibition of sympathoexcitation in chronic heart failure rats［J］. American Journal of Physiology-Heart and Circulatory Physiology，2014，306（10）：H1464 - H1471.

[8] 中国中西医结合学会心血管疾病专业委员会，中国医师协会中西医结合医师分会心血管病学专家委员会. 慢性心力衰竭中西医结合诊疗专家共识［J］. 中国中西医结合杂志，2016，36（2）：133 - 141.

[9] 刘亚红，赵越娟. 生脉养心汤配合内关穴针刺对慢性心力衰竭患者心功能、炎性因子的影响［J］. 中医药信息，2020，37（1）：88 - 92.

[10] 吴凤珠，张家美. 针刺内关穴治疗慢性心力衰竭的临床疗效研究［J］. 实用心脑肺血管病杂志，2020，28（8）：98 - 104.

[11] 刘远林. 中西医结合联合针灸治疗慢性心力衰竭疗效观察［J］. 新中医，2018，50（10）：150 - 152.

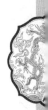

[12] 程蕾群, 许三雄. 穴位二联疗法对慢性心力衰竭患者心功能及炎性因子的影响 [J]. 针灸临床杂志, 2017, 33 (12): 16-19.

[13] 李子勇, 老锦雄, 潘清洁. 针刺对慢性心力衰竭患者血流动力学及心功能的影响 [J]. 上海针灸杂志, 2012, 31 (7): 480-482.

[14] 潘婉, 郑蓉, 黄薇, 等. 针灸治疗慢性心力衰竭的临床观察 [J]. 湖北中医杂志, 2016, 38 (3): 63-64.

[15] 类延娜, 朴龙, 卢艳, 等. 药物配合针灸治疗30例慢性充血性心力衰竭临床观察 [J]. 中国热带医学, 2010, 10 (3): 349, 351.

[16] 郭雪峰, 成丽娟, 刘桂林. 针刺足三里及丰隆治疗顽固性心力衰竭30例临床观察 [J]. 山东中医药大学学报, 2020, 44 (3): 282-285.

[17] 杜鸿瑶, 刘立壮, 张玉焕, 等. 中西医结合治疗阳虚血瘀型慢性心力衰竭的临床疗效研究 [J]. 河北中医药学报, 2016, 31 (4): 22-24, 61.

[18] 彭玉霞, 彭玉芝, 张斌霞. 化瘀法治疗心力衰竭研究进展 [J]. 辽宁中医药大学学报, 2021, 23 (5): 217-220.

[19] 朱美云. 活血温阳汤合针灸治疗慢性心力衰竭疗效观察 [J]. 中西医结合心血管病电子杂志, 2020, 8 (23): 143.

基于无线体温监测技术探讨慢性心力衰竭不同证型穴位温度变化

王 婷　叶小汉　董明国

慢性心力衰竭（简称慢性心衰）是由于心脏结构或功能异常导致心室充盈或射血能力受损所致的一组复杂临床综合征[1]。慢性心衰患者皮肤的冷暖和温度变化，可以反映末梢循环和组织器官的灌注情况，可以通过体温的变化反映患者病情的进展及预后。中医药是治疗慢性心力衰竭的重要手段[2]，同时从中医学角度出发，望闻问切中的切诊，即切肌肤是重要手段，希望通过探索穴位皮肤的温度变化为中医证型辨证提供依据，以帮助我们更好地诊断及治疗。本研究观察慢性心力衰竭三个常见证型，通过测量膻中穴及跗阳穴的温度，探讨不同穴位的温度变化与中医证型的关系，现将结果汇报如下。

1 临床资料

1.1 一般资料

选择东莞市中医院2020年12月—2021年12月的门诊及住院部慢性心力衰竭患者共96例，其中男51例，女45例，平均年龄75.2岁，最大85岁，最小42岁。

作者单位：东莞市中医院心内科。

1.2 研究方法及观察指标

详细登记患者姓名、性别、年龄,制定慢性心力衰竭的中医辨证分型观察表,由 2 名主治医师职称以上的医生对慢性心力衰竭患者的主要症状、舌脉进行甄别,按照中医证型进行入组,分别为气虚血瘀证、气阴两虚血瘀证、阳气亏虚血瘀证。

三组在治疗前后均使用体温测量仪测量体温,该体温仪采用广东宝莱特医用科技股份有限公司的无线体温监测系统,比较不同证型相同穴位(膻中穴和趺阳穴)的 24 小时平均温度及昼夜平均温度差异;比较相同证型膻中穴及双侧趺阳穴的 24 小时平均温度差异及昼夜平均体温差异,其中双侧趺阳穴取平均值;同时比较各组治疗前后穴位温度变化。

三组均采用基本西药治疗:依照《中国心力衰竭诊断和治疗指南 2018》推荐的药物规范治疗。三组在指南导向性西药治疗的基础上,根据 2014 年《慢性心力衰竭中医诊疗专家共识》[3]和 2016 年《慢性心力衰竭中西医结合诊疗专家共识》[4],气虚血瘀证组选用保元汤合血府逐瘀汤;气阴两虚血瘀证选用生脉散合血府逐瘀汤;阳气亏虚血瘀证选用真武汤合血府逐瘀汤。各患者每天 1 剂(浓煎 100 mL),早晚分两次服。(中药煎药统一由医院中药房代煎,代煎过程严格按照本院代煎中药规范执行。)观察治疗前后 BNP、心脏彩超 LVEF 及 LVEDd 值,并进行统计学分析。

疗程:均为 8 周。

1.3 诊断标准

1.3.1 西医诊断标准 ①慢性心力衰竭诊断符合国内临床评估标准,并参考 Framingham 心力衰竭诊断标准。②心功能分级参照美国纽约心脏病学会(NYHA)1994 年修订标准,心功能分级Ⅱ~Ⅳ级。③有基础心脏病病史。④年龄≥18 周岁且≤85 岁。⑤心衰病程在 6 个月以上。⑥均签署知情同意书。

1.3.2 中医证候诊断标准 参照 2014 年《慢性心力衰竭中医诊疗专家共识》和 2016 年《慢性心力衰竭中西医结合诊疗专家共识》,主要分 3 个证型,分别是气虚血瘀证、气阴两虚血瘀证、阳气亏虚血瘀证。由 2 位主治医师职称以上的医生根据诊断标准对患者进行中医辨证。

1.3.3 排除标准 ①急性心功能不全、急性冠脉综合征、活动性心肌炎;②感染和发热的患者,体温大于 37 ℃。③合并严重肺、肝、肾功能障碍或内分泌、神经及造血系统等严重原发病或恶性肿瘤患者。④妊娠或哺乳期妇女。⑤痴呆或精神障碍者。⑥可能会导致病死率升高的因素:如血流动力学不稳定、恶性心律失常、严重的未修补的瓣膜性心脏病、梗阻性心肌病、缩窄型心包炎、心包填塞、肺栓塞等。

1.4 终止标准

①出现严重不良事件。②受试者不愿意继续进行临床试验者。③临床试验过程中发生了重要偏差,如依从性太差等,难以进行治疗效果评价者。

2 统计方法

将患者信息录入进 Excel 表,建立数据库,使用 SPSS 19.0 软件分析,计数资料组间数据比较用卡方检验,计量资料用平均值±标准差($\bar{x}\pm s$)来表示,多组间比较采用方差分析及 q 检验,组内比较采用配对 t 检验。取 $\alpha=0.05$ 为检验水准。

3 结果

3.1 一般资料

观察病例选取 2020 年 12 月—2021 年 12 月广东省东莞市中医院心内科门诊及住院的慢性心衰患者 96 例,比较两组基线资料无统计学意义,具有可比性($P>0.05$),见表 1。

表 1 三组患者一般资料比较

组别	例数/例	男/例	女/例	年龄/岁	病程/年	心功能Ⅱ级	心功能Ⅲ级	心功能Ⅳ级
气虚血瘀证	31	18	13	76.23±11.56	10.75±7.54	15	11	5
气阴两虚血瘀证	33	19	14	75.89±10.29	11.92±6.86	17	10	6
阳气亏虚血瘀证	32	19	13	76.12±10.57	10.56±7.24	16	11	5

3.2 膻中穴与趺阳穴的 24 小时平均温度比较

治疗前,气阴两虚血瘀证组的膻中穴与趺阳穴的 24 小时平均温度均较其他两组更高($P<0.05$),另外两组比较则无明显统计学差异;三组治疗后,气虚血瘀证组和阳气亏虚血瘀证组膻中穴与趺阳穴的 24 小时平均温度均较前升高($P<0.05$),气阴两虚血瘀证组则无明显统计学差异。

表 2 三组治疗前后膻中穴、趺阳穴的 24 小时平均温度比较($\bar{x}\pm s$,℃)

组别	例数/例	膻中穴 24 小时平均温度(治疗前)	趺阳穴 24 小时平均温度(治疗前)	膻中穴 24 小时平均温度(治疗后)	趺阳穴 24 小时平均温度(治疗后)
气虚血瘀证	31	36.1±0.65△	35.5±0.65	36.5±0.68*	35.9±0.81*
气阴两虚血瘀证	33	36.5±0.57	35.9±0.60	36.5±0.47	35.8±0.55
阳气亏虚血瘀证	32	36.1±0.80△	35.2±0.55	36.5±0.60*	35.6±0.53*

注:与气阴两虚血瘀证组比较△$P<0.05$,与同组治疗前比较*$P<0.05$。

3.3 三组治疗前不同证型膻中穴与跗阳穴的 24 小时温度变化

三组患者治疗前膻中穴的体温波动曲线都不同,气阴两虚血瘀证组全天体温波动范围大,气虚血瘀证组和阳气亏虚血瘀证组体温相对平稳。气阴两虚血瘀证组在 14 时和 18 时有两个小高峰,而气虚血瘀证组和阳气亏虚血瘀证组 14 时后体温持续下降,见图 1。

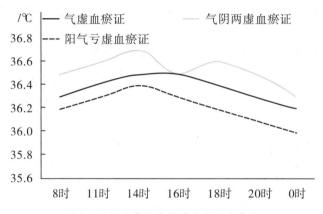

图 1 三组患者治疗前膻中穴温度变化

三组患者跗阳穴的体温波动曲线亦不同,气阴两虚血瘀证组在 14 时和 18 时有两个小高峰,20 时以后温度波动不大;而气虚血瘀证组 16 时温度达到高峰,持续下降到 20 时,20 时以后温度稍升高;阳气亏虚血瘀证组 14 时后体温持续下降,20 时以后趋于平稳,见图 2。

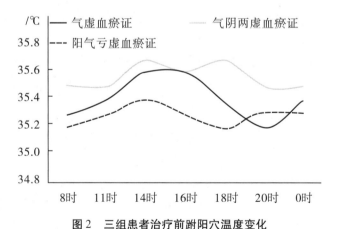

图 2 三组患者治疗前跗阳穴温度变化

3.4 治疗前后三组患者 BNP 水平比较

治疗后三组患者均能改善 BNP($P<0.05$),而气阴两虚血瘀证组较其他两组改善更明显($P<0.05$),见表 3。

表3 三组患者治疗前后 BNP 水平比较（$\bar{x}\pm s$）

观测指标	组别	治疗前	治疗后
BNP/ (ng·L^{-1})	气虚血瘀证	1 545.4±507.2	722.2±244.47$^{\triangle *}$
	气阴两虚血瘀证	1 584.7±435.0	558.4±265.6$^{\triangle}$
	阳气亏虚血瘀证	1 683.4±473.3	883.0±286.8$^{\triangle *}$

注：三组治疗后与治疗前比较 $\triangle P<0.05$，与气阴两虚血瘀证组治疗后比较 $*P<0.05$。

3.5 三组治疗前后超声心动图 LVEF、LVEDd 比较

治疗前后三组比较，差异均有统计学意义，说明三组均可改善 LVEDd，提高 LVEF，其中气阴两虚血瘀证组较其他两组提高 LVEF 更明显，见表4、表5。

表4 三组患者治疗前后 LVEDd 比较（$\bar{x}\pm s$）

观测指标	组别	治疗前	治疗后
LVEDd/mm	气虚血瘀证	63.2±6.5	57.6±5.1$^{\triangle *}$
	气阴两虚血瘀证	60.7±6.3	55.7±5.35$^{\triangle}$
	阳气亏虚血瘀证	63.2±6.5	57.6±5.15$^{\triangle *}$

注：三组治疗后与治疗前比较 $\triangle P<0.05$，与气阴两虚血瘀证组治疗后比较 $*P<0.05$。

表5 三组患者治疗前后 LVEF 比较（$\bar{x}\pm s$）

观测指标	组别	治疗前	治疗后
LVEF/%	气虚血瘀证	46.9±5.5	52.2±6.4$^{\triangle *}$
	气阴两虚血瘀证	45.3±7.2	56.4±6.8$^{\triangle}$
	阳气亏虚血瘀证	46.5±7.1	51.2±6.3$^{\triangle *}$

注：三组治疗后与治疗前比较 $\triangle P<0.05$，与气阴两虚血瘀证组治疗后比较 $*P<0.05$。

4 讨　论

心肌重构是心衰的重要病理生理基础，心肌受损、心室负荷过重、心室充盈受限及心律失常等多种因素影响下均可引起的血流动力学改变，可激活神经-体液调节系统的代偿机制，引起心室的重构以改善心脏泵功能[5]。生理状态下，体温的主要调控方式由自主神经系统介导的出汗和心血管系统适应性的血流输出调节，二者的平衡使得机体在受到刺激时可以使体温维持相对平衡[6]。当发生心力衰竭时，血流动力学紊乱和神经内分泌异常激活使得体温调节出现障碍，同时外周组织器官灌注不足和末梢循环障碍，会引起外周皮肤温度改变。因此外周温度理论上可能会因为心衰的发生而改变，心衰患者病情改善后体温亦可能出现相应的变化。

中医学中的阴阳五行学说及八纲辨证里面的寒热常以外周的温度作为其中一种判断属性的依据。五脏六腑通过调节气血阴阳、营卫参与机体的体温调节，只有各脏腑间的功能协调，才不会出现偏寒及偏寒之象。穴位是人体经络、脏腑之气输注于体表的部位，通过穴位的诊察可以了解疾病的部位、性质，穴位温度是其中一种表现形式。不同穴位其温度是有差别的，齐丛会等[7,8]研究指出人体穴温的分布是有规律的，在生理状态下呈向心性升高趋势，越接近躯干头面，温度越高。而在疾病状态下，穴位温度及不同穴位之间的差值有相应的改变。穴位温度的变化主要与人体阴阳分布相关，"阳盛则热，阴盛则寒[9]"是其产生变化的主要原因。本研究选了近心端的膻中穴和远心端的跗阳穴，膻中为任脉经穴，不仅有足太阴、少阴及手太阳、少阳经气交汇于此，而且又是心包募穴和气之会穴，能调一身之气。《灵枢·胀论》中膻中解释为："膻中者，心主之宫城也。"跗阳穴，隶属足太阳膀胱经，足少阳、足阳明二经的阳气在此带动足太阳经的气血上行。膀胱经足部上行的阳气至本穴后散热而化为湿冷的水气，由于有足少阳、足阳明二经上行的阳气为其补充热量，足太阳膀胱经的水湿之气才得以继续上行。故通过近心端膻中穴和远心端跗阳穴的穴位温度变化可以间接反应心衰的证型和治疗效果。

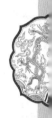

通过8周的临床观察，本研究得出以下几个结论：①治疗前气阴两虚血瘀证患者膻中穴和跗阳穴全天的体温较气虚血瘀证及阳气亏虚血瘀证组更高，气虚血瘀证及阳气亏虚血瘀证组经治疗后各穴位温度较治疗前升高，而气阴两虚血瘀证组未见升高。这与中医理论是相符合的，气阴两虚患者，因阴血不足，虚火炎上，滋润、制约阳热的功能减退，使阴不制阳，而出现燥、热、化气太过等阴虚内热表现，故表现为穴位温度偏高。气虚及阳气亏虚的患者因卫阳不足，无以温煦，则四肢不温，体温相对下降。经过治疗后气虚血瘀证及阳气亏虚血瘀证组卫阳不足的情况得到改善，故温度升高。而气阴两虚血瘀证组经过治疗后阴不制阳等阴虚内热的表现好转，相对其他两组体温无明显上升。②同时三组患者全天的体温波动曲线都不尽相同，气阴两虚血瘀证组全天体温波动范围大，气虚血瘀证组和阳气亏虚血瘀证组体温相对平稳。气阴两虚血瘀证组在14时和18时有两个小高峰，而气虚血瘀证组和阳气亏虚血瘀证组14时后体温持续下降。这几个证型穴位体温波动变化与《素问·金匮真言论篇》中昼夜阴阳消长转变的规律是一致的，人与自然界阴阳的昼夜变化节律同步，阳气从平旦开始上升，至日中达最盛，然后逐渐下降，至黄昏阳气尽而阴气开始上升，到夜半阴气盛极，而后阴气渐衰，到平旦阴气尽而阳气始升，如此周而复始。故气虚和阳气亏虚者则上午得阳气之助，体温逐渐升高，下午随着阳气的逐渐衰减亦逐渐下降。而气阴两虚血瘀证患者在16时和18时，为一天阳气将尽、阴气始盛之时，故气阴两虚血瘀证患者体温得阴气之助，又出现第二个高峰。③该临床研究结果表明，在常规西药抗心衰治疗基础上，根据中医辨证施治加用中药方能提高患者射血分数，在一定程度改善左室舒张末期内径，并能降低慢性心力衰竭患者的BNP水平，延缓心室重构过程。同时治疗后患者体温较前有升高。心力衰竭患者体温调节中的出汗散热功能正常，并且在静息状态下出汗较正常人明显增多，但是血管扩张散热能力受损，心力衰竭患者过多的出汗导致散热增加而皮肤血管不能扩张提供相匹配的血流供应，致使局部温度下降。当患者心衰改善后，血管扩张功能较前修复，故体温较前升高。

本课题的研究通过探寻慢性心力衰竭24小时穴位温度变化规律，发现近心端及远心端不同穴位的温度差异、中医证型及心功能不同患者的穴位温度差异，并通过穴温变化可评估心衰的病情变化和用药疗效，为进一步探讨穴位温度在心力衰竭中扮演的角色提供客观依据。

参考文献

［1］ 中华医学会心血管病学分会，中华心血管病杂志编辑委员会. 中国心力衰竭诊断和治疗指南2018［J］. 中华心血管病杂志，2018，46（10）：760-789.

［2］ 张振宇，普勇斌，赵淳，等. 赵淳教授以"治未病"思想指导防治慢性心力衰竭学术经验［J］. 云南中医学院学报，2015，38（2）：79-84.

［3］ 毛静远，朱明军. 慢性心力衰竭中医诊疗专家共识［J］. 中医杂志，2014，55（14）：1258-1260.

［4］ 中国中西医结合学会心血管疾病专业委员会，中国医师协会中西医结合医师分会心血管病学专家委员会. 慢性心力衰竭中西医结合诊疗专家共识［J］. 中西医结合心脑血管病杂志，2016，36（2）：340-346.

［5］ 王婷，叶小汉，苏志远，等. 心康方治疗慢性心力衰竭的疗效研究［J］. 云南中医学院学报，2017，40（4）：56-59.

［6］ KEATINGE W R. Death in heat waves［J］. BMJ，2003，327（7414）：512-513.

［7］ 齐丛会，佘延芬，解秸萍，等. 生理与疾病状态下人体穴位温度及温差值变化的研究概况［J］. 北京中医药大学学报（中医临床版），2011，18（4）：40-42.

［8］ 安迎春. 基于穴位点体温差别的药效监测系统设计［D］. 兰州：兰州交通大学，2016.

［9］ 张冀东，何清湖，孙涛，等. 红外热成像技术在中医学的研究现状及展望［J］. 中华中医药杂志，2015，30（9）：3202-3206.

岭南内科进展（2023）

 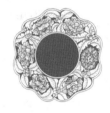

脾胃病篇

老年人消化性溃疡的中医证素与危险因素的相关性分析

邱杰慧[1]　张　伦[2]

消化性溃疡是消化系统常见病，尽管近年来消化性溃疡的发病率有所下降，但随着老龄化社会的发展，老年消化性溃疡的发病率却逐年升高，并成为老年人生命健康的严重威胁，给家庭及社会医疗带来沉重的负担。老年人基础疾病多，老年消化性溃疡具有复发率高、并发症多且严重的特点，是老年人上消化道出血最常见的病因[1]，若不及时治疗，将危及生命。吸烟、饮酒等生活方式及睡眠障碍、幽门螺旋杆菌（Helicobacter pylori，Hp）的感染、非甾体抗炎药物（NSAIDs）的使用等危险因素的互相影响是老年消化性溃疡发病的重要原因[2,3]。老年患者常合并心血管、呼吸系统等疾病，溃疡的病因复杂，临床症状不典型[4,5]。因此，正如《素问·至真要大论》所言："谨守病机，各司其属。"唯有深入研究老年消化性溃疡的危险因素与病机演变规律，认识老年消化溃疡的病因病机的特殊性，才能及时进行合理的诊断和治疗。

证素是朱文锋教授提出的，是通过对证候的辨识为依据而确定的对于病理本质的判断，是辨证所要辨别的病位和性质。它区别于证候，是构成证名的基本要素。"证素辨证"理论体系吸收继承并发扬了中医传统辨证理论，能够更准确、客观地反映疾病的本质[6,7]。当前对于消化性溃疡危险因素的研究比较丰富，但对于消化性溃疡的证素研究较少。目前尚未有对于老年消化性溃疡的证素特点及危险因素的相关性的研究。本研究以"证素理论"为基础，回顾性分析了216例老年消化性溃疡患者的证素特点及危险因素相关性，以期为提高临床诊断与治疗水平提供有益的帮助。

1　资料与方法

1.1　一般资料

选取2019年11月—2021年11月在广东省第二中医院脾胃病科确诊并住院治疗的老年消化性溃疡患者共216例。其中，男148例（68.5%），女68例（31.5%），年龄60～91岁，平均（71.56±8.29）岁。本研究经广东省第二中医院伦理委员会审查批准。

作者单位：1. 广州中医药大学第五临床医学院；2. 广东省第二中医院脾胃病科。＊表示通讯作者。

1.2 纳入标准

①符合《消化性溃疡诊断与治疗规范（2016 年，西安）》[8]西医诊断标准及《消化性溃疡中西医结合诊疗共识意见（2017 年）》[9]中医诊断标准。②年龄 60 岁以上（包括 60 岁）。③临床资料完整。

1.3 排除标准

①年龄 60 岁以下。②其他特殊原因导致的溃疡，如胃泌素瘤、消化道肿瘤等。③临床资料缺失或不完整。

1.4 研究方法

参照《消化性溃疡中西医结合诊疗共识意见（2017 年）》的消化性溃疡证候诊断标准，以及《证素辨证学》，收集 216 例消化性溃疡患者的中医证型、病位证素、病性证素；采集患者基线资料，包括年龄、性别、吸烟情况、饮酒情况、Hp 感染情况、睡眠、NSAIDs 的使用情况等；分析中医证素与基线资料的相关性。

1.5 统计学方法

采用 SPSS 25.0 统计软件分析，计量资料采用"均数 ± 标准差"表示，计数资料采用"例（%）"形式表示；相关性采用多因素 Logistic 回归分析，模型校准度（Calibration）通过 Hosmer-Lemeshow 检验来评价，若 $P>0.05$ 提示预测模型有较好的校准能力。

2 结 果

2.1 中医证素

共纳入 216 例消化性溃疡患者，主要证型有脾胃湿热 71 例，脾虚不摄 42 例，脾虚湿热 26 例，脾虚湿蕴 14 例，肝郁脾虚 12 例，气虚血瘀 10 例，脾胃气虚 9 例，气血亏虚 8 例，脾虚湿瘀 6 例，肝胆湿热 6 例，肝胃郁热 6 例，脾虚气滞 2 例，气阴两虚 2 例，痰湿阻滞 2 例。证素提取后，病位证素 3 个，包括脾 182 例、胃 86 例、肝 24 例，病性证素 8 个，包括气虚 131 例、湿 125 例、热 115 例、动血 42 例、气郁 20 例、血瘀 14 例、血虚 10 例、痰 2 例。详见表 1、表 2。

表 1 病位证素分布情况

病位证素	频数/例	频率/%
脾	182	84.26
胃	86	39.81
肝	24	11.11

表 2　病性证素分布情况

病性证素	频数/例	频率/%
气虚	131	60.65
湿	125	57.87
热	115	53.24
动血	42	19.44
气郁	20	9.26
血瘀	14	6.48
血虚	10	4.63
痰	2	0.93

2.2　中医证素的性别、年龄分布

216 例老年消化性溃疡患者根据统计的证素进行性别、年龄段分析，男性多于女性。60～69 岁，102 例；70～79 岁，76 例；80～89 岁，33 例，90 岁及 90 岁以上，5 例，见表 3。

表 3　中医证素的性别、年龄分布

证素	性别/例		年龄/例（%）			
	男	女	60～69 岁	70～79 岁	80～89 岁	≥90 岁
脾	122	60	86（47.25）	66（36.26）	25（13.74）	5（2.75）
胃	67	19	51（59.30）	22（25.58）	8（9.30）	5（5.81）
肝	15	9	12（50.00）	12（50.00）	0（0.00）	0（0.00）
湿	91	34	45（36.00）	54（43.20）	21（16.80）	5（4.00）
热	87	28	50（43.48）	45（39.13）	15（13.04）	5（4.35）
气虚	81	50	60（45.80）	46（35.11）	25（19.08）	0（0.00）
血瘀	10	4	8（57.14）	4（28.57）	2（14.29）	0（0.00）
气郁	9	11	14（70.00）	6（30.00）	0（0.00）	0（0.00）
动血	28	14	24（57.14）	14（33.33）	4（9.52）	0（0.00）
血虚	6	4	4（40.00）	0（0.00）	6（60.00）	0（0.00）
痰	0	2	0（0.00）	2（100.00）	0（0.00）	0（0.00）

2.3 中医证素与危险因素的 Logistic 回归分析

将统计的中医证素与危险因素进行多因素 Logistic 回归分析，根据 P 值及 OR 值可知，相关证素与危险因素成正相关。结果显示，在消化性溃疡老年患者中，饮酒是湿（$OR=8.49$）、热（$OR=18.69$）的独立危险因素（$P<0.05$），影响程度"热"＞"湿"，说明饮酒越频繁越容易导致老年消化性溃疡中患者湿、热的发生；Hp 感染是湿（$OR=8.69$）、热（$OR=11.03$）的独立危险因素（$P<0.05$），影响程度"热"＞"湿"，说明老年消化性溃疡中 Hp 感染者以湿、热多见；吸烟是血瘀（$OR=83.87$）的独立危险因素（$P<0.05$），说明吸烟是老年消化性溃疡血瘀证素的重要因素；失眠是气虚（$OR=7.07$）的独立危险因素（$P<0.05$），说明失眠容易引起消化性溃疡患者气虚的发生；服用 NSAIDs 是气虚（$OR=2.94$）的独立危险因素（$P<0.05$），说明服用 NSAIDs 的消化性溃疡患者容易出现气虚，见表 4。

表 4　多因素 Logistic 回归分析结果

相关证素	危险因素	回归系数	标准误	χ^2	P	OR	95% CI 下限	95% CI 上限
热	饮酒	2.93	0.57	26.73	<0.001	18.69	6.16	56.71
	Hp 感染	2.40	0.45	28.58	<0.001	11.03	4.58	26.60
血瘀	吸烟	4.43	1.29	11.75	0.001	83.87	6.66	1 056.11
气虚	失眠	1.96	0.79	6.12	0.013	7.07	1.50	33.28
	服用 NSAIDs	1.08	0.54	3.98	0.046	2.94	1.02	8.47
湿	饮酒	2.14	0.55	15.33	<0.001	8.49	2.91	24.76
	Hp 感染	2.16	0.43	25.28	<0.001	8.69	3.74	20.20

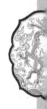

2.4 拟合优度检验 Hosmer-Lemeshow 检验

结果显示，热 $\chi^2=9.89$，$P=0.273>0.05$，说明老年消化性溃疡证素热与饮酒、Hp 感染正相关的预测模型有较好的校准能力；血瘀 $\chi^2=7.76$，$P=0.457>0.05$，说明老年消化性溃疡证素血瘀与吸烟正相关的预测模型有较好的校准能力；气虚 $\chi^2=13.07$，$P=0.109>0.05$，说明老年消化性溃疡证素气虚与失眠、服用 NSAIDs 正相关的预测模型有较好的校准能力；湿 $\chi^2=14.13$，$P=0.078>0.05$，说明老年消化性溃疡证素湿与饮酒、Hp 感染正相关的预测模型有较好的校准能力。

3　讨　论

近年来，随着内镜检查和治疗技术的发展、质子泵抑制剂（PPI）的广泛应用以及根除 Hp 的治疗，消化性溃疡的发病率存在下降趋势，但消化性溃疡仍是最常见的消化系统疾病之一[10]。老年消化性溃疡具有高位溃疡和巨大溃疡较多、症状隐匿、容易复发等特点，而且老年人基础疾病多，所服用的药物可能对胃黏膜有损害，容易增加严重并发症的发生率[11]。因此，对于老年消化性溃疡的预防和早期辨治至关重要。消化性溃疡的发生多与消化道黏膜的损伤因素和黏膜本身的修复和保护因素失衡有关[12]。其中，Hp感染、吸烟、饮酒、失眠、NSAIDs等药物的使用是常见的危险因素。中医"治未病"的思想自《黄帝内经》就初见端倪，巢元方的《诸病源候论》序中言"求百病之本而善则能全"。这告诉我们，在治疗上应该辨证求因，细致地审查疾病的病机，探求疾病背后脏腑气血精气等的变化规律，从改变不良的饮食、生活习惯，甚至针灸汤药等方面进行早期干预，及早预防，从而改善预后，阻断疾病进展，减少并发症的发生。

本研究显示，老年消化性溃疡涉及的证素包括湿、热、气虚、气郁、血瘀、血虚、动血、痰、脾、胃、肝等。消化性溃疡可归属于中医的"胃脘痛""嘈杂""吞酸""痞满"等范畴。老年消化性溃疡有着其特有的病因病机特点。《灵枢·天年》早有"六十岁，心气始衰，苦忧悲，血气懈惰，故好卧；七十岁，脾气虚，皮肤枯；八十岁，肺气衰，魄离，故言善误"的说法。脾为后天之本，气血生化之源，随着年龄的增长、身体机能及免疫力的下降，老年人脾胃渐衰，加之外感六淫、情志不遂、饮食起居失调等因素影响，遂至发病。林秋蓉等[13]认为消化性溃疡的侵袭因素与保护因素失衡的发病机理与中医邪正相争的理论不谋而合。本研究表明，老年消化性溃疡主要以脾胃湿热证、脾虚不摄证为主，这可能与老年人脾胃多虚、岭南气候炎热、潮湿多雨有关。

证素与危险因素Logistic回归显示：在老年消化性溃疡患者中，饮酒与湿、热正相关，Hp感染与湿、热正相关，失眠与气虚正相关，NSAIDs的应用于气虚正相关，吸烟与血瘀正相关。

吸烟更容易出现血瘀。吸烟是多种肺系疾病的重要危险因素。从中医的角度来讲，肺与脾胃联系密切。《灵枢·经脉》曰："肺手太阴之脉，起于中焦，下络大肠，还循胃口，上膈属肺。"这说明肺与脾胃经脉相连，气血相通。肺主肃降，布散精微而养胃，若肺宣降失常，可影响胃之受纳降浊之功。且烟草烟雾属于燥热、凝滞之浊毒[14]，浊毒困脾，湿热痰浊内阻，气滞日久而成瘀。从现代医学的角度来看，吸烟与胃肠道黏膜损伤和溃疡修复延迟密切相关。其活性成分能够造成胃肠道黏膜细胞凋亡和增殖的失衡，抑制一氧化氮（NO）的产生，降低胃黏膜前列腺素E2（PGE2）水平，损害血管内皮生长因子（VEGF）通路，从而对血管内皮细胞的功能和凋亡产生影响，延缓血管的形成，干扰先天免疫反应，并增加细菌感染的易感性[15]。

失眠会影响胃肠功能，并与功能性胃肠道疾病的恶化有关。失眠对于胃肠黏膜的影响可能与胃黏膜血流量减少，细胞增殖受抑，胃黏膜修复受到影响，以及胃黏膜离子屏障降低有关。研究发现，进入深度睡眠后，胃黏膜血流量和褪黑素分泌增加，而胃泌素分泌减少，这有助于防止消化性溃疡的发展和复发[16]。从中医的角度来讲，睡眠与脾胃正常功能的实现息息相关。《素问·逆调论篇》曰："胃不和则卧不安。"但若卧不安，阴阳不交，脏腑失调，则脾胃受损，也可以导致胃不和[17]。两者是相互影响的关系。

《药性赋》云:"酒有行药破血之用。"《本草新编》有言,饮酒时如果能够"少饮有节",可以有"养脾扶肝,驻颜色,荣肌肤,通血脉,浓肠胃"的作用。但如果嗜酒无度,则有"乱性损身,烂胃腐肠,蒸筋溃髓,伤生减寿"之弊。《素问·厥论》曰"酒气盛而剽悍",酒大热有毒,易耗气伤血,酒湿困脾,久服导致脾胃功能受损[18]。

本研究表明,Hp 感染与湿、热有关。Hp 感染是消化性溃疡的重要危险因素,当前中医界多将其归属于湿热毒邪范畴[19]。因老年人脾胃素虚,无力祛邪外出,其得以内伏于胃脘之间,阻滞气机,损伤人体正气,久而致病。另外,服用 NSAIDs 的老年患者多有气虚,这可能与服用 NSAIDs 的患者本身抗病能力差,素体脾虚有关[20],正如《素问·评热病论》中所说:"正气存内,邪不可干;邪之所凑,其气必虚。"

综上所述,老年消化性溃疡的危险因素有年龄、性别、吸烟、饮酒、Hp 感染、失眠、服用 NSAIDs;中医证素主要包括湿、热、血瘀、气虚等。本研究由于条件限制,未纳入门诊老年消化性溃疡患者,样本量较小,不能全面反映老年消化性溃疡患者的中医证素及危险因素的相关性,需要进一步深入研究。

参考文献

[1] 许勤,胡乃中,崔小玲. 1 520 例上消化道出血病因和临床特点分析[J]. 临床消化病杂志,2011,23(1):12-15.

[2] 谢华,李东,徐福明. 老年胃溃疡患病的相关影响因素[J]. 中国老年学杂志,2012,32(1):132-133.

[3] 李云霞,李斌,谢今朝,等. 中国老年人消化性溃疡危险因素的累积 Meta 分析[J]. 现代预防医学,2018,45(15):2706-2712.

[4] 何红见,董顺宝,邵玉东,等. 老年性上消化道出血临床分析[J]. 临床消化病杂志,2020,32(6):367-370.

[5] 朱正日,沙瑞华,董爱莲,等. 200 例老年消化性溃疡并伴有出血患者的临床表现与研究[J]. 中医临床研究,2018,10(27):59-61.

[6] 朱文锋,张华敏."证素"的基本特征[J]. 中国中医基础医学杂志,2005(1):17-18.

[7] 朱文锋. 证素辨证研究钩玄[J]. 河南中医,2009,29(1):1-4.

[8] 中华消化杂志编委会. 消化性溃疡诊断与治疗规范(2016 年,西安)[J]. 中华消化杂志,2016,36(8):508-513.

[9] 中国中西医结合学会消化系统疾病专业委员会. 消化性溃疡中西医结合诊疗共识意见(2017 年)[J]. 中国中西医结合消化杂志,2018,26(2):112-120.

[10] 王垂杰,郝微微,唐旭东,等. 消化系统常见病消化性溃疡中医诊疗指南(基层医生版)[J]. 中华中医药杂志,2019,34(10):4721-4726.

[11] 袁晓英,向明确,常杭花,等. 老年与中青年消化性溃疡的差异[J]. 中华消化杂志,2006(3):206-207.

[12] 杨兆宇,李仕同. 泮托拉唑与奥美拉唑治疗老年消化性溃疡疗效对比[J]. 中国老年学杂志,2012,32(19):4263-4264.

[13] 林秋蓉,张怡,陈冠儒,等. 邪正发病学说与消化性溃疡发病之关联探析[J]. 亚太传统医药,2018,14(1):107-109.

[14] 高岩,宋宗良,段玉红,等. 基于浊毒理论浅析吸烟对糖尿病周围神经病变的影响[J]. 中医学报,2021,36(10):2081-2085.

[15] ZHANG L, REN J W, WONG C C M, et al. Effects of cigarette smoke and its active components on ulcer formation and healing in the gastrointestinal mucosa [J]. Current Medicinal Chemistry, 2012, 19 (1):63-69.

[16] ZHA L F, DONG J T, WANG J L, et al. Effects of insomnia on peptic ulcer disease using Mendelian randomization [J]. Oxid Med Cell Longev, 2021, 2021:2216314.

[17] 王蕊,张婷婷,孙建慧,等. 从"卧安则胃自和"论治慢性胃炎[J]. 环球中医药,2021,14(9):1675-1678.

[18] 孙希光,吕明安.《脾胃论》治疗饮酒过伤探微[J]. 科教文汇(中旬刊),2020(1):78-80.

[19] 易惺钱,敖梅英,陈晓凡,等. 从正邪两端浅析中医药防治幽门螺杆菌感染的机制[J]. 中医药通报,2021,20(5):28-31,34.

[20] 张建军. 浅谈中医药防治非甾体抗炎药的胃肠道副作用[J]. 上海中医药杂志,2003(10):18-19.

补气升阳法对腹泻型肠易激综合征伴失眠患者疗效的影响研究

张凤敏　何锦雄　吕沛东　董明国

　　肠易激综合征(irritable bowel syndrome,IBS)是一种缺乏胃肠道结构和生化异常的肠道功能紊乱性疾病,是一种常见的功能性胃肠病。肠易激综合征的生理病理机制至今仍未完全清楚,肠道感染与炎症反应激活、胃肠道动力紊乱、黏膜通透性和肠上皮屏障功能改变、"脑—肠—菌"轴失调、遗传易感性、内脏高敏感性增加及精神心理因素异常等起了一定的作用。研究证明,功能性胃肠病患者抑郁、焦虑程度与胃肠道症状分级均呈正相关[1];临床上大部分患者存在不同程度的失眠症状,其可能与5-羟色胺(5-HT)水平有关[2,3]。目前,该病还没有特效的治疗药物,主要以改善症状、提高生活质量和消除顾虑为主,但疗效不尽人意。而中医药在治疗该病方面有一定优势[4]。基于此,本研究采用补气升阳法治疗阳气虚证腹泻型肠易激综合征(diarrhea-predominant irritable bowel syndrome,IBS-D)伴失眠患者,取得较好的临床疗效,现将研究结果报道如下。

作者单位:广州中医药大学东莞医院。

1 对象与方法

1.1 研究对象及分组

选取 2018 年 8 月—2019 年 11 月在东莞市中医院门诊部就诊的阳气虚证 IBS－D 伴失眠患者，共 50 例。根据患者就诊顺序，采用随机数表将患者随机分为治疗组和对照组，每组各 25 例。本研究经医院医学伦理委员会批准，所有患者均签署临床试验知情同意书。

1.2 诊断标准

1.2.1 西医诊断标准 一是 IBS 诊断参照 2016 年修订的功能性胃肠疾病的罗马Ⅳ标准[5]：反复发作的腹痛，最近 3 个月平均每周发作至少 1 天，合并以下症状至少两项：①腹痛与排便相关。②伴有排便频率改变。③伴有大便性状改变。其中 IBS－D 患者松散粪或水样粪占当日排便次数的比例 >25％，同时合并有以下症状，支持 IBS－D 的诊断：①排便频率异常（>3 次/天）。②粪便松散或水样便。③排便急迫感或不尽感。④黏液便。⑤腹胀。二是失眠诊断参照《中国精神障碍分类与诊断标准第 3 版》[6]相关诊断标准：有入睡困难、眠浅、睡眠总时间短、睡眠中易醒或早醒、多梦、日间功能障碍，每周至少发生 3 次，持续至少 1 个月，且匹兹堡睡眠质量指数（PSQI）≥7 分者[7]。

1.2.2 中医辨证标准 参照国家中医药管理局制定的《中医病证诊断疗效标准》[8]，中医证型为阳气虚证：畏寒肢冷，自汗，神疲乏力，少气或懒言，大便溏薄，小便清长，夜尿多，舌淡胖或有齿痕，苔白滑，脉沉迟无力或虚。

1.3 纳入标准

①符合上述 IBS－D 诊断标准，且在诊断前病程至少 6 个月以上。②符合上述失眠的诊断标准。③中医证型为阳气虚证。④自愿参加本研究并签署知情同意书的患者。

1.4 排除标准

①胃镜发现有溃疡、糜烂、肿瘤等器质性病变的患者。②既往有腹部手术史的患者。③妊娠期或哺乳期妇女。④合并有严重的心、肝、肾等系统疾病患者。⑤精神病患者。⑥依从性差，未按规定进行治疗，或自行加用其他有治疗作用的药物，从而影响疗效判定的患者。

1.5 治疗方法

1.5.1 对照组 给予常规西医治疗，包括：去除诱发因素，消除患者顾虑，指导患者建立良好的生活和饮食习惯；同时，根据临床实际情况，给予解痉剂、止泻剂、

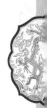

5-HT、抗精神病药和干预肠道菌群等药物治疗。

1.5.2　治疗组　在对照组的基础上加用补气升阳法（补气升阳汤配合艾灸）治疗。①中药治疗。补气升阳汤方药组成：党参20 g、炒白术20 g、炙甘草5 g、干姜5～10 g、黑顺片5～15 g（先煎）、黄芪15～30 g、陈皮5～15 g、升麻3～5 g、柴胡3～5 g、当归5 g、茯神15 g。血虚者加川芎10 g；阳虚甚者，补骨脂10 g、杜仲10 g；气滞甚者加砂仁5 g（后下），眠差甚者加石菖蒲5～10 g、远志5～10 g。每日1剂，水煎服。②艾灸治疗。取穴：中脘和关元穴；教会患者自行艾灸中脘穴和关元穴，每日1次，取卧位，每穴每次约艾灸10 min，以局部发红即可；病情好转时，隔2～5天服药、艾灸以巩固病情防其复发。

1.5.3　疗程　2组疗程均为12周。

1.6　观察指标及疗效评价

1.6.1　疗效评价　参照《中药新药临床研究指导原则（试行）》[9]，根据症状严重程度，于治疗前后对2组患者大便溏稀、大便频数、腹痛、腹胀、失眠等症状进行评分，以上各症状评分之和为症状总积分。再根据症状改善百分率评价疗效：症状改善百分率=（治疗前总积分－治疗后总积分）/治疗前总积分×100%。疗效显著：症状改善百分率≥75%；疗效较好：50%≤症状改善百分率<75%；疗效一般：25%≤症状改善百分率<50%；无效：症状改善百分率<25%。总有效率=（显著例数+较好例数+一般例数）/总病例数×100%。

1.6.2　生活质量评价　采用浙江大学李鲁教授提供的汉化版健康调查简易量表（SF-36）对患者的生活质量进行评价，该量表包括了生理功能、生理职能、躯体疼痛、总体健康、活力、社会功能、情感职能、精神健康等8个维度36个条目，各维度评分之和为该量表总评分。观察2组患者治疗前后SF-36量表总评分的变化情况。得分越高，表示生活质量越好。

1.6.3　睡眠质量评价　采用匹兹堡睡眠质量指数（PSQI）对患者睡眠质量进行评分。PSQI量表包括睡眠效率、入睡时间、睡眠时间、睡眠障碍、睡眠质量、日间功能障碍、催眠药物应用等7个维度18个自评条目，各维度评分之和为PSQI量表总评分，分值为0～21分。观察2组患者治疗前后PSQI量表评分的变化情况。得分越高，表示睡眠质量越差。

1.6.4　安全性评价　观察2组患者治疗前后血、尿、大便常规及肝肾功能等安全性指标的变化情况。

1.7　统计方法

采用SPSS 20.0软件进行数据的统计分析。计量资料用"均数±标准差（$\bar{x}\pm s$）"表示，治疗前后比较采用配对样本t检验，组间比较采用两独立样本t检验；计数资料用率或构成比表示,组间比较采用 χ^2 检验;等级资料组间比较采用 Ridit 检验。以 $P<0.05$ 为差异有统计学意义。

2 结 果

2.1 2 组患者基线资料比较

治疗组 25 例患者中,男 13 例,女 12 例;年龄 18~70 岁,平均 (40.7±10.3) 岁;病程 0.5~5 年,平均 (2.5±1.4) 年。对照组 25 例患者中,男 14 例,女 11 例;年龄 19~70 岁,平均 (43.6±10.4) 岁;病程 0.5~5 年,平均 (2.7±1.3) 年。2 组患者的性别、年龄、病程、病情轻重和中医证型等基线资料比较,差异均无统计学意义 ($P>0.05$),具有可比性。

2.2 2 组患者临床疗效比较

表 1 结果显示:治疗 12 周后,治疗组的总有效率为 96.0% (24/25),对照组为 84.0% (21/25);组间比较,治疗组的总有效率 (χ^2 检验)和总体疗效(Ridit 检验)均优于对照组,差异均有统计学意义 ($P<0.05$)。

表 1 2 组腹泻型肠易激综合征伴失眠患者临床疗效比较

组别	例数/例	显著	较好	一般	无效	总有效率/%
治疗组[①]	25	12	10	2	1	96.00[①]
对照组	25	5	13	3	4	84.00

注:①$P<0.05$,与对照组比较。

2.3 2 组患者治疗前后生活质量 SF-36 评分比较

表 2 2 组腹泻型肠易激综合征伴失眠患者治疗前后 SF-36 评分比较 ($\bar{x}\pm s$)

组别	例数/例	治疗前	治疗后
治疗组	25	68.54±7.26	128.19±8.65[①②]
对照组	25	69.06±7.18	96.34±8.87[①]

注:①$P<0.05$,与治疗前比较;②$P<0.05$,与对照组治疗后比较。

表 2 结果显示:治疗前,2 组患者的 SF-36 量表积分比较,差异无统计学意义 ($P>0.05$)。治疗后,治疗组的 SF-36 量表积分较治疗前明显改善 ($P<0.05$),与对照组相比,差异有统计学意义 ($P<0.05$)。

2.4 治疗组与对照组治疗前后 PSQI 评分的比较

表 3 结果显示：治疗前，2 组患者的 PSQI 评分比较，差异无统计学意义（$P>0.05$）。治疗后，治疗组的 PSQI 评分较治疗前明显改善（$P<0.05$），与对照组相比，差异有统计学意义（$P<0.05$）。

表 3　2 组腹泻型肠易激综合征伴失眠患者治疗前后 PSQI 评分比较（$\bar{x}\pm s$）

项目	例数/例	治疗组		对照组	
		治疗前	治疗后	治疗前	治疗后
睡眠质量	25	2.52 ± 0.48	1.12 ± 0.32[①②]	2.48 ± 0.45	1.78 ± 0.33[①]
日间功能障碍	25	1.97 ± 0.67	0.63 ± 0.31[①②]	2.05 ± 0.62	1.43 ± 0.35[①]
睡眠时间	25	2.46 ± 0.41	1.18 ± 0.27[①②]	2.49 ± 0.48	1.76 ± 0.45[①]
睡眠障碍	25	2.09 ± 0.52	0.85 ± 0.23[①②]	2.03 ± 0.51	1.47 ± 0.24[①]
催眠药物	25	1.52 ± 0.49	0.56 ± 0.14[①②]	1.61 ± 0.45	1.37 ± 0.18[①]
入睡时间	25	2.71 ± 0.51	1.31 ± 0.25[①②]	2.69 ± 0.51	1.76 ± 0.52[①]
睡眠效率	25	2.67 ± 0.45	1.21 ± 0.31[①②]	2.65 ± 0.43	1.82 ± 0.45[①]
总评分	25	13.94 ± 2.48	5.86 ± 1.28[①②]	14.05 ± 2.52	9.36 ± 1.39[①]

①$P<0.05$，与治疗前比较；②$P<0.05$，与对照组治疗后比较。

2.5 药物安全性观察

治疗前后对患者各安全性指标的检测显示，未有患者出现肝肾功能损害或三大常规异常。

3 讨 论

目前，腹泻型肠易激综合征（IBS-D）临床治疗主要是采用对症治疗方案，即通过解痉、纠正内脏感觉、抗抑郁焦虑、止泻和调节肠道微生态等来改善相应症状，短期内有一定的疗效，但远期效果差，停药后容易复发，且副作用较多。因此，寻找针对 IBS-D 的有效治疗方法仍然是当前的研究热点。

中医学中无 IBS-D 病名，但根据其临床表现，可将其归属于"泄泻"的范畴。腹泻日久，患者多表现为阳虚、气虚和气陷。该病为身心疾病，患病日久，患者均存在不同程度的焦虑、抑郁、失眠等，且生活质量普遍下降。失眠用镇静催眠药起效较快，但可引起药物耐受性，停药后易复发，而且易成瘾和易导致体倦乏力，甚至产生睡眠—觉醒周期紊乱[10]。失眠在《黄帝内经》称为"不寐"，又称为"不得眠""不得卧"。

《灵枢·口问》曰："阳气尽，阴气盛，则目瞑；阴气尽而阳气盛，则寤矣。"《类证治裁·不寐》曰："不寐者，病在阳不交阴。"指出其不能入眠者为阳不入阴所致。明代李中梓认为"不寐之故，大约有五：一曰气虚……一曰胃不和"，指出气虚和胃不和是失眠的重要病机。《景岳全书》云："人于寐时，则卫气入于阴分，此其时，非阳虚于表者何？"失眠日久，卫气行于阳分而不能藏于阴分，必致卫气损伤，而出现顽固性失眠[11]。若肾阳虚衰，一则真阳不潜，浮越于外，阳不交阴而失眠；二则不能蒸腾肾阴上济于心火，使心阳独亢而不眠。同时，足少阴肾经又为卫气出入阴阳的枢纽，肾阳不足，卫气亏虚，运行不利则不寐[12]。故失眠日久，患者以阳虚、气虚多见。我们在临床中发现 IBS－D 伴失眠患者也以阳气虚多见。

基于以上病机认识，本研究采用补气升阳法治疗阳气虚证 IBS－D 伴失眠患者，选方补中益气汤加四逆汤加味。补中益气汤出自李东垣的《脾胃论》，能补气健脾、升阳举陷。四逆汤能温下元，兼防升散太过。火生土，补火则土坚。同时，柴胡既能升阳，也能疏肝解郁，起到一药二功之妙。另外，方中加用川芎以养血活血、升阳安神；加用茯神以利尿通阳止泻，防药太燥，兼能安神。诸药合用，共奏健脾益气、升阳安神之功效。

艾灸方面，《扁鹊心书》认为："保命之法，艾灼第一，丹药第二，附子第三，常灸关元……中脘……可保百年寿矣。"中脘穴位于上腹部前正中线上，胸骨下端和肚脐连接线中点，是任脉中的胃募穴，八会穴之腑会，具有健脾和胃、补中益气之功效。关元穴位于腹部，身体前正中线，脐中下3寸处为任脉腧穴，与肝、脾、肾三经交会，具有培补元气、温肾壮阳等作用。用3年以上的陈艾，艾灸中脘、关元穴，"能回垂绝之阳"（《本草从新》）；又能"灸百病，开关窍，醒一切沉疴伏匿内闭诸疾"（《本草汇言》）。该法简单、方便、易学，不会增加患者心理负担。可见，中药与艾灸合用，补气升阳，使阳气归其位，则泄泻自除，同时配合少量养血药以引阳交阴，使阴阳复常，从而改善患者焦虑、抑郁、失眠等症，提高患者生活质量。

本研究结果显示，治疗12周后，治疗组的总有效率和总体疗效均优于对照组，且治疗组在改善生活质量 SF－36 评分和 PSQI 各维度评分方面均优于对照组，差异均有统计学意义（$P<0.05$）。表明补气升阳法治疗阳气虚证 IBS－D 伴失眠患者，疗效确切，可有效改善患者临床症状，提高患者生活质量和睡眠质量，值得临床进一步推广应用。

参考文献

[1] 张成. 功能性胃肠病伴抑郁、焦虑状态与胃肠道症状严重程度的相关性研究[J]. 中医临床研究，2018，10（18）：22－24.

[2] 姚秋菊，韩旭. 5－羟色胺与失眠的相关性及中医辨证治疗的研究进展[J]. 中医药导报，2013，19（2）：108－110.

[3] 燕李晨，张爱国. 肠易激综合征与5－羟色胺相关性的研究进展[J]. 世界最新医学信息文摘，2017，17（92）：27－28.

［4］苏国彬，刘文华，陈海滨，等. 以痛泻要方为基本方治疗肠易激综合征随机对照试验的系统评价［J］. 广州中医药大学学报，2009，26（2）：113－119.

［5］MEARIN F, CIRIZA C, MINGUEZ M, et al. Clinical practice guideline：irritable bowel syndrome with constipation and functional constipation in the adult［J］. Rev Esp Enferm Dig, 2016, 108（6）：332－363.

［6］中华医学会精神病学分会. 中国精神障碍分类与诊断标准［S］. 3版. 济南：山东科学技术出版社，2001：85－94.

［7］中华医学会神经病学分会睡眠障碍学组. 中国成人失眠诊断与治疗指南［J］. 中华神经科杂志，2012，45（7）：534－540.

［8］国家中医药管理局. 中医病证诊断疗效标准［S］. 北京：中国医药科技出版社，2012.

［9］中药新药临床研究指导原则（试行）［M］. 北京：中国医药科技出版社，2002.

［10］UZUN S, KOZUMPLIK O, JAKOVLJEVIC M, et al. Side effects of treatment with benzodiazepines［J］. Psychiatr Danub, 2010, 22（1）：90－93.

［11］老膺荣，杨志敏，李艳，等. 卫气不利成失眠，扶阳助卫治不寐：从《黄帝内经》论不寐的基本病机及治则［J］. 辽宁中医药大学学报，2008，10（5）：23－25.

［12］王秀，冯学功. 浅谈阳虚失眠证治［J］. 河北中医，2014，36（5）：692－693.

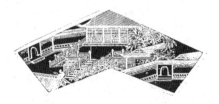

岭南内科进展（2022）

中医急危重症篇

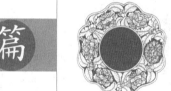

基于疫毒湿热理论探讨岭南疫病中医药防治

余 锋* 信梦雪 刘 南 洪永敦 朱 敏

当前新发疫病严重威胁着人们的健康，这亟须我们对疫病的病因病机和临床诊治进行深层次的分析和思考。特定的气候条件、社会环境和地理位置均可对疫情的发生和流行产生重大的影响，岭南地区因其特殊的自然、社会环境成为传染病的重要传入地和流行区。岭南医学在疫病的防治方面有丰富的论述，现代医学的飞速发展和中医药学研究的不断深入，为创新岭南疫病病因学说奠定了良好的基础[1]。

1 古代流行概况及干预措施

先秦时期岭南地区气候以湿热为主，疟疾影响着岭南，到唐宋时期疟疾流行达到顶峰。东晋医家葛洪以青蒿清热解毒截疟，其在《肘后备急方·治寒热诸疟方》记载有"青蒿一握，以水二升渍，绞取汁，尽服之"的药物制备方法。此外葛洪在药物化学、预防医学等方面也有重要论述，如提出疫病非鬼神作怪，而是由于外因所致，铜青可以治疗皮肤病、雄黄和艾叶合用可以消毒等。在明清时期，岭南地区疫病多以鼠疫、霍乱、天花为主，发病季节集中在春夏两季。受当时社会经济条件的限制，疫情较内陆地区更为频繁和严重[2]。中华人民共和国成立后的40年间，麻疹、疟疾等传染病均在岭南地区有散发病例报告[3]。岭南地区湿热的地理环境影响了当地居民的体质和生活习惯。岭南医学在防治湿热引发的常见病、多发病及疫病方面有别于其他地域医学，成为南方代表性的医学流派。医家们在论治疫病时更多注重清热解毒、芳香化湿和顾护津气，同时在长期的临床实践中观察到岭南疫病多见挟湿证候，从而提出岭南疫病以湿热为主，治湿是岭南温病学派的重要学术特点。因湿乃重浊之邪，热为熏蒸之气，湿热相合，机体内外上下均可受到侵袭，故在选方用药时多从中焦脾胃入手，调畅斡旋气机治其本，临证喜用甘苦寒平药物，如黄芩、连翘、石膏、淡竹叶等，同时辅以轻清渗湿之品如杏仁、枳壳、白蔻仁等以分解湿热，使之外透内化，护津存阴[4]。

2 近年流行情况及中医药干预

2.1 传染性非典型肺炎

传染性非典型肺炎是由SARS冠状病毒（SARS-CoV）通过飞沫传播所致的急性呼吸道传染病，具有起病急、传染性强的特点。2003年广东全省有1 512人感染SARS，

作者单位：广州中医药大学第一附属医院；*表示通讯作者。

死亡58例[5]。研究表明SARS患者中焦湿热证候常见，半数以上患者存在湿热证临床表现，且挟湿在卫分、卫气同病、气分三阶段中的分布无明显差异，提示易挟湿邪是SARS邪气自身的特点，与该病辨证分期无明显相关性。其原因与岭南气候特点有关。治疗上多以温病卫气营血传变理论为指导，选用以辛凉解毒为主的中成药注射液联合中药汤剂的综合治疗方案。我们团队于2003年对70例SARS患者，采用西医常规对症支持治疗联合中医药治疗，以银翘散为基本方随证加减，辅以清开灵注射液等静滴。经积极治疗患者体温多在72 h内恢复正常，43例患者的胸部影像学检查示病灶完全吸收，所有患者均治愈出院，且依从性较好，未出现明显药物不良反应[6,7]。

2.2 甲型H1N1流感

甲型H1N1流感系由流感病毒感染人体所致的一种急性呼吸道传染性疾病，本病四季均可流行，而以冬春两季多见。2009年广东省累计报道甲型H1N1流感病例9 784例，其中死亡36例，推测全省2009年因流感至医院就诊者的甲流患者不少于270万[8]。从既往的文献报道来看，不同地域的流感患者具有不同的病机特点。广东省H1N1流感以风热疫毒侵袭肺卫为主，其北方以风热疫毒为主，卫表症状轻微，热毒壅肺症状突出；南方则在感受风热疫毒的同时，兼见寒、湿之邪，并以湿为重点[9,10]。岭南独特的地理气候环境及人群偏湿体质，均提示岭南流感与湿邪有一定的相关性，因此应详察岭南流感与湿邪的相关性，明确其证候分布规律进而指导临床诊治。我们团队既往根据岭南流感特点，认为对于流感的治疗，解表透邪是核心治则，然而热由毒生，流感的治疗不能忽视解毒药物如重楼、黄芩、连翘等药物的应用。临证分流感表证、里证两种证型论治。流感表证症见恶寒、发热、舌红、脉浮者以柴胡桂枝汤合银翘散加减，若症见咳嗽、胸痛、舌红、脉滑数等里证表现，则以麻杏甘石汤合千金苇茎汤加减。临床观察本治法治疗甲流疗效确切，可明显减轻发热、咳嗽等临床症状，缩短病毒转阴时间，提高患者生存质量[11]。

2.3 登革热

登革热是登革病毒主要通过埃及伊蚊和白纹伊蚊传播所引起的急性传染病。本病迄今尚缺乏有效的治疗措施，西医主要是补液稳定内环境等对症支持治疗。1978年我国首次登革热流行发生在广东省佛山市，当年共报道确诊患者22 289例，其中13例死亡。2014年广东登革热爆发，全省有20个地级市累计报告登革热病例38 753例，其中重症病例20例，死亡6例[12]。我们团队的研究表明广东地区登革热中医证候以卫气同病、湿热阻遏、瘀毒交结尤为常见，致病因素以热、湿、毒为主。在西医对症治疗基础上联合解毒化湿方（甘露消毒丹加减）汤剂口服具有较好临床疗效，不仅能明显缩短退热时间、住院天数及疾病总病程，还能改善患者的白细胞、血小板水平及凝血功能，降低住院费用[13-15]。

2.4 新型冠状病毒肺炎

新型冠状病毒肺炎是新冠病毒主要经呼吸道飞沫和密切接触传播的急性呼吸道传染

病。对于岭南地区的新冠肺炎中医药诊治，现多认为其病因为感受疫毒，加之岭南地区冬季应寒反温，春季气温过暖的异常气候，形成湿热疫疠之气，从口鼻而入，疫气相传，致使疫病流行。本病以肺为病变核心，涉及脾、胃、肾，病机特点为"热、湿、瘀、毒、虚"[16]。小样本的新冠证候调查提示本病证型主要是湿邪郁肺，其次为邪热壅肺，湿热之邪占主导；舌苔以腻苔为主，舌质以红和淡红为主[17]。

3 疫毒湿热致病理论的提出

3.1 疫毒湿热理论主要内容

基于以上疫病文献回顾及近年来救治登革热、甲型流感等的诊疗实践，针对疫病的严重危害性和发病特征，我们提出岭南疫病应从"疫毒湿热"角度来认识。岭南地区地处亚热带，气候炎热，土地卑湿，靠山临海，雨量充沛，当地居民多痰湿、湿热体质，加之嗜食海鲜及肥甘之品，久则伤脾碍胃。独特的气候地理环境决定了该地区致病邪气的特点以及人群体质的特殊性。疫毒多从口鼻或卫表肌肤而入是疫病发病的核心环节，兼湿、热之邪是岭南疫病区别其他地域疫病的前提基础。湿具有重浊、黏滞、趋下的特性，湿蕴日久，胶着不化，久而化热亦可酿生毒邪。热为火之渐，火为热之极，进而致瘀毒内蕴。失治误治，病情迁延，则蕴毒骤发，毒瘀搏结，导致病势进展。疫病发病急骤，累及五脏，早期多见实证、湿热证，湿热蕴结，病邪累及肺卫和中焦脾胃是其核心病机。对于疫病恢复期患者的康复更应充分发挥中医优势，如在此次新冠肺炎疫情期间，部分患者虽达到出院标准，但仍有咳嗽、心悸等症状，少数患者达到治愈标准出院后仍出现症状反复，复查病毒学指标显示"复阳"。这与中医学湿为阴邪，黏滞固着，较难速去，且湿邪为患，往往病程较长，缠绵难愈的特点有相似之处。

3.2 疫毒

吴又可提出的"戾气"学说是中医病因学上的一个重大突破。疫气的存在、流行与否以及疫气的盛衰与疫病流行地区、四时及岁运等因素有关，这一认识与现代医学的病原微生物学说有相似之处。临证应注意毒邪当有外来毒邪及内生毒邪之分，六气皆可化火，湿热蕴结可为毒。人体在感受致病邪气后所呈现出来的一系列病理状态如红、肿、热、痛的特点，相当于西医学的炎症反应亦属于毒的范畴。

3.3 湿

湿包括外湿和内湿两个方面，《瘟疫论》中提到："南方卑湿之地，更遇久雨淋漓，时有感湿者。"这里明确指出南方疠气流行时易兼夹湿邪。岭南地处亚热带，气温常年较高、雨量充沛，靠山临海，海鲜、野味丰富，且本地居民素有饮早茶、煲汤的习惯。嗜食阴柔厚味之品易酿湿生热，加之湿热气候有碍脾胃运化，若外感邪气，则临床多见挟湿证候。此即叶天士所述"内生之湿，必其人膏粱酒醴过度，或嗜饮茶汤太多，或食生冷瓜果及甜腻之物"。既往研究也表明岭南地区居民多有湿热内伏的体质特征[18,19]。湿性黏腻，较其他邪气其势虽缓而实重，湿热为患，邪在卫分、气分之间可见头痛恶寒、发热身重的上焦症状，如邪在气分，则见胸膈痞满、心烦口渴、下利黏垢之中焦症状。如湿邪久羁，弥漫三焦，运化失职，则见少腹硬满、二便不爽及头晕发斑等症状。

3.4 热

体质因素、生活习惯对湿邪的寒化或热化起决定作用。《临证指南医案》指出"若其人色苍赤而瘦，肌肉坚结者，其体属阳。此外感湿邪必易于化热；若内生湿邪，多因膏粱酒醴，必患湿热、湿火之症"。岭南气温炎热，雨湿偏盛，加上岭南人群偏湿体质，内外相搏，故易患湿热。《医碥·发热》有"凡痛多属火""热生于火，火本于气，其理不外气乖与气郁两端"的认识。气郁发热正合岭南名医何梦瑶所提及的岭南人"气多上壅"之论。如平素脾胃湿盛之人，容易感受湿邪，进而导致湿热。薛生白《湿热病篇》云："太阴内伤，湿饮停聚，客邪再制，内外相引，故病湿热。"因此湿证体质的患者更易感受六淫或疫疠之邪，且病情亦较缠绵。

4 防治要点

4.1 中医药干预靶点

针对岭南疫病的"疫毒湿热"病机特点，我们提出清热化湿解毒的治疗原则，其中解毒是核心，祛湿清热是基础，防止疾病传变，截断病势是关键。同时应注重养阴保津，树立治未病思想及五脏相关、中西医结合思维。清代医家薛生白提出"湿热乃阳明太阴同病也"，湿热病是脾胃先伤，复感湿热邪气形成，内外合邪导致湿热。针对"热得湿而愈炽热，湿得热而愈横"的病机特点，在治疗上应按三焦部位和湿热多少辨证，即"湿多热少，当三焦分治。调三焦之气，分利其湿""湿热俱多……当开泄清热两法兼用"，分解湿热，使其不相合。

4.2 理法方药的拟定

结合我们前期诊治疫病的经验，临床可选用甘露消毒丹、银翘柴桂汤及白虎清解汤等化裁使用。热者寒之，实者泻之固是常理，然而湿热相合，应用寒凉之品应避免寒遏冰伏，以防阻滞气机，郁闭邪气。通常临床所见疫病患者以成年人居多，且大多兼有消渴、眩晕等基础病，一般疾病初期因病情较轻而很少来医院就诊，故纯表纯里证者所占比例较少，湿热阻遏、寒热错杂及表里夹杂者尤为常见。因此采用寒温并用之法，在解表清热处方中酌加辛散或辛温之品以振奋阳气，防止寒凉解毒药物阻遏气机或凉遏闭邪更为恰当[20]。正如清代杨栗山所谓："扬之则越，降之则郁，郁则邪火犹有，兼以发扬，则炎炎之势皆尽矣。"银翘柴桂汤由银翘散合柴胡桂枝汤加减而成，能解表清里，透邪外达。白虎清解汤是麻杏甘石汤和千金苇茎汤的合方。麻黄性味辛苦温，能发汗、平喘、利水，为解肌第一要药。石膏味辛甘性大寒，本阳明经药，能缓脾益气，止渴去

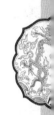

火,解肌出汗,且上行至头,又入手太阴、少阳经,而可为三经之主。麻黄与石膏配伍,相反相成,宣肺透邪而清泄肺热,使邪有出路。全方具有透邪外出,化痰祛瘀之效,可清除毒邪、痰浊、瘀血等病理产物并使正气渐复[11]。甘露消毒丹能利湿化浊,清热解毒,主治湿温时疫、湿热并重之证,为夏令暑湿季节常用方,被王士雄誉之为"治湿温时疫之主方"。临证应用以身热肢酸,口渴尿赤,或咽痛身黄,舌苔白腻或微黄为辨证要点。全方利湿清热,两相兼顾,且以芳香行气悦脾,寓气行则湿化之义,佐以解毒利咽,令湿热疫毒俱去,诸症自除。对于恢复期患者需注意补虚而不留邪,祛邪而不伤正,应关注湿、热的致病作用,酌情予以清热益气、养阴化湿之品,可选用清暑益气汤、当归六黄汤等加减。

4.3 湿热疫毒致病理论的临床意义

现代医学针对疫毒病原体的研究突飞猛进,免疫接种、疫苗及抗病毒药物等特异性治疗手段层出不穷,但仍存在一定局限性。辨证论治,谨候其时,谨守病机,个体化治疗是中医治疗疫病的特色;中西医结合,取长补短是目前最佳的诊治策略。尽早、全程的中医药干预对控制疫情有着重要作用,这就需要在岭南疫病的诊治过程中,以三因制宜理论为指导,正确认识疫毒湿热病因病机并四诊合参,辨证施治。如在冬春季疫病高发季节提前对高龄、幼儿及罹患心肺等基础病的高危人群进行积极干预(一级预防)从而降低疫病发生率。在患病之后救治关口前移(二级预防),从疫毒湿热理论入手,探索中西医结合有效方法,有望进一步降低疫病病死率及危重症患者比例。总之,在岭南疫病的疫毒湿热理论指导下,早期识别高危患者,在辨证论治基础上,及早给予解毒清热化湿治疗,必要时联合现代医学治疗,有望起到既病防变的作用。

参考文献

[1] 杨浩宇,杨映映,张莉莉,等. 中医疫病理论发展史对现代传染病诊疗的启示 [J]. 四川中医, 2020, 38 (6): 5-7.

[2] 李永宸,赖文. 岭南地区 1911 年以前瘟疫流行的特点 [J]. 广州中医药大学学报, 1999, 16 (4): 321-324.

[3] 陈茂香,郝瑞丰,黄介枚. 广东省四十年急性传染病疾病谱的变迁 [J]. 广东卫生防疫, 1994 (2): 35-37.

[4] 文达良. 百年岭南常见温病诊治规律研究 [D]. 北京:北京中医药大学, 2009.

[5] 郑惠贞. 广东省 SARS 流行特征及感染危险因素研究 [D]. 广州:中山大学, 2005.

[6] 朱敏,钟嘉熙,陈银环,等. 61 例传染性非典型肺炎患者入院时中医证候分析 [J]. 广州中医药大学学报, 2004, 21 (1): 6-9.

[7] 刘南,林新峰,左俊岭,等. 辛凉解毒法为主治疗 SARS70 例临床观察 [J]. 四川中医, 2005, 23 (3): 54-55.

[8] 何剑峰,钟豪杰,张正敏,等. 2009 年广东省甲型 H1N1 流感流行特征分析 [J]. 华南预防医学, 2010, 36 (1): 4-8.

[9] 郭亚丽,王玉光. 南北方 2009 年新型甲型 H1N1 流感中医证素分布特征分析 [J]. 环球中医药, 2015, 8 (6): 706-708.

[10] 顾植山. 顾植山对当前甲型 H1N1 流感疫病防治的几点建议 [J]. 浙江中医药大学学报, 2009, 33 (3): 297-299.
[11] 刘南, 左俊岭, 王保华, 等. 寒温并用法治疗甲型 H1N1 流感 27 例临床观察 [J]. 河南中医, 2010, 30 (7): 667-668.
[12] 龙健灵, 林斌, 张萍, 等. 广东省登革热的流行病学特征分析 [J]. 中国医药科学, 2015, 5 (11): 183-185.
[13] 余锋, 刘南, 信梦雪, 等. 登革热中医证型分布规律的文献研究 [J]. 国际中医中药杂志, 2019, 41 (12): 1375-1378.
[14] 黄娜, 余锋, 黎洁莹, 等. 解毒化湿方治疗普通型登革热的临床疗效观察 [J]. 广州中医药大学学报, 2019, 36 (12): 1896-1900.
[15] 余锋, 刘南, 陈静. 中西医结合优化方案治疗登革热的前瞻性临床随机对照研究 [J]. 陕西中医药大学学报, 2017, 40 (6): 52-55.
[16] 余锋, 信梦雪, 刘南, 等. 疫毒为本, 热重兼湿: 广东地区新型冠状病毒肺炎临证救治探讨 [J]. 世界科学技术 (中医药现代化), 2020, 22 (3): 673-678.
[17] 黄晓青, 聂玲辉, 黎飞猛, 等. 35 例新型冠状病毒肺炎患者中医临床特征分析 [J]. 中国中医急症, 2020, 29 (3): 381-384.
[18] 林棉, 缪英年, 吴志光, 等. 岭南流感的证型特点及治法研究 [J]. 中国中医急症, 2007, 16 (12): 1493, 1500.
[19] 陈润东, 李小燕, 崔徐江, 等. 广州市企事业职员与公务员亚健康状况与中医体质类型的调查分析 [J]. 中医药导报, 2008, 14 (1): 19-20.
[20] 余锋, 信梦雪. 陈镜合寒温并用法治疗内科疾病经验介绍 [J]. 新中医, 2019, 51 (3): 297-299.

急性肺栓塞中医证候分布及用药规律探讨

余 锋[1] 陶 如[2] 刘 南[1] 信梦雪[1]

急性肺栓塞 (acute pulmonary embolism, APE) 发病凶险, 病死率高, 是常见的三大致死性心血管疾病之一, 我国既往统计该病的发生率为 0.1%[1,2]。在首发晕厥为主诉的住院患者中, 近 1/6 确诊为 APE[3]。因此, 探讨 APE 中西医结合诊治策略尤为重要。既往针对本病的研究多是小样本的观察, 并主要集中于探讨 APE 中医证型与西医分类、危险分层及预后等方面的关系[4,5], 而关于 APE 中医证型及治疗方面的大样本研究则鲜见报道。鉴于此, 本研究拟回顾性分析本院 2012 年 11 月—2016 年 12 月收治的 APE 病例, 总结其中医证候特点及用药规律, 为临床诊治该病提供借鉴。现将研究结果报道如下。

作者单位: 1. 广州中医药大学第一附属医院; 2. 西安市中医医院。

1 对象与方法

1.1 研究对象

选择2012年11月—2016年12月在广州中医药大学第一附属医院住院治疗的APE患者，共139例。

1.2 诊断标准

参照《急性肺栓塞诊断与治疗中国专家共识（2015）》[6]。符合下列条件中的任意一项即可确诊：①选择性肺动脉造影显示肺动脉血栓或充盈缺损。②经肺通气/灌注核素扫描提示单发或多发的血流灌注缺损，通气正常或不正常，通气血流比值不匹配。③手术或尸检发现肺动脉内栓子。④具有PE的危险因素和明确临床表现，因条件所限无法行肺动脉CT造影者，如超声心动图证实右心室功能障碍也可诊断。

1.3 中医证候分析

收集患者入院时的四诊资料并填入观察表中，然后对患者的症状体征特点进行归纳总结，并进行中医辨证分型和统计分析。根据前期的临床观察，结合本病发病特点及文献资料整理，确定APE的常见3种证型为痰浊证、血瘀证、阳脱证[7-9]。①血瘀证：主症为固定刺痛，包块固定不移，如合并出血可见血色紫暗或夹血块，次症为舌有瘀点瘀斑，脉象多细涩或结、代等，1项主症+1项次症即可诊断。②痰浊证：主症为咳嗽痰多，痰质黏稠，胸脘痞闷，呕恶，纳呆，次症为头晕目眩，形体肥胖，神昏而喉中痰鸣，口干不欲饮，舌体胖大，苔腻，脉滑、弦、沉、迟，具备主症2项或主症1项+次症2项者即可诊断。③阳脱证：主症为四肢厥冷，面色苍白，冷汗淋漓，气息微弱，脉微欲绝，次症为肌肤不温，神情淡漠，舌淡，具备1项主症+1项次症即可诊断。

1.4 观察指标

包括患者的一般情况、主诉、易患因素、发病时临床表现、危险分层、辅助检查，以及入院时的中医四诊资料、中西医治疗情况和病情转归等。

1.5 统计方法

数据管理采用Excel建立资料提取表，由两位研究者独立输入计算机并进行交叉核对，核对无误后采用SPSS 20.0统计软件进行统计分析。计量资料采用均数±标准差（$\bar{x} \pm s$）表示，计数资料采用描述性分析，计算率或构成比。

2 结 果

2.1 基线资料

本研究共纳入APE患者139例,其中男73例(占52.52%),女66例(占47.48%);年龄最小10岁,最大95岁,平均(60.57±17.47)岁,30岁及以下12例,31～50岁19例,51～70岁64例,71岁及以上44例,对年龄段进行分层分析后发现中老年(51～70岁)为高发年龄阶段。139例APE患者中有133例存在易患因素,其中感染(特别是呼吸系统、泌尿系统或免疫缺陷)、高血压、高龄、癌症、卧床、糖尿病、下肢骨折、自身免疫性疾病、化疗等为最常见易患因素,见表1、表2。

表1 139例APE患者合并基础疾病情况

合并基础疾病	例数/例(%)
高血压	48(34.53)
恶性肿瘤	34(24.46)
糖尿病	22(15.83)
自身免疫性疾病	14(10.07)
脑卒中	4(2.88)
抗心磷脂抗体综合征	3(2.16)
抗凝血酶缺乏	3(2.16)

表2 139例APE患者的危险因素情况

危险因素	例数/例(%)
感染	56(40.29)
高龄	45(32.37)
久坐/卧床(>3 d)	28(20.14)
骨折	18(12.95)
蛋白S/C缺乏	16(11.51)
心衰/呼衰	12(8.63)
髋/膝关节手术	11(7.91)
静脉血栓形成(VTE)	8(5.76)
严重创伤	7(5.04)
口服避孕药	2(1.44)
近期房颤/房扑住院	2(1.44)

2.2 入院时症状体征分布情况

139例APE患者的入院主诉中,与APE症状相关的患者为87例,其中呼吸困难、胸痛占较大比例。中医舌脉频数统计上,除了7例病情危重患者因气管插管无法观察舌象外,对其余患者进行观察,以舌质淡暗/暗红、弦脉及沉脉为主要舌脉象,见表3。

表3　139例APE患者入院时症状体征分布情况

症状	例数/例（%）	症状	例数/例（%）
呼吸困难	42（30.22）	晕厥	13（9.35）
胸痛	21（15.11）	烦躁	7（5.04）
咯血	4（2.88）	舌淡暗	50（35.97）
神志欠清	7（5.04）	舌暗红	58（41.73）
咳嗽咳痰	6（4.32）	舌淡红	18（12.95）
单侧肢肿	7（5.04）	脉弦/弦滑	39（28.06）
心悸	18（12.95）	脉沉/沉细	24（17.27）

2.3　中医证型分布

139例APE患者中，痰浊证共50例（占35.97%），其中男33例，女17例；血瘀证共75例（占53.96%），其中男33例，女42例；阳脱证共14例（占10.07%），其中男女各7例。按年龄30岁及以下为青年、31～50岁为中青年、51～70岁中老年、71岁及以上为老年划分，对各年龄段进行证型频数统计分析，结果发现51～70岁的中老年组在各证型中所占比例均为最高，71岁及以上的老年组次之。30岁及以下的青年APE患者以血瘀证多见，见表4、图1。

表4　139例APE患者的中医证型分布

性别	合计/例（%）	中医证型/例（%）		
		痰浊证	血瘀证	阳脱证
男	73（52.52）	33（23.74）	33（23.74）	7（5.04）
女	66（47.48）	17（12.23）	42（30.22）	7（5.04）
合计	139（100.00）	50（35.97）	75（53.96）	14（10.01）

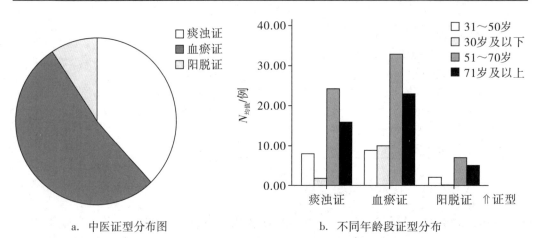

a. 中医证型分布图　　b. 不同年龄段证型分布

图1　139例APE患者中医证型分布及不同年龄段证型分布情况图

2.4 中医辨证用药规律分析

对证型及组方用药进行分析后统计出临床上用于各个证型的最常用方剂，其中治疗血瘀证常用方为血府逐瘀汤、桃红四物汤。如兼气虚而表现为气虚血瘀者，则常合用六君子汤、归脾汤、补中益气汤；兼气滞而表现为气滞血瘀者，则常合用四逆散、柴胡疏肝散；热盛之象明显者，则常合用清热活血汤、黄连解毒汤。痰浊证常用方为瓜蒌薤白半夏汤及温胆汤，如痰热明显者则常合用苇茎汤、清金化痰汤、菖蒲郁金汤；兼有瘀血表现者则常以桃红四物汤或血府逐瘀汤联合二陈汤加减。阳脱证因病情危重，常用中药针剂如参附针等静脉滴注。139 例 APE 患者中有 109 例使用中药汤剂治疗，中药使用频率位居前 15 位的是甘草（70 次）、桃仁（55 次）、茯苓（49 次）、红花（44 次）、川芎（44 次）、当归（42 次）、赤芍（42 次）、陈皮（39 次）、枳壳（38 次）、法半夏（34 次）、柴胡（34 次）、白术（33 次）、桔梗（30 次）、生地黄（27 次）、丹参（27 次），见图 2。

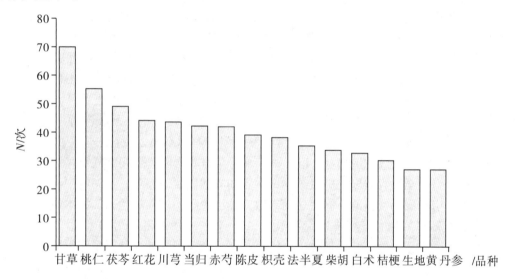

图 2　APE 患者使用频率前 15 位的中药分布图

3　讨　论

APE 是直接威胁患者生命的内科危重症之一，具有高发病率、高致残率、高病死率的特点[10]。本研究表明该病并非罕见病，在收治的 139 例患者中，内科系统收治 105 例，占 75.54%，外科系统收治 34 例，占 24.46%，APE 可能发生于各个科室。因肺栓塞直接入住 ICU 者 4 例，后因病情需要转入 ICU 者 34 例，提示本病发病急骤，病情进展快，需要严密的生命体征监护和积极的器官支持。部分重症患者呼吸及血流动力学不稳定，需血管活性药物及机械通气治疗，且高危患者死亡率较高，需要临床医生反应迅速、及时做出判断。APE 收治或发病前 5 名的科室主要是呼吸科、心内科、骨科、肿瘤科和急诊科，主要与这些科室易收治咳嗽、胸痛、骨折、肿瘤等相关的患者有关，提示相关科室凡患者入院后出现 APE 相关症状时需高度重视肺栓塞发病的可能，积极完善相关检查以避免漏诊误诊。进行 APE 早期积极的中西医结合干预，发挥中医药优势，探索卓有成效的中医药疗法尤为重要。

中医学并无 APE 的病名，根据本病的临床表现目前多将其归属于"厥证""咳嗽""咯血""胸痹心痛""喘证"等范畴，认为其发病与先天禀赋不足、瘀血阻络、饮食不当、情志不畅、癌毒、创伤及年老体衰等因素有关。亦有学者主张按"肺衰"论治，认为本病属中医"肺衰"范畴，且为急性肺衰[11]。据近年来相关文献研究，APE 证型主要为气虚血瘀、阳气暴脱、痰浊阻肺、气虚水停、痰瘀互结等 5 型[4,5]，但该分型略显过多，不利于临床推广应用，尤其是在西医院推广应用较为困难。且因 APE 临床表现各异，仅用中医学一种病名如咯血、心悸、肺衰等均难以概括本病全貌并揭示其发病过程，因部分患者临床并未呈现出肺衰表现或出现咯血症状。此时可直接借用肺栓塞这一病名，在此基础上进行探讨辨证分型及临床施治可能更有助于统一认识及中医学的发展。本研究纳入的 139 例 APE 病例中有 133 例存在易患因素，其中感染、高血压、高龄、癌症、卧床、糖尿病、下肢骨折、自身免疫性疾病、化疗等为最常见易患因素。经统计发现肺栓塞尤其是 APE 虽多表现为虚实夹杂，或以实证为主，或以虚证为主，但其发病与痰浊、瘀血等有形之邪密切相关，多因瘀血阻滞肺络，肺主气司呼吸功能失职，血行不利，痰浊内闭而发为本病。纳入研究的 139 例 APE 患者的入院主诉中，与肺栓塞症状相关的患者为 87 例，其中呼吸困难、胸痛占较大比例。中医舌脉频数统计上，以舌质淡暗/暗红，弦脉及沉脉为主要舌脉象。从病因而论，下肢深静脉血栓在 APE 发病中占有重要地位。中医学认为血栓形成多因血脉不通，血行失度，血凝而不流所致，进而表现为持续性胸痛、气喘，如瘀血影响气机升降，阴阳之气不相顺接，则可见喘不得卧，甚至唇青肢厥，脉微欲绝，昏不知人的阳脱证表现。不同的中医证型即为不同的病因引起阴阳气血的不同变化而导致人体出现不同的疾病状态，故本研究结合患者的四诊资料，参照中医经典理论及最新 APE 文献论述，将 APE 证型简化为血瘀证、痰浊证及阳脱证 3 种。结果提示以血瘀证、痰浊证及阳脱证 3 种证型能很好地概括本病发展过程中某一个阶段的病理属性，在不同年龄组有较好的区分度，可以此指导临床辨证论治。

根据患者病情资料对证型进行亚组分析，其中痰浊证共 50 例（占 35.97%），血瘀证共 75 例（占 53.96%），阳脱证共 14 例（占 10.07%），提示血瘀证在 APE 中所占比例最高。按年龄分层，发现 51～70 岁的中老年组在各证型中所占比例均为最高，71 岁及以上的老年组位居其次。30 岁及以下的青年 APE 患者以血瘀证多见。APE 易患人群主要集中在中老年人，主要有以下方面原因：其一，老年人机体功能衰弱，血管的弹性纤维减少，胶原纤维增多，使得血管弹性减弱，血流速度减慢；其二，老年人的血小板黏附性和聚集性增高，凝血因子（如Ⅷ因子）增多，纤溶系统相对活跃，故老年人长期处于高凝状态；其三，老年人通常罹患多种基础疾病，如高血压、糖尿病等均是肺栓塞的易患因素，故易形成血栓[12]。中医学亦认为，随着年龄的增长，机体脏腑功能呈衰退趋势，易出现痰瘀等病理产物。《素问·上古天真论篇》有女子"五七，阳明脉衰，面始焦，发始堕；六七，三阳脉衰于上，面皆焦，发始白；七七，任脉虚，太冲脉衰少，天癸竭，地道不通，故形坏而无子也"一说，还有丈夫"五八，肾气衰，发堕齿槁；六八，阳气衰竭于上，面焦，发鬓颁白；七八，肝气衰，筋不能动；八八，天癸竭，精少，肾脏衰，形体皆极则齿发去"一说。心、肝、脾、肺、肾亏虚，心脉失养，无力推动血行，血瘀阻络，水饮凌心，痹阻肺络，阻滞心脉，肺失宣降，从而发为本病[9]。

在用药规律分析方面，治疗血瘀证常用方为血府逐瘀汤、桃红四物汤，治疗痰浊证常用方为瓜蒌薤白半夏汤及温胆汤，而阳气暴脱证因病情危重，常用中药针剂如参附针等静脉滴注，但这并不说明可拘泥于固定成方，而应随证加减灵活运用。因临床单纯痰浊或血瘀征象较少见，常出现兼夹证候表现，如血瘀兼气滞或气虚，痰浊兼脾虚或血瘀表现等，处方用药时应分清感邪轻重，是痰浊明显还是血瘀明显，急则治其标，或标本兼治进而拟定方药。从中药使用频次的统计结果可以看出，活血化瘀药物如桃仁、川芎、红花、当归、赤芍等和健脾化痰药物如茯苓、陈皮、法半夏等占据较高频次，这也提示临床医生分析 APE 病因病机应以血瘀、痰浊为核心，辨证施治时需重视健脾化痰及活血化瘀法的应用。

综上所述，本研究结果表明 APE 可发生于各个临床科室，患者临床症状以呼吸困难、胸痛多见，以舌质淡暗/暗红，弦脉及沉脉为主要舌脉象。结合本病的临床表现及演变过程，可将其分为痰浊证、血瘀证和阳脱证等 3 种证型以利于临床辨证施治，其中血瘀证所占比例最大，痰浊证次之。在各年龄段患者中，51～70 岁的中老年组在各证型中所占比例均为最高，71 岁及以上的老年组位居其次。30 岁及以下的青年患者以血瘀证多见。活血化瘀及健脾化痰法是本病的主要治法，血府逐瘀汤、桃红四物汤及瓜蒌薤白半夏汤和温胆汤可作为主方加减运用。鉴于 APE 的高发病率及高病死率，今后应开展大样本、多中心、前瞻性临床研究对中医诊疗方案进行验证和逐步完善，以期提高中医药对 APE 的诊治水平。

参考文献

[1] WOLLE T R, ALLEN T L. Syncope as an emergency department presentation of pulmonary embolism [J]. J Emergency Med, 1998, 16 (1): 27.

[2] YANG Y, LiANG L, ZHAI Z, et a1. Pulmonary embolism incidence and fatality trends in Chinese hospitals from 1997 to 2008: a multicenter registration study [J]. PLoS One, 2011, 6 (11): e26861.

[3] PRANDONI P, LENSING A W, PRINS M H, et al. Prevalence of pulmonary embolism among patients hospitalized for syncope [J]. N Eng J Med, 2016, 375 (16): 1524.

[4] 汤翠英，胡绚，庾慧. 肺栓塞中医证型与西医危险分层及预后相关性研究 [J]. 新中医，2016，48 (12): 22.

[5] 韩文忠，王庆海，王佟，等. 肺栓塞中医证型及其与西医分类的相关性分析 [J]. 江苏中医药，2008，40 (5): 75.

[6] 中华医学会心血管病学分会肺血管病学组. 急性肺栓塞诊断与治疗中国专家共识（2015）[J]. 中华心血管病杂志，2016，44 (3): 197.

[7] 宗倩，宗霖. 活血化瘀法在预防肺血栓栓塞征中的应用 [J]. 辽宁中医杂志，2005，32 (4): 326.

[8] 陈福聪. 千金苇茎汤合桃红四物汤加减治疗 20 例痰瘀互结型肺栓塞的转归分析 [J]. 辽宁中医杂志，2016，43 (7): 23.

[9] 张秋梅,李君玲,蔡立侠,等.血府逐瘀汤加减治疗肺栓塞 30 例[J].河北中医,2011,33(6):850.
[10] TORBICKI A, PERRIER A, KONSTANTINIDES S, et al. Guidelines on the diagnosis and management of acute pulmonary embolism.: the task force for the diagnosis and management of acute pulmonary embolism of European Society of Cardiology [J]. Eur Heart J, 2008, 29 (18): 2276-2311.
[11] 刘玉红.肺栓塞的中医辨证治疗体会[J].世界最新医学信息文摘,2013,13(36):392.
[12] 范晓红,王春,范阜东,等.老年人急性肺血栓塞症的临床表现和危险因素探讨[J].中华老年医学杂志,2013,32(1):37.

基于"虚—瘀—毒"理论探讨中医药防治动脉粥样硬化

余 锋　信梦雪　洪永敦

动脉粥样硬化(atherosclerosis,AS)是心脑血管疾病的重要病理基础,有效防治AS可显著降低心脑血管疾病发病率和病死率。现代医学的手术、介入等治疗方法在一定程度上降低了AS的病死率,但死亡总数仍居高不下[1]。即使低密度脂蛋白达标,心血管事件残留风险仍较高,并且近年新出现的诸多现代医学证据更新了与AS相关的概念演变,对许多既往理念提出了怀疑。如何结合现代医学最新研究成果丰富发展中医理论体系,进而指导临床应用,是目前中医学亟须解决的关键问题。紧跟医学研究前沿,把握AS的中医病证规律,有利于更精准地对病情做出判断,从而选择更恰当的干预措施,提高AS临床疗效。

1　AS病因的现代医学认识

导致急性心血管事件的主因是局部AS斑块破裂和血栓形成,后者取决于AS斑块的易损性。稳定性斑块一般无明显临床症状或仅有劳力性心绞痛,而易损斑块可出现斑块破裂和血栓形成,从而导致猝死、急性冠脉综合征及急性脑卒中等急危重症[2,3]。因此预防急性心脑血管事件,稳定斑块比消退斑块更为重要。在易损斑块性破裂前进行及时有效的干预是预防急性心血管事件的重要方法[4]。AS的发病机制主要有脂质沉积、平滑肌细胞增殖、炎症-免疫反应、血栓形成、肠道微生态失衡及细胞自噬与焦亡等学说[5]。在此机制的指导下,防治AS多采用调脂、拮抗炎症反应稳定斑块等方法或采用动脉内膜剥脱术等手段进行治疗。但最新的研究对高密度脂蛋白在AS的保护角色提出了挑战,更关注低密度脂蛋白和富含三酰甘油的脂蛋白以及AS的非传统驱动因素如睡眠紊乱、缺乏体育活动、微生物群、空气污染和环境压力等在AS中的作用[6]。此外部

作者单位:广州中医药大学第一附属医院。

分影响 AS 斑块进展的因素发挥着双向调节作用,如微小 RNA 几乎参与了易损斑块形成的所有步骤,包括内皮细胞及血管平滑肌细胞损伤和功能障碍、单核细胞浸润以及血小板功能失调,在参与过程中发挥有益或有害作用[7]。AS 斑块愈合是斑块破裂后发生的一个动态过程,可以防止血栓形成、促进斑块修复和恢复血管完整性。急性心血管病事件的发生可能需要"双重打击",即斑块破坏和愈合能力受损。在斑块愈合的患者中,冠心病进展情况似乎比斑块未愈合的患者更为稳定。因此采取一些调节斑块自愈的措施而非单纯抗炎、调脂策略,进而将不良的愈合能力转化为良好的愈合能力,有望进一步降低急性心脑血管病事件[8]。虽然现代医学在基因、代谢和转录组学等方面取得进展,但动脉粥样硬化并非动脉造影看到的孤立的血管腔疾病,而是一个全身性代谢性血管壁疾病。因此现代医学在 AS 基础研究向临床转化方面存在一定脱节,部分研究虽然在动物实验中显示出良好的抗 AS 作用,但在临床大样本人群的前瞻性随机对照试验中未能得出有效的结论。

2 中医药干预 AS 研究现状

中医学并无 AS 这一病名,根据古代医家对气、血、瘀、痰及其与胸痹、眩晕、中风等疾病之间关系,结合现代医学对 AS 斑块的形成病因与病理特点的认识,现多将 AS 归属中医"瘀证""痰证"范畴,而虚、痰、瘀为病机的关键[9]。本中心既往曾纳入 414 例冠心病患者,在中医证素方面实证占 63.7%,虚实夹杂证占 31.6%,虚证占 4.7%。单纯的痰阻心脉证和心血瘀阻证仅占较小比例,痰浊、血瘀、痰热与各相关因素分布密切相关,构成冠心病临床个体化治疗的依据[10]。气虚载血布津无力,致血瘀脉络、津聚成痰,瘀血、痰浊为病理产物,呈现本虚标实证,互为影响加剧 AS 的进展。亦有将 AS 归属中医"脉痹""痰核"范畴,治疗上以解毒为核心治则,然后根据 AS 斑块不同时期分别采用消托补三法,以四妙勇安汤和补气活血汤为基础方随证加减[11,12]。基础研究方面,鉴于中医药具有多通道、多靶点且安全性较高的特点,在临床防治 AS 中具有特色优势。随着 AS 免疫炎症机制研究的深入,调节免疫炎症稳态防治 AS 成为可能。更多实验研究从减轻炎症反应、改善脂质代谢异常及改善内膜损伤方面进行了相应的探索。但在研究中也存在一些问题,如缺乏"理—法—方—药"完整的系列中医药研究,实验研究方面对于造模动物的选择、造模方式和实验过程等方面缺乏统一明确衡量标准,因此各研究质量参差不齐,很难得出客观且令人信服的证据。现有发表的临床研究纳入的样本量较少且缺乏合理的样本含量估算,研究多集中在医家个人积累的临床经验的总结,未能开展前瞻性的多中心的 AS 临床研究阐明中医药的科学内涵,在现代医学的 AS 指南共识中中医药的推荐级别相对较低,临床疗效尚未能取得业界的一致认可。

3 气阳亏虚，血瘀热毒理论与温阳活血解毒方

"瘀毒"在 AS 斑块中的致病性目前已得到公认，清热解毒中药可拮抗炎症介质的合成和释放、调节血脂、抑制内皮素和血小板聚集等，从而发挥抗炎和减轻细胞组织损害的作用，达到稳定斑块目的[13]。但是促使瘀毒内生的病因是什么？复习中医经典著作中关于胸痹心痛等心系疾病的论述，可以发现"阳微阴弦"是其基本病机，正虚受邪是心痛病的基础，本虚（气虚、阳虚）在先，致使寒邪渐侵，寒热错杂积久发病。论治胸痹心痛临证遣方特点不外扶正祛邪，温阳化瘀解毒，而温阳解毒是组方用药的基石[14]。无论何种原因导致的心脉痹阻、阳气不通均为疾病发生和病情进展的关键环节。一旦胸阳不展，心气推动无力，最终痰瘀等病理产物形成，从而形成心脉痹阻或心脉拘急，阳气不能濡养心脉而致心失血养。诚如《临证指南医案》所言："阳气窒闭，浊阴凝痞。"阳气不到之处，即浊阴凝聚之所。阴邪痰浊阻塞中焦，上下气机不相顺接，症势险笃，若舍通阳一法，则无方可拟，而使用调气温阳法则浊阴无处凝聚[15]。笔者所在团队结合传统中医对胸痹心痛病的认识以及临床实践经验，提出心痛病病因特点以气阳亏虚为本，兼夹痰热瘀毒；病机为正气虚损，邪客心脉。在 AS 发病中毛细血管内皮细胞受损亦是虚的外在表现形式，气阳亏虚在先，然后血行无力，痰浊瘀毒内生，久而蕴热为毒。治疗上提出温阳活血解毒这一核心治则，在总结汉唐名方的基础上，以温阳解毒活血方论治 AS（见图1）。该方遵循了"寒温并用、阴阳互调、标本同治"的原则和以平为期的思想，以柴胡桂枝汤合瓜蒌薤白半夏汤加减。方中桂枝、薤白、法半夏以温阳通脉、行气化痰散结；柴胡、黄芩、连翘清热解毒，川芎、丹参活血化瘀；党参、炙甘草补中益气，全方寒温并用，宁心活血，畅调气机，通阳宣痹而祛有形之实邪，体现了寒温并用，通补结合之特点[14]。

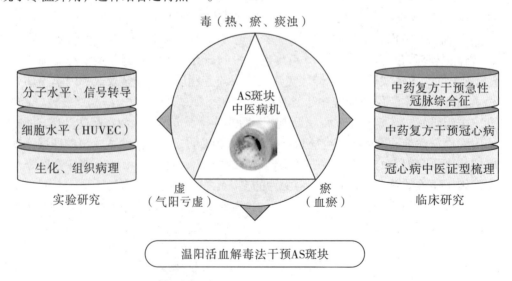

图1 温阳活血解毒方干预 AS 斑块三位一体研究架构图

4 温阳活血解毒法干预 AS 易损斑块实验研究

病理性新生血管可以促进 AS 斑块的形成，导致斑块不稳定，引起斑块的破裂、糜烂和出血。温阳活血解毒方可稳定冠状动脉粥样硬化动物模型的斑块，抑制斑块形成，减少 AS 斑块内的新生血管和内皮细胞增殖[16]。在细胞层面温阳活血解毒方治疗 AS 的机制与抑制内皮细胞增殖、迁移及细胞管形成以及与碱性成纤维细胞生长因子产生协同作用，共同促进新生血管成熟，发挥稳定斑块的作用[17]。鉴于血管内皮生长因子及其受体信号通路（VEGFs/VEGFRs）与 AS 的发生有密切的关联性，抑制 VEGFs/VEGFRs 通路中各信号分子的表达，从而使 AS 斑块趋于稳定成为防治 AS 新的突破点。笔者的研究结果表明温阳活血解毒方含药血清可通过下调 VEGFR-2 及下游分子蛋白激酶 R 样内质网激酶（pERK）的表达，对 VEGFs/VEGFRs 信号通路发挥调控作用，从而直接影响细胞脱氧核糖核酸合成功能，减少血管新生，起到稳定 AS 斑块的作用[18]。但是该中药复方是如何调控 VEGFs/VEGFRs 信号通路进而发挥调脂稳斑作用呢？小凹蛋白 1（Caveolin-1）是位于小凹上的标志蛋白，在细胞信号转导中起枢纽作用，为从 Caveolin-1 信号通路探讨温阳活血解毒方防治 AS 易损斑块发生发展的可能作用，笔者开展了系列实验研究。结果表明与模型组比较，中药高剂量组及辛伐他汀组小鼠主动脉胆固醇结晶明显减少，斑块明显趋于稳定，血清中总胆固醇及三酰甘油水平明显降低，主动脉组织中 Caveolin-1 蛋白的表达量明显增加，PERK 蛋白的表达量明显降低（$P<0.05$）；且与辛伐他汀组比较，中药高剂量组在稳定斑块、调节血脂水平、Caveolin-1 蛋白表达方面无明显差异（$P>0.05$）[19]。

5 温阳活血解毒法治疗 AS 临床研究

动脉粥样硬化性心血管病（atherosclerotic cardio-vascular disease，ASCVD）尤其是急性冠脉综合征、脑卒中等是 AS 易损斑块致死致残的主要原因，因此本研究组在省中医药管理局课题、国家自然科学基金等资助下开展了温阳活血解毒方干预 ASCVD 的系列研究。结果提示温阳活血解毒方能改善急性心肌梗死患者临床症状及心绞痛发作情况，其机制与干预调节性 T 淋巴细胞/辅助 T 淋巴细胞比例进而调节免疫-炎症失衡有关[20]。将温阳活血解毒方治疗 ASCVD 的多项临床研究进行汇总的 Meta 分析结果也提示，温阳活血解毒方联合西药较单纯常规治疗方案可提高 ACS 的临床疗效，改善患者胸闷等缺血症状，并可进一步减轻炎症反应[21]。来自国内其他机构的研究结果也表明，温阳活血解毒汤治疗 ACS 总有效率及硝酸甘油总停减率高于对照组，治疗 4 周后，治疗组的一氧化氮水平高于对照组，炎症因子水平均低于对照组[22]。但是因中药复方药物成分复杂，相对中成药而言需要煎煮服用，因此在一定程度上影响了药物的依从性。今后应引用循证医学方法，在目前研究基础上进一步加强对中药复方的药理研究，优化

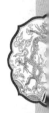

处方的药物剂量、剂型，明确该中药复方的最佳适用人群、禁忌证等，推广温阳活血解毒方的临床应用。

6 小　结

不管提出什么理论，疗效是中医药赖以生存的生命线，中医临床要取得持续发展，关键在于临床科研的进步，在于不断积极吸收现代医学科研成果的基础上，准确辨病，精准辨证，病证结合并取得新的科研产出和广泛应用。中医最大的特点就是拥有浩如烟海的古典医籍和丰富的各家学说及理论，但理论的生命力在于与时俱进和不断创新。因此，如何能求同存异，结合现代医学对 AS 的认识，在坚持科学证据、遵循指南的前提下创新中医学 AS 病因病机，进一步提高临床疗效已经成为研究中医药治疗动脉粥样硬化的核心问题。中医学整体观念、调和阴阳、以平为期的治则与现代医学所提出的重建 AS 细胞免疫 - 炎症平衡理念不谋而合，同时中医药具有多靶点、多途径的特点，可从整体调控免疫系统。因此通过调节促炎与抗炎因子的平衡，以恢复免疫细胞平衡为目标的新理念，将为探索和开发中医药防治 AS 提供了新靶点与新方向。心脑血管疾病的关键发病前提是动脉粥样硬化形成并在此基础上管腔狭窄、血栓形成。从痰瘀和邪毒角度施治可提高中医干预 AS 的疗效，但是 AS 不仅要积极治疗，更重要的是早期干预，延缓和截断病变进展，甚至逆转消退 AS 斑块。基于阳气在心血管系统中的重要作用，我们提出气阳亏虚，血瘀热毒为 AS 核心病机，并从实验、临床角度加以验证，证实了温阳活血解毒治法的有效性和安全性。由于 AS 包括颈动脉和冠状动脉、腹主动脉等血管的粥样硬化，且斑块的发生、发展是动态而不连续的演变进程，今后还需进一步开展多中心、大样本的临床研究，制定严谨、科学的试验方案，规范研究流程，采用公认客观的研究结局指标，延长干预疗程，客观评价温阳活血解毒方治疗 AS 对于预防远期 ASCVD 事件的有效性和安全性，同时进行基础机制研究，结合现代医学及基础医学手段，阐释该方治疗 AS 的科学内涵，实现中医疗效有数据、中医临床有证据的循证中医药学目标。

参考文献

[1] 安冬青，吴宗贵.动脉粥样硬化中西医结合诊疗专家共识 [J].中国全科医学，2017，20（5）：507 - 511.

[2] BURKE A P, FARB A, MALCOM G T, et al. Coronary risk factors and plaque morphology in men with coronary disease who died suddenly [J]. N Engl J Med, 1997, 336 (18): 1276 - 1282.

[3] DAVIES M J. The pathophysiology of acute coronary syndromes [J]. Heart, 2000, 83 (3): 361 - 366.

[4] 陈文强，张运.动脉粥样硬化易损斑块的动物模型和检测技术 [J].中国动脉硬化杂志，2016，24（7）：649 - 656.

[5] BACK M, YURDAGUL A JR, TABAS I, et al. Inflammation and its resolution in atherosclerosis: mediators and therapeutic opportunities [J]. Nat Rev Cardiol, 2019, 16 (7): 389 - 406.

[6] LIBBY P. The changing landscape of atherosclerosis [J]. Nature, 2021, 592 (7855): 524 - 533.

[7] LIU M, YANG R, URREHMAN U, et al. MiR – 19b suppresses PTPRG to promote bresst tumorigenesis [J]. Oncotarget, 2016, 7 (39): 64100 – 64108.

[8] VERGALLO R, CREA F. Atherosclerotic plaque healing reply [J]. N Engl J Med, 2021, 384 (3): 294.

[9] 靳宏光, 朱星, 赵萍萍, 等. 从痰瘀论治动脉粥样硬化的研究进展 [J]. 中医临床研究, 2020, 12 (4): 145 – 148.

[10] 洪永敦, 彭媛媛. 414 例冠心病急性冠脉综合征住院患者中医证候规律研究 [J]. 新中医, 2012, 44 (3): 9 – 11.

[11] 刁雅静, 宋鲁成. 以中医痈病理论辨治动脉粥样硬化 [J]. 中医学报, 2019, 34 (12): 2521 – 2524.

[12] 王可彬, 马莲, 吴圣贤. 从"毒损脉络"论治动脉粥样硬化易损斑块 [J]. 中医药学报, 2018, 46 (5): 5 – 7.

[13] 洪永敦, 詹鸿越, 吴兴波. 温阳活血解毒法治疗冠心病的探讨 [J]. 中药新药与临床药理, 2012, 23 (1): 112 – 114, 118.

[14] 洪永敦, 赵春晓. 传统中医的心痛病诊疗与温阳活血解毒法 [J]. 广州中医药大学学报, 2014, 31 (4): 640 – 644.

[15] 雷杰, 郑琼莉. 从"阳气不通"论治冠心病 [J]. 长春中医药大学学报, 2018, 34 (2): 274 – 276.

[16] 陈广进, 洪永敦, 赵静, 等. 温阳活血解毒方对 ApoE – 小鼠动脉粥样硬化斑块及斑块内血管新生的影响 [J]. 中药新药与临床药理, 2015, 26 (2): 139 – 144.

[17] 洪永敦, 黎智文, 陈爽, 等. 温阳活血解毒复方对人脐静脉内皮细胞功能的影响 [J]. 中药新药与临床药理, 2016, 27 (4): 519 – 524.

[18] CHEN S, YE Z Q, LI Z W, et al. Wenyang Huoxue Jiedu formula inhibits thin – cap fibroatheroma plaque formation via the VEGF/VEGFR signaling pathway [J]. J Ethnopharmacol, 2018, 219: 213 – 221.

[19] 张涛涛, 黄娜, 余锋, 等. 温阳活血解毒方稳定 ApoE$^{-/-}$ 小鼠动脉粥样硬化斑块机制研究 [J]. 广州中医药大学学报, 2021, 38 (8): 1679 – 1685.

[20] 刘静, 余锋, 信梦雪, 等. 温阳活血解毒方对急性心肌梗死患者 Th/Tregs 水平影响及疗效评价 [J]. 辽宁中医药大学学报, 2018, 20 (12): 180 – 183.

[21] 余锋, 信梦雪, 刘南, 等. 温阳活血解毒方治疗急性冠脉综合征临床疗效的 Meta 分析 [J]. 中西医结合心脑血管病, 2019, 17 (16): 2415 – 2419.

[22] 梁重俊. 自拟温阳活血解毒汤治疗冠心病不稳定型心绞痛的临床效果 [J]. 临床医学研究与实践, 2020, 5 (31): 150 – 152.

730例急性心力衰竭患者中医证候规律分析

余 锋 信梦雪 洪永敦 刘 南

急性心力衰竭（AHF）是由多种疾病引起的急性临床综合征，端坐呼吸、肺部啰音等心衰症状体征常在短时间内迅速发生或在原有基础疾病基础上急性加重，需立即在短时间内进行积极有效的救治。虽然近年来重组人脑利钠肽、主动脉球囊反搏等应用于临床可改善 AHF 患者症状，降低再住院率，但对于病死率和致残率等结局指标并无改善，针对 AHF 的药物治疗几乎止步不前。据估计我国目前心衰患者 890 万，其中住院病死率为 3%，6 个月的再住院率约 50%，5 年病死率高达 60%[1,2]。因此亟须探索 AHF 的有效治疗策略。中医药治疗 AHF 疗效确切，多项研究表明中西医结合治疗 AHF 能有效改善临床症状和心功能并且安全性高[3-6]。但目前对于 AHF 缺乏大样本的中医证候调查及共识规范，AHF 中医临床研究多是自拟中医证型。既往纳入的 AHF 样本以心血管科住院患者为主，因 AHF 患者多首诊于急诊科，缺乏患者在急诊初诊时的四诊资料和证候调查，可能会给研究结果带来偏倚。证候诊断的客观化、标准化一直是制约中医药学科发展的瓶颈。本研究旨在回顾性分析本院近 7 年来急诊科和心血管科收治的 AHF 病例资料，总结中医证候规律，为临床客观辨证论治本病提供参考。现报告如下。

1 资料与方法

1.1 病例选择

纳入标准：AHF 诊断参考欧洲心脏病学会和中国心力衰竭诊治指南，根据患者基础疾病、发病诱因、临床表现及相关检查做出诊断，同时评估疾病严重程度、临床分型和预后[7,8]。如患者在本研究期限内多次因 AHF 住院，仅纳入第 1 次就诊时的四诊资料和相关辅助检查指标，按 1 例患者计算。排除标准：住院后完善相关检查排除 AHF 诊断者；诊断为慢性心力衰竭稳定期者；入院后 24 h 内后因各种原因未进行治疗或自动出院者；诊疗资料不全、缺乏中医四诊资料者。

1.2 资料来源

本研究为单中心回顾性调查研究，选取 2015 年 1 月—2022 年 4 月在广州中医药大学第一附属医院急诊科及心血管科收治的 AHF 患者作为研究对象，见表 1。

作者单位：广州中医药大学第一附属医院。

表1　AHF患者基线资料比较

AHF类型	例数/例	性别（男/女）	年龄（$\bar{x}\pm s$）
慢性心衰急性加重	598	436/162	72.35±12.47
急性肺水肿	89	63/26	67.18±9.26
急性右心衰竭	18	13/5	68.24±10.31
心源性休克	25	19/6	70.34±9.82
合计	730	531/199	69.83±15.28

1.3　中医证候分析

根据本病临床特点、既往临床观察和相关文献复习，确定AHF常见证素为气虚证、阴虚证、阳虚证、血瘀证、痰浊证、阳脱证。①气虚证：主症为气短、乏力及心悸，次症活动后易疲劳，自汗懒言或面色少华，语声低微，舌质淡或淡红，脉弱。有两项主症或一项主症加舌象或一项主症、两项次症加脉象可诊断。②阴虚证：主症为盗汗、午后颧红、咽干口燥、潮热、五心烦热，舌红少苔或无苔，脉细数。次症为心烦不寐或昏沉欲睡、手足蠕动或有抽搐，符合主症即可诊断。③阳虚证：神疲倦怠，自汗，心悸怔忡，动则喘甚，腰膝酸软或腰膝冷痛，渴喜热饮，下肢水肿或畏寒尤甚，舌淡胖，苔白脉沉迟[9-11]。血瘀证、痰浊证和阳脱证的诊断标准参考我们既往发表的相关文献[12]。

1.4　观察指标

采用临床流行病学调查方法，采集并记录以下3个方面的资料。①基线资料：姓名、性别、年龄、基础病及住院天数等。②就诊24 h内临床及辅助检查资料：心功能不全分级、症状体征、三大常规和脑钠肽等。③中医四诊资料的提取：提取首次医疗接触时的四诊资料并对中医证素进行归纳总结，然后进行辨证分型和统计分析。

1.5　检索方法

事先制定病例收集表，由两位研究者独立使用本院电子病历检索系统，检索方式以疾病名称为主，辅以国际疾病分类标准编码（ICD-10）以保证查全率，检索词如下：急性心力衰竭（I50.904），急性肺水肿（I50.101、I50.107、I50.151、J81.X02），心源性休克（R57.001），慢性心力衰竭急性加重（I50.905）；检索范围：2015年1月—2022年4月。根据病历记录，提取相关信息并填写表格，然后核实数据填写的准确性和完整性，录入Excel数据库。

1.6　统计学处理

应用SPSS 21.0 for windows统计软件。计量资料符合正态分布的以（$\bar{x}\pm s$）表示，对计数资料计算比例和构成比，当组间两两比较时，使用 χ^2 检验；多组间比较，符合正态分布采用方差分析，非正态分布的计量资料用秩和检验。$P<0.05$ 为差异有统计学意义。

2 结 果

2.1 AHF 患者心衰类型与中医证素分布

在 598 例慢性心衰急性加重患者中，血瘀、气虚和痰浊所占比例最大，89 例急性肺水肿患者中，血瘀、痰浊和阳虚所占比例比较大，见表 2。

表 2 730 例 AHF 患者心衰类型与中医证素分布

AHF 类型	例数/例	气虚/例	阴虚/例	阳虚/例	痰浊/例	血瘀/例	阳脱/例
慢性心衰急性加重	598	376	74	287	359	406	2
急性肺水肿	89	37	21	48	73	81	9
急性右心衰竭	18	12	3	5	15	18	1
心源性休克	25	25	10	15	20	25	11
合计	730	450	108	355	467	530	23

2.2 AHF 中医证素与合并基础疾病、临床症状体征分布情况

血脂异常、动脉粥样硬化（AS）和高血压病（HBP）、糖尿病（DM）是气虚证、血瘀证和痰浊证 AHF 患者常合并的基础疾病，部分患者合并有慢性肾功能不全（CKD）和慢性阻塞性肺疾病（COPD）。气虚证患者多见纳差腹胀、端坐呼吸和双下肢浮肿；在痰浊证及血瘀证中，双下肢浮肿、肺部啰音和腹胀纳差较为常见，见表 3、表 4。

表 3 AHF 患者中医证素与合并基础疾病情况

证素	例数/例	性别（男/女）	年龄（岁，$\bar{x}\pm s$）	HBP	DM	冠心病（CAD）	血脂异常	AS	心律失常	CKD	COPD
气虚证	450	269/181	67.35±10.81	321	264	308	329	322	221	251	112
阴虚证	108	63/45	66.92±12.37	89	67	59	86	91	54	64	26
阳虚证	355	174/181	70.35±13.29	294	148	217	294	301	143	237	107
血瘀证	530	362/168	69.71±10.04	453	371	346	437	442	175	259	221
痰浊证	467	320/147	70.08±9.76	379	341	259	418	425	228	193	108
阳脱证	23	18/5	69.83±15.28	13	16	14	17	18	9	11	9

表4 AHF各中医证素与临床症状体征分布

证素	例数/例	端坐呼吸/例	胸痛/例	发热/例	咳嗽咯痰/例	心脏杂音/例	双下肢浮肿/例	大汗淋漓/例	肺部啰音/例	便秘/例	纳差腹胀/例
气虚证	450	259	118	156	168	264	386	119	274	118	406
阴虚证	108	87	27	51	47	59	95	32	68	43	68
阳虚证	355	264	136	109	113	135	296	134	267	152	324
血瘀证	530	318	209	167	172	278	236	148	389	211	379
痰浊证	467	206	224	243	296	251	427	156	369	209	425
阳脱证	23	10	5	4	5	7	18	19	21	6	17

2.3 AHF中医证素与实验室检查指标分布情况

在AHF中医证素中，B型钠尿肽（BNP）心衰标志物以阳脱证组（2 411 ± 284.35）pg/mL最高，其次为阴虚证组、血瘀证组和气虚证组；心肌损伤标志物方面，阳脱证组高于气虚证组和痰浊证组；在器官灌注指标平均动脉压（MAP）和左室射血分数（LVEF）值比较上，阳脱证组均较其他组低，而阳脱证组白蛋白水平（ALB）与痰浊证组比较，组间无显著性差异（$P > 0.05$），见表5。

表5 AHF中医证素与实验室指标分布（$\bar{x} \pm s$）

证素	例数/例	BNP/(pg·mL^{-1})	MAP/(mmHg^{-1})	LYM/(10^9·L^{-1})	ALB/(g·L^{-1})	Na$^+$/(mmol·L^{-1})	cTnI/(ng·mL^{-1})	LVEF/%
气虚证	450	1 854 + 235.61	124 + 20.66	13 + 0.41	38.5 + 10.22	140 + 29.36	1.38 + 0.52	47 + 14.32
阴虚证	108	2 305 + 181.24	153 + 47.03	2.66 + 0.74	36.1 + 9.30	138 + 21.31	0.46 + 0.13	41 + 12.40
阳虚证	355	1 473 + 126.57	149 + 32.76	1.29 + 0.21	35.5 + 8.69	133 + 22.58	0.88 + 0.33	38 + 12.91
血瘀证	530	2 100 + 196.27	165 + 26.84	1.97 + 0.60	35.8 + 9.14	134 + 27.11	0.62 + 0.26	42 + 14.68
痰浊证	467	1 044 + 247.00	142 + 47.93	1.44 + 38	32.2 + 7.46	132 + 27.63	1.01 + 0.37	39 + 11.76
阳脱证	23	2 411 + 284.35	105 + 12.04	1.09 + 0.23	32.4 + 9.81	137 + 28.86	1.42 + 0.57	37 + 14.51

注：LYM为淋巴细胞计数。

2.4 AHF复合证型分布规律

AHF中医证候多表现为复合证型，多种病理因素兼夹为患。其中证候比例由高到低排列依次为：气虚血瘀证 > 阳气亏虚，瘀阻心脉证 > 饮凌心肺、心血瘀阻证 > 气阴亏虚、心血瘀阻证 > 热毒血瘀证 > 寒凝心脉、心血瘀阻证 > 元气败脱、神明散乱证，见表6。

表6 AHF复合证型分布频次及构成比

证素	例数/例	性别（男/女）	年龄（岁，$\bar{x}\pm s$）	构成比/%
气虚血瘀	274	197/77	72.31±12.34	37.53
热毒血瘀	54	42/12	64.35±17.41	7.40
气阴亏虚、心血瘀阻	108	76/32	72.22±10.71	14.79
阳气虚衰、瘀阻心脉	114	85/29	70.04±11.15	15.62
饮凌心肺、心血瘀阻	112	83/29	69.71±9.32	15.34
寒凝心脉、心血瘀阻	48	33/15	68.76±10.04	6.58
元气败脱、神明散乱	20	15/5	72.56±13.48	2.74

3 讨 论

尽管近年来心衰领域在防控、治疗和科研等方面取得了巨大进展，但心衰仍然是致死致残的一个重要原因。我国目前心血管科住院患者中，9.9%有心衰[13]。随着经济的发展和人口老龄化，急性心衰的救治已成为全球面临的重大公共卫生问题。

整体观念和辨证论治是中医学诊治疾病的特色，然而对于AHF中医证型迄今仍缺乏共识规范和大样本的研究。因中医证型的分类自身缺乏统一标准，各种研究心衰的证型亦不完全一样，部分研究科研设计欠合理，样本量不足，故研究结论未能准确反映心衰中医证候特征[14]。《中医内科学》教材将心衰分为气滞心胸证、寒凝心脉证、瘀血痹阻证等7个证型[15]。但因心衰病因病机复杂，具有很大的临床异质性，心衰证型分类缺乏充足证据支持，因此其证候标准尚未达成普遍共识，不利于临床经验的推广和循证中医药学所强调的决策最佳化的目标[16,17]。证素是构成证候的基本元素，证素及证素辨证有利于实现中医的精准化诊疗[18]。本研究表明AHF中医证素以血瘀、气虚和阳虚、痰浊多见，因心衰急性期心主血脉功能失职，血行不利则为瘀，阳不化津则为痰，故AHF多以标实为主。患者多在既往气血亏虚、阴阳失衡的基础上产生瘀血、痰饮、水湿等病理产物，痰瘀阻碍机体脏腑功能的气血生化和循行，进而加重气血逆乱形成恶性循环。故在本研究中气虚证患者多见纳差腹胀、端坐呼吸和双下肢浮肿；在痰浊证及血瘀证中，双下肢浮肿、肺部啰音和腹胀纳差较为常见。血脂异常、AS和高血压病、冠心病、糖尿病是患者常合并的基础疾病。痰瘀互结在AS中的致病作用已得到公认，临床上痰、瘀、毒3种病理因素常夹杂而至。痰浊可表现为现代医学的高脂血症和高凝状态，而血脂异常和血流状态改变正是AS形成的最重要危险因素[19]。正是在诸多宿疾的作用下，因虚致痰瘀互结进而导致AHF发生以及临床多种证素相兼。其比例由高到低排列依次为气虚血瘀证＞阳气亏虚、瘀阻心脉证＞饮凌心肺、心血瘀阻证＞气阴亏虚、心血瘀阻证，提示临床医师遣方用药应重视益气活血化痰法在 AHF 中的应用。

本研究提示 AHF 患者中慢性心衰急性加重所占比例最大（81.92%），其次是急性肺水肿（12.19%），这与国内指南的统计数据相符合[2]。BNP、肌钙蛋白（cTn）、平均动脉压和 LVEF 与中医证素具有一定相关性，阳脱证组较之其他组，BNP、cTnI 最高而 LVEF 最低。因 AHF 是一种异质性综合征，在疾病初始阶段主要影响循环及呼吸系统，BNP 是利钠肽家族中反映心衰严重程度的血清标志物，与心力衰竭的不良预后有关。BNP 前体形成后裂解成为 BNP 和 NT – proBNP，BNP 由心室肌细胞分泌后入血，通过血清中的 BNP 受体和中性内肽酶降解清除。血液中利钠肽水平与不同程度的心力衰竭事件具有很强的相关性，诊断准确率可提高至 80%。肌钙蛋白由 3 种不同的亚基组成，其中 cTnI 和 cTnT 是实现心肌细胞收缩功能的组分，几乎只在心脏中表达。无论何种机制，cTn 值出现了动态改变都表明发生了急性心肌损伤[20]。从中医学角度讲，厥脱提示病情危笃，厥证和脱证虽均为急危重症，但就病情而言，脱证则更为危重，且脱证一般无实证[21]。既往研究表明 AHF 患者入院时的营养状态 CONUT 评分（主要参数为白蛋白、淋巴细胞和总胆固醇水平）与长期预后相关，CONUT 评分高是患者出院后全因死亡的独立危险因素[22]。但本研究阳脱证组白蛋白水平与痰浊证组比较，组间无显著性差异，可能与本研究阳脱证患者例数较少、观察时限短等因素有关，CONUT 评分与中医证型及预后的关系值得进一步深入探讨。

在研究中也存在一些问题需要今后解决，如因人力物力所限，本研究是单中心回顾性研究，纳入研究对象包括岭南地区及岭南以外患者，不同地域 AHF 患者证素是否存在不同等。有研究表明，急诊科住院治疗的慢性心力衰竭急性加重患者住院时间较短，常合并更多危险因素，病情更危重，病死率更高[23]。中医证素方面急诊科与心内科 AHF 患者间是否存在差异？在本研究中证素判断主要回溯四诊病史资料，今后如能开展前瞻性的多中心、大样本证候调查，有望得出更为确切的结论。

综上，本研究表明急性心衰中医证素以血瘀、气虚和阳虚、痰浊为主，临床以复合证素多见，气虚血瘀证，阳气亏虚、瘀阻心脉证和饮凌心肺证尤为常见，应重视益气活血化痰法在急性心衰中的应用。中医证候规范化、标准化是循证中医急诊学的基础，只有使中医证型有统一的客观化和量化指标，方能实现精准辨证及中医临床有数据，中医疗效有证据的目标，从而提高 AHF 中医诊疗水平。

参考文献

[1] 中国心血管健康与疾病报告编写组. 中国心血管健康与疾病报告 2020 概要［J］. 中国循环杂志, 2021, 36（6）：521 – 545.

[2] 中国医师协会急诊医师分会, 中国心胸血管麻醉学会急救与复苏分会. 中国急性心力衰竭急诊临床实践指南（2017）［J］. 中华急诊医学杂志, 2017, 26（12）：1347 – 1357.

［3］余锋，陈镜合. 陈镜合教授论治心衰学术思想撷菁［J］. 云南中医学院学报，2017，40（2）：89-93.

［4］张和针，梁宇鹏，刘培中，等. 真武汤合葶苈大枣泻肺汤治疗急性心力衰竭患者的临床观察［J］. 中国中医急症，2021，30（10）：1793-1796.

［5］赵婷，曹雅雯，刘宇，等. 参附注射液治疗急性心力衰竭的Meta分析及GRADE评价［J］. 天津中医药大学学报，2021，40（1）：68-77.

［6］方荣，俞洋，欧阳洋，等. 苓桂术甘汤加味对老年急性心力衰竭患者心功能及血清RDW、BNP水平的影响［J］. 中国中医急症，2021，30（7）：1282-1285.

［7］MCDONAGH T A, METRA M, ADAMO M, et al. 2021 ESC Guide lines for the diagnosis and treatment of acute and chronic heart failure［J］. Eur Heart J, 2021, 42（36）：3599-3726.

［8］中华医学会心血管病学分会心力衰竭学组，中国医师协会心力衰竭专业委员会，中华心血管病杂志编辑委员会. 中国心力衰竭诊断和治疗指南2018［J］. 中华心血管病杂志，2018，46（10）：760-789.

［9］谭楠楠. 慢性心力衰竭气虚证相关理化指标及尿液代谢组学研究［D］. 北京：北京中医药大学，2021.

［10］冯芮琪，战丽彬. 阴虚证诊断标准的现代文献研究［J］. 中国中医基础医学杂志，2021，27（7）：1119-1122，1150.

［11］李炜弘，严石林，汤朝晖，等. 肾阳虚证辨证诊断标准的专家评价［J］. 辽宁中医杂志，2010，37（7）：1194-1196.

［12］余锋，陶如，刘南，等. 急性肺栓塞中医证候分布及用药规律探讨［J］. 广州中医药大学学报，2018，35（1）：50-55.

［13］国家心血管病医疗质量控制中心.《2021年中国心血管病医疗质量报告》概要［J］. 中国循环杂志，2021，36（11）：1041-1064.

［14］侍煜景，钱卫东. 心力衰竭中医证的规范化研究进展［J］. 贵州中医药大学学报，2020，42（1）：95-98.

［15］张伯礼，薛博瑜. 中医内科学［M］. 2版. 北京：人民卫生出版社，2013：90-92.

［16］赵子聪，蔡海荣，陈冬杰，等. 陈伯钧教授治疗岭南地区慢性心力衰竭急性加重的经验介绍［J］. 中国中医急症，2019，28（6）：1087-1089.

［17］郭丽君，马晓昌，王晓婧. 马晓昌治疗心力衰竭经验［J］. 中华中医药杂志，2018，33（12）：5438-5440.

［18］李建超，彭俊，彭清华，等. 证素及证素辨证研究的思考［J］. 湖南中医药大学学报，2016，36（2）：3-8.

［19］余锋，黄娜，卢建辉，等. 中医药调控细胞焦亡稳定动脉粥样硬化易损斑块研究现状与述评［J］. 广州中医药大学学报，2021，38（12）：2785-2789.

［20］北京精准医学学会，国家心血管病中心心血管代谢专病医联体共识编委会. 规范应用心肌肌钙蛋白和利钠肽现场快速检测专家共识（2020）［J］. 中国循环杂志，2020，35（11）：1045-1051.

［21］刘南，余锋，赵静. 厥证中医证型研究思路探讨［J］. 广州中医药大学学报，2012，29（5）：601-602，608.

[22] 陆心怡,郑旭辉,廖深根,等. 营养控制状态评分与急性心力衰竭患者长期预后的相关性分析[J]. 中华心血管病杂志,2021,49(12):1220-1226.

[23] 马晓路,余剑波,裴源源,等. 急诊科与心内科慢性心力衰竭急性加重患者的区别分析[J]. 中国急救医学,2019,39(11):1040-1044.

"主客交"对岭南脓毒症急性虚证诊治的启发

赵锋利 赵馥

脓毒症是机体对感染的反应失调而导致危及生命的器官功能障碍,是急危重症医学面临的重要临床问题[1-4]。笔者在岭南地区从事重症医学临床工作二十余载,接诊了较多的本地区脓毒症后期、急性虚证者,常运用温病"主客交"理论论治,每获良效,今略作论述,以期为本病的治疗提供参考。

1 "主客交"理论

"主客交"思想渊源远可追溯于《黄帝内经》[5]。《素问》中曾提及"主气不足,客气胜也"及"邪之所凑,其气必虚",此为"主客交"学说的理论源头。"主客交"的确切思想初始见明末医家吴有性的著作《瘟疫论》[6],"主"本意指人体正气之实也,其中正气包括元气、阴精、脏腑、血脉等,"客"指外感疫邪、侵犯人体的病邪。"交"是指交互、胶固难解。可见"主客交"体现了正虚邪实,主客相搏的疾病状态:久病正虚,疫邪不解,湿热秽浊之邪乘精血正气亏耗衰微而深入阴分和营血之中,留于人体经络血脉,与营血相互胶结缠绵,阻塞气机,络脉凝瘀所形成的一种顽固性慢性疾患。

2 急性虚证的概念及其病理特点

脓毒症"急性虚证"是突感外感六淫、疫疠、中毒、失血、失液及各种外伤等急性的、严重的病理因素导致人体正气迅速耗伤的一种病理状态,是指邪气过盛,超越人体的抗病能力,造成人体气血、津液、阴阳迅速耗损耗散甚至耗竭,正气虚于一时,是临床急危重症中最严重的一种正邪交争的病理形式,在急危重症的抢救当中具有重要的地位[7]。"急性虚证"兼具急、危、重的特征,更甚于一般虚证,多表现为"邪实未去,正气已虚",起病急、变化快、并发症多、病情危重,即"急、重、虚"的证候特点。导致"急性虚证"的原因甚多,虽不离乎五脏,又不外乎气、血、阴、阳的亏虚,甚则暴脱造成多脏器功能衰竭,重则猝死。

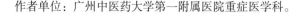

作者单位:广州中医药大学第一附属医院重症医学科。

脓毒性急性虚证中血瘀证（微循环障碍）在脓毒症中自始至终存在：早期，在炎性介质的攻击下发生血管内皮损伤及毛细血管渗漏，微循环血管的舒缩功能障碍；随着病情进展，血液不断在微循环淤滞；最后微循环广泛性微血栓形成，导致机体凝血与抗凝血平衡紊乱，此时出现休克合并弥散性血管内凝血（DIC）。DIC发生后，"血瘀证"的矛盾上升为主要矛盾[4]。

3 岭南地区脓毒症急性虚证的临床特点

岭南地属热带与亚热带季风气候，常年日照长、雨水多、湿度大。如元代僧人释继洪所言，"岭南既号炎方，而又濒海，地卑而土薄。炎方土薄，故阳燠之气常泄；濒海地卑，故阴湿之气常盛"（《岭南卫生方》）[8]，岭南气候的特点为"湿"与"热"。

岭南医家何梦瑶在《医碥·卷六》中所言："岭南地卑土薄……地卑则潮湿特盛，晨夕昏雾，春夏淫雨，人多中湿。"由于湿热气候特点，"多湿"成为岭南人群体质的特点之一。加之现代人过食饮酒肥甘厚味、恣食生冷、乐逸贪凉的饮食生活习惯，以及劳倦紧张、思虑气结等情志因素，使脾失健运津液易于停聚而致湿邪内生。在岭南地区临床中素体湿邪内蕴的患者比比皆是。湿性重浊，最易留滞于脏腑经络，阻遏气机，使脏腑气机升降失常，经络阻滞不畅。

因此，当脓毒症后期出现急性虚证，岭南人更易表现为久病正虚、湿热之邪深入营血、留于经络，与营血胶着，脉络凝瘀，这恰恰与温病"主客交"的病机甚合。

4 "主客交"理论对岭南脓毒症急性虚证诊治启发

吴有性言："盖但知其伏邪已溃，表里分传，里证虽除，不知正气衰微，不能托出，表邪留而不去，因与血脉合而为一，结为痼疾也。"[6]人体营卫之气经久病后，正气不足无以托邪外出，疫气"伏邪"潜伏在半表半里的膜原之中，深入肌肤腠理，与经脉中的秽浊物质结合，阻遏气机运行，形成痰凝浊聚、气滞血瘀。

"主客交"的病理基础是久病正虚，精血亏耗，这些情况不是一般的气血不足，而是合并伤精，是精血不足、肝肾亏虚、正气不足，故邪气得以深入血络，易与气血交结难解。"主客交"病机有三，一为向有他病，二为内伤瘀血，三为失血、失精等阴伤[9]。治疗上，吴有性云"医以杂药频试，补之则邪火愈炽，泻之则损脾坏胃，滋之则胶邪愈固，散之则经络益虚，疏之则精气愈耗，守之则日消近死"[6]，可见由"主客交"病机的复杂性导致其治疗的复杂性。对此，吴有性提出治疗"主客交"的代表方"三甲散"。方中鳖甲、龟甲、穿山甲为主药，三者皆为甲壳类，坚硬牢固，既能分散瘀血又不损害阴血精气；以白芍、当归滋养阴血以扶正；以蝉蜕、僵蚕轻扬引使药力达于表、达于上，以透邪外出；土鳖疏通气血之路，增强搜剔络道瘀阻之力，温通经脉，培补正气。针对失血、失精等阴伤病机，正如岭南医家何梦瑶所言："虚损百脉空虚，非黏腻之物填之，不能实也，精血枯涸，非滋润之物濡之，不能润也。"在外感热病的后期，用血肉有情之品，可养身中形质，充血生精，复其真元不足。针对血瘀胶着血脉的病机,《素问·调经论篇》言:"病在脉,调之血,病在血,调之络。"[5]后世清代叶天士"久病入络"理论亦提出"大凡经主气,络主血,久病血瘀""初为气结在经,久则血伤入络"[10]。指出热病后期邪入营血,营阴被灼,血中津液减少,血液黏滞,血行受阻,血络瘀滞,即"久病入络"。尤取虫蚁类药之搜剔之力以通络,如叶天士在治疗久病瘀血痹阻时所言的"追拔沉混气血之邪"。纵观全方,三甲散在滋补阴血的基础上活血通络,使得正气增强,客邪外出,津液来复,瘀血得散。后世薛生白提出"仿三甲散",方中用醋炒鳖甲养阴搜邪、醉地鳖虫、土炒穿山甲、桃仁泥活血化瘀,生僵蚕、柴胡透邪外出,用于治疗暑热先伤阳分、病久不解、阴阳两困而气钝血滞之证。由此可见,借鉴"主客交"理论及其治疗思路,脓毒症急性虚证应予活血通络之品以复气血条达,主客胶着的状态才得以解离,病趋康复。

现代医学认为,脓毒症的本质为机体对感染的反应失调而导致危及生命的器官功能障碍,强调了现代医学外来各种病原微生物侵入人体,致使机体表现出具有多发性、反复性特点的免疫反应或超敏反应。脓毒症急性虚证以正气虚衰、瘀血内停为主要的病理特点。因此扶正法有助于改善脓毒症免疫紊乱,通络活血化瘀法有助于改善脓毒性休克时微循环障碍及凝血功能紊乱;尤其"血瘀证"是由普通感染向脓毒症转化的关键点,也是脓毒症发展为脓毒性休克或 DIC 的一个重要因素,而且血瘀证改善与否对于脓毒性休克的预后影响重大。

5　因地制宜,顾护中州,醒脾化湿

因岭南地区濒海,水网茂密,气候湿热,岭南人体质多湿,三甲散、仿三甲散针对"治湿"的药力略显不足,故运用"主客交"理论治疗急性虚证时尤其要注意因地制宜。

湿邪内犯,脾胃中焦首当其冲,治湿与顾护脾胃常需同治。遣方用药上,清热化湿之中,佐以健脾和胃药,以防中焦气机呆滞,外感未愈而添内湿之虞。岭南医家多重视醒脾祛湿,用药上喜用岭南地区质量上乘、药性平和、芳香行气之品,如广陈皮、广木香、广砂仁、藿香叶、佩兰叶、草豆蔻、槟榔、薏苡仁、荷叶、扁豆花、西瓜翠衣等。这些药物温凉适中,故容易把握用药的力度,既能运脾升清,又无辛辣发散耗散阳气、劫掠津液之虞。国医大师邓铁涛教授善用豨莶草解表祛湿而不伤正,五爪龙"益气而不作火,补气而不提气,扶正而不碍邪"。在脓毒症急性虚证中与三甲散、仿三甲散合用,培补后天之本,清化湿热之气,则效果更佳。

6　结　语

综上所述,治疗脓毒性急性虚证的整个治疗过程中,在扶正固本的同时,应贯穿活血化瘀的思想。三甲散、仿三甲散均能养阴血以扶正,活血化瘀以疏通气血之路;既能分散瘀血又不损害阴血精气,既能扶正又能清热透邪、搜风通络,使主客解离、防病邪

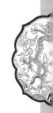

留恋。共奏温通经脉、培补正气、宣散透邪、活血化瘀之功，契合脓毒症急性虚证的病机，故临床运用每获良效。此外结合岭南地区的气候、人群体质特点，尤宜注重培护中州，醒脾祛湿，则更能提高疗效。

参考文献

［1］ CECCONI M, EVANS L, LEVY M, et al. Sepsis and septic shock［J］. The lancet, 2018, 392（10141）: 75-87.

［2］ 刘清泉，张晓云，孔立，等. 高热（脓毒症）中医诊疗专家共识意见［J］. 中国中医急症，2014, 23（11）: 1961-1963.

［3］ 中国中西医结合学会急救医学专业委员会，《中国中西医结合急救杂志》编辑委员会. 脓毒症中西医结合诊治专家共识［J］. 中华危重病急救医学，2013, 25（4）: 194-197.

［4］ 中国中西医结合学会急救医学专业委员会，《中国中西医结合急救杂志》编辑委员会. 脓毒性休克中西医结合诊治专家共识［J］. 中华危重病急救医学，2019, 31（11）: 1317-1323.

［5］ 王冰. 黄帝内经［M］. 北京：中医古籍出版社，2003: 118.

［6］ 吴有性. 瘟疫论［M］. 北京：人民卫生出版社，2007: 81-82.

［7］ 方邦江，孙丽华，卜建宏，等. 论"急性虚证"理论及其在急救临床的应用（上）［J］. 中国中医急症，2017, 26（10）: 1724-1726.

［8］ 李盛清，冼建春，吴庆光.《岭南卫生方》治瘴症的学术观点探讨［J］. 广州中医药大学学报，2000, 17（4）: 290-292.

［9］ 陈禹霖. 从络病学角度浅析"主客交"学说［J］. 湖南中医杂志，2014, 30（4）: 6-7.

［10］ 叶天士. 临证指南医案［M］. 北京：人民卫生出版社，2006: 347, 379-386, 152, 130.